中国近现代中医药期刊续编

第一辑

中华医学杂志（二）

王咪咪◎主编

2019年度北京市古籍整理 出版资助项目

北京科学技术出版社

奧 國 的 醫 學 敎 育

奧國的醫育制度,與德國很相似,不過組織的細目上稍有不同,此外在學程上德國分十一學期,而奧國則分十學期。考試的規定,也稍不一樣。

第一期考試(Rigorosum)分爲兩部:第一部包括醫用生物學,物理學和化學,平常都在第二學期之終舉行;第二部包括解剖,組織,和生理學,平常都在第五學期之終舉行。第二期考試包括病理學,藥理學,內科,兒科精神病學和神經病理學,其中除藥理和病理學外,都採實際試驗法。第三期考試包括外科,產科,婦科,眼科,皮膚科,花柳科,衛生和法醫學,其中只有最後兩門專用筆試,其餘則兼用實驗試。

維也納醫學校的敎員會,將醫用化學列爲獨立學科,包括醫用無機和有機化學,每週講授一小時,共歷一年。實驗室課程,每週一小時,共一年。又該校將生理化學 (physiological chemistry) 列爲選科,選修的學生約占百分之二十。

解剖和生理學的敎授,與德國初無二致。解剖學講義,共佔兩學期,屍體解剖在前二年的冬季。解剖學的考試很嚴重,第一期考試不及格者常達百分之四十。生理學的敎授與解剖同時。每日都有一次講演,每週有四小時分作兩下午去到實驗室實習,共歷兩學期。藥理學列爲選科,但學生中選修者常佔百分之七十五。實驗室的實習,選修的學生約佔百分之二十。常是六至十個學生由一位助敎指導,作一具屍體的解剖。但是每個學生,必須解剖過三個屍體病理學才算修畢。

臨證敎授是藉着臨證指示,很與德國相似。學生在法定課程內得不到直接臨證經驗,只有在很長的休假期內去實際經驗,此點與德國一樣。　產科是到該科臨證所去值日,每次連續五日,共兩次,凡在此時期內來就診的產婦,都由他看。　產科臨證所常年有很豐富的材料,維也納共有三個大的婦產科臨證所,每個都有三百張病床。　全年共有一萬四千次產生。普通病院,是該校的主要教育機關。　其中有三千五百張病床,分若干科,各科都有門診處。　差不多病人死後,都行屍體剖檢,所以每天的剖檢,常在二十五次左右。　因臨證和病理都有豐富的材料,所以學生實習的機會簡直沒有限制。

維也納醫校的學生,國籍很複雜,一九二九年夏季學生數達到2,539人,其中三分之一是奧國學生,三分之一是德國學生;其餘是隣國的學生。　就中女學生,佔百分之六十。

維也納醫校教員的收入都很少,敎授的年俸只有一千二百至一千七百元。　此外加上少數的學費（此項學費按學分計算,每一學分,每學生僅交一先令學費,外國學生多加三先令,但德國除外）。　每個敎授每年約可得學費三百五十元,但資格較淺的敎員,還要少得。　往往有二百四十張病床的外科臨證所,其中頭等的助敎,有十至十五年的外科經驗,對於授課和醫院都負有很大責任,但他所得的年俸和學費,每年只有一千元,較比其他各國,相差很遠。

奧國的醫學校

Graz, Styria-Karl Franzens Universität.

Innsbruck, Tyrol-Leopold Franzens Universität.

Vienna Anstria-Universität.

維也納醫校課程

第一學期(冬季)

解剖學講義

動物學,醫用化學,和物理講義

化學實習

解剖實習

第二學期(夏季)

解剖學講義

植物學醫用物理和化學講義

化學實習

第三學期(冬季)

組織學和胎生學講義

生理學講義和實習

解剖實習

局部解剖學講義和指證

生理化學

第四學期(夏季)

生理講義和實習

組織實習

局部解剖學

第五學期(冬季)

病理解剖學講義

病理組織學實習

細菌學實習

診斷學講義

外科初步講義

第六學期(夏季)

內科講義和臨證

外科講義和臨證

病理解剖學和組織學講義及

　實習

第七學期(冬季)

內外科講義

皮膚花柳科講義

病理總論講義

病理解剖,剖檢工作,藥理學講

　義

第八學期(夏季)

內外科

眼科

毒理學

婦產科

第九及第十學期

除包有第八學期課目外,兼有

眼科耳鼻喉科臨證

衛生學

法醫學

中华医学杂志（二）

瑞士的醫學教育

　　瑞士的醫學教育,關於入學資格和學程,大致都與德國一樣。甚至說法國話的區域內,也是與德國相同。且以如此小國,竟有七個醫學校,所養成的醫師,自然是用不了。這是因爲歐戰以前俄國波蘭土耳其等國有多數留學生來留學的緣故。但是現在留學生人數大減,所以在醫學校方面,頗有供過於求的現象。又因種種原因,教員數目不能裁減至僅足需要的程度。在此種現狀之下,就經濟和教育的理由來說,自然不能永久支持下去。

　　基礎醫學的教授,與德奧相同,多半藉着講義,共用五學期。屍體解剖很豐富,物理和化學的實驗及各種基礎學科的實驗室工作都很少,常常只列入選修。總而言之,偏於指證法的教授。

　　臨證教授共用六學期,醫院和門診的材料都很豐富,對於診查的訓練很方便。所以臨證教授,全仗着臨診病人。至於所造就的學生,並非專爲開業,也非專爲在瑞士教書。但有許多學生畢業後自然的就去開業。並且因爲瑞士的地勢和氣候的關係,必須熟知本地各種疾病,才能應付裕如。又因爲人民的經濟程度和人口過密的情形,所以一般學生都有預備開業的普遍性。

　　雖然瑞士有七個醫學校,但是轉學的學生很少。一部分因爲各學校的功課近來較二十年前已趨一致的原故。

醫學校

Basel – Universität de Basei.

Berne – Universität Bern.

Fribourg – Universite de Fribourg.

Geneva – Université de Genéve.

Lausanne – Université de Lausanne

Neuchâtel – Université de Neuchâtel

Zurich – Universität Zurich

荷蘭的醫學敎育

　　荷蘭醫學敎育的大綱與德國相近,關於敎授法尤其相似,然而必需的課程較多,並有多次的考試。　所有 Leyden, Utrecht 和 Groningen 三個國立大學和 Amsterdam 一個市立大學的敎育計劃完全一致。

　　荷蘭學生預備入大學,必須自一種中等學校畢業才成。該項中等學校計有文科學校 (Gymnasium) 六年修業,特別注重希臘和拉丁文,可算是歐洲最老式的中等學校。　平民高等學校 (Burgher) 五年修業,專注重科學,而沒有希臘文和拉丁文。高中學校 (Lyceum) 拉丁文和科學都有,就他方面論,與平民高等相似。

　　凡入大學的學生必得習過英文,法文和德文。

　　荷蘭全國並沒有一個獨立的醫學校,全是附在大學內。所以凡入大學的學生,都可入醫科,但因為醫科學程過長,科目繁難和考試嚴重,所以入的人不甚多。

考　試

　　醫學校的全學程內,有下列幾種考試:　第一次考試在第一學年之終,即所謂第一期甄別試 (Candidaatsexamen),甄別的科目為物理,化學和生物學。　第二期甄別試在第三學年之終,科目為解剖,生理和藥物。

　　最後的兩年(第四及第五學年)專講授臨證方面的講義,大牛藉著指證法,計有內科,外科,和產科,兼討論和指證病理學,藥理學,物理治療,細菌學和相關的科目。　學生祇練習一點門診,但絕不到病室裏去習臨證。　兩年之間,終日埋頭於學理方面,

期滿便可應學士試 (Doctoraalexamen)，但對於臨證各科仍完全是學理方面的試驗。

學理方面考畢，便到醫院當練習生(Co-assistant)，在各科病室內輪流練習。三個月內科，三個月外科，其餘產科，神經病，精神病，兒科，皮膚科等，每科六個星期。各科服務沒一定的次序，由門診以至住院病人。實習期間約在兩年以上，所以醫學學程共爲七年。各科的輪流極爲迅速。臨證材料很豐富練習生的額數各醫院都有一定。如果學生不能在大學的附屬醫院得到練習生的位置，也可到 Amsterdam 的市立醫院去練習，甚至到 Rotterdam 去。

醫院實習期滿，先須經過醫師初試 (Semi-artsexamen)，始可應醫師試 (Artsexamen)。前者是內科，兒科，病理學和藥理學的實驗試，多在學士試一年後報考。後者是外科，產科，眼科和皮膚科的實驗試，約在醫師初試的一年後報考。七年學程完全及格，便得到醫師的頭銜，於是遂獲有在荷蘭和其屬地的開業權。

畢業生的平均年齡普通是二十六歲。

每個醫學生都得按上述程序，將學理和實驗一步一步的學完。但實在說起來，講義的期間過長，並且當時沒有應用到實驗的機會，這實是一種缺點。但是此種缺點荷蘭國並沒有預備改革的傾向。他們認爲給本國和屬地(大於本國十倍)造就醫師，不可因爲縮短學程，使現在的良好醫學敎育發生危險。

他們養成的醫師足夠他們所需要，所以對於現在制度，絲毫沒有覺着不滿。

敎　授　法

敎授法無需特別評論。講授解剖學共二年，每週按系統講授三小時普通解剖學，一小時局部解剖學和一小時胎生學。

中华医学杂志（二）

　　屍體解剖限定在下午,自一點半起至四點止。學生必得由教員監視之下始行解剖。所以他們解剖的狠有次序。組織學和胎生學的課程常達三年以上。實習時顯微鏡下的標本都預備齊全,所以技術上費的時間狠短,可以專意檢察。指證法的講演極其優越,並且所有的學生都得作若干實驗室和實習工作,比德國和法國的學生强的多。其敎育目的是爲全班學生打算,不是專爲幾個高材生像德國的練習生（Practicant）和法國的院內助醫（Interne）那樣。所以荷蘭醫學畢業生的資格,平均起來,比較現在世界任何國都要高。對於優秀的學生由敎員特別鼓勵,但是也不妨害別的學生的學業。

　　學生畢業後,有少數人在醫院裏工作若干時期,但無明文規定。

　　在歷史上狠有興趣的一件事,就是當一六三〇年的時候,Leyden 大學已經將臨證敎授列爲大學中醫學敎育的職務是爲此種制度的開始。在理,從此以後,此種完善的制度便應該繼續應用到現在。然因學生必須在敎員監督之下診查病人,隨在改正他們的觀察法和意見,於是就有許多學生反對這種辦法,所以中間有一時期衰落下來。到了十八世紀之初,Boerhaave 氏又將實習制復興起來。這種復興大都仗着他個人的優越的能力;於是竟使 Leyden 的臨證所成了世界聞名的地方。臨證醫學的真正大學敎育,便由他的臨證所起始。當時他的學生竟成爲巴黎愛訂堡和維也納醫界的重要人物。

醫 學 校

Amsterdam – Universiteit van Amsterdam.

Groningen – Rijks – Universiteit te Groningen.

Utrecht – Rijks – Universiteit.

Leyden – Rijks – Universiteit

醫 學 生 數

	1914	1918	1921	1924	1926
Amsterdam	631	640	597	613	680
Leyden	349	335	382	510	447
Utrecht	584	663	771	899	998
Groningen	235	278	311	390	433
	1,799	1,916	2,061	2,412	2,558

Amsterdam 大學的費用

學校歲出 (guldens*)	每學生的費用
1905………145,000	257
1910………205,000	352
1914………202,000	320
1918………326,000	510
1921………470,000	788
1925………491,000	785

每 * guldens 約合美金四角

中华医学杂志（二）

523

丹麥的醫學教育

丹麥醫學教育方針,介乎德法兩國之間,茲先將他們的中小學教育略述於下。

初級教育是強迫的,並且各種學校都由政府監督。國民小學校(Folkeskoler)完全是強迫教育的時期。最有意味的是他們在此時期特別注重音樂,每個學生都得修習。個個小學教員都得研究唱歌,梵啞鈴和風琴。體操這門也是強迫教授。國民小學畢業,便可升入國民高等學校,此種學校分爲若干種,例如教育和技術等。凡人在十八歲以上,不論以前受過教育與否,都可入國民高等學校。此種學校備有文化,農業和技術的成人教育。

在初級教育和文科學校(Gymnasium)之間,有一種學校爲丹麥國所獨有,卽所謂中間學校(Mellemskoler)。四年畢業後便可入文科學校。從文科學校五年畢業,便可應國家初等文官考試,從事工商業,或入藥科,牙科,和獸醫學校。

文科學校分三種,卽古文科,新文科和理科。新文科包有英文,法文,德文和拉丁文還有點科學和算學,畢業後多入大學。大學的入學規則,必得文科學校畢業考(Artium)及格,如打算入醫科,還得另學幾種科學。女子志願學醫者,與男子同樣待遇。

醫學學程

醫學學程普通都是七年,每年分兩學期,每學期約三月。以前每學期的時間較長,後來減短,以便教員研究。在短促的學期裏,自不得不竭力集中學理和實習的教授。每班的學生很多,因爲設備不足,職員數少常有一種功課,須複教兩三次。

第一學年課程爲生物學,物理和化學,與法國的P.C.N.(物理化學和自然史)相似。

每個醫學生,在第一學年的上午,都得在病室裏習棟, 目的是使學生熟知各種問題,技術法,和學理及科學工作的目的;無形中給他們一種處置病人的印象。 學生聽着助敎或練習生寫病歷,看他們作物理的檢查,靜脈注射,實驗室工作,敷裹綳帶及各種特別檢查法,參觀各種手術,按時隨主任在病室內巡診。 巡診時學生隨時寫病院紀錄,塡寫各種檢查條,實驗室報告條,漸漸練習。 但學生幷不作看護和侍者的事項。 每日的下午去聽講和到實驗室練習。 藉此可以使學生決定是否眞正願意學醫。 但就全體論,時間很不經濟。 所得的益處僅幾個星期就可學得,一年的其餘時間,都費在參觀臨證,檢查和治療上面,因爲他們幷不像法國那樣繼續的與臨證接觸,所以價值很小。 學生在第二三學年全力集中在基礎醫學上,此期幷沒有臨證工作。 第一年有臨證,以後忽然中斷,專致力基礎科學,眞可算是一件特別的辦法。

在第二三學年所學的課程爲解剖,組織,胎生,生理和生物化學。 課程都是偏重學理的講演。 解剖的材料很少必六人一組始能解剖一具屍體。 生理和生物化學也是指證的講授,共三學期,加以少數的實驗室試驗,近因抗活體解剖 (anti-vivisection) 的關係,試驗銳減。 學生在少數職員指導之下,自己作實驗室的工作,常常二百學生僅有三個職員指導。

解剖,生理和生理化學的考試,永遠是口試,學生非將上述各科和物理化學考試及格,不得學習臨證。 學生如在一組中考試不及格,必待一年後始可再試,每個學生只准考試三次。 此種功課多數學生都得重考一兩次。

中华医学杂志（二）

　　關於考試,有一最有趣味的事,即由國家派兩個監試員,專聽他們考問,但絕不參加。 監試員自行評定甲乙,列為學生最後分數之一部。

　　因為考試都是口試,所以每當口試時,有許多學生去旁聽,練習一切問答。

　　學完各種基礎醫學之後,便學病理學和臨證各科。 普通病理學(病理的生理學,免疫學,細菌學,寄生物學)與病理解剖彼此分離各有專任教授和獨立研究所,衛生和法醫學也是一樣。病理解剖包有講義,患病臟器,新鮮標本和儀器的指示,病理組織及剖檢手續。 此種實習必得兩年多。

臨證教授

　　臨證教授與德國很相似。 學生也不到病室內練習僅僅分組去聽物理診斷的指示,或隨在病室內巡診,但他們在病室內另備一小教室,專為小組講授實習之用,此種辦法,很有價值。

　　正式臨診各科教授的期間,從兩個月至三個月,在 Copenhagen 的 Rigshospital (九百張病床)和市立醫院 (Municipal 一千張病床)去練習。 上述的兩個醫院,每個都有一百二十五張床的內外科病院。 學生第四學年在病室內練習物理的診斷和寫病歷但是在別的時間,不能自己任意處治病人。

　　最有價值的病室教授,是在大病室外小講堂內的非正式小組教授此時討論問題,研究病理,極其恬靜,沒有病室例事的煩擾儘可安心探討。 所有症狀,物理的和實驗室的檢查診斷,以及治療都可從容討論。 總而言之,丹麥醫育最重要的地方,卽研究問題和醫學文獻的討論指證的臨證,臨證的小組教授,特別注重基礎醫學,尤偏重學理方面。

畢業考極其複雜,兼用筆試和口試。也同基礎科考試一樣,由國家派兩個考試員,旁聽問答,即所謂監試員(Censors)。他們也可代典試員出題;但平常都不出。學生最後的等級三分之二是憑着兩個監試員的分數。口試時醫學生都去旁聽,以練習問答。

一般說丹麥的醫學生對於預防醫學,全受過特別教授,但實在並沒有特別教育。不過每個學生都有豐富的細菌學和衛生學知識,所以公共衛生的工作非常之好,但就普通課程論與他國也相似,僅較美國為優而已。內科,兒科,產科等,都特別注重早期診斷和治療,正常兒童的看護,產前護持,和其他預防事項,與他國的最優教育相似。然而對於成人週期檢查(Periodic medical examinations of adults)或個人衛生的課程,並沒有設備,並且這種問題,也沒有特別重視。

丹麥是一個主要農業國家,僅有少數關於工業衛生的問題。許多人對於乳和土的細菌學以及動物的疾病,都很明瞭。國民教育的水平線很高,因此民眾對於衛生事業很注意,並且對於所有改進的提議都樂意贊助。總之丹麥的共公衛生的狀態,是很優越的。

在長久的放假期中,有許多學生為補學理之不足,每到醫院內去練習,練習的醫院,不僅在 Copenhagen,並且在國內其他的小醫院內。

丹麥沒有家庭或各區施診所的教授法,像 Edinburgh 大學那樣。學生在畢業後約有一半得到練習生的位置,平常是六個月內科六個月外科。常有學生在畢業後二年,仍然沒有當練習生的機會,此時便到醫院或臨診所參觀,以待機會來到。因為醫學職業,常有人滿之患,所以新畢業醫師必得候補。凡欲在產科充練習生,畢業後須在產科醫院住一個月,充住院醫師。

　Copenhagen 大學校的法醫學研究所,原來目的是作爲研究和敎育機關,但是現在他的範圍已經擴大起來。 所有丹麥國的法醫研究事項,統歸他管轄。 法醫學敎授便是 Copenhagen 法院的法醫官。 丹麥國的法醫剖檢,有三分之二都在此研究所舉行。 在 Jutland, 此種剖檢,委一專門解剖家在 Aarhus 執行。 此研究所擔任敎授醫學生,公醫學生,公醫師,警務員和法學生。

　丹麥國的醫師,在一九二二年爲2,014,在一九二五年,增爲2,236,在一九二九年,則爲2,447。 每居民1,450人,合醫師一名。

公共衛生

　公共衛生的事業,在丹麥國組織特別完善。 其最高行政機關是司法部,警務也歸此部管轄。 司法部之內設一衛生處(Board of Health),由一終身職之衛生處長掌理一切。 此處監管所有一切衛生事項,如公共衛生官吏,開業醫師,牙醫和護士,此外如貧民救濟院,醫院,療養院等等統在管轄之內。 在一九一四年時,丹麥國分爲若干醫務區,每區由政府派一區醫官職掌。

　每個區醫官都得經過醫學校和衛生處的特別考試及格。 所以每區有每區的地方醫官,爲地方會議及其他地方當局的顧問。

　丹麥國的畢業護士約三千左右。Copenhagen 所敎的護士課程,在歐洲可算最好。

醫　學　校

Copenhagen–Kjobenhavns Universitet

瑞典的醫學教育

　　瑞典醫學教育的預備教育,如初級和中級都與德國相同.
初級教育共三年,中級教育分兩期. 第一期五年,課程爲時文,
初級科學,地理和算學. 第二期有三種學校修業期爲四年,即
文科學校 (Gymnasium) ,理科學校 (Realgymnasiums) 和實業
學校(Real Schule). 醫學生多半都自文科或理科學校畢業,至於
自實業學校畢業者很少. 文科學校特別注重拉丁文,希臘文
是隨意科,並規定敎授時文. 理科學校注重算學,科學和時文.

　　瑞典的醫學學程較他國爲長,且微有不同. 醫學必修科
修習完畢,便給與醫學學位. 課程也與他國相同,分爲兩部.
第一部有解剖,生理,細菌,病理和藥理學;第二部有臨證各科,病
理各論,法醫學,公共衛生和同類的科目. 基礎科學如化學,物
理和生物學等,規定未學醫學之前,在大學中修習.

　　解剖和組織學的敎授,在第一學年和第二學年之前半年.
組織學和胎生學不附屬於解剖,例如 Stockholm 便是. 第二學
年的後半年專攻生理學和生物化學,第三學年更加上病理和
藥理學. 生理和化學的實習功課很少. 在前三個學年之內,
學生沒有臨證. 有多數瑞典人都嫌學解剖和組織的期間過久.

　　臨證敎授自第四學年起始,常須經過四年到六年之久,在
此時內雖然他們的必修課每日用不了半日,但是終年都在醫
院裏. 並且在此長期間內,各處都不准學生自由到醫院病室
內. 臨證敎授計劃,是在一時期內專敎授一門,免去重複混雜
之弊. 六個月專在內科,學寫病歷實驗室檢查,物理的檢查等
等隨後六個月專學外科. 學生留心自己寫的病歷檢查,處治
法,和他所見的治法.

　　內外科初步練習一年後,便在產科四個月,兒科三個月和眼耳鼻喉科。 然後更在內科和外科專門練習,此時分配七八個病床歸他管。 總之,病室教授與英國的練習生制度狠相似,不過時間較長,且已有狠優的初級臨證經驗,和實驗室的技術。在各科內都練習完畢,更回到內科兩月,外科一月,始能畢業。所以共算起來,內科獨佔十八個月,外科九個月,還得加上其他各科的教授期間。

教　授　法

　　每日上午是非正式的講演,小組的臨證指示和病室中分組工作。 下午,差不多完全無事,但有時剖檢,和病人的病理實驗。 在產科中的四個月,每兩個學生算一組,每組值日六天,全天都在院內,凡在值日期內來的產婦,都得經值日生的診查。每個學生約助產四五十次。

　　講演和指證的時間狠少。 多數的臨證知識,都從實習得來。必修課僅佔每日的一部分時間,所以學生有狠多時間來作校外工作,例如領學生開業執照在鄉間開業,或覓一職務以維持生活。全學程狠長,常在十年以上,所以需要的費用狠多。 學生的課程表有狠大伸縮性,所以教育的責任,大部分由學生自負。

　　瑞典的學生實習機會,診查病人,特別病人的研究,討論會等,差不多比他國都強。 論課程是兼取德,法,英的各教育原則之長。 固然有許多人認為學程太長,實際上用不著;但是該國當局認為學生畢業後,到社會上服務,無論何種疾病都可遇見,那時連討論的人都沒有,更找不到專家去求教,所以不願意減低他們的現在的醫學程度,認為現在所施行者,在瑞典國是必需的。

看 護 法

在第四年,每個學生都得實習看護法,每週四小時,共兩個月。 其理由是有許多學生畢業後去到荒僻地方開業,沒有專門護士,醫生不得已,便得自行看護,或者教給病人家屬看護法。

精神病及法醫學

精神病學的教授,特別的好,尤其注重兒童的精神問題。每個學生都得習知兒童正常精神的發育,青年人的動作錯亂和官能的神經錯亂。 兒童精神病的教授與兒科的他種現象保持十分聯絡。

法醫學的教授竭力與病理學和精神病學相關聯。 在 Lund,病理學和法醫學的研究所位於一個大實習醫院的附近。 法醫學的地位,在瑞典狠重要,尤其對於畢業後當醫官的學生特別注重。 全國最高衛生行政機關遇有法醫問題極其方便,自己辦理有化學,組織學和病理學實驗室,遇有精神病問題,可以諮詢精神病院的職員,遇有剖檢問題,可以交付病理研究所。

各科的考試,向例是實驗考。 指定實際上需要的問題以考驗他們的能力。 但醫學博士學位的授與,全憑一篇合格的論文。

醫學生開業

在學生時代,經過學校的教授會議通過,可以由政府發給臨時開業照,到鄉村代替地方醫師去開業。 此種開業照,限定一定地點和一定時期,凡開業的學生便無暇讀書,於是醫學教育期限不得不延長。 有許多學生都必須有一時期去開業以賺錢讀書。

醫學課程讀畢之後,多數學生都想法謀得一國家位置。例如在荒僻鄉村裏作醫學事務者,年俸約九千瑞幣(Kronen),但仍准許他自行開業。所以實際的收入每年約一萬五千瑞幣。每年得到此種位置的學士,約佔全數的三分之一。差不多全數新畢業生和多數老開業醫師,每年都設法謀求這種位置。因此有時甚至三十人競爭一個位置。

瑞典人約六百萬。全國的醫師數為二千二百,所以每二千九百人合一個醫師。由此可見醫師不算缺少,更就上述分配醫師來說,政府對於人民的醫學事業,也可謂十分完善。但是德、奧,瑞士和英國的强迫疾病保險制度,及丹麥的普遍的志願保險,在瑞典都沒有。

瑞典的醫院和教授設備,也與歐洲大陸其他各國相同。Lund 有兩萬五十居民,為瑞典南部的醫學中心。其學生實習醫院有八百張病床,為教授和研究最便利之處,亦為當地最完善的醫院。該校的預算很低,薪金很小,但教授位置的競爭,仍非常熱烈。

醫 學 校

Lund – Kungl. Universitetet Lund.

Stockholm – Karolinska Institutet (Medico-Chirurgical Inst.)

Upsala – Kungl. Univeritetet i Upsala.

印度的醫學教育

印度醫學發達的很早,可惜後來反不進步了。現在有兩個系統:一個是 Ayurvedic,一個是 Yunani,前者是印度土人信仰,後者是清真教徒信仰。這兩種醫學,自從新醫學輸入以後,日見衰微。雖然他們為教授舊醫學,也立有學校,但是毫沒有基礎科學,將來必被淘汰;這也和日本的漢醫,我國的舊醫相似。

印度的新醫學,乃由東印度公司 (East India Company) 所輸入。一六一四年公司為派遣海軍軍醫,所以委任 John Woodall 為軍醫監。直至一七六四年英國才成立孟加拉醫務處 (Bengal Medical Service),同時更設立馬大拉斯 (Madras) 和孟買 (Bombay) 醫務處。到了一七六六年醫務處才分軍民兩部。

當十九世紀之初,Sanskrit 和 Madrassa 學院中便講授印度和清真教的醫學,不過當時只有講和念,毫沒有解剖和實習。印度真正第一個新醫學校,是一八八二年在加爾各荅 (Calcutta) 設立,專為訓練印度醫師。此後一八二六年在孟買,一八二七年在馬大拉斯也設立醫學校,不過孟買的醫學校祇成立六年便停辦了! 一八三三年 Lord Bentinck 氏始提倡將醫學教育提高。於是加爾各荅醫學院按着會議的辦法於一八三五年開辦。隨後馬大拉斯醫學院於一八三五年在馬大拉斯開辦,Grant醫學院於一八四五年在孟買開辦。此後印度醫學校的數目便迅速的增加起來。

印度醫學的進步

印度關於醫學的文獻上,實在有許多值得稱道的。古來最有名的外科鼻祖是 Susruta,內科鼻祖是 Charaka。就是內障

中华医学杂志（二）

(cataract) 和膀胱結石 (stone in the blader) 的手術,也是印度人發明的.

近來對於熱帶病學的發明,印度尤佔重要地位. 最著者 Ronald Ross 氏發明瘧疾的傳染,打破歷來的瘴氣學說. 其次 Leonard Rogers 氏發明熱帶病的治療, Vandyke Carter 發明螺旋體 (Spirochaete), Lewis 氏發明錐蟲 (Trypanosoma), Cunningham 氏發明利什曼原蟲 (Leishmania), Giles 氏研究蚊子等,都在印度告成.

婦女醫學部

印度的女醫師,直到最近才有. 此與基督教醫師狠有關係. Dufferin 女士基金會對於女醫師特別獎勵. 近來女子學醫者,在 Lady Hardinge 醫學院內狠發達. 並已成立婦女醫學部 (Women's Medical Service).

印度的醫務

印度既然是英國的殖民地,醫學事業,自然也都在英人掌握之中. 主持的機關,一個是皇家軍醫處 (Royal Army Medical Corps),一個是印度醫務部 (Indian Medical Service), 所有全印軍民的醫務,完全歸他們管理. 但是教會,鐵路和私人的醫學事業,則不歸這兩個機關直轄. 此外上述之兩種舊醫,即印度醫學和回教醫學,在平民間仍有狠大的勢力.

醫校數教授數和學生數

當一九二五年時,印度有八個公立醫學院 (State Medical College) 二十三個公立醫學校 (State Medical School),計有506

個教授和副教授, 8,899 個醫學生.

婦女醫學部,計有一個女子醫學院,四個醫學校,共有 392
女生. 在男女合校的五個醫學院和七個醫學校裏有女生244.

學位及登記

印度的醫學學位與英國相似,也有博士,碩士,學士,初級會
員,普通會員和高級會員等 (Licentiates, Members and Fellows).

凡曾得有各種學位之一的,都可在印度開業. 按一九一
六年印度醫學學位法 (Indian Mhdical Degrees Act),各省立大
學和醫學院都可授給學位.

醫師開業的登記,按省醫師法 (Provincial Medical Acts) 辦
理. 各省的醫師法,彼此略有不同. 但凡聲請登記者,都必須
繳納登記費.

印度共有四種醫師,即:大學畢業生,領有開業執照者,外科
助手和醫院助手. 但是後邊的兩種,不能單獨開業,必在正式
醫師監督之下在醫院內服務.

醫學教育的修業期限

醫學教育的修業期限,隨學校而不同. 有四年畢業者,如
Berry-White 醫學校, Rayapuram 醫學校和 Amritsar 醫學校等.
有七年畢業者,如 Lady Hardinge 醫學校. 此外 Calcutta 醫學
院為印度最老的醫學校,並且最先教授基礎科學和臨證練習,
畢業生都可稱醫學士 (M. B.).

研究關機

印度的醫學研究事業,在世界上久已聞名. 最大的供獻,
便是在熱帶病這方面,例如瘧疾,回歸熱,黑熱病 (Kala-azar) 和
錐蟲 (Trypanosomes) 等. 此外霍亂,蛇毒瘋咬病和痲瘋等,都
狠值得醫學界的稱道. 近來對於印度土藥的研究,也狠努力.

關於醫學研究機關有中央研究院 (Central Research Institute, Kasanli),設有血清和疫苗製造部,瘧疾部,昆虫部,並開辦瘧學進修班,發行醫學雜誌 (Indian Journal of Medical Research),幾成爲印度醫學的中心。 此外怕斯透氏研究院 (Pasteur Institute of India, Kasanli.), X 光研究院,熱帶病學校,哈夫金研究院 (Halfkine Institute, Bombay), 也都規模狠大,世界聞名。 總之印度的醫學研究機關,大小共有二十餘處,可見他們研究事業之盛了。

醫　院

印度除了大城市外,每縣至少皆有一個醫院。 據 1924 年統計,共有 3,669 公立醫院。 還有若干軍醫院和敎會醫院。 至於公立專科醫院,鐵路醫院和私立醫院等共有 1,5060。 另外還有神經病院二十二個。

獸　醫

印度有獸醫學校五處,獸醫研究院一處。 獸醫學校多半都是三年畢業,學生畢業,便可開業。 Punjab 獸醫學校設備狠完善,在東方可首屈一指。 其次皇家獸醫研究院 (Imperial Institute of Veterinary Research),規模極大,製造各種血清,研究各種獸的疾病,還附帶造就獸醫人材,可算是印度獸醫學的中心。

印度的醫學校

校名	成立年
Berry-White Medical School, Assam.	1900
Calcutta Medical College	1824
Carmichael Medical College, Belgachia.	1916

The Prince of Wales Medical College, Patna.　　　　　1874

Grant Medical College, Bombay.　　　　　　　　　　1845

Seth Gordhandas Sunderdas Medical College, Bombay　　1925

Byramjee Jeejeebhoy Medical School, Poona,　　　　　1878

Byramji Jeejeechoy Medical School Ahmedabad.　　　　1879

Medical School, Hyderabad, Sind.　　　　　　　　　1881

Robertson Medibal School, Nagpur.　　　　　　　　　1914

The Lady Hardinge Medical College, Delhi.

Madras Medical College　　　　　　　　　　　　　1835

Rayapurum Medical School, Madras.

Vizagapatam Medical College　　　　　　　　　　　1925

The King Edward Medical College, Lahore　　　　　　1860

Medical School, Amritsar.

Women's Christian Medical College and Punjab Medical

School for Women, Ludhiana.　　　　　　　　　　　1894

Thomason Medical School, Agra.　　　　　　　　　　1854

Women's Medical School, Agra.　　　　　　　　　　1883

　　　　以上節譯 The Indian Empire, Seventh congress of the Far Eastern Assosiation of Tropical Medicine, 1927

東北醫學的事業

頃閱美國醫學會雜誌(J.A.M.A. January 7, (933),內載滿州消息,大意是說:

「滿州國以前軍閥專政甚久,不知顧及平民幸福,居民毫無衛生的知識。 除南滿鐵路附設衛生機關外,直無醫藥設備可言。現擬由政府設立中央醫院及各地方醫院。 並於最近設立規模偉大的國營製藥廠。 更擬於今春開辦醫學校於長春。 至於滿州國衛生機關的組織,大略與日本相同。 防疫事務,主要皆爲日本軍醫掌管云云」

以上一段文字,顯然是日本人的宣傳固不值識者的一笑。不過我們要知道,九一八以後不論什麼事,他們都拼命向世界造謠,所以佔東北,打上海,仍然說是自衛;侵熱河,取平津,硬說是依照日滿協定。 現在他們醫界人也來詛呪我們,我們怎能漠視,使他們淆亂世人的耳目。

說起東北的醫學事業,早在 1876 年蘇格蘭敎會的醫師West-water (遼陽) Dugald Christie (瀋陽) Gordon 及 Margaret MacNeill (長春) Greiy (吉林) Brown (呼蘭) 等,已到東北各地設立醫院和敎授醫學生。 1904年日俄戰爭時,日本人的醫學尙在襁褓時期;救護治療,皆求助於各敎會醫師。 現在日本人在旅順大連和哈爾濱等處的醫院,那個不是俄國紅十會所建築和設備,直至 1927 年大連醫院開辦,南滿鐵路始不藉助俄國的紅十字會醫院。 甚至建築小兒病院的設計,一部分尙須借鏡於我們的北平中央醫院。

　　最後關於防疫問題,我國公私方面皆極努力。 當1910年(宣統二年)清政府因東三省鼠疫盛行,特派天津軍醫學堂會辦伍連德,帶同學生多名,往哈爾濱舉辦防疫,成績極佳。 更由政府在奉天召集萬國鼠疫研究會,列席者共有十一國的醫師;當時日本曾舉北里柴三郎,藤郎鑑,柴山五郎作三博士代表出席。 該會公舉伍連德為會長,議決二十四條,呈請政府施行。 1912年十月遂在哈爾濱成立東北防疫處,並在滿州里,大黑河,三姓,拉哈蘇蘇,海拉爾,安東,牛莊等處,設立分醫院。 此外防疫處關於鼠疫,霍亂猩紅熱和他種傳染病的研究報告,集之已多至七巨册。 總之,東北防疫處的事蹟,東三省的中外人士,無不知之。 日人竟妄謂「防疫事務主要皆為日本軍醫掌管」,豈非滑天下之大稽。

　　按中國辦理東三省防疫以後,二十年來,已有顯著的成績;自1921年起,鼠疫從未暴發,乃係事實。 現在日本人固已掠奪我東三省,但我們的光榮防疫工作決不能隨着湮沒。

　　至於日本人的防疫方法和能力,實在不敢妄加贊許。 姑就1919年大連流行霍亂論,遇有病人,他們一律囚禁於不通風的監牢裏,將門鎖閉,病人注射鹽水者極少。 且有因不勝監禁之苦逃出而為憲兵槍殺的駭聞。 結果死亡率竟高至百分之六十至七十。 去年我國霍亂流行,病人皆施行鹽水注射,據上海衛生局統計死亡率僅百分之十四。 是防疫的方法和能力,我們遠勝過日本人這也是事實,不容强辯。

　　更就去年哈爾濱流行霍亂來說,日本的衛生人員,竟將旅客所有行李通過石炭酸水淺池,作為消毒。 此種辦法除了藥商稱快以外,真使內行人哭笑不得。

　　現在我們敬告日本的醫界人士,你們既然獻身到科學界,便應保持誠實和高尚的美德,萬不可專仰軍閥鼻息,顛倒黑白!

中國的醫學教育

我國的醫學,發達很早就年代來說,與阿拉伯和印度相伯仲。本應站在世界醫學的前端,就知實際上還未出玄學的範圍。其中原因固然很多,但是「有醫無育」,可算是主要因子。

漢晉固然是我國醫學的黃金時代,但是僅憑私相傳授,偶有一二傑出之士,當權的人也不知愛惜,動以鼠輩視之。至唐,始於太醫署教授諸生,並分體療,瘡腫,少小,耳目,口齒和角法五科,是爲中國醫育的權輿。

宋時最盛,太醫局九科學生多至三百人。並定考試之制,每年春季考試。其命題有六:即墨義,脈義,大義,論方,假令和運氣。

元立醫學十三科,每三年一試。試期在八月,中選者來春二月赴大都省試。其法考較醫經,辦驗藥味合試經書。時重其選,故名醫特多。

明代因元舊制,考試之法較嚴。每季考試,均有成材。由禮部會考,分別等第。

清代有教習廳之設,教授太監醫學者,謂之內教習,教授醫官子弟者,謂之外教習。凡考試醫士醫生,由太醫院堂官就素問,難經,本草,脈訣,及本科緊要方藥內出題。

總之,我國數千年雖間有考醫之舉,僅爲採風問俗,而歷朝的太醫院,則不過供應皇室貴胄,不足以言醫學教育。

清光緒二十八年設醫學實業館於北京,招取練習生數十名;三十一年改名醫學館,旋於是年停辦,可稱吾國舊醫學教育之發端。

中国近现代中医药期刊续编·第一辑

西醫的輸入

西方醫學輸入我國,約始於 1800 年 Morison 及 Livingstone 氏創設診療所於澳門。至 1827 年 Colledge 氏受東印度貿易公司之聘,來澳門,遂自設一眼科醫院。其次 1834 年 Parker 氏自美來廣州,次年即創設博濟醫院,以治療各種病症並招收生徒,以資助理。繼氏之後者爲 Kerr 氏,於 1855 年管理此醫局,並譯割症全書,眼科撮要等醫書,更敎授生徒約二百餘人。其後 1843 年浙江寧波創立華美醫院;1845 年上海創設仁濟醫院;1868 年天津創設 Mackenzie 醫院;1869 年漢口創設協和醫院;1861 年北平創設 Lackhart 診療所等。此後各地敎會醫院,如雨後春筍設立者極多。此種醫院之設立,固屬慈善事業,但實則藉以傳敎。至今各敎會醫院,尙於候診時作長時間的宗敎講演;是以我國西醫之輸入,與敎會有密切的關係。

1881 年 (光緒八年) 李鴻章任直隸總督,創辦北洋施醫局招收學生,分甲乙兩種,甲種四年,乙種三年畢業,以英人 Mackenzie 爲醫官,此爲中國辦理西洋醫學敎育之始。試與日本最老的醫學校長崎,金澤等開辦時期相較,僅有十數年之軒輊。1892 年改名北洋醫學堂,委林聯輝爲總辦,這就是我國最老的醫學校。不料民國十九年海軍部竟將他停辦了! 就歷史上說,實在可惜。

其後 1902 年創辦北洋軍醫學校於天津,是爲今日的北平陸軍軍醫學校。

上述兩個醫學校,雖屬國家經營,但是並非爲新醫學而辦醫學,乃爲練新軍而辦軍醫。此所以談中國醫學敎育史者,更不可抹煞軍醫。

至於眞正爲醫學而辦之醫學校,實始自民國初年,民國二年創辦北京國立醫學專門學校。元年創辦浙江省立醫藥專門學校。其後江蘇廣東直隸等省,亦相繼設立醫學專門學校。

至於外人在中國辦理之醫學校,上海的聖約翰大學醫科,於1880年開辦。杭州廣濟醫學校,於1884年開辦。此後廣州之夏葛,上海之震旦,北平之協和,也先後成立。民國元年(1912)公私創辦的醫學校,各處成立者不下十餘處。

現存的醫學校

調查我國的醫學校,非常困難,第一因爲許多醫學校都沒有向敎育部立案;第二有些學校是新設的;第三有些學校最近又停辦了。所以調查的數目不能完全無誤。

現在我姑按照 Faber 氏的分類,將他們分爲四類:第一類是國立醫學院,共有四個。第二類是省立醫學校,共有六個。第三類是私立醫學院,共有十六個。第四類便是軍醫學校,共有兩個。所以全中國計算起來,共有二十八個新醫學校。茲按校名所在地及成立年代列表如下:

國　立

校　名	地　址	成立年
同濟大學醫學院	上海	1907
北平大學醫學院	北平	1913
上海醫學院	上海	1927
中山大學醫學院	廣東	1927

省　立

浙江醫藥專門學校	杭州	1912
河北醫學院	保定	1921
河南大學醫學院	開封	1930
江西省立醫學專門學校	南昌	
貴州省立大學醫學專科	貴州	
山西省立醫學專門學校	太原	

中国近现代中医药期刊续编·第一辑

私　立

北 平 協 和 醫 學 院	北 平	1916
南 滿 醫 科 大 學	瀋 陽	1911
震 旦 大 學 醫 學 院	上 海	1903
聖 約 翰 大 學 醫 學 院	上 海	1880
華 西 協 和 大 學 醫 學 院	成 都	1914
齊 魯 大 學 醫 學 院	濟 南	1916
遼 寧 醫 學 院	瀋 陽	1911
夏 葛 醫 學 校	廣 州	1899
上 海 女 子 醫 學 院	上 海	1924
同 德 醫 學 院	上 海	1918
南 洋 醫 學 院	上 海	1924
光 華 醫 學 院	廣 州	1906
南 通 醫 學 院	南 通	1912
湘 雅 醫 學 院	長 沙	
哈 爾 濱 醫 學 專 門 學 校	哈 爾 濱	
青 島 醫 學 校	青 島	

軍　醫

陸 軍 軍 醫 學 校	北 平	1902
雲 南 軍 醫 學 校	雲 南	1920

舊醫學校

　　我國舊醫,本無學校;習之者多半是藥舖學徒,其次便爲失意儒生。自從西洋醫學輸入以來,始有多人設立中醫學校於上海天津北平等處。最初僅數校,現在漸有增加的趨勢。尚幸教育部不將他列在正式教育系統之內,入學者尚不踴躍。但是此種醫校影響於國家醫學教育者極大,政府決不可長取放任政策使此畸形醫校,爲發展醫學的障礙。

登 記

我國古時對於醫師開業,決無法律拘束所以市隱的韓康,懸壺的蜀翁,隨時可藉賣藥以消遣。無知的村嫗,寺院的僧道,皆可藉治病以謀利。當光緒末年,兩江總督端方雖曾考試江寧的醫生,並且規定:凡列下等者不准行醫;但是曇花一現,無可稱述。

民國成立,江西廣東山西等省,及京師警察廳始先後頒布取締醫生章程。彼此雖略有出入,然大同小異;大要以考試中醫為主,考試及格者,始准行醫。其在正式醫學校畢業者,呈驗文憑即可免考。

民國十八年衛生部始規定中醫稱「醫士」,西醫稱「醫師」。並於十八年一月十五日頒布醫師暫行條例,規定:醫師須呈領醫師證書,始得執行醫師業務。其呈請給予醫師證書,須具有下列資格之一:

(1)在國立或政府有案之公立私立之醫學專門學校以上畢業領有畢業證書者。

(2)在外國官立或政府有案之私立醫學專門學校以上畢業領有畢業證書,或在外國政府領有醫師證書者。

(3)外國人曾在各該國政府領有醫師證書經外交部證明者。

(4)經醫師考試及格領有證書者。

近年據衛生署統計請領醫師證書者,仍不甚踴躍;但醫師或醫士呈領當地之開業執照始能執行醫師業務;各大都市皆已次第奉行。逆料不久醫師證書之請領,亦必遍及各處無疑。

初級及中級教育

民國初年教育部規定:初等小學修業四年,高等小學三年,中學四年。中學畢業,即可考入醫學專門學校。故預備期限,共為十一年。 民國十八年修正中小學組織法,改定:初等小學修業年限爲四年,高級二年,初中三年,高中三年,高中並分普通科,師範科,商科,農科,工科等,以便學生升入大學得有充分之預備。 自高中畢業,卽可直接考入醫學院。 所以預備敎育期限共爲十二年。

醫學敎育期限

民國初年所設立之醫學專門學校,皆按敎育部民國二年頒布之醫學專門學校規程辦理;修業年限,皆爲四年。 民國十八年八月敎育部頒布大學及專科學校組織法,規定:醫學院修業五年,專科學校四年。 民國十九年三月醫學敎育委員會在敎育部開第一次會議議決:

1. 醫學院分本科,先修科,兩級。 先修科入學資格,須高中畢業;修業年限兩年;以附設於理學院爲原則。

2. 醫學院得附設專修科,四年畢業。 入學資格,須高中畢業。

其後北平大學醫學院呈請變更醫學敎育制度經民國二十年六月醫學敎育委員會第二次常務會議議決:

「醫預科及先修科廢止,照大學組織法招收高級中學畢業生,修業期限五年期滿後實習一年」。

於是敎育期限:醫學院爲高中畢業後六年。 醫學專科學校爲高中畢業後四年。 也就是現今存在之兩級醫學制度。

但實際上全國公私立醫學校,尙多未奉行。 如協和醫學院,同濟,上海,聖約翰,齊魯大學等醫學院,仍爲肄業五年。 且投考的學生,皆須曾在理學院肄業滿三年或二年者。 是醫學先修科名廢而實存。 至於就肄業年限論高中畢業後尙須七年或八年。 故我國醫學修業年限,現存者有:四年六年七年和八年之分。 可謂爲四級醫學敎育。

畢業的年齡

按我國學制:小學收六歲至九歲之兒童,加以小學六年,中學六年,和醫學院六年,當在二十四與二十七歲之間。 醫學專科學校學生畢業年齡,當在二十二與二十五歲之間。 至於齊魯醫科畢業學生,則當在二十六與二十八歲之間。 北平協和畢業學生,則當在二十六與二十九歲之間。

茲就1932年北平兩醫學院畢業生的年齡統計如下:

國立北平大學醫學院		私立北平協和醫學院	
年齡	人數	年齡	人數
23	4	25	2
24	2	26	6
25	12	27	9
26	10	28	2
27	8	30	2
28	1	平均年齡爲 26.9	21
29	2		
33	1		
平均年齡爲 25.8	40		

課　程

我國醫學院的課程,民國二年敎育部頒布醫學專門學校規程,規定:必修課目四十八種。 自從民國二十年改制以後,關於醫學院課程,敎育部尚無規定。 所以各醫校彼此極不一致。 大約一部分是按着「德日課程」,例如同濟,中山,北平國立醫學院,同德醫學院等是。 一部分則按照「英美課程」,例如國立上海醫學院,北平協和,齊魯,聖約翰,湘雅,華西等是。 另外上海震旦大學醫學院,則按照法國的課程。 所以現在我國的醫學課程,尚未統一,吾人實難一一加以叙述。 但願醫學敎育委員會迅速制定一妥善課程,先由國立省立各校奉行,漸漸推及私立各校,使全國醫育有一標準,庶幾辦學校者有所遵循。

其次關於醫學專科學校課程,民國二十年八月醫學敎育委員會曾經擬定（詳見下表）。大約分配課程於入學後三年內,第四年完全注重臨證,在醫院內實習。與民國元年的醫學專門學校課程相似,但是實際課程增多。

醫學專科學校課程

課目	時數
物理	108
化學	216
解剖學及組織學	360
外國語（英文或法文德文）	144
黨義,國文	斟酌
生理（包括生理化學）	252
細菌學及寄生虫學	216
病理學（包括法醫）	252
藥理學及治療學	216
衛生學	216
內科（包括小兒科神經科皮膚梅毒科）	1151
外科（耳鼻喉X光科泌尿器科）	832
婦產科	432
共計	4572

按醫學課程,極為繁難,欲於三年修畢,勢所不能。我國的醫學專科學校,正宜參照俄國的醫學敎育制度,分醫學為若干科（如衛生科,預防治療科,內科,外科,齒科等）。時間旣極經濟,成績亦較佳良,醫師缺乏的我國,庶有一線光明。不然,醫學專科學校養成之醫師,必多庸醫,於人民生命前途關係極大。尙望醫學敎育委員會諸君注意及之。

實習醫院

　　據Faber氏調查：國立四醫學院中，上海醫學院的實習醫院，爲紅十字會醫院，有病床 210 張。　其次同濟的實習醫院爲寶隆醫院，有病床180張。　中山大學醫學院的附屬醫院，有病床170張。北平大學醫學院的附屬醫院，有病床 100 張。　至於私立各校有三百張病床者，有協和，南滿及聖約翰。　一百張以上者，則有震旦，遼寧，上海女子，齊魯，光華等校。　其餘各校，或無，或有而極少，皆不敷用。

　　按近代醫校設備，至少得有 300—400 張病床的醫院，與一完備門診處，始敷敎學生之用。　即外科 100，內科 100，癆病30，傳染病20，婦產科20，及眼科，耳科，皮科等各十張。　如此，學生才有機會接觸病人，練習如何診斷，如何運用治法，以及預防等。　且可免去敎授上困難，省去各種技術上的講演。　現在我國公私所立各校，僅講學理而無完善醫院實習，畢業後何能實用。

日本與中國醫學敎育

　　清末，我國士子多留學日本。　民國初年所辦之醫學校，如陸軍軍醫學校及北京，江蘇，浙江，直隸，等醫專學校，皆以畢業日本之人充當校長及敎員。　此輩畢業生留學時，日本醫學尚未發達；而日本學校當局對於中國留學生，又向取放任主義；是以多數皆學無專長。　囘國後，僅一普通醫學士，並無所謂專門。　當時因人才缺乏，故濫任敎授，主講大學。　常講書時，僅以自己之講義，向學生背誦。　「講」之一字已談不到其不稱職，可想而知。　民十以後，各醫校時時發生風潮，雖然由於學風不良，但敎員的尸位，也是一個主因。　現在此派敎員在我國公私立醫校仍佔極大勢力，歸其主辦之醫學校，仍有七八校之多。　據Faber氏報告及「上海醫藥界之現狀」所載，此輩主辦之醫學校，敎員及設備，皆極不良，應加改革。但若輩勢力,根深蒂固,故革實不易言!

其次日本距我國極近生活程度亦略相等國人往日本留學者極多。據「中國醫界指南」調查,自日本畢業之醫師,達424人。其數目之大,誠可驚人。

教　員

我國各醫校的教員,乃按民國十八年大學組織法:分教授副教授,講師,助教四種。聘期,皆為一年。大約教授由校長聘任。助教,由教授聘充。教授薪俸,約自二百至三百元。但私立的醫學校,如協和,南滿等,則有高至千元者。且任期也常為三年或終身。

近年教授中有一種不良的現象,即各醫學校的基礎科教授,往往兼任他校教職;臨證科教授多自行開業。此種情形,與教授醫學極有關係。因兼職則無暇作學術研究及增進學識,何能勝任教職。國聯教育考察團著「中國教育之改進」一書中,稱「在中國教授二字,除使人聯想其榮譽及較高薪金而外,常不易確定其正確之意義」決非過苛之論。我國現在國立及私立醫校的教授,已漸成商業化,實不配稱為教授。

重　習

醫學校學生重習者,多在第一學年。次為第二學年。第三學年以後較少。我國國立及省立的醫學校,因學風不良,多視考試為具文,重習者已成僅見之事。至於私立各醫校,尚能保守此種良好制度,使學生自知努力上進,例如1932年北平協和醫學院,重習學生第一年級多至六名。

學　曆

一學年之中有採取兩學期制的,如北平大學醫學院,上海醫學院等。有採取三學期制的,如北平協和,山東齊魯等。所以各校學曆微有不同。　兩學期制的學校,大概自九月八日起,到次年一月十八日,爲第一學期;二月一日到七月三十一日,爲第二學期。三學期制的學校,大概自九月十日到十二月四日,爲第一學期;十二月八日到三月五日,爲第二學期;三月九日到六月十日,爲第三學期。

　　各校的假期,自從敎育部規定以後,皆已略趨一律。　即十月十日,國慶日。　十一月十二日,孫文誕辰。　一月一日至四日年假。三月十二日,孫文逝世日。　四月一日至八日,春假。　七月一日至九月八日,爲暑假。　另外,各校有自己成立的紀念日。

女　生

　　民國初年,男女尙分校,而國家又未設立女醫學校,所以女子習醫者極少。　教會立的女醫學校,以廣東夏葛醫學院爲最早;時在 1899 年。　截至現在,畢業者已達218人。　此後北平協和女子醫學校,山東女子醫學校及達生女子醫學校,相繼開辦。　此三校,前後共畢業212人。　1924年,上海女子學院開辦,現已畢業二十餘人,爲美國敎會所創辦。　到民國九年,各大學更開始招收女生,於是女子學醫者,逐日漸增多。　據敎育部民國二十一年出版之「全國高等敎育統計」所載,近三年各大學女生數佔同等程度學生數之百分比,十七年爲 8.42,十八年爲9.88,十九年爲10.81。　若專就全國立案之醫校學生論,則十八年度女生爲116,十九年度則增至152。此時夏葛齊魯等校尙未立案,故不包括在內;設加入此等學校,則女生之數,必超過此數無疑。

　　茲就北平調查,民國二十一年度協和共有學生九十四人,女生爲二十九其所佔百分數,則爲 30.9。　北平大學醫學院學生共169人,女生數爲二十二,所佔百分數則爲13.9。

　　再就專科學校論,據「全國高等敎育統計」所載,女生所佔百分數,民十七為22.78,民十八為19.06,民十九為15.08。

學生費用

　　關於學生納費一層,大概國立和公立的學校用費較少,私立者用費較多。最多者,如同濟大學醫學院,每年學費一百零五元。北平協和醫學院,則為一百元。其次夏葛九十元,齊魯八十元聖約翰七十五元。但加顯微鏡費,實驗費,破碎賠償費等,則與同濟協和相差無幾;或且過之。凡入此類學校者,學生每年全部費用,估計約在四百元至五百元之譜。其次各國立的醫學院,學費較低。例如北平大學醫學院每年四十元,上海醫學院每年二十元。此類學校,年費約在三百至四百元。最低者為省立。例如河北醫學院每年三十六元;河南大學醫學院僅十元,是以此類學院的學生,每年全部費用,估計約在二百至三百元之譜。

各醫校學生納費表（書籍及衣服費除外）

校別 項目	學費	宿費	飯費	顯微鏡及試驗費	體育費	破碎賠償費	講義費	總計
國立上海醫學院	20	20	80	2		40		162
北平大學醫學院	40		70				30	140
同濟大學醫學院	105	20	70		2	20		217
河南大學醫學院	10		60		1	2		73
河北醫學院	36		60					96
北平協和醫學院	100	10	100	5				215
齊魯大學醫學院	80	20	80	10	4	5		199
聖約翰醫學院	75	50	70	10	5	10		220
華西大學醫學院	65		55	2		5		127
光華醫學院	80	60	60	16—20	3	10	6—12	245 或 235
東南醫學院	100	40	70	5	1		16	232
上海女子醫學院	60	90		12		10		172
湘雅醫學院	100			27—4	3	17		147 或 124

醫師數目

我國醫師數,因登記法未能普遍實行調查確數極感困難。茲據民國二十一年出版的「中國醫界指南」所載,本國畢業醫師為5926,日本畢業者424,歐美畢業者為149,共為6599。試加核對,自難免一部分遺漏。但約數當在七千左右。果按四萬萬人口分配,則約每六萬人有一醫師。據1927年統計,歐美醫師與人口比例數如下:

美　國	800
瑞　士	1250
丹　麥	1430
英　國	1490
英　國	1560
英　國	1690
荷　蘭	1820
瑞　典	1860

果按居民八千人需有一醫師計算,則中國在最近須造就五萬醫師,始敷分配。

至於我國舊醫及舊藥舖,所在皆是;有人估計舊醫士約1,200,000,藥行人約7,000,000。此數目未免過多,但實際上必在新醫百倍以上,可以無疑。且此種醫師,遍布民間,勢力極大,國家應設法使其明瞭身體構造,傳染病,消毒和簡單的救急術。如此,鄉民的枉死者必漸可減少;在此青黃不接之時,這也是一件重要的事。

醫學進修班

醫學日新月異,進化無已,如畢業後便不求進益,必致落伍。因此各國大學中都設有醫學進修班,以增進開業醫師的知識。當1926年上海曾設有醫科大學選科(The Shanghai Post Graduate School of Medicine)。其後1929年中華醫學會曾在北平主辦一進修班,由協和及北平國立醫學院主辦。 近年協和醫學院每年皆開辦眼科及婦產科進修班。 開業醫獲益極大,可惜他科未能仿行。

進修班既有關醫師的進步,各國立醫學院,亦應利用暑假或寒假時期,自動舉辦,本校畢業生,亦必踴躍參加。 其利益之大,可想而知。

護　士

護士學校多附設於醫學校內,普通都收錄中學畢業生,肄業期限為二年。 但是協和的護士學校,必得大學二年級學生才能投考,修業期限則為三年。 近年護士會規定:該會每年考試一次,並授與護士文憑,凡持文憑者,始可任護士職務。 但是實際上全國尚未能一律,仍有擴大的必要。

技　術　員

技術員也是醫院中主要分子之一,所以應該由國家設立學校去訓練。 1928 年中國博醫會在漢口創設一個技術員養成所(Institute of Hospital Technology China)。 主要是訓練實驗室的技術員及調劑員,以輔助各教會醫院。 結果,各醫院得到幫助很多。

現在我國醫師,極感缺乏,所有實驗室技術員,調劑員,X 光師,麻醉師,醫院管理員,記載病史員等,都應由醫院技術員養成所去訓練。 如此,可以省出若干醫師,解決醫院的困難。 所以我主張由國家設立這種學校。

留　學　生

中國在國外學醫者究有若干,因教育部尚無統計,調查不易。大約日本最多,德國次之,美國又次之,此就民國十九年一月至二十年七月教育部所發給之留學證書學科分析表證之,知無大誤。

日	本	90
德	國	25
美	國	20
法	國	6
英	國	5
比	國	1
		147

若就留學教育全體論,在外學醫者僅佔百分之 7·67,而居第四位,即法政,文學,工業,醫學是也。 更就留日學生論,十九年六月共為 3064,學醫藥者僅 136,而學法政者達 715,相差竟至五倍以上。

藥　師

我國隋唐時代,已設藥園於京師,由藥園師教導學生,以時種蒔收採諸藥。 其後歷代相沿,無大變異。 民國以來,西醫學校設立極多,但藥學校僅浙江醫藥專門學校一處。私立中法大學藥學專修科,於民國二十年,始行立案。 外人在國內經營的藥學校,也僅有震旦大學藥科一處。 所以中國現有的藥師,數目極少。

其實藥師的重要性,並不減於醫師。 國家應速設一完善的藥學校,附辦一巨大的製藥廠;如此,等到西醫發達的時候,便不致專仰賴外藥之輸入,這也是國家彌補漏巵的一種當務之急。

助　產　士

國立的助產學校,現在只有北平的第一助產學校,於民國十八年由教育部及衛生部合辦。 正科二年畢業,速成科六月畢業。但是中國舊式接生婆,毫無醫學知識,國家也應設法講授些消毒知識,使鄉間的婦嬰減少不必要的死亡。 以前北平第一衛生事務所曾舉辦產婆訓練班,成績很好,各處應該仿照辦理。

牙　醫　師

中國現在還沒有國立和省立的牙醫學校。 私立的只有華西大學的牙科;學生修業的年限是:預科二年,正科四年,僅較醫科少一年。 中國現有的牙醫,除了幾個留學生以外,只有此校的畢業生所以數目很少。 論到齒學的重要性,實在不減於助產。 所以國立各大學應該附設齒科。 再說我國的醫學敎育,將來如肯仿行蘇俄的制度,則各醫校自然得添設齒科,更是無疑問的了。

附　錄

私立北平協和醫學院課程表

課　目	第一年	第二年	第三年	第四年	共　計
解剖及組織學	561				561
生物化學	225				225
生理學	218				218
藥理學		176			176
病理學		264			264
細菌學		132			132
寄生虫學		66			66
公共衛生學			22	162	184
放射學科		11			11
內科		165	341	159	665
小兒科		11	44	132	187
皮膚花柳科				121	121
神經病及精神病學		33	33	77	143
外科		99	319	39	457
矯形學				66	66
耳鼻咽喉科		6		33	39
泌尿器科			11	38	49
眼科		5		55	60
婦產科			253	133	386
全年時數	1004	968	1023	1015	40.0

（附記）第五學年在附屬醫院內實習

國立中央大學醫學院本科課程表 （民國二十年訂）

科目＼學年學期	第一學年		第二學年		第三學年		第四學年	
	上期	下期	上期	下期	上期	下期	上期	下期
解剖學	16	10						
胚胎學	4							
醫義學	1	1	1	1				
生物化學	12							
英文	2	2	2					
軍事訓練	2	2	2	2				
神經解剖學	3							
組織學		6						
生理學		9	9					
病理學			12	9				
細菌學			9	2				
醫藥名詞								
藥理學				9				
實驗診斷				6				
理學診斷				4				
外科學								
內科學					3	3		
內科臨診					3	3	8	8
外科學					3	4		
外科臨診					4	4	8	8
產科學					5	4		
矯形外科學					1	1		
衛生					4	1		
熱帶病					1	1		
外科病理學					3	3		
兒科學					2	6	2	2
愛克斯光學					2			
寄生物學					4			
婦科學						4	4	4
神經病及神經病學							2	2
外科手術學							3	3
手術臨症							3	3
產科臨診							2	2
皮膚科學							2	2
泌尿生殖科學							2	
眼科								2
耳鼻喉科								2

（附記）第五學年在附屬醫院內實習

國立北平大學醫學院本科課程表 （十八年八月改訂）

課目		第一學年 上期	第一學年 下期	第二學年 上期	第二學年 下期	第三學年 上期	第三學年 下期	第四學年 上期	第四學年 下期
解剖學	理論	10	4						
	實習	不定	不定						
	局部解剖		2	2					
	組織學理論	6	2						
	組織學實習及顯微鏡用法	2	4						
	胎生學		3						
生理學	理論	2	6	4					
	實習			不定					
醫化學	理論	6	2						
	實習		不定						
微生物學	理論			4	4				
	實習			2	2				
	總論			6					
病理學	病理解剖學總論				6				
	病理解剖學實習					不定	不定	不定	不定
	病理組織學實習				4				
藥物學	理論			4	4				
	實習				不定				
	處方				1				
內科學	理論					6	6	3	
	門診實習					6	6	12	12
	臨床講義							不定	不定
	診斷　論			3	3				
	診斷　習			4	4				
外科學	總論					2	2	2	
	各論							2	
	門診實習					6	6	12	12
	臨床講義							不定	不定
	繃帶實習				2				
	泌尿器術						1	不定	不定
	矯形						1	不定	不定
	矯形術及外科手術實習							不定	
	理論及實習							1	2
愛克斯光線	理論及實習					4	4		
皮膚花柳科學	理論					4	4		
	門診實習					6	6	12	12
	臨床講義							不定	不定
耳鼻咽喉科學	理論					2	2	2	
	門診實習					6	6	12	12
	臨床講義							不定	不定
眼科學	理論及檢眼鏡用法					3	3	3	
	門診實習					6	6	12	12
	臨床講義							不定	不定
產婦科學	產科理論					3	3		
	婦科理論					3	3		
	門診實習					6	6	12	12
	臨床講義							不定	不定
	產科模型實習							1	
	產科臨床實習							不定	不定
兒科學	理論					2	2		
	門診實習					6	6	12	12
	臨床講義							不定	不定

衛生學	理論						2	2
	實習						不定	不定
裁判醫學	理論						2	2
	實習						不定	不定
精神病學	理論						2	2
	臨床講義						不定	不定

私立齊魯大學醫學院本科學程及時間總表（民國二十年訂）

解剖學組織學及胎生學　　　　　　　　　　　　　　744 小時

　　　（每生須親自解剖屍體至少半具）

生理學及生物化學　　　　　　　　　　　　　　　504 小時

製藥學藥理學及藥物學　　　　　　　　　　　　　192 小時

病理學細菌學及衛生學　　　　　　　　　　　　　618 小時

　　　（至少須見剖驗十二次）

內科（包含小兒科神經病學皮膚病學及花柳病學）　1230 小時

外科（包含矯形學泌尿病學眼科耳鼻咽喉科及X光治療）721 小時

產科及婦科（須親見生產六次以上）　　　　　　　96 小時

以上爲前四年之課程。第五年係在本校醫院實習；實習終了時，另有關於臨床及實習之攷試。

參 考 書

中國醫學史，陳邦賢編，民國十七年出版

中國教育之改進，國聯教育考察團著，民國二十一年出版

全國高等教育統計，教育部高等教育司編，民國二十一年出版

中國醫界指南，中華醫學會著，民國二十一年出版

國立中央大學一覽，民國二十年出版

國立同濟大學暫行簡章，民國二十年出版

國立北平大學一覽，民國二十一年出版

私立齊魯大學醫學院章程，民國二十年出版

東南醫科大學一覽，民國十八年出版

北洋醫校章程，民國四年出版

美 國 的 醫 學 教 育

美國當十七世紀初年,英國的醫生 Thomas Wotton 氏始到 Virginia 地方,其後歐洲各國的醫生來者漸多,直到了十八世紀之終,大概都是殖民地時代,沒有醫學敎育可說。 最早成立的醫學校爲 Pennsylvonia, 在 1765 年成立, 1768 年便有學生畢業,原名 Philadelphia, 後來始改今名。 其次爲 Dartmouth 在 1797 年成立。所以十八世紀,美國僅有兩個醫學校。 其後漸漸增加,1825年爲十七校,1850 年爲五十三校,1880 年爲一百校,1906 年竟增至 162校。 也就是美國醫校最多的時期。 當時學校雖多,但程度不齊,他們都認爲有整頓的必要,於是成立美國醫育和醫院委員會 (The Council on Medical Education and Hospital), 爲醫學校的監督機關。 該會因認爲醫學生有提高程度的必要,於是在 1914 年規定 A 等醫學校的入學資格,須有大學一年的程度。 1918年更改爲大學二年的程度。 到了現在,該會認可的醫學校,僅有七十六個。

按醫學生入學資格論,當 1904 至 1908 年,醫學校雖多至百五十餘校,須大學一二年程度入學者不及十校。 1914年須中學畢業程度入學者約十分之三,大學一年級程度者約十分之四,大學二年程度約十分之三。 1918年九十醫校中八十校皆爲大學二年程度。 此後中學程度入校者漸少,但 1924 年仍有數校,至1929年認可之醫學校,皆須大學二年程度。

醫學先修敎育

美國醫育和醫院委員會(The Council on Medical Education and Hospitals) 在1915年對於醫學先修敎育,發表所認可的文理學院和初級學院 (Junior Colleges)。 於是預備學醫的學生,都先到這些學校去預備而各醫學校考取新生時,也以此爲去取的標準。
據1930年調查各醫學校收錄的新生6456人中,百分之九十以上,
都是肄業於該會認可的學院。 他們認可有敎授醫學先修敎育
的學校,計有608個。

　　凡入美國立案的醫學校,都得受過四年中學敎育或有同等
學力和在大學院裏讀滿六十學分 (semester hours)。 此六十學分
所用時間,除去軍事或體育兩門外,約須在已立案的學院讀滿二
年。 每年除去假期,約有三十二星期。 在大學院二年中所修習
的課目如下:

　　（1）化學　必須滿十二學分,其中八學分爲普通無機化學,
四學分爲有機化學,並且都是一半講書,一半實習。

　　（2）物理　必修滿八學分,其中至少有二學分實習。 並且
在學物理以前,必得學三角。

　　（3）生物學　必修滿八學分,其中必得有四學分是實習。
最好此八學分全學普通生物學或普通動物學,更或一半學動物,
一半學植物。

　　（4）英文　普通都是六學分,或相等程度。

　　（5）非科學科目　加上述英文六學分,共佔十八學分。

　　（6）外國語　很重要。 假使在中學已學一種外國語,入學
院後,應另學一種外國語。 所佔的時間不得過十二學分。

　　學生讀先修科都在專門學校師範學校或高級中學並須有
當地省立大學註冊部的證書,證明他有文理科的第二年級的資
格。

課　程

　　醫校四年的課程不得少於3600小時,每科所佔的鐘點雖有
伸縮餘地,但與下列的百分數不得相差過遠。

1. 解剖　包括胎生和組織學　　　　　　　　　　14.0—18.5%

2. 生理　　　　　　　　　　　　　　　　　　　4.5— 6.0%

3. 生物化學　　　　　　　　　　　　　　　　　3.5— 4.5%

4. 病理學,細菌學,免疫學　　　　　　　　　　10.0—13.0%

5. 藥理學　　　　　　　　　　　　　　　　　　4.0— 5.0%

6. 衛生學　　　　　　　　　　　　　　　　　　3.0— 4.0%

7. 一般內科(神經病學及精神病學,小兒科,

　　　　　皮膚及花柳科)　　　　　　　　　20.0—26.5%

8. 一般外科(矯形外科,泌尿科眼科,耳鼻

　　　　　咽喉科,X光科)　　　　　　　　13.0—17.5%

9. 婦產科　　　　　　　　　　　　　　　　　　4.0— 5.0%
　　　　　　　　　　　　　　　　　　　　　　76.0—100%

　　選科　　　　　　　　　　　　　　　　　　24.0— 0%

　　　　至 於 課 程 的 分 配 大 概 都 按 下 列 次 序

第一學年　解剖,生理,生理化學

第二學年　生理,細菌,病理,藥理,物理診斷

第三學年　產科,內科,外科,臨證鏡檢術,病理

第四學年　內科及外科包括眼,耳鼻咽喉科及各科練習等

醫育的改進

　　醫學教育及醫院委員會以前將醫學校分爲 A,B,C, 三等,至
一九二八年便將他們分爲已立案與未立案兩種。 但是 A,B,C,
的分法仍舊有人沿用,所以一九三一年便規定A.等與已立案二
名詞爲異名同義,可以彼此代用。

　　近來美國醫學教育竭力使學生早與病人接觸,並使基礎與
臨證各科十分聯絡。 有些學校名此爲聯絡的臨證講演(Correl-
ation clinics),臨證醫師與基礎科教員應將解剖,生理,生物化學和

病理的各原理應用到臨證方面各問題。有些學校講臨證科較早。例如 Indians University School of Medicine 在第二年便敎授內科。

美國醫學會在一九三一年第八十二次會曾議決,凡醫學生及醫師都需敎以較適當的精神病學。據一九三〇年調查沒有精神病學者二校(一個有50小時,一個有103小時的神經病學),五十小時以下者二十三校,一百小時以下者二十五校,一百五十小時以下者十二校,一百五十小時以上者三校。

學生數

美國立案的醫學校現有七十六個,一九三二年的學生數共爲 22,135。紐約有九個醫學校,2,649個醫學生,所以論醫學生的數目佔全美第一。其次 Pennsylvania 有 2,401 學生,居第二;Illinois 有 2,240 學生,居第三。

美國有十五個醫學校,修業四年後必需在大醫院充一年練習生 (Intern),始能授與博士學位。此十五個醫學校的練習生,一九三二年共有 1,176。

最近三十年內醫學校,學生和畢業生數的比較

年份	醫校數	學生數	畢業生數
1905	160	26,147	5606
1910	131	21,526	4440
1915	96	14,891	3536
1920	85	13,798	3047
1921	83	14,466	3186
1922	81	15,635	2520
1923	80	16,960	3120
1924	79	17,728	3562
1925	80	18,200	3974

1926	79	18,840	3962
1927	80	19,662	4035
1928	80	20 545	4262
1929	76	20 878	4446
1930	76	21,591	4565
1931	76	21,982	4735
1932	76	22,135	4936

女　生

女子習醫者,一九三二年共有 955,約佔全醫學生中百分之四。女子畢業生共有 203,佔百分之四.二。此種男女學醫的比例數,近八年來無大變化。

學　費

各校相差很多,如 Pennsylvania 大學的醫學校,第一年多至 530 元,第二三四年各需 510 元。其次爲 Yale 大學,每年也都在五百元以上。但平常都在三四百元之間。但也有極少的,每年費用僅在百元以下,例如 North Dakota, Texas, Oklahoma, Mennesota 等大學醫學部。關於醫學學費,近二十年來,有漸增的趨勢。在 1910 至 1915 年多數爲 150 元;1916 至 1922 年則多超過 150 元。1925 年超過 300 元者達 52%。若按各校平均數計之,1910 年爲 118 元,1915 年爲 145,1920 年爲 130,1925 年爲 250,1930 年竟增至 307 元。

用　費	學　校　數
百 元 以 下 者	6
100—200 元 者	14
200—300 元 者	22
300—400 元 者	20
400—500 元 者	14
500 元 以 上 者	10
共　　計	86

重　習

重習多爲第一二年級學生,第三四年級者便較少。　1932年有十七個醫學校沒有重習生,全體及格。　有十六個醫學校僅第一年級有重習生。　重習生最多者能佔全體百分之八·七。如Manitoba 大學醫校和 Pennsylvania 女子醫學院。

學醫之黑人

醫學生中在1932年有黑人479,但在 1931 年則有497,所以兩年相較1932年反減少十八人。黑人所入的醫學校,以Howard大學醫學院最多,共爲213名。其次爲Meharry 醫學院,共有黑人 192名。黑人畢業生,1932年共有 122 名。

到歐洲和加拿大留學的學生

近年美國到外國的留學生逐年增加,甚至一九三二年較比一九三一年增多百分之五十。　據一九三二年調查在外國學醫的達 1,482名。　尤以下列大國的留學生最多。

	1030—1931	1931—1932	增加數
英　　國	322	339	…… …… ……
加　拿　大	300	308	…… …… ……
奧　　國	114	188	＋ 50%
意　　國	78	155	＋100%
德　　國	72	183	＋150%
瑞　　士	65	214	＋230%

實　習　生

美國有十五個醫學校,加拿大有三個醫學校,都採取第五年實習生制度,而定爲必修課,學生必得練習期滿始授與學位。　其餘學校的學生,於第五年自願充實習生者,據 1931 年統計已佔百分之九十。　認可能收留實習生的醫院逐年增多,實習生的位置也逐年增多。　此時他們正設法,使個個畢業生都去充當實習生。

　　1931年認可能訓練實習生的醫院,已增加至676。各醫院的職員對實習生的態度,可分爲三大類:一種是很熱心,喜歡去敎;一種持反對態度;一種是介乎二者之間。各醫院大槪都有巡迴診(Ward rounds)和月會(Monthly meetings),以敎授實習生。計有431個醫院有臨證病理討論會(Clinicol pathologic conferences)不過性質和次數隨各醫院而不同。其中337個醫院都有病理專家主持此會。

　　放射學科也常敎授實習生。醫院中有580個都敎放射學。有239個醫院有專任放射學專家。

　　醫院中有460個,對於實習生按時講演。實習生由此得益甚大。並且所選擇題目,除去臨證醫學以外,還有關於社會及經濟範圍內的醫學。所以實習生認爲很需要。

　　有些醫院的實習生都得練習門診,以便習知初病的狀況。但有一部分實習生,對此不甚注意。

習實生在各認可醫院內的必修課

	必修者	不必修者
出席解剖	613	31
實驗室實驗	598	49
放射學工作	537	83
預備和呈交論文	398	178
指定專門讀品	153	401
施診所練習	418	183

實習生的津貼

　　大多數實習醫院,對於實習生除了供給衣住以外不給酬勞費這乃因爲他們負擔敎育任務之故。也有若干小醫院給與少數的酬金,大約每月自二十五元至百元左右。但是在軍醫院,海軍醫院,公共衛生醫院練習的實習生薪水都較高。

醫學校的名稱和地址

University of Alabama School of Medicine, University (Tusecaloosa)

University of Arkansas School of Medicine, Little Rock

University of California Medical School, Berkeley-San Francisco

College of Medical Evangelists, Loma Linda-Los Angeles

University of Southern California School of Medicine, Los Angeles

Stanford University School of Medicine, San Francisco

University of Colorado School of Medicine, Denver

Yale University School of Medicine, New Haven

Georgetown University School of Medicine, Washington

George Washington University School of Medicine, Washington

Howard University College of Medicine, Washington

Emory University School of Medicine, Atlanta

University of Georgia Medical Department, Augusta

Loyola University School of Medicine, Chicago

Northwestern University Medical School, Chicago

University of Chicago, Rush Medical College

University of Chicago, School of Medicine of the Division of the Biological Sciences

University of Illinois College of Medicine, Chicago

Indiana University School of Medicine, Bloomington-Indianapolis

State University of Iowa College of Medicine, Iowa City

University of Kansas School of Medicine, Lawrence-Kansas City

University of Louisville School of Medicine, Louisville

Tulane University of Louisiana School of Medicine, New Orleans

Johns Hopkins University School of Medicine, Baltimore

University of Maryland School of Medicine and College of Physicians and Surgeons, Baltimore

Boston University School of Medicine, Boston

Harvard University Medical School, Boston

Tufts College Medical School, Boston

University of Michigan Medical School, Ann Arbor

Detroit College of Medicine and Surgery, Detroit

University of Minnesota Medical School, Minneapolis

University of Mississippi School of Medicine, University (Oxford)

University of Missouri School of Medicine, Columbia

St. Louis University School of Medicine, St. Louis

Washington University School of Medicine, St. Louis

Creighton University School of Medicine, Omaha

University of Nebraska College of Medicine, Omaha

Dartmouth Medical School, Hanover

Albany Medical College, Albany

Long Island College of Medicine, Brooklyn

University of Buffalo School of Medicine, Buffalo

Columbia University College of Physicians and Surgeons, New York

Cornell University Medical College, Ithaca-New York

New York Homeopathic Medical College and Flower Hosp. New York

University of Rochester School of Medicine, Rochester

Syracuse University College of Medicine, Syracuse

University of North Carolina School of Medicine, Chapel Hill

Duke University School of Medicine, Durham
Wake Forest College School of Medicine, Wake Forest
University of North Dakota School of Medicine, Grand Forks
University of Cincinnati College of Medicine, Cincinnati
Western Reserve University School of Medicine, Cleveland
Ohio State University College of Medicine, Columbus
University of Oklahoma School of Medicine, Oklahoma City
University of Oregon Medical School, Portland
Hahnemann Medical College and Hospital of Philadelphia
Jefferson Medical College of Philadelphia
Temple University School of Medicine, Philadelphia
University of Pennsylvania School of Medicine, Philadelphia
Woman's Medical College of Pennsylvania, Philadelphia
University of Pitsburgh School of Medicine, Pitsburgh
Medical College of the State of South Carolina, Charleston
University of South Dakota School of Medicine, Vermillion
University of Tennessee College of Medicine, Memphis
Meharry Medical College, Nashville
Vanderbilt University School of Medicine, Nashville
Baylor University College of Medicine, Dallas
University of Texas School of Medicine, Galveston
University of Vermont College of Medicine, Burlington
University of Virginia Department of Medicine, Charlottesville
Medical College of Virginia, Richmond
West Virginia University School of Medicine, Morgantown
University of Wisconsin Medical School, Madison
Marquette University School of Medicine, Milwaukee

加 拿 大 的 醫 學 校

University of Alberta Faculty of Medicine, Edmonton, Alta
University of Manitoba Faculty of Medicine, Winnipeg, Man.
Dalhousie University Faculty of Medicine, Halifax, N. S.
Queen's University Faculty of Medicine, Kingston, Ont.
University of Western Ontario Medical School, London, Ont
University of Toronto Faculty of Medicine, Toronto, Ont.
McGill University Faculty of Medicine, Montreal, Que.
University of Montreal Faculty of Medicine, Montreal, Que.
Lavel University Faculty of Medicine, Quebec, Que
University of Saskatchewan Sch. of Med. Sciences, Saskatoon, Sask.

民國二十一年度醫學教育

（二十一年七月至二十二年六月）

李　濤

我國的醫學教育,以前皆漫無記載,所以辦醫學教育的不知全國有幾個醫校,多少醫學生。至於各校的內容優劣,每年的進步狀况,更是茫無頭緒。

教育部爲全國教育行政的中樞,對於醫學教育本應瞭如指掌;但因國家多故,命令往往有達不到的地方,所以一切也無統計。

因此本雜誌社打算每年搜集當時醫學教育的事實,在秋季發表。一方面可使後來文獻有徵,一方面可使醫學教育家收觀摩之益,而醫界人士偶一寓目,也可知斯學進步之途徑。

此次共調查了二十七個醫學校;本來打算在八月發表,因爲有的學校去四五次信才得回覆,有的始終沒有回音,所以一直遲延到現在。例如貴州省立醫學校,至今仍沒有回覆。所以本文仍不能算爲完璧。

其次我得聲明的:滿洲醫科大學內旦韓國人很多,此次計算一槪除外,僅計算我國的學生。

所有關於本文的數目字,全都是根據各校自己的填報。但是有少數的幾校,因爲我們發見有誤填之處,所以又根據可靠的調查改正。但是仍有讓人懷疑的地方,只可待之來年,補此遺憾罷了!

全國各醫學校名稱地址及教授語言表

		校　　　名	所　在　地	成　立　年　月	教　授　語　言
國		同濟大學醫學院	上海吳淞	民國紀元前四年	德語
		北平大學醫學院	北平後孫公園	民國元年十月	國語
		上海醫學院	上海海格路	民國十六年十月	中英語
立		中山大學醫學院	廣東廣州東山百子路	民國十五年春	中德語
軍醫		陸軍軍醫學校	北平（現移南京漢府街）	民國紀元前十年	中日德語
		雲南軍醫學校	雲南省城積善街	民國二十年三月	中德日拉丁語
省		浙江醫藥專科學校	杭州刀茅巷	民國元年六月	中德英日語
		江西醫學專科學校	南昌貢院前	民國十年八月	中日語
		河南大學醫學院	河南開封	民國十七年夏	中德語
		河北醫學院	河北清苑縣西關	民國五年	中德日拉丁語
立		山東醫學專科學校	濟南趵突泉前街	民國二十一年	國語
私	已	廣州夏葛醫學院	廣州市西關	民國紀元前十三年	中(粵)英語
		齊魯大學醫學院	濟南南關	民國紀元前三年	國語
		私立震旦大學醫學院	上海呂班路	民國紀元前三年	中法語
		遼寧醫科專門學校	瀋陽小河沿	民國元年一月	中英語
	立	南通學院（醫科）	江蘇南通縣南門外	民國元年三月	中德語
		湘雅醫學院	湖南長沙市北區	民國三年十二月	中英語
		協和醫學院	北平帥府園	民國紀元前六年	英語
	案	同德醫學院	上海同學路	民國七年九月	國語
		華西協合大學	四川省城南門外	民國紀元前一年	中英語
	未	廣東光華醫學院	廣州市太康里	民國紀元前三年	國語
		山西川至醫學專科學校	太原精營街	民國八年八月	國語
		東南醫學院	上海眞茹桃浦西路	民國十五年五月	中德日拉丁語
	立	聖約翰大學醫學院	上海梵皇渡	民國紀元前六年	英語
		滿州醫科大學	瀋陽南滿路附屬地	民國十年	日語
立	案	哈爾濱醫學專門學校	哈爾濱道裏東醫察街	民國十五年七	國語
		上海女子醫學院	上海	民國十三年	英語

入學程度

就國立省立各醫校論,入學資格皆爲高中畢業生,不過中山同濟兩校,皆須通曉德語。 至於私立各校,則參差不齊,協和須大學三年級以上程度,上海女子,齊魯,華西,聖約翰,遼寧,夏葛則須大學二年程度,其餘皆高中畢業程度。 更有數校限制很寬,僅高中畢業同等學力即可入學,如浙江醫專,同德,哈爾濱醫專及川至等是。

教授語言

純粹用德語者,有同濟,中山兩醫學院;純粹用英語者,有協和,聖約翰,上海女子三校;純粹用日語者,有滿洲醫校。 其餘皆以國語爲主輔以英語或德語。

修業期限

修業期限按民國十九年醫學教育委員會議決,醫學院爲高中畢業後六年,醫學專科學校爲高中畢業後四年。 現專科學校計共六校,但修業年限亦未能盡按定章辦理。

四國立大學中,除中山大學醫學院修業五年外,餘皆爲六年。五省立醫校,除河北,河南外,皆爲修業四年及實習一年。 十六私立醫校中,則有四年五年六年三種,四年者爲哈爾濱醫專,滿洲醫科專門部。 五年者爲上海女子,協和,遼寧,川至,聖約翰,齊魯及華西七校。 六年者爲東南,夏葛,光華,震旦,南通,湘雅及同德七校。陸軍軍醫學校則爲五年,雲南軍醫學校有簡科正科之分,簡科三年,正科四年。 但六年者都包括先修科的課程,所以不能按修業期限評判程度的高下和優劣。

畢業年齡

按我國現行教育制度爲小學六年,中學六年,醫學專科學校四年,醫學院六年;以六歲入學計,則畢業年齡當爲二十二歲或二十四歲。 茲就此次調查所得,將各校平均年齡表列如下。 惟此項調查,各校多未能詳確答覆,所載仍爲概數。

20　歲者一校　　雲南軍醫學校

23　歲者一校　　哈爾濱醫學專門學校

24　歲者二校　　中山大學,江西醫科

25　歲者七校　　同濟,夏葛,同德,南通,東南,川至,陸軍軍醫

25.1 歲者一校　　遼寧

26　歲者三校　　齊魯,華西,震旦

26.4 歲者一校　　北平協和醫學院

26.5 歲者一校　　河北大學醫學院

27　歲者一校　　上海醫學院

課 程

關於醫學專科學校的課程,民國二十年八月醫學教育委員會曾經擬定,詳見本誌第十九卷,第二期,204 頁。 不過實際上各專科學校似尚未奉行,此就這次所調查的結果,可以證明。

至於醫學院的課程,各校都不一致,甚至有的科目,彼此相差很多。 茲將我們調查已得回報的十二校列表於下,以便比較。其中我得聲明的,是所計算的鐘點,因爲各校的規定出入很大有的將實習鐘點列入,有的沒有列入。 但是此十二校修業完畢,都另加實習一年,始得畢業。 故此一年實習鐘點,概未列入。 至於計算法,三學期者,每一學分按十二學時,兩學期者按十八學時。自然其中難免與各校的實際稍有出入,尚望讀者原諒。

實習制度

實習生的制度,始於英國,爲醫學生最好的練習機會,世界各國現多採用。 我國立省立九醫校中除中山大學醫學院外,皆將實習一年列爲必修科,須實習完畢,始准畢業。 私立醫學校中除同德,震旦,陸軍軍醫,雲南軍醫,滿大專門部數校外,也皆以實習一年爲必修科。 由此可知我國已多採用實習制度。

校名	解剖（組織及胎生）	生理	生物化學（組織學）	藥理學	病理學	衛生學（細菌學）	內科小兒科	婦產科	皮膚花柳科	外科	眼科	耳鼻咽喉科
北平大學醫學校	644	38	204	510	221	136	544	102	170	170	442	170	102
上海醫學院	678	255	204	644	204	127.5	663	255	255	83.5	629	102	85
中山大學醫學院	636	408	102	527	272	102	612	136	187	136	469	136	136
江西醫科專校	765	272	204	510	136	68	408	68	204	174	47	102	102
河南大學醫學院	816	442	340	374	102	646	136	328	408	714	102	204	
上海女子醫學校	782	306	476	374	102	663	170	336	102	442	136	17次	
夏葛醫學院	1080	262	324	482	360	90	1080	262	674	86	630	81	81
協和醫學院	561	218	225	462	176	185	808	187	386	121	572	60	39
齊魯大學醫學院	744	300	204	546	192	126	10 0	140	96	80	670	100	54
華西協合大學	840	308	246	633	225	75	810	99	246	54	621	45	54
聖約翰醫學院	768	288	144	525	224	96	688	38	96	32	512	16	16
湘雅醫學院	724	252	160	496	144	46	912	64	144	16	848	144	64
南通醫學院	782	308	255	561	170	170	678	102	228	170	606	119	68

實習醫院

　　實習醫院之好壞,與學生成績關係極為密切;故此次調查,特注意及之。下表所列之病床數目字,皆由各醫院自填。試與Faber氏調查對照,可知有相差甚巨者;果就發展程序論,似有若干可疑。茲按病床多寡列表如下:

學校名	醫院名	病床數
有病床五百以上者一校		
滿州醫科大學	附屬醫院	584
有病床三百以上者六校		
震旦大學醫學院	廣慈醫院及安當醫院	360
協和醫學院	協和醫院	342
華西協合	附屬醫院	330
聖約翰大學醫學院	同仁醫院及廣仁醫院	310
遼寧醫科專門學校	附屬醫院	301
上　醫學院	紅十字會第一醫院	300
有病床二百以上者四校		
同濟大學醫學院	寶隆醫院	280
中山大學醫學院	附屬醫院	226
湘雅醫學院	附屬醫院	200
上海女子醫學院	附屬醫院	200
有病床一百以上者五校		
東南醫學院	附屬醫院	120
齊魯大學醫學院	附屬醫院	110
浙江醫藥專科學校	附屬醫院	104
北平大學醫學院	附屬醫院	100
夏葛醫學院	附屬醫院	100
不足一百病床者九校		
光華醫學院	附屬醫院	95

河南大學醫學院	附屬醫院	85
山東醫學專科學校	附屬醫院	60
同德醫學院	附屬醫院	54
河北大學醫學院	附屬醫院	50
哈爾濱醫學專門學校	契約性附屬醫院	50
南通學院醫科	附屬醫院	41
川至醫學專科學校	附屬醫院	30
江西醫學專科學校	附屬醫院	30

醫學生數

本年國內外醫學生數共爲3528；國立四校佔619，省立五校佔469，私立十六校佔2140，軍醫學校佔305。

醫學生數	男	女	共計
國立四校	519	100	619
省立五校	390	74	464
私立十六校	1717	423	2140
軍醫二校	297	8	305
總計	2923	605	3528

女生

男女醫學生之比例，按上表計算，男子約爲女子4·8倍。但實際上男女合校的各校尚不及此數，因現有二校，爲女醫學校故也！

教員數

此次調查之二十七校中，共有專任教員556；兼任205；兩者共761。　詳見下表。　其中北平協和及滿洲醫大兩校，皆將助教除外，其餘各校皆係自填，是否算入助教無從臆測。　如加入助教則協和爲121，滿洲醫大爲123。

本年各校教員數比較表

專任　　　　兼任

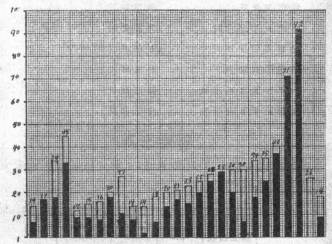

同濟大學醫學院　中山大學醫學院　北平大學醫學院　上海醫學院　山東醫學專科學校　河南大學醫學院　江西醫學專門學校　河北醫學院　浙江醫藥專科學校　南通醫學院　哈爾濱醫學院　光華醫學院　湘雅醫學院　同德醫學院　東南醫學院　震旦大學醫學院　遼寧醫學院　齊魯大學醫科　川至醫學專門學校　聖約翰大學醫學院　上海女子醫學院　華西協合大學　協和醫學院　滿州醫科大學　陸軍軍醫學校　雲南軍醫學校

教員與學生之比例數

　　由上列各醫校教員數及學生數兩表,可窺知每一教員所教之學生數,相差甚巨;竟有低至0.6,高至19者。教員與學生之比例數,固不能作學校良否之標準。但學生數過少,則財力浪費,如上海女子醫學院,教員竟多於學生,其次夏葛,協和,上海,聖約翰四校,亦僅爲一與二之比。就經濟立場上論,應使學生過少之學校變爲學生衆多之學校,實爲一急切問題。蓋每班學生以三十人計,各校以五班或六班計,最少一校應有學生150—180人之譜。此次調查之學校滿150學生者計十校,其餘之十七學校者不及此數,故可視爲應擴充學額之學校。

　　至於學生多而教員少之學校,如東南醫學院,學生多至437人,而教員僅23,教授上之不敷用,極爲顯然,似應講求救濟之道。蓋醫學生所學基礎臨床各科,皆需實習,非有足數教員,不能啟迪周詳也。

　　再,下表所示的比例數,僅按教員總數,至於專任兼任則未加區別,自亦不甚公允。但事實上實無較公允之計法,讀者藉此窺知梗概可也。

各校教員與學生之比例數表

校　　　　名	教　員　數	學　生　數	教員與學生之比例數
上海女子醫學院	35	21	1:0·6
夏葛醫學院	34	46	1:1·3
協和醫學院	71	103	1:1·4
上海醫學院	45	92	1:2·04
聖約翰醫學院	30	63	1:2·1
湘雅醫學院	20	61	1:3·05
齊魯大學醫學院	29	99	1:3·4
遼寧醫學專科學校	28	98	1:3·5
河南大學醫學院	15	56	1:3·7
華西協合醫學院	40	157	1:3·9
滿州醫科大學	92	358	1:3·9
山東醫學專門學校	12	48	1:4·0
震旦大學醫學院	25	103	1:4·1
浙江醫藥專科學校	27	130	1:4·8
北平大學醫學院	34	185	1:5·4
雲南軍醫學校	18	101	1:5·6
哈爾濱醫學專門學校	14	81	1:5·7
江西醫學專門學校	16	97	1:6·0
河北醫學院	20	133	1:6·6

川至醫學專門學校	30	216	1:7·2
陸軍軍醫學校	26	204	1:7·8
同德醫學院	21	173	1:8·2
中山大學醫學院	17	147	1:8·6
光華醫學院	18	155	1:8·6
南通醫學院	14	178	1:12·7
同濟大學醫學院	14	195	1:13·9
東南醫學院	23	437	1:19·0

留學生

留學教育,因教育部的已往記載不全調查甚難。 民國二十年份准許留學學醫人數,據教育部高等教育司的報告,列表如下:

國　　別	民國二十年留學醫學人數
日　　本	37
德　　國	17
美　　國	12
法　　國	5
英　　國	4
共　　計	75

畢業生數

本年畢業生,四國立學院共爲97,五省立醫校(內有三校本年無畢業生)共爲64,十六私立醫校(內有三校本年無畢業生)共爲499,軍醫二校(一本年無畢業生)共爲62。 四項總合共爲722名。詳見下表:

本年各校學生數比較表

男生　女生　日本學生

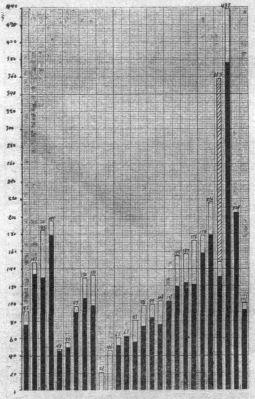

上海醫學院
中山大學醫學院
北平大學醫學院
同濟大學醫學院
山東大學醫學專科學校
河南大學醫學院
江南醫學專科學校
浙西醫學校
河北醫學院
上海女子醫學院
夏葛醫學院
湘雅醫學專門學校
聖約翰大學醫科
哈爾濱醫學專門學校
齊魯大學醫學院
遼寧醫科專門學校
震旦大學醫學院
光華醫學大學
協和醫學大院
華北大學醫科
同德醫學院
南通醫學院
川至醫學專門學校
滿洲醫科大學
東南軍醫院學校
陸軍軍醫學校
雲南軍醫學校

學生費用

除兩軍醫學校皆為官費外，其餘各校學費大約以省立各校

為最低,國立者次之,私立者最多。　用費約數,則與校址所在地有
關。　茲列表如下:計用費在150元以下者三校;250元以下者六校;
350元以下者五校;425元以下者八校;500以下者三校。

校　　名	每年學費	用費約數
山 東 醫 學 專 科	0	100
江 西 醫 學 專 科	0	100
山 西 川 至 醫 學 專 科	50	150
浙 江 醫 藥 專 科	24	200
河 北 醫 學 院	36	200
華 西 協 和 大 學 醫 學 院	65	200
南 通 學 院 醫 科	70	200
遼 寧 醫 科 專 門	70	250
湘 雅 醫 學 院	127	250
河 南 大 學 醫 學 院	0	300
上 海 醫 學 院	20	300
北 平 大 學 醫 學 院	20	300
震 旦 大 學 醫 學 院	110	300
齊 魯 大 學 醫 學 院	80	350
中 山 大 學 醫 學 院	20	400
同 濟 大 學 醫 學 院	20	400
滿 州 醫 大	80	400
哈 爾 濱 醫 學 專 門	40	400
上 海 女 子 醫 學 院	120	400
同 德 醫 學 院	140	400
光 華 醫 學 院	160	400
聖 約 翰 醫 學 院	150	425
協 和 醫 學 院	100	500
東 南 醫 學 院	112	500
夏 葛 醫 學 院	125	500

本年各校畢業生數比較表

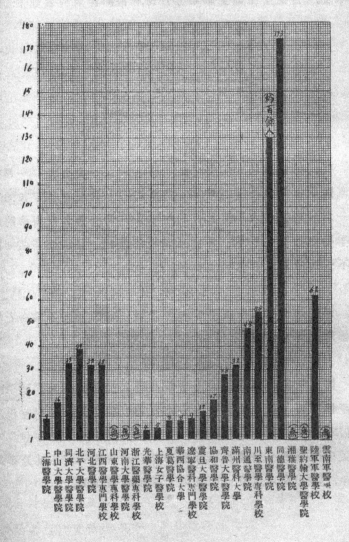

登　記

內政部衛生署依照醫師暫行條例,藥師暫行條例,助產條例

及醫師暫准變通給證辦法的規定,辦理醫藥人員的登記,藉以監

督取締。自前衛生部至本年五月份,核准給證者列表如下:

醫　　師	3731
藥　　師	1⌇2
助　產　士	1456
藥　劑　生	290
總　　計	5669

藥學校

我國現尚無獨立的藥學校。附設於醫校者有五校,一爲陸軍軍醫學校的藥科四年畢業;一爲浙江省立醫藥專科學校的藥科,一爲夏葛醫科大學藥科,皆三年畢業;一爲齊魯大學醫學院的藥學專修科,二年畢業;一爲震旦大學的藥科。各校修業的期限既不一致,所以課程也相差很多。

牙醫學校

牙醫學校,現只華西協合大學牙科一處,投考資格爲高中畢業,修業期限爲六年。

護士學校

附設於醫學校內的護士學校計有六校,卽北平大學醫學院,北平協和醫學院,上海女子醫學院,夏葛醫學院,光華醫學院和滿洲醫科大學。入學資格,除協和的護士學校須大學二年程度外,都是中學畢業。修業期限,除協和及夏葛兩校三年外,其餘都是二年。本年南京設立一中央護士學校,尚係創舉。

全國各醫學校沿革概況

國立上海醫學院

是院成立於民國十六年十月,同時前江蘇省立醫專明令停辦併入是院,名爲中央大學醫學院。二十一年八月改組,定名爲國立上海醫學院。校址初在吳淞,因院舍燬於一二八之役,現遷至上海特區海格路。民國二十年第一班學生畢業。有專任敎員33,兼任12,共爲45人。入學資格高中畢業。敎育期限舊制五年新制六年。男女同校。學費每年20元。共有學生92。本年畢業生9。院長顏福慶。

國立中山大學醫學院

宣統元年達保羅創辦公醫學校。民國元年分設女校,六年停女校。民十三改醫科大學,民十五由政府收回撥歸廣東大學改爲醫科學院,十月改院爲科。十六年因共黨暴動停課。十七年三月照舊上課。現是校有附屬醫院二,一在百子路,一在公堤。民國十五年第一屆學生畢業。有專任敎員17。入學資格高中畢業兼通德語者。敎育期限五年。男女同校。學費每年20元。共有學生147。本年畢業16。醫科主任古底克。

國立北平大學醫學院

民國元年十月創辦北京醫學專門學校,撥八角琉璃井醫學館爲校址。民十二改爲北京醫科大學校。民十六改爲京師大學校醫科。民十七改稱北平大學醫學院。民十八接收昔陸胡同審計院舊址,充是校附屬醫院。民國六年第一班學生畢業。有專任敎員18,兼任16,共34。入學資格,高中畢業。敎育期限六年。男女同學。學費每年20元。共有學生185。本年畢業生39。院長吳祥鳳。

國立同濟大學醫學院

民國紀元前四年 (1908)，德人創立上海德文醫學校。民國
元年始設工科，醫科第一班畢業。民國六年三月因歐戰停辦。
同年四月改由華人自辦，定名爲同濟醫工專門學校。民十三改
爲大學。專任敎員 7，兼任 7，共 14。入學程度高中畢業兼通德
文者。敎育期限六年。男女同學。學費每年 50 元。學生 195。
本年畢業生 33。校長翁之龍。

山東省立醫學專科學校

民國二十一年九月成立。校址在濟南趵突泉前街。有專
任敎員 9，兼任 3，共 12。入學資格高中畢業。敎育期限五年。
男女同校。學費無，外省學生十元。共有學生 48。校長尹莘農。

江西省立醫學專科學校

是校民國十年八月成立。專任敎員 8，兼任 8，共有 16。入
學程度高中畢業。敎育期限五年。男女同校。學費無。學生
97。本年畢業生 32。

河北省立醫學院

民國五年開辦直隸公立醫學專門學校，其後歸入河北大學
醫科。民國二十一年改爲河北省立醫學院。校址在河北淸菀
縣西關。有專任敎員 18，兼任 2，共 20。入學資格高中畢業。敎
育期限六年。男女同校。學費每年 36。學生 133。本年畢業生
32。院長馬馥庭。

河南大學醫學院

民國十七年夏開辦，稱爲河南大學醫科，民十九改稱今名。
附設助產學校一處。校址在河南開封。專任敎員 9，兼任 6，共
15。入學程度高中畢業。敎育期限六年。男女同校。學費無。
學生 56。本年無畢業生。院長閣彝銘。

浙江省立醫藥專科學校

於民國元年六月開辦,名浙江公立醫藥專門學校,民國二十年改爲今名。民國五年第一班學生畢業。專任敎員11,兼任16,共27。入學程度高中畢業或同等學力。敎育期限醫科五年,藥科三年。男女同學。學費每年24元。現有學生130。本年無畢業生。校長朱其煇。

上海女子醫學院

民國十三年九月就 Magaret Williamson 氏醫院成立女醫學校。於民國九年校內附設護士學校。民十九年第一班學生畢業。入學程度大學理科畢業或修業二年。敎育期限五年。只收女生。學費60元。學生21。本年畢業生5。校長 Mrs. H. E. Godman and Mrs. C. C. Chen.

山西川至醫學專科學校

民國八年八月成立。校址山西太原精營街。民國十二年第一班學生畢業。專任敎員20,兼任10,共30。入學程度,高中畢業或同等學力。敎育期限五年。男女同學。學費每年50元。學生216。本年畢業生55。

北平協和醫學院

民國紀元前七年,由英美六敎會創辦。名北京協和醫學校。民國四年羅氏駐華基金社始接辦。民十三第一班學生畢業。民十八立案,改稱私立北平協和醫學院。專任敎員71加助敎爲121,入學程度大學肄業三年以上。敎育期限五年。男女同學。學費每年100元。學生數103。本年畢業生17。校長劉瑞恆,代理校長顧臨。

同德醫學院

民國七年成立上海同德醫學專門學校。民國二十一年九月立案始改今名。校址上海同孚路。專任敎員17,兼任4,共21。

中国近现代中医药期刊续编·第一辑

入學程度高中畢業或同等學力。　敎育期限五年。　男女同學。
學費每年140元。　學生173。　本年畢業生173。　院長顧毓琦。

南通學院醫科

民國元年三月成立醫學專門部,民十七十一月成立大學部。
校址江蘇南通縣。　已立案。　專任敎員8,兼任6,共14。　民國五
年第一班學生畢業。　入學程度高中畢業。　敎育期限六年。　男
女同學。　學費每年70元。　學生178。　本年畢業生48。

東南醫學院

民國十五年五月成立。　校址上海眞茹。　尚未立案。　專任
敎員15,兼任8,共23。　入學程度高中畢業或同等學力。　敎育期
限六年。　男女同學。　學費每年112元。　學生437。　本年畢業生
約百餘人。

哈爾濱醫學專門學校

民國十五年七月創辦,會在東省特別區敎育廳立案。　專任
敎員2,兼任12,共14。　入學程度高中畢業或同等學力。　敎育期
限四年。　男女同學。　學費每年40元。　學生81。　本年無畢業生
校長李夢湖。

華西協合大學

是校於民國紀元前一年成立,民國三年成立醫科,民國七年
規定須大學肄業二年生始準入校,同時附設牙科。　民十八改組
始成一獨立分院。　民二十敎育部准與立案。　校址成都南門。
專任敎員37,兼任3,共40。　入學程度大學修業二年。　敎育期限
五年。　男女同學。　學費每年65元。　學生157。　本年畢業生8。
醫學院院長 W. R. Morse,牙學院院長 A. W. Lindeay。

湘雅醫學院

是校於民國三年十二月成立。　民十六停辦。　民十八復開
辦。　校址長沙北區蔴園嶺。　民國十年第一班學生畢業。　敎員

專任14,兼任6,共20。入學資格,高中畢業。敎育期限六年。男女同學。學費每年127元。學生61。本年無畢業生。院長王光宇。

聖約翰大學醫學院

民國紀元前十六年正式招收醫學生。民國紀元前六年改爲修業五年,始授學位。民國三年與 Pennsylvaia 醫學校合倂始改稱聖約翰大學醫學院。敎員專任7,兼任23,共30。入學程度大學二年。敎育期限五年。男女同學。學費每年150元。學生63。本年無畢業生。院長 J.C.McCracken,代理院長習信德。

廣州夏葛醫學院

是校於民國紀元前十三年成立,初名廣東女子醫學校。民國二十一年立案。校址廣州西關逢源中約尾。敎員專任18,兼任16共34。入學資格高中畢業。敎育期限六年。專收女生。學費每年125元。學生46。本年畢業生8。院長 J.A.Hofmann。

廣東光華醫學院

民國紀元前三年成立。民十八改爲廣東光華醫學院。校址廣州泰康里。專任敎員7,兼任11,共18。入學程度高中畢業。敎育期限六年。男女同學。學費160元。學生155。本年畢業生4。校長陳衍芬。

滿洲醫科大學

民國紀元前二年日人開辦南滿醫學堂於瀋陽,按照專門學校組織。民國十年改組,分爲大學及專門部。敎員92加入助敎則爲123。入學程度,中學畢業。修業期限大學六年,專門部四年。男女同學。學費80元。學生358內有中國學生149。本年畢業生專門部中國人32。校長稻葉逸好。

遼寧醫科專門學校

民國元年一月成立。民國六年立案。校址瀋陽小河沿。

教員專任25,兼任3,共28。　入學資格高中畢業或同等學力。　敎育期限先修科三年,本科五年。　男女同學。　學費40元。　學生98.本年畢業生9。　校長高文翰。

震旦大學醫學院

於民國紀元前八年成立,初名震旦學院。　紀元前三年遷入新校址上海品班路。　專任敎員20,兼任5,共25。　入學程度高中畢業。　敎育期限六年。　男女同學。　學費每年110元。　學生103.本年畢業生12。

齊魯大學醫學院

民國紀元前三年由英美敎會創辦。　民國五年北京協和醫學堂學生轉入。　民國五六年,南京及杭州兩敎會醫學校學生相繼轉入。　民十二,北京協和女醫學學生復轉入。　所以此校爲上述五校合倂而成。　民國二十年敎育部允准立案。　敎員29。入學程度大學肄業二年。　敎育期限五年。　男女同學。　學費每年80元。　學生99。本年畢業生28。　院長R.T.Shields。

陸軍軍醫學校

民國紀元前十年天津創辦北洋軍醫學堂。　民國元年改爲陸軍軍醫學校。　民國八年遷北京。　民國二十二年遷南京。　專任敎員26。入學程度高中畢業。　敎育期限醫科五年,藥科四年,僅有男生。　學生204。本年畢業生醫科62,藥科25。　校長嚴智鐘。

雲南軍醫學校

民國二十年三月成立。　校址雲南省積善街。　敎員18,專任兼任叁牛。　入學程度中學畢業。　敎育期簡科三年,本科四年,男女同學。　學費無。　學生101.本年無畢業生。　校長周晉照。

中国近现代中医药期刊续编·第一辑

免疫療法最近的發展

李　濤

　　去年Carrod氏曾寫了一篇關於免疫療法最近的發展(Practitioner 1932, 129, 471)。他說治療用的免疫法分兩種:一個是自動免疫法,用細菌或他的產出物輸入人體內,藉此引起抵抗力,好似天然傳染後所發生的免疫力;一個是被動免疫法,此是用一種血清,其中含有抵抗或戰勝傳染的物質,輸入後可得暫時的免疫力。各法自己又分若干法,例如前者所用材料中有含生活菌,死菌,或菌產出物的不同;後者所用血清中,則因特殊質的效用和性質而不同。這些法子中,有的已竟熟知,有的還沒得到大家公認。所以我按上述的分類將這些新法重新温習一下,相信必於讀者有相當的益處。

自動免疫法 Ac'ive Immuniza'ion

　　(1) 藉活菌免疫法 By means of living bac'eria　如免疫能用此法,則所得的結果,無疑是優於所有其他各法。因此種免疫法與實際得了一回病很相似。只有能在體內繁殖的微生物之量,大為減少時,才能應用此法;不論將微生物放於試驗管內或活體內,總之是非常或不良環境內,便可得到這種結果。微生物對於各種動物宿主的習慣性是前法的模範,並且是兩種重要可靠免疫法的基礎:天花接種法,是用生活天花毒接種,此種生活天花毒因為反覆接種在牛犢上,已竟失去使人生病的力量;還有預防瘋咬病,是用經過免體的生活瘋咬毒 (rabies virus),減少其量,使人及犬不致生病,固然現在是將含毒的免脊髓乾燥令其薄弱,以期安全。普通細菌的薄弱法 (attenua'ion),是用長期人工培養法,或培養於含有有害物質仍能發育的培養基,或培養於異常物理的情況內,例如高溫或高壓之下,上述各法先前曾利用之,以製造生活菌液 (living vaccines),使動物或人對於炭疽霍亂和傷寒等發生免疫性。

此種免疫法現有一較新的實例,固然現在我們判斷他是否完善尚嫌過早,但是確有很多的可能性。 B.C.G. (Bacile-Calmette-Gurerin) 是結核桿菌的一特類 (strain),自 1908 年生長於含膽汁的培養基內,並且繼續失去了致病力很多。 注射極少量平常結核桿菌,隨着病勢便進行和致命的天竺鼠,果用 B C.G. 接種,便都有抵抗的能力僅起限局的損害,結果都能復原。

Calmette氏主張初生兒在生後十日內由口內服生活桿菌三劑,相信在滋養道內必起貪嚥作用 (phagocytosis),桿菌必達及附近淋巴組織和在那破壞。 此種治法所以必在那樣早的時期施行者有兩個理由: (1)桿菌在生後兩星期內易於自腸內排出;(2) 接種法必在自然傳染之前,始易收效。 此法在法國已實用十萬人以上,主要是患結核病家庭中的小兒,因之在早年都有與病人接觸的危險。 自然此法的結果,只有經過若干年後才能評判他的好壞。 就統計上論, Calmette氏 的結果,時日不久,不足以服人。 從理論上說,此法已引起兩個嚴重異議: (a)所給與者乃是一個不能量的劑量,因爲腸吸收的程度和桿菌以後繁殖的狀況不能加以限制。 (b)桿菌自已也可再得到毒力。 關於此種問題, Dreyen 氏近來曾加評論。

然而就事實上說,生活結核桿菌用於小兒決少不幸結局,並且如此辦法,按學理上說,一定可得若干免疫力。 關於抵抗這種病的特殊療法,曾多方竭力研究四十年,才有 B.C.G,我敢肯定現在決無較此更好的辦法。 所不可不知者,兒童免疫法只是此法兩種用途之一。 假使我們承認 B.C.G. 接種,可以增加抵抗結核力,縱然證明有效量對於小兒的危險很大,但是對於牛犢免疫仍有十分可能性,近來因免疫牛犢的死亡率很低,已減少若干嚴重的反對。 飲用牛乳的不安全和小兒因飲牛乳而起的病,Moynihan 氏前曾著爲論文發表。 所以此處無須重述,更無須討論巴氏殺菌法(Pasteurization)的價値,只可說用巴氏殺菌的牛乳,結核菌決不能全都死滅。 不論就那點說,牛結核病的盛行是很大的危險,假使用 B.C.G. 接種法可使牛犢不得結核病,則所成就的功績其重要性僅次於完成兒童自已免疫而已。

用生活菌液免疫,除上述幾種外,現在還沒有別的用途,此法有危險的可能性,因之防礙其應用。 但是頗引起吾人思考用此法對付抗拒慢性炎症的可能性,例如因細菌發生的長期鼻傳染,那些細菌多有輕微侵襲力,並且假使注入皮下組織,並不能望其引起進行性損害,特別是將細菌施行薄弱法之後。 此好似仍未開闢的荒野,有賴後進的研究。

(2) 藉死菌免疫法 By means of killed bacteria 關於普通菌液 (ordinary bacterial vaccine) 的應用,仍如多年以前。 合理有效的預防,對於某幾種特殊傳染病已證實有效,例如傷寒或腸熱病。對於著涼和流行性感冒較不可靠的預防,無疑大半是因爲有關細菌的繁殖,所用的菌液有許多細菌不完全或完全沒有。 假使我們承認那幾種傳染病的傳染是由於病毒 (virus),則其失敗自無足驚異。 然而現有一種種特殊傳染,其預防接種應廣爲應用,至少可得較佳的評判在一家或一學校發現天哮嗆 (whooping-cough),其餘兒童可用天哮嗆菌液 (B. pertussis vaccine) 接種,至少也有減輕病勢之望。 較之法國一般著作家(Pierret)此可說是保守論調,他們說經對的預防法,要看預防的方法和改良,縱然當成病的期間也得給與菌液。英法兩派的爭議,或者原於技術上不同,所以應該對用法再加詳細研究。

(3) 藉細菌產出物的預防法 By means of bacterial products, 從細菌產出的物質由種種方法曾用於免疫的目的。 此法有共同不易的根據,即全都用溶性毒素 (soluble toxin)。 關於傳染從免疫學觀點論,在產生那樣毒素的細菌和不產生或從未見其產生的細菌之間,可見一個極顯然的區別。 在產生毒素的細菌,真意義是能起血毒症(toxaemia);產生可證明的毒素運行於身體的遠部,同時細菌仍僅在局部病竈內製造毒素,但是局部的損害反較不劇烈;此類傳染最好的實例便是破傷風桿菌。 此類傳染的結果,全看所造成或供給的抗毒素,以中和毒素,至於細菌的量反在其次。 同樣,預防用的免疫法所用者也必含有毒素,而非含有細菌。

此類傳染病,不論那個,用此法無疑全能免疫;但破傷風(tetanus), 肉中毒 (botulism), 氣性壞疽 (gas gangrene), 志賀痢疾 (shiga dysentery) 等,常沒有值得預先預防的情況。 然而白喉和猩紅熱則不然,白喉的真正毒血症,早經廣大的研究,關於猩紅熱則只是近十年的事。 藉注射小量毒素於皮肉,可診定其對於某種傳染病的易感性,即 Schick 和 Dick 氏試驗,並且有易感性者的免疫法,對於猩紅熱可於皮下注射毒素,對於白喉可注射毒素抗毒素混合劑,或其他改良法(因白喉純毒素過於危險)。

近十年來關於完成此法之工作,指不勝屈,此時直無法詳述。此種目的已進步到相當結果,特別是白喉為然,即是用注射次數最少而注射量最大之法以免疫,並且僅生極小之局部和體質的反應。 最近此方向的發展,全賴 Ramon 氏的觀察,加入佛馬林(formalin),以減弱毒素內的真正毒質,但毫不變更其具有之免疫力;此種改良的毒素曾單獨試用,料與 Ehrlich 氏的類毒素(toxoid)相似,最近又發明用類毒素與抗毒素合劑,即所謂 T. A. F.(toxoid-antitoxin floccules),其中含有兩物在某種情況下混合時所生的沉澱。 現有幾種製劑很可靠,每種的好壞乃根據三次注射後經過相當時期,能將 Schick 陽性反應者變爲陰性,並且不致惹起若干不快。

對於重要疾病的免疫力必需身體一部經一番努力之後,始能博得,至少將惹起暫時的不能傳染,雖然在若干預防法中此事屬實,但是爲白喉免疫法所付的價值,常常是少於注射後的些微不適。 免疫性存在的時間, Okell 和 Parish 氏謂免疫後之兒童四百四十名,經一至七年後再試之,百分之九十五仍爲 Schick 氏陰性。 縱然就復變爲 Schick 氏陽性之個人論,仍可信其存有幾相等免疫性,因爲如果一次感應白喉毒素,以後便因迅速產生大量抗毒素,而繼發極輕之另外刺激;O'Brien 氏曾見一例於施用 Schick 試驗之最小量毒素後,竟有驚人之效力,於後來再行試驗,竟復爲陰性。

免疫進步之結果,即幼兒普遍施行免疫法,特別是市鎮的居民。 人民對於免疫的觀念,在此發展的若干年內,必仍持淡薄和敵意,並且有許多地方仍然沒有免疫法的設備。 所以個個開業醫常有給家庭或社會施行免疫的機會;醫院的護士和學生,應該試驗和在必需時與以治療,現已博得廣大的承認。

被動免疫法

治療血清分三大類其中有兩類是人所熟知並可詳加討論。

1. **抗毒素血清** Antitoxic serums 有幾種病的病象,主因是由於吸收病竈的毒素,此種病原菌在玻器內 (in vitro),亦能產生毒素。 所產生的毒素,如注射於動物體內,刺戟之使形成能中和大量毒素的抗毒素。　血清內含有抗毒素,所以具有很強的治療武器,其治療的能力,可以確切量知。　用此種血清治療白喉,破傷風和變種別的病,已爲人所厭聞。　關於猩紅熱抗毒素之利用,尚在爭論未決之地步。　吾人已知猩紅熱由於鏈球菌傳染,紅疹由於毒素所形成,並且可在玻器內製成毒素,毒素也如白喉毒素一樣,可用爲敏感性試驗和預防免疫,並且注射於動物內可產生抗毒素。　此種抗毒素,無疑足供猩紅熱的適當治療用,但是他也必可廣用於他種嚴重性鏈球菌傳染,所以他的應用範圍是有些困難而有味的事。　近來Okell氏主張鏈球菌的一元論,關於此類桿菌所致之人類疾病,曾有廣博的議論,溶血性鏈球菌是其中之一重要種類,其中不同的部屬所生出的結果,各自不同。　猩紅熱病人的鏈球菌,是產生多量紅血球性毒素(erythrogenic)之一種爲猩紅熱發生紅疹特性的原因;在其他膿毒性傳染,(septic infection)鏈球菌的侵襲和化膿力極爲優越,固然在淋巴管炎時常見紅色淋巴管,可算作他也產生紅血球性毒素的證據。　猩紅熱抗毒素不僅能中和此一種毒素,此可假定其由若干溶血性鏈球菌所製造,他的中和作用專備病人的需要。　生命可以被延長,並且Parish和Okell氏曾證明家兔傳染只發生鏈球菌性敗血症。　Okell氏建議用初步的Dick氏試驗,以鑑別不需抗毒素幫助(即陰性反應)的病人,不過須相當的時間。

　　還有現在已知金色葡萄球菌能產生外毒素,和重症葡萄球菌性傳染,用抗毒素治療尚在試驗期;此時斷定其結果自嫌過早。

　　2. **抗菌性血清** Antibacterial serum　此乃血清中含有或假定其含有對細菌的抗體。　與抗毒素血清相反,其效力不論實驗上或臨證上皆非常難以計算。　抗鏈球菌血清應與猩紅熱抗毒素辨別清楚(一種是用細菌使動物免疫而製成,一種則用毒素)。

以前治療鏈球菌傳染病常用抗鏈球菌血清,是抗菌性血清最好的一個例證。關於此種血清的效力,有多數尚不能使人信服,並且他們的動作法也常不明。在腦脊髓熱 (cerebrospinal fever),吾們用此類有效力的血清治之很有效,此外 Felton 氏濃厚血清再經考核後,肺炎成為抗菌性血清另一實例亦屬可能。除去肺炎,確有效力的抗菌性血清,近來並沒有新的製出。

3. **恢復期人類血清** Convalescent human serum 自 Nicolle 和 Conseil 氏在 1916 年發表對於麻疹有易感性之人注射新近恢復麻疹病人的血清,可預防其傳染,於是此種新法,逐日趨光明。七年後,經 Debre 氏負責觀察的結果,如果在晚期注射血清,則能使所得之病減輕。他給此法命名為血清致弱法 (Sero-attenuation),健康人最好藉輕微病得永久的免疫性以完成其防護力。

近來 Gunn, Nabarro 和 Signy, Stocks 諸氏曾討論此法的實用機會,漸以此處只摘述主要事實。用最近已恢復病人的血清,其量不一,從 3—12 ccm,要按着被注射者的年齡;假使在潛伏期的前五日內注射,便可完全得到保護;假使在第六和第九日間,則可減輕其害病程度。假使成人在兒童時患過麻疹,則其血清量必兩倍恢復期者,始能有效;也可用全血 (whole blood),但需用石蠟注射器 (paraffined syringe),以防所必需之大量血液凝集;假使確知不能由此傳染其他病症,自然不可忘記收集和預備血清。各專家對於血清安定性 (stability) 的見解不一,但是就英人的經驗,其結果是可濾過的,加以防腐劑,可貯存長久時間不致失去他的活動力 (activity)。雖然未曾試用乾燥法貯存,但可想知其或無一定結果。

家中如有一兒患麻疹,他兒且與之接觸,此時最理想治法,無疑是給與業經恢復七日左右的病人血清,使得輕病而繼發永久免疫。　就他方面論,當小兒有病或因他故而虛弱,有傳染之虞時,例如發生於某一家庭內或小兒病室內,應早期注射血清以預防之。　如此說來,幾人人皆有施用此種簡單和有價值預防法的機會,並且希望各地方當局規定:由所有適當病人探集血清,特別是傳染病院,以備應用。

　　恢復期病人血清的防禦力是毒性病(virus diseases)的一種特別現象,凡細菌性傳染病都不能得到那樣好的結果,其可信之理由為:那種血清含有的防禦質(protective power)所具有之特性和作用,與任何顯著細菌性抗體都不一樣。　那種物質的作用就實驗上論,各種毒性病之許多種類內已可證出,並且臨床上除了麻疹以外,在幾種傳染病內也可證明。　這些個中就他們效力論,沒有一個有完善的臨床證明,實則一部分因不易在早期給與血清,一部分因為分量不夠。　脊髓灰白質炎(poliomyelitis)恢復期血清之施用,應加詳細探究:近來奧國所得之成績謂極安全(Mac Namara);其能否成功,全賴在麻痺前期(pre-paralytic)認出此病。雞霍亂(chicken-pox)和流行性腮腺炎(mumps),試用的結果,很為可疑(Gunn)。　近據報告(Hordor, Hekman)後菌液性腦炎(pos-vaccinal encephalitis)用最近接種人的血清,有極佳的結果。或者此法的整個可能性尚未確定,並且用人血清以代馬血清,尚須竭力提倡。

總　結

　　此文是追溯近十年來特效治法的進步,分論三種重要的免疫新法,每種各根據不同的原理。　其中用曾經薄弱的活菌接種法,曾描述 B. C. G. 的使用,此法仍在實驗期中,但是至少結核病已漸有免疫的希望。　關於用細菌性毒素製劑接種法中,曾述對於白喉和猩紅熱的免疫可能性。　病人恢復期血清的注射,可用作預防,或減輕麻疹病勢,或能改善他種傳染病的經過。

上述各種免疫法,大規模的應用,雖然需靠公共衛生家的施行,但是個人或是小社團的應用,仍屬開業醫師的責任,而開業醫師亦可於此得知履行此有價值事業的意義。

舊醫尚可改造耶？

月前石瑛焦易堂等二十九人在中央政治會議提議以增進我國醫藥智識技術，審查醫生資格經驗，及監督國醫藥商製造改良等事，一律責成中央國醫館整理執行，以一事權，而資改進。案經中政會交付立法院審核，輿論譁然，羣起反對。查最近十年，我國民智比較普及，重要都市西醫風行，中醫幾無立足餘地。業此者頓感生存之不易，乃百計運動，設立國醫館，號以科學方法整理改進，冀可苟延殘喘。今復因審查醫生資格經驗之權，在各省市政府掌握，增進醫藥智識技術，監督藥品製造之事，歸衛生署辦理，於扶植中醫勢力，諸多不便，故要求劃歸國醫館包辦，庶可獨樹一幟，以與西醫對抗。此議出自國民黨幹部人物已屬可異，而中央政治會議未予否決，尤為可怪。茲事與民命政統有莫大關係，此吾人所以略述所見，為當局告也。

吾人於討論此案之前，不可不一言中醫是否可以用科學方法整理改進之。今之欲挽救中醫者，以為利用科學方法，便可成為有系統之學科。不知現代所謂學科者，不僅在外表上具有科學形式，而在實質上亦須具有科學根據。苟徒模倣科學形式而不具科學實質，則其不成為學科，固無以異於未整理改進也。試問國醫館成立三載，所改進者何事？謂為了解現代科學，則學科並未完備。謂為深諳舊式醫術，則傳授有類念咒。非驢非馬，不新不舊。一知半解，遽以問世，危險情狀豈可言喻！夫整理改進我國舊醫，只有儘量普及西醫。蓋利用現代科學智識，以謀增進醫術,即爲西醫。若欲運用西醫診斷方法,而使用中藥,此乃一種玄學的幻想,非真能理解科學者所應道也。依此論據,是以吾人對於設立國醫館,認爲無益有害之舉。不獨對於我國醫術前途强設一重障礙,抑且不知因此將犧牲多少生命矣。而『國醫』二字,在論理上爲不可通,更無待論。

國醫館既無存在之價值,則責成該館管理中醫之行政事務,更不合理,無待煩言。今姑退一步言,設立國醫館爲西醫未普及前之過渡機關,而創辦主旨,亦係責其研究,爲學術團體,與行政機關迥然不同,何能付以處理行政事務之權?夫增進醫學智識技術,事屬教育有專部管理。審查醫生資格經驗,事屬民政,有地方政府管理。改良醫藥製造,事屬衛生,有專署管理。奈何欲奪各部署地方政府專管之事,而强付諸學術機關?謂爲統一事權,藉資改進,非別有用意,其誰信之!從科學立場觀察,中醫本無改良可能性,國醫館之不應設不可設,已如右述;今又益之以行政之權是國醫館在系統上將立於何種地位,恐提議者亦無以解答之矣!倘國醫館可以管理中醫,則西醫豈不當另設一機關以管理之乎?依此類推,中央所設各種研究院皆可執掌其所研究學科之行政事務不獨教育部可以撤廢,即其他各部亦無一不可廢。是爲統一事權乎,抑爲瓜分事權乎,奚待智者而後知!如此不合理之議案,可以提出於中政會,而中政會可以交付立法院洵足令人噴飯。

吾人雖根本否認中醫,然非根本否認中藥。中醫有類卜筮毫無科學價值。中藥有治療功效,未可抹殺。但使用中藥,必須全部加以科學的化驗,先明瞭其成分,研究其效用,而後改良服用方法。數千年來以草根木皮原形,用水煑服,沿用至今迄未稍變;此乃學術未發達,民智未普及之切實證據。不圖改良,何以保障生命?吾人相信如此艱巨事業,決非今日之國醫館所克勝任,應由理化研究院會同醫藥專家埋頭研究,務使中藥之原料,可以替代西藥。取其精華,變其形式。用者既有自信,服者亦覺安全。此不獨可以改造中藥,抑且可以防止利權外溢矣。

我國事事本已落伍,由今急起直追,猶虞不及,倘各方面所表現者,仍為競開倒車,而政府所以領導民眾者,亦為十七八世紀思想,則國家前途,尚堪問哉！醫術與國民健康生命,有密切關係。中國人百分之八十以上,大抵皆有疾病。因西醫尚未為一般民眾所信仰,而醫藥昂貴,亦非中下階級經濟力所能勝,故舊醫依然得恃其三指之用,玄妙之論,橫行社會,欺騙無知,斯誠莫大之隱憂,而為識者所憂慮。吾人相信欲求增進醫術,保全人命,只有一方嚴厲禁止舊醫營業,一方迅速普及西醫治療。並限制西醫診察醫藥之費,使任何階級皆能享受現代文化之幸福,此乃根本辦法,安可不亟起而圖之哉！　　　　　　（九月十日北平晨報）

中國女子醫學教育

上海女子醫學院

陶善敏

女子醫學教育之在我國,教育部旣無詳細之統計,醫學會亦乏完備之記載,可取作吾人參考者率散記於雜誌書籍及校章上,若欲周覽詳閱,爲普通一般敎職員時間機會所不許。 但身負女子醫學敎育之職者,苟非明瞭中外醫學敎育情形,實無所取法以促進敎育事業。 溯自辛亥革命以來,女子敎育不可謂不有相當之進步,在高等學校,男女受同等之待遇。 然二十年來,女子之能表現於經濟生活中者直若鳳毛麟角,女子職業敎育之不受社會重視可知。 醫學敎育,爲女子職業敎育之尙有成績者。 茲槪述我國女子醫學敎育之過去,現狀,及前途之希望,爲社會人士之考鏡。

近代醫學史之著述,有民十年出版包爾明 (Balme) 之"中國與新醫學," 民二十一年出版王吉民及伍連德之"中國醫學史," 民三年洛氏基全國醫學委員會 (Rockefeller Foundation) 之報告及民二十年法勃氏 (Faber) 對於國聯之報告,茲不詳述。 法勃氏報告,爲國聯正式調查中國醫學狀況之代表;乃其討論及建議,無一語及於女子醫學敎育。 他若洛氏醫學委員會之報告,有一節專記女子醫學敎育,茲錄如下:

"女子對於新醫學在<u>中國</u>之發展,爲力甚大。 <u>中國</u>本爲守舊之國,女子有疾者,鮮肯就醫於男子。 即今日現存之多數婦孺醫院必聘用女醫生。 雖近數年來男子辦理之醫院漸多女病人;然必有一外籍或中國女護士任看護及傳遞問答之責。 各地教會工作報告,無不言醫院工作之需要女醫生。 此等情形,尤以英教會較美教會為甚。 幸邇來中國人對於男女授受不親之觀念漸漸改變,而教會醫院女醫生之缺額,漸為少數中國女子之曾習醫於海外者補充。 此等留學醫生,皆能表現其作事能力,其中且有一二傑出者。"

據此,可知女子之有相當教育者,其辦事能力實不弱於男子。欲知女子對於新醫學貢獻之偉大,必先述女子在舊醫學之地位。古人行醫,以慈善為標準,無法律之裁制,苟有三四治病之方即可懸壺問世。 且其治病及製藥之方,輩以家傳秘製相尚,而醫業遂一變為傳統之職業。 故世代行醫之家,間有女子從其父兄習醫,試為親戚故舊治病,正史所載漢書有女醫淳于衍入宮侍皇后疾;及宋史所言女子之習醫者可入名於官,受太醫之考試,及格者記名於籍,選充官醫。 然數百年來,女子在醫學上一無樹立,良以三從四德之說根深蒂固,雖以女子能醫,有便婦女之事業,亦不克打倒頑固之傳統勢力也!

自海禁開放,歐化東漸,女子職業問題漸受社會注意;其始由於耶穌教之流入。 美教士之嗣養中國牧師之子女者,常教以語言文字,遣至美國學醫,遂為我國女子習西醫之始。 其中如金韵梅(一八八五年紐約女子醫學院醫學博士)胡金英(一八九四年非勒得非女子醫學院醫學博士)石美玉及康愛德(一八九六年密西根大學醫學院醫學博士)等皆是。 此四位先進之事業,影響醫業之進化及女子習醫之趨向很大。 而醫學遂在女子職業教育中首屈一指。

女子醫學校之歷史

　　我國女子醫學校之歷史,與敎會以治病傳敎有密切之關係。初敎會爲招徠信徒計,開設醫院。然醫生多屬男子,不能與婦女接近,於是敎會遂有訓練女醫生治療女病人之舉。當時無訓練醫生及治療病人設備之敎會,便覺相形見絀。一八七九年廣州博濟醫局招收女生,但男女分班敎授。因彼時男女同學,尚未能爲守舊之中國社會所接受。美籍富美麗醫師,時在該局,目擊女子習醫者仍甚少。於是在一八九九年決意設一女子醫學校,專收女生,名爲廣東女子醫學堂。一九○二年廣州人士捐建葛萊婦孺醫院,爲廣東女子醫學堂學生實習之用。同年美國印地安省夏葛氏,亦捐巨款爲之建築新校舍,是爲廣東女子醫學堂改名夏葛女子醫學院之由。一九三三年五月曾有建議將夏葛女子醫學院併入嶺南大學以造成一最高男女同學學府之說。

　　時在我國中部傳敎之監理會,亦感以男醫生治療女病人之困難,故於一八九一年設一女子醫學校於蘇州。一九一九年停辦。後其職員併入上海西門婦孺醫院,冀以較充足之師資,辦一規模較大之醫學校,而今之上海女子醫學院,遂於一九二四年產生。課程以四年爲度,然畢業生之欲得醫學博士位者,必在承認之醫院實習一年。至一九三三年,共有畢業生二十三人。上海女子醫學院與聖約翰大學醫學院,爲課程上合作,如交換敎員等。且有數種科目男女學生在一敎室授課及一試驗室內試驗云。在近期內,兩校或可合併爲一高等男女同學之醫學院也。

　　前北京女子協和醫學校,亦於一九○八年成立。惜開辦之始,僅得學生二人。此校爲三個美敎會所合辦,初僅每二年招取新生一次。一九二三年移至濟南,併入齊魯大學云。

　　近來因此數校畢業生在社會上已有相當之成績,於是一般羣衆漸漸認識訓練女醫生之重要。　而一方面向來社會對於婦女無須獨立擔任職業之成見,亦漸消除。　惟因女醫生之缺乏,而又無力設立女子醫學校,則已設立之男子醫校,自應兼收女生。溯自民國成立,男女受同等教育之說,已漸實現。　如民二教育部所定之條例:　不分男女,受同等教育。　民十三十四年教育部又明令國立各大學,兼收女子。　風氣所至,醫學院遂不能閉關自守。□□□□□□□□□□□□□□□□□□□□□　則女子教育,焉能後於男子。復因女醫生供求相差率較他種職業尤高,故女子醫學教育,尤為需要。　然以最近新潮流之趨勢論,吾人又似無籌設女醫學校之必要;此由一九二一至一九二二年中國教育委員會之報告而益信。　其言曰:

　　"吾人應知北京濟南及上海之醫學校,已有兼收女生者。　男女同學,在中國已漸發展。　而舊時反對男女肄業於職業學校之說,亦將於最短期間消滅。　吾人試想以各國女子教育之發達,僅一女子醫學院在美國,一在英國,則吾人對於女子醫學院之設立似不必亟亟也。

　　因此之故,委員會議決:　促進女子醫學教育,不在保持固有之女子醫學院,而在使女子在男女同學之醫學校有同等之機會。不僅女子現時應比從前男女分校時受較好之教育,即已籌得者及可籌得之女子教育費,當用於增加女教授講座,置於男女同學各校中。　或增添女住院醫生於醫院內,尤以婦女醫院為要。　並宜設立診所,為女學生實習之用。"

現有醫學校之調查

　　欲明瞭現在女子醫學教育情形,必先知現在女子習醫者人數;已畢業者人數;及全國醫學校之情形。　下表所列,或從各校直接調查,或從一九三二至三三年各校校章網羅而得。

第　一　表

地點，年齡，隸屬，預科及醫科修業年限

學　校　名　稱	成　立	隸屬	入學資格	修業年限	授課文字
山　西					
山西川至醫專科學校，太原	光緒八年	私立	高級中學	五	中文
山　東					
山東醫學專科學校，濟南	民國二十一年	省立	高級中學	五	中，德
齊魯大學醫學院，濟南	宣統元年	教會	大學二年	五	中文
四　川					
華西協和大學，成都	民國三年	教會	高級中學	七	中文
江　西					
江西醫藥專科學校，南昌	光緒十年	省立	高級中學	五	中，德
江　蘇					
國立上海醫學院，上海	民國十六年	國立	高級中學	六	中，英文
上海女子醫學院，上海	民國十三年	教會	大學二年	五	英文
同德醫學院，上海	民國十七年	私立	高級中學	五	文德
同濟大學醫學院，吳淞，上海	光緒三十四年	國立	高級中學	六	中英德
東南醫學院，上海	民國十五年	私立	高級中學	六	文中英
聖約翰大學醫學院，上海	光緒三十二年	教會	大學二年	五	英法文
震旦大學醫學院，上海	光緒二十九年	教會	高級中學	六	中文
陸軍軍醫學校，南京	光緒二十七年	國立	高級中學	五	中，德
南通大學醫學院，南通	宣統三年	私立	高級中學	六	中
河　北					
北平大學醫學院，北平	民國元年	國立	高級中學	六	中
協和醫學院，北平	光緒三十二年 民國四年改	美立	大學三年	五	英文
河北醫學院，保定	民國二十年	省立	高級中學	六	文德
河　南					
河南大學醫學院，開封	民國十七年	省立	高級中學	六	中，德
浙　江					
浙江醫藥專科學校，杭州	民國元年	省立	高級中學	五	中文
湖　南					
湘雅醫學院，長沙	民國三年	私立	高級中學	六	英文
雲　南					
雲南軍醫學校，昆明	民國二十年	省立	高級中學	四	中，德
廣　東					
中山大學醫學院，廣州	民國十五年	國立	高級中學	五	德文
光華醫學院，廣州	宣統元年	私立	高級中學	六	中文
夏葛醫學院，廣州	光緒二十五年	教會	高級中學	六	中英
香　港					
香港大學，香港	光緒十三年 民國元年改	英國	英高中學	五	英文
滿　州					
哈爾濱醫學校，哈爾濱	民國十四年	私立	高級中學	四	中文
滿州醫科大學，瀋陽	民國十年	日本	大學二年	四	日文
遼寧醫科專門醫學校，瀋陽	宣統二年	教會	高級中學	七	中英

據最近調查,我國共有醫學校二十八所。其中二校,專收女生;二校專收男生。其餘二十四校,則男女兼收。此二十八校,散置十省。計上海一市,獨得七校。他若安徽福建湖北甘肅廣西貴州等省,則竟付缺如。就其主辦之類別言,則中央政府設立者五,省立者五,教會所立者七,其餘皆爲私立。

從經濟方面觀察,如北平之協和醫學院,南滿鐵路之滿洲醫科大學,校舍建築,器械設備,常年開支每年均在數百萬以上。他校較之,不免相形見絀。然其中亦有不顧經費支絀設備簡陋仍努力於敎育醫學人材以應社會之急者,如國立上海醫學院是。去春滬變事起,吳淞適當其衝,校舍毀滅一空,而敎職員不避艱辛,將學校移入紅十字會醫院,照常上課。雖設立未久,成績斐然,極爲社會人士所稱許。因之滬上葉氏捐其江灣別墅爲肺病療養院及神經病治療醫院;其他各方亦紛紛捐助,爲其建築新醫院及實驗室。且該校功課嚴緊,學生人數,幾與滬上其他有數十年歷史之醫校和等。

入學程度

醫學課程爲各種職業敎育課程中之繁難者,爲學生充分了解各種醫學科學計,歐美各國制定入學資格,須先習數種基本科學。故醫學敎育,乃屬整個敎育制度之一部。且醫生應具之溫和,謙恭,急公好義,精明,勤奮諸美德,非有長期之訓練不可。美國制度,醫學預科設在普通大學。故醫學生須在大學預備二年方能直入醫科。英國則因各地學校程度不同,預備功夫不一,故無入學資格之規定。德國則將基本科學在醫料一二年級時分授。法國則凡習醫者,必在大學科學敎授處練習一年。

我國敎育制度,關於此項入學資格,本規定爲高中畢業。但以尚在過渡時代,入學程度,因校而異。表面約可分二種: 一爲

有二年大學程度者。一爲高級中學畢業者。然細察各地敎育
情形,亦不盡然。敎育部定章,雖將中學分爲初中三年,高中三年。
然各學校程度高下不等,不僅敎授法因校而異,即所授課程,亦各
不相同。學生之畢業於同樣敎育部立案之高級中學者,其學識
程度有相差極遠者。且多數高級中學,對於科學之設備,簡陋不
全。於化學物理生物諸科,皆無實習鐘點。故各醫學校,皆以入
學考試,分別黜進。而學習醫科之學生,遂無形減少。雖有高級
中學能授學生以相當之訓練,使直入醫學校,而大學校亦有特設
醫預科者。茲將大學之設有醫預科者列之如下:

上海聖約翰大學　　　　　上海滬江大學

天津南開大學　　　　　　北平北平大學

北平清華大學　　　　　　北平輔仁大學

北平燕京大學　　　　　　南京中央大學

南京金陵大學　　　　　　南京金陵女子文理學院

廈門大學　　　　　　　　福州華南大學

廣州嶺南大學　　　　　　濟南齊魯大學

蘇州東吳大學

　　故欲增加醫學校學生人數,必使投考者有錄取之資格。而
學生程度之優劣,又視大學基本科學如物理化學生物等之實習
訓練成績。他若醫學校之以高級中學文憑爲入學資格者,須在
醫科一二年級時補授預備科目,而學程非延長至六年或七年不
可。

　　民十五年敎育部因欲統一全國醫校課程,更定新制,廢去在
大學二年之預科。而將原定五年之醫學課程,改爲六年。醫科
一年級,兼授各種預備科目,使高中畢業生,可直入醫學正科。

　　自新制頒布後,公立或私立之醫學校,並敎會醫校之設備不

第　二　表

醫學校概狀統計表

學 校 名 稱	教 職 員		牀 位	醫 學 生			學 費
	專 任	兼 任		總 數	女 生	女 生 百分數	元
山西川至醫學專科學校	20	10	30	216	37	17.2	50
山東醫學專科學校	9	3	60	48	2	4.1	免費
上海女子醫學院	9	19	200	21	21	100.0	60
中山大學醫學院	17	—	220	147	12	8.1	20
北平大學醫學院	18	16	150	185	55	29.1	20
江西醫藥專科學校	8	8	30	97	6	6.1	免費
光華醫學院	7	11	95	155	35	22.5	160
同德大學醫學院	17	4	54	173	52	3.0	140
同濟大學醫學院	7	7	280	195	17	8.7	50
東南醫學院	15	8	120	437	61	13.9	112
河北醫學院	18	2	50	133	35	26.3	36
河南大學醫學院	9	6	85	56	7	12.5	10
南通學院醫科	8	6	40	178	20	11.2	70
香港大學	22	10	140	154	14	9.0	400
哈爾濱醫學校	2	12	50	81	25	3.0	40
浙江醫藥專科學校	11	16	104	130	24	18.4	24
陸軍軍醫學校	26	—	300	204	0	0	免費
夏葛醫學院	18	16	100	46	46	100.0	125
協和醫學院	116	5	346	103	26	25.2	100
國立上海醫學院	33	12	310	92	16	17.3	20
聖約翰大學醫學院	7	23	156	63	0	0	150
雲南軍醫學校	9	9	300	101	8	7.9	免費
湘雅醫學院	14	6	200	61	9	14.7	127
華西協和大學	37	3	330	157	33	21.0	65
滿州醫科大學	123	—	580	{30 {92	3 15	10.0 16.3	80
齊魯大學醫學院	29	—	110	99	16	16.1	80
震旦大學醫學院	20	5	360	103	0	0	100
遼寧醫科專門	25	3	301	98	24	24.4	40
總　　數	654	220	5,101	3,655	619	16.9	

全經費竭蹶者,羣起採用,以便直收高中畢業生而增加學生人數。然仍有少數醫學院堅守其造就少數程度高深醫師之主張,仍沿先習大學預科之制。　我國創辦醫學校之初,非委諸外邦人士,即取新自海外畢業者付以重任。　彼輩於國內社會敎育舊制既乏深刻之觀念,又鮮硏究之功夫,爲便利計,遂因襲所留學國之醫學校制度,擧夫英美德且法各國之制度,雜見一時。　敎授時所用語言文字,亦因校而異。　國立及私立各校,因敎員多留學於採用德制之日本,皆襲用德文敎授。　然因高中習德文者甚少,學生不克直接聽講,往往另僱譯員。　不僅荒費光陰,且輾轉周折,失去本意。學生能直接聽講德文者,僅上海同濟醫學院。　德文外,以用英文爲多數。　雖國立及私立醫學校之敎授多畢業於日本,然除滿洲醫科大學外,無用日文敎授者。

醫學課程

醫學課程之選定,以訓練醫學生以基本醫學科學及其運用於健康問題爲主。　醫學課程,常如別種技術敎育,受國內社會經濟生產制度之衝動而改變。　近年歐美各國,醫科大學敎授,常有不滿意於醫學課程言論。　政府及地方選擇專家硏究國內外醫學課程,冀制定一適合社會經濟狀況側重實用之課程。　如最近紐約出版之醫學委員會調查歐美醫學狀況報告,實一有價值之著述品。　凡身負醫學敎育之責者,皆宜備置。

我國二三領袖醫學校,深感國內醫學敎育之落後,有革新之必要。　知醫學之進步,在提倡增高學校程度,現政府既有改低入學資格之新制,欲保守固有之程度,端在少數襲用英美制之學校。但學校程度之高下,不必與修業年限長短有關:有修業年限爲六七年,而其學校程度較之四年或五年者爲低。　讀者於此不可不留意也。

醫學課程,多屬教室工作,如有系統之表明,講演,試驗手續或臨證檢查等,學識經驗,相提並重。 醫之爲醫,非僅恃其能熟讀湯頭歌訣也! 故醫學校若不規定醫院實習年度,則當列臨證記錄於必修課中,責成學生自習臨證病理學,解剖結果,體格檢查,病史記錄等,爲診斷及治療之助。 英制每醫學生須在醫院各部實習治療法三月。 全國醫學生必修臨證記錄科一年。

美國制度,以臨證記錄列入第四年級,科目爲: 內科及外科各實習三月,助產十二次,及在門診處當臨診記錄員。 醫院實習,爲學生入實驗期之初步,其目的在使已受訓練之學生,對病人負診斷治療之責。 且因研究普通病症及病人之社會經濟狀況而得悉社會上之醫學需要,爲學生離學校而入社會獨立生活之過渡時代,爲整個醫學敎育之一部份。 蓋一方面試作負責之診斷治療,一方面仍受師長之指導匡助;一旦出而出世,庶不致兒戲生命。 故醫院實習之重要,已成爲醫學界公認。 乃我國多數醫學校,以經費缺乏,仍少此種重要之設備。

按第二表可知各學校醫院牀位在三百張以上者甚少,且所列病床之數有不能據爲確數者。 因名義上床位若干張,實則有經費拮据,醫院尚未開辦者。 亦有將其兼任敎授之私人醫院內病床列入者。 雖在敎授授課之際少數病人曾用爲討論解釋者,然學生對於此等病人,實不能若見習醫士有直接親切之關係也。

敎　授

敎授工作不限於課室講演及實驗室指導,學生固能藉課本而知各科之意義,並其運用方法。 但審察科學之精神,改革思想之動機,非僅讀書所能得,必與畢生努力研究之名師宿儒討論接觸。 夫學校領袖人材之造就,不在美麗輝皇之建築,豐富精良之設備,而在敎授之品學德望。 是以指導引誘,感化鼓勵,必不能得諸身兼數校僅在課堂或實驗室與學主謀面之兼任教員。今日醫學校習尚,往往以能羅致名流聞人兼任教員爲榮,實爲不智。彼名流聞人各有其本身事業,焉能舍己耘人? 而辦學者欲因其聲望,爲發展學校之舉,實計之左矣!

學校之財政支絀者,實有不能聘請名望卓著之醫師任教授之苦。爲節省經費計,不得不以當地開業醫生兼授科目。據第二表所列全國二十八校,在民二十一年,共有專任教授六百五十四人,兼任二百二十人。而學生總數爲三千六百五十五人。僅北平協和醫學院及滿州醫科大學,已共占專任教授二百三十九人。學生與教員之比例率爲五與一。按現存之教員數,似宜訓練較多數之學生。吾人須知多數教會學校,或私立學校,或帶有營業性質之學校,其教授之學識經驗多不可考。夫以今日之師資缺乏,經費拮据辦學者自難棄其兼任教授之制。然爲重視教育計,每獨立系須有一專任教授,以計劃其所授科目。又有多數學校,因專家之不易聘請,而學科之必須教授,不得不强別系教授兼任。匪惟才力難兼,精力亦恐未逮。在提倡造就專門人材及促進醫學教育者觀之,固屬可怪,然其爲事實不能諱言也! 當局者若不速定方針,統一醫學教育制度,辦學者改變其以教育爲營業或慈善事業之觀念,提高醫學校程度前途甚難樂觀也!

當治療及診查疾病時,每發生種種疑問,足爲研究資料者。故醫學校之教授,宜有空餘時間爲研究工作,以貢獻於學術界。以各科專家萃集一堂,切磋琢磨,加以學校固有之設備,必有若干之貢獻。乃求其實際,除三數醫學校有研究工作外,餘均寂無所聞。經費拮据,雖爲一大原因,而教授對於研究工作,缺乏熱誠態度,要亦不能辭其咎也。

學費及常年經費

國立省立各校,學生免繳學費,或繳極輕之費。 私立各校,學費則有頗重者。 亦有設有津貼之學校,爲無力求學者之補助。平均每生每年費用爲二百至六百元。 總括爲學費,試驗費,書籍費,膳宿費及各種雜費等。 中以香港大學費用爲最大,平均每生年費須一千五百元。 夫以今日經濟衰落農村破產之我國,中等人家,欲供其子女由小學中學,再入醫科畢業;非僅感困難,且勢有所不許,況社會素不重視女子教育耶! 雖醫院及公共衞生機關甚需要女醫生,而醫生又爲女子職業中酬報最豐者,但今日女子習醫之總人數,仍只六百餘人。

學校經費之來源,可分學費,捐助費,中央或省府補助費,而開支則以教員薪俸及維持費爲大宗。 若學校附設醫院者,則門診部亦爲開支之一大部。 除三數外人設立之醫學校外,我國各醫校之常年費,皆不足以辦一設備完全之醫學校。 凡熟悉近代醫學教育之趨勢者,皆知辦一最新式醫學校費用之浩大;學生所繳之學費絕不能視爲入款之要項。 但以今日之政局,吾人實不能希冀中央能對於關係民衆健康之醫學教育爲財政上之補助。加以世界經濟之不景氣,教會學校,在各國有無款可捐之歎。 然則將任醫學教育從此破產乎? 曰: 不然。吾人試觀大都市之享用情形,我國人士之擁有百萬,千萬或萬萬巨產者,大有人在。 惜多對於一己妻妾,則豪奢萬狀;對於公共事業,則一毛不拔。 若負教育之責者,能導之以利弊得失之旨,使節其無益之浪費,改作義舉,即以婦女每年消費於迷信僧道者,已足辦三四完美之醫學校而有餘。 夫解放女子之說,已倡言三十餘年,而女子之能在文化及經濟生活中表現者,寥若晨星。 觀於他國女子之對於各種事業之表現,吾人可不猛省乎?

第 三 表

女醫學畢業生表 (一部)

國內醫學校	畢業人數
夏葛醫學院……… …… …… …… …… …… …… …… …… …… ……	二百十四
協和女子醫學院 (停辦)…… …… …… …… …… …… …… ……	五十七
同德醫學院…… …… …… …… …… …… …… …… …… …… ……	五十五
東南醫學院…… …… …… …… …… …… …… …… …… …… ……	四十六
北平大學醫學院…… …… …… …… …… …… …… …… …… ……	二十七
上海女子醫學院…… …… …… …… …… …… …… …… …… ……	二十三
協和醫學院…… …… …… …… …… …… …… …… …… …… ……	二十一
中山大學醫學院…… …… …… …… …… …… …… …… …… ……	七
浙江醫藥專科學校…… …… …… …… …… …… …… …… ……	七
同濟大學醫學院…… …… …… …… …… …… …… …… …… ……	二
香港大學…… …… …… …… …… …… …… …… …… …… ……	二
山西川至醫學專科學校…… …… …… …… …… …… …… ……	二
日本女子醫學校	
東京女子醫學專門學校…… …… …… …… …… …… …… ……	五十四
帝國女子醫學藥學專門學校…… …… …… …… …… …… ……	九
東洋女子齒科醫學專門學校…… …… …… …… …… …… ……	四
東京女子齒科醫學專門學校…… …… …… …… …… …… ……	二
大阪女子高等醫學專門學校…… …… …… …… …… …… ……	一
美國醫學校	
密西根大學…… …… …… …… …… …… …… …… …… …… ……	八
赫約翰大學…… …… …… …… …… …… …… …… …… …… ……	五
本雪文尼亞女子醫學院…… …… …… …… …… …… …… ……	三
露西醫學院…… …… …… …… …… …… …… …… …… …… ……	一
波士頓大學…… …… …… …… …… …… …… …… …… …… ……	一
辛辛納大學…… …… …… …… …… …… …… …… …… …… ……	一
伊利諾大學…… …… …… …… …… …… …… …… …… …… ……	一
阿立根大學…… …… …… …… …… …… …… …… …… …… ……	一
非勒得非大學霞飛醫學院…… …… …… …… …… …… ……	一
加拿大醫學校	
麥奇兒大學…… …… …… …… …… …… …… …… …… …… ……	一
託郎託大學…… …… …… …… …… …… …… …… …… …… ……	一
英國醫學校	
愛丁柏大學…… …… …… …… …… …… …… …… …… …… ……	二
總數　　五百五十九	

研究院之設備

　　第三表載女子畢業於國內外醫學校之數,其中遺漏者自多,尤以歐美各學校之畢業生爲甚。因中華醫學會男女醫生人數,比較計算爲十與一之比,則女子畢業於醫學校人數不止五百五十九人。因之可見我國女子之能在職業界中爭一席地者,當首推醫業也。

　　開業醫士欲知診斷治療及預防疾病之新法,常時與新醫學潮流相接觸。英國醫學研究津貼費會及倫敦醫學研究學會,近亦另行組織,聘請專家講演各種專門科學。德國醫學家亦組有中央委員會,爲檢查及供給各地教育機關研究課程之設備。

　　中華醫學會亦覺我國開業醫士有學術上刷新之需要,特在上海及北平設備完美之醫院內籌辦進修班。使開業醫士,得與各科專家討論研究。然醫院無發給修業證書之責。去年醫學會又要求醫院及醫學院之有研究設備者,兼收別校畢業生,使受有專門之訓練。衞生署亦籌設研究課程。凡衞生署,中央醫院,中央衞生試驗所,產科醫院,陸軍軍醫學校之教職員醫生等,皆負有教授國內醫士各種重要之實驗,臨證,及公共衞生科目之責。

　　北平協和醫學院,每年於眼科,婦科,小兒科,及他種基礎科,臨證科,或公共衞生科,設研究課程,以備各地醫生增進學識之需。醫學校之有研究課程者,常以協和醫學院爲最完備。有志之士,欲求更高深之訓練,或欲成一科之專家,或預備在政府公共衞生機關服務,則上海北平及南京各有相當之機關,足資學習者也。

結論及前途之希望

　　就上所述,我國女子醫學教育過去之經營,現在之狀況,其前途足可樂觀。以女子教育不發達之我國,而能於醫學校內除二校專收男生外,女子皆有入學之機會。且有二校專爲女子設立者。全國三千六百五十五醫學生中,女生居六百十九,爲百分之十七。已由國內外醫校畢業者,在五百六十八人以上。男女醫生之比例,約爲十與一之比。即與有數十年女子醫學敎育歷史之英美相比,亦無愧色。

由男女同校學生之成績觀之,女子之學力,非僅不讓男子,且有過之者。近年國內時遭災亂,强鄰逞毒,而女子習醫人數年有增加。惜需要甚大,供求之率,相去仍遠耳!

女子職業之在我國,除行醫有相當之成績外,餘均不足言。且女子習醫,對於前途之希望,亦較他種職業爲大。除尋常開業行醫或專治小兒科,內科,婦科,產科,耳鼻喉科,神經病科及實驗科學外,國家公共衞生事業,如助產學校,婦科醫院及國人漸漸注意之產婦及嬰兒保障法等,皆爲女子醫學職業闢一新途徑。

對於科學研究,雖女子甚少貢獻。然以社會重視之男子敎育,十倍女子習醫之數及其在學術研究機關所占之位置,而能在醫科上有重要之發明者,亦不多觀何能責少數日在環境中奮鬥之女子耶! 彼謂女子僅善模仿而缺創造力者,盍不反躬自省也? 前倫敦皇家學校校長亨菲洛萊斯頓之言曰:『吾人確信無論獨立研究,或受各研究家指導,將來女子對於研究工作,將居重要位置』。

我國女子今旣力反舊日之賢妻良母之說,而欲在社會學術經濟生活中築一鞏固之基礎,應對於各種職業,努力進取。尤宜於已有成績之醫學,再求精進。若以女子固有之勤勞,忍耐,專誠諸美德,加以堅毅之精神,則女子將來於醫界及公共衞生界,必有相當之立場,以造福於民衆也!

匆 匆 五 年

李 濤

　　民國十七年二月一日中華醫學會在北平開第七次大會,其議決案中,有(四)本會與中華民國醫藥學會商酌共同發行一中文雜誌,名「中國醫學雜誌」。(五)本會與博醫會商酌共同發行一英文雜誌。(七)如分刊中英文雜誌兩項不能實行或不能於最短時期內實行,本會雜誌內容應力求整頓。 但改組方法,交由下屆編輯部籌劃進行。 更於次日推舉伍連德,陳永漢,顏福慶,爲英文正編輯;金寶善,高鉅朗,爲中文正編輯。 其後與中國醫藥學會及博醫會合辦雜誌之議迄未有成,於是林可勝會長乃召集執行委員會於上海。 僉以北平爲人文薈萃之地,發刊雜誌最爲適宜。 爰一致議決,本誌自第十四卷第五期起,遷移北平,由該處同道負責積極改進。 本年十月,本誌遂實行遷移。 並推舉金寶善,方擎,諸君擔任中文編輯,伍連德,林宗揚等擔任英文編輯。 此時適值國民政府在南京增設衛生部,不久,金寶善編輯被邀南下供職,於是方編輯遂獨力擔任編輯職務。

　　斯時衛生行政在我國方當發軔,醫界騰歡,本誌亦屢有論列,如金寶善君之「希望於北平衛生當局者」,及衆一君之「希望於衛生部者」,極盡獻替之殷拳。 其次關於衛生部局之組織及各種條例,無不詳爲記述,以資借鑑。

　　民國十八年首善醫院新院落成,方編輯自任院長,醫務繁忙,頗有日不暇給之勢。 然其對於本誌之關係,因第七次大會期望改進之殷,又不容苟且從事以塞責。 於是方編輯手拮据,心卒瘏,

獨任兼人之勞,以使本誌蒸蒸日上。故溯本誌改進之功,公韜方
先生爲首。

是年夏季,不佞適服務北平協和醫學院之細菌部,方石珊及
林宗揚兩先生,忽以本誌中文編輯之職相委,固辭不獲,遂於公餘
勉效區區,不意從此竟與本誌朝夕爲友者五年於茲。

是年伍連德編輯發表其 1928 年在通遼防疫之經過一文,因
材料過多,普通一門地位不能容納,爰特刊專號,以喚起各方注意。
又以吾國社會對於有關人口消長之產科問題,向極漠視,爰規定
每期特關講演一門,首先登載協和醫學院馬士敦教授對於產科
之講演,引起各方面興味不少。

又以吾國新醫學方在啓蒙時代,對於先進者之發明論著以
及研究經驗等種種新知,亟應儘量吸收,以資進展,本誌職在發揚
新醫,爰關譯叢一門,專譯世界各國有價值之著作,計是年全卷共
得四十二篇,頗受各方歡迎。至全卷頁數,亦由 535 增至 638。

第二年(十九年)因本誌日漸發展,特約諸福棠先生戮勸一切,
因之本誌頗有日進革新之勢。更以海內外同仁之熱心伙助,稿
件擁擠,遺珠旣屬可惜,展拓篇幅又有困難,於是自是年第五期起,
原著以下改用五號字排印。以前每頁祇 504 字,今則增至 752 字,
內容較前約增加三分之一。

又眼科學在我國特爲重要。以是之故,爰於是年十月特刊
眼科專號一期,北平協和醫學院眼科主任薩樂曼(L. Sallmann)君
之序言有云:「專科文獻而登載於普通醫報者,用意有二:一則
公佈研究之所得,以求新知之普及;二則供給普通醫師以極有興
趣之資料」。

其次講演一門,每期揭載世界有名專家大醫師之名論,俾讀
者如親聆敎誨。同時約請馮蘭洲,張式溥,胡懋廉,諸福棠,賈魁,各

專家撰述各科珍聞,因之內容日豐。 而社會方面,對之亦愈加注意。

　　第三年(二十年)積前此兩年之經驗,並參閱海外各雜誌之結果,發現本誌在形式方面仍有改革之必要,於是將各門次序重新更定,卽: 原著,病例報告,講演,評論,各科珍聞,專件,醫界消息,介紹新書等,八門。 此次所以將評論移列第四者,意在力避時人以辦報爲黨同伐異之惡習,而進本誌爲純粹學術雜誌也。 其次更規定對於無確效之新藥,一二偶中之療法,槪不率然登錄,以免傳誤。

　　是年原著一門醫學英文十七篇皆係國內學者多年研究之結晶,一切　　　　　　容應力求　　插圖方面,爲求眞確起見,對於銅版,三色版　時代　　　日推與　任一版改製數次,始行付印,總以逼眞爲度。 因之海內外著作家投稿者日多,質與量日臻豐盛,故是年全卷頁數雖爲 626,然因自首至尾一律改爲五號字,內容之量實超過從前一倍以上。

　　各科珍聞及譯叢二門,本備開業醫師參考而設,是年全卷除得珍聞四十一篇外,爲一般開業醫師明瞭現代醫學進步狀況起見,特由蘇祖斐君譯『1930年內科之進步』,林飛卿君譯『1930年產科比較重要的進步』二篇,作爲本誌對於開業醫師之特別貢獻。

　　關於消息一門,特別注意各醫校內容情況之調查,以期彼此互相通曉。 尤其對於醫學教育之消息,倍願竭力搜羅,披露,以資振導。

　　第四年(二十一年)一月,本誌中文部份與英文部份劃分,各自單行。 中文部份於遼陽鼙鼓聲中,與齊魯醫刊合併。 並協訂各科摘要一門,由孟合理,侯寶璋兩先生擔任。 更約請本會總秘書朱恆璧先生擔任蒐集上海各方面稿件。 是年六月,南京衛生署囑託本誌特闢公共衛生一門,每期稿件由署中衛生教育組主任

高維先生擔任編輯。是時北平眼科學會亦告成立,會長畢華德
先生囑將歷屆常會報告在本誌按期發表,從此學術論文益形集
中,內容自更豐富。 因之全卷篇幅竟達1158頁,較之移平第一年
之全卷 535 頁,超過一倍有奇。 若再按前用四號字今用五號字
及六號字論,則字數實超過兩倍有奇。 所以然者,固由會內外諸
同仁之熱心贊助,亦由列名於編輯部之同仁,皆實心任事,負責工
作,與以前之借重名流掛名列銜,實際並不任事者逈別。

更於是年第三期起,將所有原著門所載之論文,各附以西文
(英文或德文)撮要,以便會員中之不諳中文者藉以窺知大略,且可
資外國同道者之參考,或據以採入萬國文獻,以示我中華民族於
學術界非盡闌冗之輩。 試行以來,讀者方面均稱滿意,自是遂為
本誌稿約之一要項。

關於印刷方面之改革者,第一即改行列為橫排,並採用新式
標點符號。 所有表格及醫界消息以下各門,均改用六號字,以省
篇幅。 更於大小標題添用闊體字,以清眉目。 關於校對一層,規
定分為三校,初校由本部校對員擔任,二校由作者自任,(若作者
距離過遠,則由經者代辦),三校則由不佞負責,以此刊印之後,錯
誤稀少。

關於選稿問題,編者不敏,向抱「不徇一人之情面而使全體讀
者失望」之風戒,往往知交作品,予以璧回。 以此選稿嚴格之故,每
每開罪於相愛之同仁,因而責難之聲時有所聞,但為保持本誌之
聲價計,雖遭怨忌而不敢辭。

然是年原著門論文共得四十三篇,超乎以前各卷之上,可見
選稿雖嚴,苟無愛憎之私,更可博得一般信任,並可引起專門作家
之與會。 嗣於第二期發行一瘧疾專號,集國內寄生物學各專家
多年研究之大成。 又於第五期發行一眼科專號,所有論著,不但

爲各專家多年研究之結晶,且多爲世界有數之作品。　因是博得
海內外同道之推獎,歐美各有名雜誌約相交換,而訂閱及零購者
尤見激增,於是各期出版時,每致售缺,大有供不應求之勢。

　年來敎育部對於醫學敎育制度屢有變更,計是年半年以內
竟變更兩次,於是本誌朱恆璧先生,有刊行醫學敎育專號之擬議,
詳述各國醫學敎育制度,以供當世參考比較之資。　嗣徵詢各方
意見,或恐讀者不感興趣,遂改爲按期分載於評論門內,計是年登
載有英,德,法,日,俄,五國。

　更爲開業醫參考計,於「譯述」及「各科摘要」兩門內,偏重介紹
實用醫學;因之頗得多數醫師之贊許。　計是年「譯述」門共得十五
篇,「各科摘要」門共得五十三篇。

　是年春季,日本擾亂上海,我十九路軍與之血肉相搏者累月,
傷亡甚衆。　當此之時,醫界同仁,南至廣東,北至北平,羣往救護。
此種義舉,不容泯沒;爰於醫界消息門內一再揭露。　更因是年霍
亂流行極烈,故本誌登載「本年霍亂流行地點」,以誌傳佈之廣,且
促社會之注意。

　是年九月,中華醫學會與博醫會召開合併後第一次大會於
上海,各會員對於本誌之努力改進,均表示贊許。　故選舉結果,對
於編輯人員,並未更動。

　第五年(二十二年)首擬改革者,卽將各科摘要一門,分爲外科,
內科,婦產科,耳鼻喉科,病理科,治療科等細目,以便將同類文獻彙
集一處。　如此,旣便檢尋,且有統系。　經於獻歲之始,函詢孟合理
先生,亦表贊同,遂於第一期開始施行。

　本年最感困難者卽印刷問題。　原本誌向歸商務印書館北
平分場承印,從未誤期。　自滬變以後,商務印書館上海總場被燬,
該館印刷工務,一部移歸北平分場,因此工務驟增,曾有停印外貨

之舉。而本誌遂不得不改商於財政部印刷局。不料該局工作遲惯,出人意外,第一期例應二月出版,直至四月底方才印畢。後經若干周折,仍歸京華代印,但亦以其自身業務之故,不能按時出版。故本年自始至終,幾無一日不爲印刷所苦。讀者方面之詰責,時有所聞,而本誌遷邅印行之動機,即由於此。

本年春季,日本襲我榆關,侵我熱河,毁我廬舍,屠我人民。醫界同仁,不忍坐視,羣起救護。本誌爰於第一期起至第三期特闢救護工作一門,專載此項消息。所有各方救護事項,大致記載無遺。

七月間中常委石瑛等二十九人提議制定國醫條例,引起醫界一大波瀾。中華醫學會及會外諸同仁多爲文論駁,各著名日報亦有論列。故於第五期特闢一門記述之,亦後來醫史上一掌故也。

自上年於各期評論門分載各國醫學敎育制度以來,至是共得十三國,卽英、德、法、日、俄、奧、瑞士、荷蘭、丹麥、瑞典、印度、美國及本國。所有世界著名之國,大致均已全備,於是特訂爲單行本,名曰「世界各國醫學敎育」,分贈醫界同仁及敎育行政機關人員,藉供改革醫學敎育制度討論參考之資。

本年原著門共得論文二十六篇,其中尤以陳志潛君之「定縣的鄉村健康敎育實驗」一文,處處皆由脚踏實地得來,足爲全國將來辦理鄉村衛生工作參考之資。其次崔毅忱君之「活潑性肺結核病診斷法之商榷」煌煌巨製允稱淵博。再次王逸慧君關於產科之四篇論文,亦有價值。而不佞所撰之「民國二十一年度醫學敎育」,以種種原因雖未能如理想上原擬之完善,要亦足備當事者參稽之一助也。

惟因拙著此文無意中觸犯某方之忌,致一部份人大起反感,

甚至牽及中華醫學會幹部。　不佞自思:吾人平日痛惡學術界之
學派傾軋,詎可學步邯鄲自蹈覆瓿乎?　以此雅不欲作無謂之爭
辯,對於所有攻擊文字概不答辯,並立向本會幹部辭去總編輯職
務,以謝過於對方。　嗣經往復磋商決定由不佞維持至本年年底,
自明年一月起,另換編者,實行遷邐編印。　回憶此五年來,材輶任
重,叢脞百出,今幸一旦脫卸仔肩,如釋重負。　身心輕鬆,不覺爲之
一快。

此外更有一言者,在過去五年中,本編輯部同仁對於本誌一
切無時無日不在竭思盡慮,力求精進,對於發揚醫學,介紹新知,記
錄醫事之大使命,幸未疏懈,更承海內外醫界同仁熱心厚愛,予以
精神上及實質上之勤助,使本誌得以發榮滋長,以成今日之觀;此
不佞所不能不對於一切勷助之同仁表示百分謝忱者。　其次則
本誌至明年,適發刊二十年,前於五月間擬定自明年起改爲月刊,
每月一期。　並經發出徵文通啓,於明年第一期,刊行紀念號,以資
紀念。　近承海內外碩彥專家錫以鴻文鉅製,並承繼任編輯採納
原議,照原計畫實行,深引爲幸。　而繼任編輯實更爲醫界屬望之
名宿,預料本誌未來之發皇光大,可操左券。　此不僅個人及本誌
之幸,實全國醫界無旣之光榮也。

對於中國醫學之管見

伍　連　德

　　吾國自有史以來,醫藥早爲國家要政之一. 迨及周代,醫政大備. 舉凡職掌之支配,法令之實施,教育之制度,莫不明白規定,班班可考. 惟以時代關係,與今制互有異同而已.

　　自海通以還,歐美科學文明,輸入中土,而科學化之新醫,亦與教士以俱來. 其初純爲教徒實施衛生保健之工作;後復就繁盛之區,廣設醫院醫校,藉傳教布道之力,使新醫得以逐漸推行. 此新醫初入吾國之大概情形也.

　　降及清季,新醫日漸見重. 醫學革新事業,始陸續舉辦. 其犖犖大端可列舉如次:

　　清光緒二十年(西歷一八九四年),鼠疫流行於香港,廣州,海關當局遂創辦隔離所於各要港,委派醫官,從事海港檢疫工作,制定檢疫規章. 逾四載疫氛侵入牛莊,加以菲律濱,日本,上海各要港,霍亂連年相繼爲癘,上海,天津,青島,大連等港,復先後設立大規模隔離所. 光緒三十四年(西歷一九〇八年),鼠疫流行於唐山,直隸省當局乃籌設北洋防疫總處分處. 宣統二年(西歷一九一〇年),肺疫盛行於東三省,萬國鼠疫研究會開會於奉天. 民國元年(西歷一九一二年),遂設立東三省防疫總處分處. 民國七年(西歷一九一八年),肺鼠疫流行於山西,蔓延及於南京等處,因有北京中央防疫處之設立. 其他如公私立醫院醫校之創辦,醫學法規之頒行,亦先後實施焉.

吾國醫學,就其過去歷史言之,較之世界各國,發達固爲最早.乃因不知改進,日漸退化. 迨及近世,反不能望及歐美之項背. 推原柰故,則以國政紛紜,經濟窮乏,專材旣缺,民智又陋. 兼之近年以來,變亂相乘,不遑寧息以致民衆對於醫學合作之精神,渙散無餘. 殊堪惋惜也.

今玆黨國奠定,訓政開始,中央最高衞生行機關早告成立,醫事衞生施政大綱業已頒行,衞生行政三年計畫決議實施. 如能繼續努力,醫學衞生前途之發展,正未可量. 關於吾國醫學之將來,應注意之事甚多. 概括言之有三端焉:

一　　培植醫學人才

欲求一國醫學發達,當以振興醫學教育爲本旨. 吾國醫學教育,向重私人傳授. 迨至淸末,始有京師醫學館及北洋海陸軍醫校之設. 此實爲吾國設立新醫學校之嚆矢. 著者於十年前,曾以個人名義,通函國內各省,調查醫學教育狀況,別其設備及程度之優劣,評定等級. 因知吾國十數年來,習醫者固甚踴躍,惜辦理較完善之醫校爲數不過二十所. 每年造就醫師,亦不過五百名,與全國人口比例相差太遠. 查各國人口每萬人中,在美有醫師一二‧七名英一一‧名日七‧七名德‧六四名法五‧六名. 返觀吾國,地大人衆,註册醫師祇有數千名. 以人口比較,每八萬人中祇有醫師一名. 以彼例此,殊覺瞠乎其後. 吾國醫師之人數,亦當有如法之比率,卽應有二十萬名以上. 假定以二十五年計畫,須有醫校一百處,庶可養成足數醫師也.

我國衞生當局,最近已從事甄別醫師,限期註册. 所堪慮者爲舊醫之如何取締. 昔日本維新以前,亦以舊醫爲國醫. 自科學醫輸入,日政府卽舉行舊醫甄別試驗,合格者准其開業,不合格者一律禁止開業. 特吾國民衆觀念,牽眷舊醫,有積重難返之勢,不能與日本相提並論,自當分期變通辦理,以資整頓耳.

試觀美國,在歐戰前,醫校醫師,派別複雜,爲世界冠. 其制度與系統,亦紊亂異常. 歐戰後,美國醫學會鑒於醫學程度之低劣,幾經努力改革,規定標準,而醫學方有今日之進步.

吾國現在醫學教育制度,尚未規定. 有主張兩級制者;有主張於現有醫大外增設若干醫專者;有主張廢除醫專者. 鄙意以爲欲振興吾國醫學教育,應採取下列方法: (甲)積極辦法. 宜將世界醫學教育利害,詳加考察,劃一制度,規定課程,統一教授言文,嚴訂入學資格. 標準旣定,進行自易. (乙)消極辦法. 將過劣之醫校,加以改進或歸併. 吾國國立醫大,現僅有北平,廣州,上海,同濟四處. 似宜先於此四校依照所定標準,加以改造擴充,作爲新醫教育制度之楷模,然後推行各省. 如是人材旣不濫造,制度亦適國情. 實事求是,無過於此.

二　努力衛生建設

革命以前,吾國醫政,附麗內政,幾完全操諸警吏之手. 彼等多不知衛生爲何物. 自國民政府成立,乃於各省市設立衛生局或衛生科,專司衛生行政. 然在吾國今日,欲言衛生建設,自不能與歐美並論. 蓋彼邦財力豐富,人民教育普及,對於種種衛生事業,上下一心,得收合作之效. 吾國現狀正得其反;衛生行政預算,竟不及彼邦之零數,無米豈能爲炊. 竊以爲探仿歐美衛生建設,不必擇其複雜難行者;宜取其事半功倍者. 例如美之衛生協會偉哈兩氏,曾倡議辦理十萬人城市衛生,分爲八大主部,卽保健,飲食,傳染病,嬰兒,看護,細菌研究及統計等;主部下再分支部,均以專門人才執行職務. 如是則職有專司,分工合作,結果良好,可操左券. 此種辦法,實足資吾國借鏡. 吾國亟應遣派多數學者,赴歐美實習衛生專科. 俾彼等歸國後,專事整理衛生事宜,由大城市推及鄉村. 努力前進,不容稍懈,則衛生建設之完成,可拭目而俟矣.

三　改進防疫方法

防禦傳染病,須以科學方法研究如何剷除病疫發生,簡言之曰防疫. 今日之新醫,莫不注重傳染病之研究,非若四十年前之醫學,專以治療為本旨. 如天花,鼠疫,霍亂及麻風等傳染惡疾,歐美因預防得宜,近世已甚罕見. 吾國則仍時有傳播,自應講求徹底辦法,從事根本撲滅. 然不宜侈言採仿歐美防疫計畫而不顧事實之困難. 宜變通處置,逐步推進. 計畫周詳,假以時日,必可收美滿之效果. 查吾國每年因傳染病而死之民衆,為數極多. 故首宜將各種傳染病症,在可能範圍內分類處理之. 約言之,有四大類:

(甲) 有預防可能者 (Strictly Preventable). 即天花,鼠疫,霍亂,結核病及瘧疾諸病是.

(乙) 有免疫可能者 (Immunisable). 即傷寒,赤痢,瘋狗咬,白喉及猩紅熱諸病是.

(丙) 有治療可能者 (Curable). 即梅毒淋病及麻風諸病是.

(丁) 有半防可能者 (Semi-controllable). 即流行性感冒及腦脊髓熱諸病是.

根據此簡單分類,再按疫學之學理,衡傳染程度之重輕,力籌防禦方法. 其已傳染者施以迅速之治療,則每年因傳染病而死之人數,自可逐漸減少矣.

近者國際提倡技術合作,庚款退還,辦理衛生之議,甚囂塵上.竊願吾儕同志,努力共勉,一方請求政府力謀衛生建設,為民衆求福利,一方凡負有醫學職責者,利用個人之學識經驗,努力工作,共謀改進,則吾國醫學之將來,庶可與日並進耳.

中国近现代中医药期刊续编·第一辑

醫　學　教　科　書

江　清

　　這篇文字，是應本誌主編李濤君爲廿週年紀念號徵文
而作。　文匭也就是李君出就的。　醫學教科書在我國今日
醫學教材漫無標準的時候，實在是件最需要，並且亟待討論
的事情。　關於這事，李君在本誌第十八卷第六期上，嘗經發
表過宏論。　其眼光的遠大，識見的高超，實在令人欽佩得很。
不過對於編譯的辦法，編譯人員的選擇，還覺得語焉不詳。
這兩點似乎尤其是目前應當注意的。　因此拉雜寫出些管
見，聊作李君的響應：　　　　　　　　　　　　　　作者附識

　　我國直到現在，還沒有良好的醫學教科書，誠然無可諱言．
推究它的原因，第一，當然在從前本國醫界沒有人注意到這件事
情；第二，在就是有人注意到這件事情——像本會前博醫會編譯
部，也往往請不到適當的專家來做這種工作；第三，在我國新醫學
術根本還在創始時代，未免極其幼稚．　現在研習醫學，旣大家承
認有用書本之必要，醫學教科書的亟待有個整個編譯計劃，就原
有基業整理補充，以希冀達到漸漸改善的境地，早爲本會同人所
熱烈盼望；請就管見所及，臚列關於編譯醫學教科書的各項標準
如次，藉供商兌：

編　譯　的　人　員

嚴格的說：

　　（一）編的人：　醫學畢業後至少須在某種專門學術上有十
年以上的研究經驗．

　　（二）譯的人：　也至少須對某科有教授五年以上的經驗．

（三）編譯教科書的人,要至少有編譯基本醫學書籍五種以上的經驗,對於中文和英文或德,法文都能明白曉暢,文言語體都會做的通順.

（四）編譯者要對於世界各國醫學進展的動向,醫學教育的趨勢,和我國醫學教育應行採取的步驟,都異常明瞭.

（五）每編著或譯著一種教科書,須博覽關於該科的書籍;無論英,美,德,法的書,都要看到.

其次可採取下列變通辦法:

（一）由對於某科比較有研究的專家選定某外國書籍,囑託對國文和外國文有相當程度,並且對於醫學有研究興趣的學者從事譯述;

（二）譯述後由選定某書的專家悉心校閱一過,然後作爲定稿.

編 譯 的 辦 法

（一）編輯綱要: 應該由本會醫學教育組,編輯組兩組會同請各專家草定各科教科書編輯綱要,集會商決,再分請各專家編著.

（二）文體: 無論編著或譯述文字的應該用文言或語體,也應該先由醫學會教育,編輯兩組會同商定.

（三）步驟: 似可先從編譯專門學校用書入手. 大學可暫由教授自編實驗教本和講義,一面姑先從事於大學參攷用書的整理.

（四）修改: 一書旣成,應該依學說的變遷,新事實的發見,隨時修改. 某書什麼時候應予修改,由特組的編譯委員會主持之.

至於選擇譯本原著的標準,常注意:

（一）原書必選它理論正確,適於實用的.

（二）要深淺合度,詳略適中的.

（三）要篇幅不過大圖版易於翻印的.

（四）要文字條達,排列有秩序的.

編著也似乎有應該注意的幾點:

（一）專門學校肄業的年限旣極短促,教科書的篇幅自必格外簡省;凡是和實用無關的,自必概從省略.

（二）插圖務求精審,最好務能引起閱者的快感.

（三）文義該力求確切,不可稍涉含混.

　　現在教育部注重醫農工教育,以後醫學生一定逐漸增多,醫學教科書的需要一定更其迫切,希望我醫學界趕快起來做相當的準備才是.

醫學革命的過去工作現在形勢
和未來的策略

余　雲　岫

（一）

我在青年的時候,狠喜歡翻閱翻閱我們貴中國的醫書. 最初在十六七歲的時候,看見了一本荔牆甕士的'隨山宇方鈔'和徐洄溪的'慎疾芻言'合訂本,當時也不知道著作者是什麼人,這本書是來從何方. 但看他慎疾芻言的議論發得痛快淋漓,隨山宇的方藥說得神奇靈異,於是乎好奇心就怦然動起來了. 家裏又沒有錢,年青的人又不能有什麼主張,只好把方鈔裏面製法簡便,價格低廉,而且說得狠靈驗的處方,想個方法把他如法泡製起來,大大的把病人當做試驗動物. 試驗了許多年月,然而有驗有不驗,當時也莫明其妙. 後來有人教我讀吳鞠通的'溫病條辨',我就疑心到他三焦受邪的話,不知是從何處生出來的. 年紀慢慢兒長大起來了,對於舊學,獨喜歡清儒攷據的樸學;對於新學,獨喜歡數理化學. 於是更加疑心到金元四家,以及內經,難經等等所說的話,以爲近於荒唐不經. 等到學了科學的醫學,更覺得舊來醫書當中所說的人身構造,和生理機能,完全是和實物不對. 民國二年,我在日本大阪,國內的同道,創刊了一種醫學的雜誌,叫做'醫藥觀',寄信給我們大阪同學,徵求點稿件,我就做了幾篇論說. 現在靈素商兌裏面的頭幾篇文章,就是那時候被徵的稿件. 到了畢業囘來了,同學汪君企張他在公立上海醫院,担任院長,教我主持內科. 我就在上海醫院工作,偸着診療餘暇的時間,把從前的論說修理一下,再補做了幾篇,出了一本'靈素商兌'. 當時程君慕頤,朱君企洛,着實幫忙,替我抄錄,替我校讎. 後來程君去了,夏君振文也來幫忙,我到現在,還是感謝得很這是我正式和舊醫學說宣戰的第一次攻擊軍容,是在民國六年出版的. 我以爲這部書一出版以後,卽時就有許多舊醫們出來反對,那裏曉得,消息沉悶,絲毫也沒有什麽反應,這是因爲我國舊醫界承平已久,文恬武嬉,做夢也想不到有異軍特色,突然向他們根本巢穴的黃帝內經素問靈樞來下攻擊. 所以手足無措,一時却沒有應付的辦法.

(二)

民國七年,我在商務印書館當編輯員,在'學藝'雜誌上,發表了一篇'國產藥物研究之第一步'. 對於舊醫作第二次的攻擊,依然沒有反響. 直到民國十一年,惲鐵樵做了一部羣經見知錄,對於我的靈素商兌,方才加以批評,這是舊醫反攻的第一聲. 我就寫了'與惲鐵樵論羣經見知錄書'. 前後兩通,和惲氏開仗,我的質問惲氏幾句話,駁斥惲氏幾條論,惲氏簡捷沒有正式的囘答和解釋,而且承認自己所說的確有不對的地方. 這是惲氏第一次的敗北. 到了民國十三年的春季惲氏又做了一部'傷寒論研究'. 對於我的醫學革命軍隊,又施第二次的反攻. 我就在民國十三年的夏,做了一篇'傷寒論研究辨惑'. 和惲氏作第二次的開仗,惲氏從此就不敢再來挑戰了. 這年的春,中華醫學會在南京開大會,故友俞君鳳賓向我徵演稿,我做了一篇'中華舊醫結核病觀念變遷史'. 這是我對於舊醫科學化歷史方面的第一次工作. 這時候恰巧有署名陸錦燧的舊醫,做了一篇'校中西醫議',在'國華雜誌'第一年第三期上發表. 對於科學醫施以蠻拳式的攻擊. 國華雜誌的主任,是餘杭章太炎師. 我是章師的弟子,雖然曉得選錄這篇文字,不是章師的主意,完全出於編輯的人,但是不好反攻. 道時候中華醫學會雜誌編輯部送來我的演稿的別印本,共二十本,我就送幾本到章師處,請章師勘閱,幷且對章師母湯志瑩先生說,姓陸的議論,極無理智. 不知那一個同門,把他收載在國華雜誌的上面? 章師母是聰明絕頂,胸中雪亮的人. 她知道姓陸的是蠻幹,就對編輯的人說了. 我的本來意思,不過表現我方有相當的研究,舊醫方面,沒有精確的論據,國華的編輯人,以後不要再把蠻論來宣傳就完了. 那裏曉得不多幾時,就把我的演稿'中華舊醫結核病觀念變遷史',也在十三年七月十五日發行的國華雜誌第一年第十一期裏面登載起來.

以後再不見有舊醫的蠻論在該雜誌上發表. 這也可以算是我方的勝利.

民國十四年,中華教育改進社在山西開大會,席上有江蘇全省中醫聯合會,提出議案. 要求教育部把中醫學校加入學校系統裏面去這是舊醫第一次的政治運動. 我就做了一篇'舊醫學校系統案駁議'. 當時的教育當局是汪大燮,也很明白,於是乎舊醫的請求,終歸失敗. 不多幾月,就是民國十五年,又有全國教育聯合會,在漢口開會內中有鄂浙兩省教育會,竟也提出中醫學校,加入學校系統的議案,也竟會合併通過,請願政府. 這年的夏期,科學名詞審查會在江蘇教育會會舍開審查大會,我和俞君鳳賓就提議要通電各省教育會,勸告不要開倒車,要提倡科學新醫,會長沈信卿先生,就指定我和俞君鳳賓各擬一稿,同時並發. 我幷且糾合了中華民國醫藥學會,中華醫學會,上海醫師公會,聯名做一篇'致全國各省教育會書',駁斥全國教育聯合會所通過的鄂浙兩案的謬妄. 結果,全國教育聯合會的議決案不見實現.

（三）

　　從十三年以後,舊醫就覺得地位危險,岌岌乎有朝不保夕的形勢,死裏逃生,應戰的人就多起來了. 我方加入革命戰前敵的同志,也一天一天多起來了,戰線也愈延愈長了. 民國十四年七月十六日,在日報上發現某律師呈檢察長呈文,主張廢棄法醫剖驗,仍用洗冤錄來驗尸. 我和蔡君禹門,汪君企張商量,用我中華民國醫藥學會的名義寫了一封反駁的信,發表在日報上,這是我們醫學革命戰的側面衝突. 這年的十二月,上海醫師公會,創一種週刊,名叫‘新醫與社會’. 附在時事新報上面發行. 這是我們新醫眼光,注重到社會方面去的明白表示,也是我們新醫工作,和社會發生密切關係的第一步,也就是我們新醫的第一個宣傳機關,也就是報界和我們新醫合作的破天荒. 我就在這裏發出了許多擊射的彈丸. 六氣論也就是從這裏發表的. 十五年的秋季,霍亂猖獗頗盛,舊醫們或說是熱,或說是寒,或說是亢旱所致,或說陰雨所釀,紛紛聚訟,好像羣盲爭色. 我就做了一篇‘霍亂沿革說略’,證明現行的傳染性弧形菌霍亂,是前清道光時代,方始從外國進來的,和從前我國舊書裏面的霍亂,完全不同. 把這個事實來攻破他們牽牽古書,論治今病的囈語盲行. 這個彈丸,也是從‘新醫與社會’裏面激射出去的. 這年上海衛生局成立,胡鴻基做了局長,組織一個衛生委員會,我也在其中,夏君應堂,也在其中. 他在舊醫團體中發起編輯中醫教科本的事,寫信給我,要我也做一個發起人,我就署了一個名,這是舊醫向我革命軍委協的第一次. 我是一個心直的人,既巳署名,就想負起責任來做,左思右想,對舊說解剖生理的謬妄,固然不能夠把他裝入教科書裏面去，還有脈學的荒唐，也是萬萬不能裝入教科書裏面的。但是我的靈素商兌，只有批評經脈的錯誤，却從來沒有講到診脈的荒唐，恐怕他們不能覺悟。於是到了十不可訓的疑問，寫了一封‘與中醫學會論脈書’送去。這是我拿出眞憑實據，老實告訴他們，誠誠實實，和他們商量中醫教科本，對於中醫脈學的處置，並不是有意攻擊。後來得到該會王一仁的覆信，對於脈學，還要加以辯護，我就知道是忠言逆耳，不能和他們合作的了。

他們舊醫因爲我們有了‘新醫與社會’的宣傳機關，於是乎單獨的出了一種衛生報，充作對於社會的宣傳機關。於是乎胡君定安，和謝君篤燾，逼牢了我，要求我共同擔負出了一張社會醫報，每星期一大張，民國十七年二月十七日，就是社會醫報第一期出世的日期。我就在社會醫報上，做了一篇‘溫熱發揮’。專門攻擊舊醫的溫熱學說。後來又做了一篇‘我國醫學革命之破壞與建設’。這篇文字，我把他印成單行的一大張，以便宣傳。不料日本人，把我這篇文字，譯到日本去，連載在‘同仁’雜誌上面，因爲彼國近來也有幾個無聊的醫生，發出不三不四的議論，崇拜玄學，抨擊科學，借此來做廣告，吸收無知識的病人。所以把我這篇文字，譯了去常做訓戒那班醫生的工具。這是總算我的醫學革命的別動隊，到了東洋去了

（四）

我國過去的報界，實在對於提倡學術，指導民衆的事，太不負責任。其主權都在舊式腦子的文人手裏，思想清明的新進人物，要想改革，沒有什麼權力，那時候的自由談呀，快活林呀，都是文士酸老掉弄筆墨，好行小慧的地方，尤其是喜歡說些不三不四的陳腐醫談。我早想做篇文字勸告勸告。民國十七年的末了，革命

軍定都南京以後,褚民誼先生,和我們一班人,組織了醫藥評論.
我在創刊號,做了一篇'我所希望於新聞界'. 我的意思是希望
新聞界秉筆的記者,大家擔起指導民衆的責任來,不要說開倒車
引人入迷的無意識話兒.

　　我國人最大的毛病是專會說模稜兩可的話. 譬如說'新
醫固然有好處,舊醫也未始沒有好處',在講這種話的人們,眞實
追問起來,他並沒有曉得新醫的長處,確實在那裏?舊醫的好處,確
實在那裏? 不過一知半解,就隨便拿出來月旦學術,講講不求盡
解的話就算了. 結果,弄到胸無主見,與俗浮沉. 這種人孔子叫
做'鄕愿',說是'德之賊'. 實在講起來,這種油滑騎牆的論調確
是進步的阻礙物. 我就在醫藥評論第三期上面,做了一篇'不
可不……不可盡……'的論說. 這是專爲不求徹底,隨便說油
滑話的人們下針砭的.

（五）

　　醞釀已久的新舊醫大衝突,只要有了機會,立刻可以爆發的.
湊巧十八年的二月二十三日,衛生部召集了一個中央衛生委員
會,我也在被招的裏面, 我就提出一個'廢止舊醫'的議案. 用
前番單印的一張'我國醫學革命之破壞與建設'做宣傳品,充說
明書. 當時除了衛生部長薛篤弼奉命往西北振災去,不負責任
外,只有一個外行次長,和一兩個參事,抱懷疑態度,其餘是滿場一
致贊成的. 我因爲曉得我們貴中國人的脾氣,往往當場是不會
反對的,而且不負責任的附和,到了背後,就要說醜話,甚且持反對
態度. 所以我在會場上,再三申明,說此案重大,須要詳細討論,務
要使得他們懷疑的人們,徹底明瞭這件議案的意義,然後通過了
以後,方纔有實行希望. 但是當時,會,已經開了幾天了,他們衛生

部人員,也乏力了,尤其是懷疑的人們,更加討厭我所提出的討論,勉強敷衍了一會,從此宣告結束了. 舊醫知道我的議案通過了,就大起恐慌,糾合團體,聯絡藥業,大大的反抗起來,打電派人,拚命掙扎. 那薛部長從西北囘來了,忘却這會是自己署名所召集的,也把全會所通過的我的提案,表示反對. 更加那桐載灕式的元老掩護進行. 於是乎反抗派的聲勢,更加浩大. 這時候的舊醫們,恨不得把余雲岫碎尸萬段,出口惡氣. 我就做了'異哉舊醫之舉動'一篇文字,送到各報館. 可是登出來的,只有申報和時事新報,別的報紙,却都拿來搓成一團,塞入廢字紙簏裏,那裏會給你登載呢,他們不敢公然駁斥我的議案,還算是讓步的呢. 這樣大問題,這樣大風潮,一句是非的批評也沒有,只是暗中幫舊醫的忙,我國的新聞界行動知識,配得上說是'指導民衆'四個字麼? 只有時事新報的滄波,他却担起新聞記者的責任,在該報社論裏面,批評一下. 雖然一時有許多誤會,許多不曾仔細檢點的地方,和我的意見不能一致,但是他把新聞記者的人格,確是能夠完成的了. 當時我給他兩封信,說明理由,他却不再反對了. 并且聽到幾個病人口頭的信息,說滄波對我的言論,是完全接受了. 這個人是很有心肝的,我至今還佩服他. 後來我那'廢棄舊醫'的議案,衛生部也沒有力量實行,就此在是耶非耶當中,沉埋下去了.

(六)

十八年的下半年,日本不得意的醫生,要想別開生面,竭力宣傳皇漢醫道,勾結朝鮮台灣奄奄待盡的舊醫,組織一個皇漢醫學會 我國舊醫界聽了,就興高彩烈,以爲是他們復活的證據,就大擂大吹,宣傳起來,并且把湯本求眞的皇漢醫學翻譯出來,大登其

廣告. 我就做了一篇'論日本皇漢醫學會',和出了一册'皇漢
醫學批評'. 方才把這個皇漢醫學的高興,壓了下去. 這個時
候,有一個江紹原君,他是哲學家,是胡君適之的門下,是新進的研
究家,他却很對我表同情. 對於醫學革命,着實加以聲援,這是第
三者熱心參加醫學革命工作的最初一個人. 又有譚次仲君,他
是一個舊醫,從梧州寫了一封書給我,而且寄了一部著作來,要我
校閱. 他的議論,雖然很有出入,他的誠意我却接受. 這是舊醫
的覺悟分子最初一個人.

自從廢棄舊醫一案提出後,起了一次極大風潮,舊醫當中有
許多人,口裏雖不肯屈服,心裏却惶惑起來,知道他們幾千年的老
戲法,不改革是不行的了. 社會的人們,黨國的元老,也都說舊醫
非改革不行的了. 於是乎一班溝通派就抬起頭來,迎合社會的
心裏,瞎七搭八,大做其非驢非馬,不上不落的言論,書誌和脈案.
這派舊醫,有兩種工作,最合於社會心理的:第一種是喜歡用科學
的字面,在他們的脈案上面,寫些'腺''分泌''神經'等字樣. 病
家看見了,以爲是博通中西,剛剛適合到我們貴中國半開化人民
的程度. 至於所說的通不通,對不對,當然不去管他. 第二種是
把現在科學醫所發明的事件,附會到我國古書上去,說新醫血液
循環的學說,就是我們靈樞經的五十營說. 解剖兩個字,是我們
靈樞經所有的. 我們古來喫動物的內臟,就是現在的臟器療法.
穿鑿附會,牽絲攀藤,剛剛適合了我們貴中國妄自尊大的心思,不
勞而獲的懶習. 我所以做了一篇'醫學革命之眞僞',把他們的
假面具揭穿了. 但是他們雖是非驢非馬,終究是過渡時代免不
了的產物,終究比墨守舊章的那班家伙進步一點了. 所以我又
做一篇'一變至魯之一部舊醫界'. 一方面警戒他們,一方面策
勵他們,無非教他們上科學化的軌道就是了.

（七）

十九年,國醫館成立,發表荒謬之招致要人書翰,滑稽的宣言書,和郭天受駁金君鳴宇的一篇卑劣的論文,我就做了'國醫館宣言書匡謬','對於國醫館的我見'幾篇文章,并且代中華民國醫藥學會做了一篇「上五院長書」. 這一篇上五院長書,本來是上胡漢民的. 因為胡氏在國醫館招致書翰中,署了名. 所以我們上這封書,解釋國醫館書翰的謬誤,教他覺悟. 恰巧碰着胡氏辭職於是中華民國醫學會常務主席陳君方之,把這封書改換頭面,變更方針,上到五院長那裏去了. 自從我們上五院長書發表以後,舊醫也跟着有一封上五院長書,荒謬幼稚,無以復加,我就做一篇'舊醫上五院長書駁議'. 此後一直到了二十年,國醫館要整理學術起來了,教陸君淵雷,起個草案. 其中大有徹悟的話. 他寄給我,要我批評,我就寫了一封'與陸君淵雷論國醫藥學術整理大綱草案書'. 後來陸君淵雷的草案,國醫館不用了,用了一篇不知什麼人做的草案,却發表到各報上面,并且油印分送各處,徵求意見. 我就下個批評,在新醫與社會上面發表的'讀國醫館整理學術草案之我見'一篇文字就是. 這是二十二年的事.

小兒痘疹,他們舊醫,都認做胎毒. 社會的人們,深中其毒,牢不可破. 二十一年的春,麻疹流行很盛,小兒死亡得很多,大多數是被舊醫耽誤,成了肺炎的. 我於是乎把社會醫報,出了一期麻疹專號. 攻擊他們胎毒的學說,和舊醫的治法. 我又見到舊醫診病,浮汎粗率,從來沒有鑑別診斷,外貌相似的毛病,他們就放在一塊兒論治. 所以我做了一篇'非科學醫的鑑別診斷',披露他們論病粗疏.

（八）

　　上海三個大報,就是申報,新聞報,時事新報. 就中時事新報
很傾向學術方面,開倒車的色彩最少. 申報也常常把指導民衆
的責任,自己策勵,所以他的傾向,也是進步的,只有新聞報,是最頑
固,差不多純粹是推銷到普通社會商業社會方面去. 對於新聞
記者的責任,指導民衆的義務,是不很明白,尤其是對於醫學,却和
舊醫結了不解之緣. 幼稚的論調,開倒車的記載,非科學的宣傳,
要算他的報上最多發現. 所以下里巴人,一倡百和,只好流通到
中等知識以下的社會,學界和知識界是不要看的. 我在上面說
過'廢棄舊醫'議案的風潮起來時候,我做一篇'異哉舊醫之舉
動'覺書式的文字,只有申報和時事新報,給我登載,新聞報就睬
也不睬,這就很可以測驗他們的傾向了. 還有對於醫學宣傳的
事情,時事新報首先和我們上海醫師公會合作,擔了新醫的宣傳
工作. 新聞報首先和舊醫合作,擔了舊醫的宣傳工作. 這也很
可以測驗他們的意思. 至於申報呢,本來兩方面都沒有宣傳地
位在裏面,但是申報的主義,申報的責任心,申報的態度,我是向來
佩服的. 二十一年末了,忽然發見申報上有了衞生週刊乃是舊
醫的宣傳機關. 我就很懷疑申報的態度,爲什麼中變了. 於是
乎根據了春秋責備賢者的意思,在時事新報上面發表了一篇'
中風辨謬'. 這是專門攻擊衞生週刊裏面的論說,他們還不肯
服罪,做了一篇立場論,來反攻. 我又做了一篇'駁立場論',痛斥
日報上宣傳非科學的僞謬醫論,是要流毒社會的. 表面雖然是
責備衞生週刊,其實就是責備申報,幷且就是責備申報以外的喜
歡登載僞謬醫論的日報. 那裏曉得發表這個'衞生週刊'却不
是申報當局的主意,却不是申報主編的. 乃是舊醫們拿出一筆

銅錢,買了申報上一方地位,來做廣告的,完全是狐假虎威何嘗是申報自己的態度呢,我却錯怪了. 當衛生週刊未曾發刊以前,申報當局馬蔭良先生,本來和龐京周先生,有發起一種新醫學說宣傳的刊物,附着申報發行的動議. 這個動議未曾進行的時候,剛巧衛生週刊和我的筆墨官司出現了,於是激動了馬,龐兩先生的舊議,就此趕緊進行,出了一個'申報醫藥週刊'. 并且登報聲明衛生週刊,不是申報主編的. 就此一來,衛生週刊也覺得沒趣,而無影無踪的消滅了.

至於去年,就是二十二年的工作,最大的約有三種: (一)是對於國醫館. 例如'讀國醫館整理學術草案之我見',和代上海醫師公會做的 '對於制定條例責成中央國醫館管理國醫案意見',和最近發表的'焦易堂為採行國醫條例告國人書之商榷'. (二)是對於舊醫學術的整理. 例如'痰說',和'飲說',和'寸口診脈的討論'. (三)是宣傳病理解剖. 例如'讀余子維先生遺囑解剖屍體記事書後',和'聞余子維先生遺囑解剖遺骸事敬告國人'. 病理解剖,不但是醫學進步的要素,也是打破虛偽醫學,明示科學醫察病真確的工具. 所以我們很應該提倡.

總括以上所發表的革命工作,舊醫荒謬的議論,和開倒車的思想,以及社會一般和舊醫共鳴的條件,被舊醫欺騙的事項,大約都可以依着以上所發表的理由來打破和解決. 舊醫的技倆一天一天窮蹙起來,他們的論調,也一天一天狹促起來了,學術上差不多已經是完全把舊醫打倒的了. 所剩下來的,不過國產藥物問題,還有幾分能夠麻醉社會心理,牽繫大老感情就是了.

(九)

講到現在的形勢,當然是我們占勝利: (一)舊醫溝通派慢慢多起來,他們所發的文字,總要帶點科學皮毛,才算是時髦.
(二)宣告用科學整理舊醫學;現在無論社會的人們,無論舊醫,都
知道舊醫應該科學化了,其實這是和宣告舊醫學破產一樣. 在
他們不過是應着周圍的壓迫,採取點科學皮毛,來維持舊醫的地
位就是了. 非但沒有誠意來科學化,并且要想科學化,也沒有這
個能力,手腕和頭腦. 但是只要他們曉得科學化是舊醫學現在
必要的趨勢,那末一步一步進去,總可以達到完全科學化的目的.
到了真正完全科學化的時候,舊醫就真正完全消滅了. (三)舊
醫思想變遷的漸漸多起來了,他的變遷狀態,可分爲三派. 第一
派,是假面派: 是完全學點時髦,欺騙社會,來維持自己營業. 第
二派,是溝通派: 這派也有第一派的慾望,但是時時良心發現,講
點極通明的話. 他的見識,能夠達到. 不過爲了飯碗問題,對於
真正革命,還有所顧忌,所以有時還免不了意氣和權術. 第三派,
是覺悟派: 這派的人多是中醫學校現在肄業的有志青年,他們
只有學術問題在頭腦裏,飯碗問題還沒有臨頭,所以心思是很純
潔的. 并且未入舊醫學校以前,受過相當的中等學校教育,入了
舊醫學校以後,一聽到模糊影響的講義,實在心中難受. 所以往
往出來,換過方向,去入新醫學校. 或者就在舊醫學校裏面倒起
戈來. 近來所出的‘國醫評論’雜誌,就是舊醫門人的有志青年
范天馨,周大鐸等所幹的. 還有幾位已經在中醫學校畢業了,已
經開業了,却能回向科學,對於舊醫,竭力做革命的工作. 竟有從
新再入新醫學校,去學科學醫的(如江晦鳴君,周莎君等). 這是
醫學革命絕對勝利的地方.

(十)

今後的革命工作,有三要點: (一)注意大報館舊醫宣傳機

關的論調．如果有了悖謬主張,倒車文字,和對於醫學革命上有不穩的議論,立卽予以駁斥．揭破僞謬,宣傳正學．使他們言論,不能不謹愼,不能無忌憚．（二）注意肄業舊醫校的靑年,和全國的大學生,中學生．大凡靑年的人,受毒未深,積習尙淺,而且有改過的勇氣,向善的毅力．所以肄業舊醫學校的,固然要設法使他覺悟,使他倒戈．其他非舊醫學校的學生,就是肄業各種大學校,中學校的學生,也要聯絡起來,向他們宣傳科學醫的眞理,舊醫學的妄謬．作爲改良國民思想的基礎,製造社會輿論的根本．使後來醫學革命的工作,更加容易奏功．（三）注意持兩端論調的人們．這種人們的思想上一部份,已經是受了科學的洗禮了．但是受毒已深,積習非淺,腦經上一時囘不過來．所以徘徊歧路,發出西醫也有好處,中醫也有好處的議論來．我們對於這一類人們,應該不怕討厭,從詳和他討論,或者很可以使他覺悟．至於老朽不堪,無法挽救的人們,只好聽他受舊醫欺騙便了．但是遇着機會,也應該宣傳正學,不可說這類當中,絕對沒有放下屠刀,立地成佛的人啊．

中國醫藥期刊目錄

A SURVEY OF CHINESE MEDICAL PERIODICALS

王 吉 民

西哲有言,欲定一國文化之優劣,當視其出版物之多寡以為斷. 故欲知一國醫藥之進步,亦可由其醫報之數量以測之. 據嘉爾森氏醫史,各國所出之科學雜誌報章,以醫學為最夥. 美國陸軍圖書官賀蘭氏 H. O. Hall 曾調查歷年所出之醫學雜誌,自一八八〇年迄一九一六年六月,共有八二八九種. 又據飛沙氏 Fisher 之調查,一九一三年各國刊行之醫報,共有一六五四種. 計美國六三〇種,德國四六一種,法國二六八種,英國一五二種,意國七五種,西班牙二九種,此僅就歐美而言,亞洲尚不在內,而其數量已足驚人. 返觀吾國,自歐美輸入醫學以來,亦有百餘年矣,一查出版之刊物,尚寥若晨星,且多無甚價值. 推厥原因,當局既無特別獎勵,個人大都以醫為業,診務而外,何暇研究著述,此勢有所未能也.

溯國內醫報之出版,以美人嘉約翰主編之西醫新報為最早,創刊於前清光緒八年,年出四冊,在廣州印行,惜僅出八期而止. 其次為尹端模之醫學報,時在光緒十二年. 國人自辦之醫報,當以此為鼻祖. 光緒十四年,博醫會報出版,此為在華外國醫士所編,兩月一期,悉用英文,發行迄今,垂四十餘年,允稱吾國最悠久而最有價值之刊物. 此後醫藥期刊,寂然苦無,幾二十年無繼起者.

至光緒卅二年,有德人權約翰發行西醫知新報,木刻大版,裝釘不雅,蓋其時鉛印尚未盛行也. 翌年,留日醫界同人創設中國國民衞生會,印發衞生世界月刊. 光緒卅四年,梁愼餘在廣州編醫學衞生報. 同年,汪惕予在上海刊行醫學世界. 其後廣州有醫事衞生雜誌,日本有醫藥學報,上海有中西醫報,先後產生. 光復而還,新醫漸與,醫報亦隨之而發達. 如中華醫報,醫藥觀,廣濟醫報,中華醫學雜誌,同德醫學,齊魯醫刊等,皆民十以前之尤著者.

民國八年,上海時報發行醫學週刊,隨報分送,此爲醫學副刊之最早者. 翌年,申報特闢常識一欄,每日登有醫藥論文二三篇. 大報之宣傳衞生,常自此始. 民十七,社會醫報崛起,仿大報格式,單獨印行. 此又別開醫報生面者. 迨民十八,政府設立衞生專部,新醫界各種刊物,一時如雨後春筍,勃然興起,是亦一好現象. 惟是數量雖增,而考其內容,則尙非科學化,或出藥商主辦,賴以宣傳其出品,或係學校刊物,藉以表揚其成績,眞正研究學理,發揮心得之醫報,尙不多覯,且咸壽命不長,少則三四期而中輟,多亦一二年而停刊. 出版延期,材料枯澀,更爲各刊物之通病. 前者或受經濟之影響,或以徵稿之不易,實亦最大之原因也.

　　查國內各醫藥雜誌,自光緒八年以至於今,統計共出一百五十二種,此外尙有二十二種,因出版年月及刊期等不甚詳晰,未曾列入. 故總數實爲一百七十四種,其分類及數量如下:(一)半年刊三種,(二)季刊三十四種,(三)兩月刊十種,(四)月刊八十二種,(五)半月刊七種,(六)旬刊三種,(七)週刊十九種,(八)四月刊一種,(九)不定期刊三種. 此一百五十二種,其中有七十四種業已停刊,存亡不明者二十五種,碩果健存者僅五十二種耳. 至其出版地點因廣東得風氣之先,故光緒以前,多在廣州發行,光復以後,則移至上海,而杭州,而北平. 國都南遷,上海以交通便利,工商發達,則又集爲中心點. 統計全數雜誌,以地點論,上海佔六十一種,北平二十三種,杭州十八種,廣州十四種,其餘則散於各埠,無足贅述也.

　　若論每年新刊雜誌之多寡,則當以民十八為最,共有十九種.其所以驟增之故,係因衛生部之設立,新醫一時奮興,為醫藥刊物極盛時代. 茲將最近十年新出版各定期刊每年之數量列表於后,更可明瞭其消長焉.

十三年	六　種	十四年	四　種
十五年	五　種	十六年	九　種
十七年	十一種	十八年	十九種
十九年	十二種	二十年	十二種
廿一年	十一種	廿二年	十五種

　　再論其壽命,最持久者,首推博醫會報. 自光緒十四年創刊至今,從未間斷. 客歲與中華醫學雜誌合併,月出一冊,材料比前更豐. 此種毅力,實堪欽佩. 次為中華醫學雜誌,於民國四年出版,已歷十九年之久. 次為拒毒月刊,發行於民五;中華護士季報發行於民九;齊魯醫刊,發行於民十,現與中華醫學雜誌中文部合併,兩月出一厚冊. 此外有十年以上之歷史者,有香港大學醫刊,民國醫學雜誌,廣濟醫刊,醫藥學等,餘則不足道矣. 嘗考外國雜誌,發行五十年,一百年者,比比皆是. 吾國則不然: 最悠久之博醫會報,係西人所辦. 其他如港大,護士,齊魯,廣濟,民國等,直接或間接,均與外人有關. 完全華人,主持悠久之醫報,僅中華醫學雜誌與醫藥學二種耳. 國人辦事無恆心,於此可見一斑.

　　至各期刊之成分如何,是亦有價值之研究問題也. 就其文字而言,大約可分作三類:

　　(一) 完全洋文　如博醫會報,香港大學醫刊,中國生理學雜誌,拒毒英文季刊等.

　　(二) 華洋文合璧　如中華醫學雜誌,衛生季刊,中華護士季報等,均係中英文;同仁則係中日文;同濟則係中德文;中法則係中法文.

(三)純粹國文　除前二項外,餘均國文.

次就其性質而言,大約可分作普通,專門二類:

普通雜誌,以提倡公共衛生,灌輸醫學常識,介紹新藥用品,討論醫事行政者爲多,以供醫家參考,研究學術者爲少,此足見我國醫學之幼稚. 至專門雜誌,則更如鳳毛麟角,雖有生理雜誌,護士季報,麻風季刊,牙科月刊,藥報,眼科雜誌等,總嫌其少而不精,較之外國各科有各科之專誌,不免瞠乎其後,亟須努力急起直追也.

綜觀吾國醫藥期刊之情形,略如上述. 顧不能謂已上軌道.但已脫離萌芽時代,而漸入於長成時期. 苟能苦心研究,毅力進行,則數年之後,自有成績. 著者於醫報,性有所癖,謹就歷年搜集所得,列成簡表,以供研究家之借鏡. 掛一漏萬,在所不免;尚望同道補充之.

中華民國二十二年雙十節,王吉民著於杭州芸心醫舍:

說　　明

(一)本目錄所載之期刊,自光緒八年至民國廿二年止。

(二)本目錄所收編者,皆雜誌附刊之屬;年刊及報告等,概不列入。

(三)本目錄僅限於新醫方面;舊醫刊物,均不在內。

(四)每種期刊,先列名稱,次主編者,次刊期,次出版年月,次價目,次發行地點,最後爲備考。

(五)凡調查不完全者,存其名稱,另列附錄;讀者如能將錯漏見告,尤所歡迎。

(六)此項調查頗得沈仲圭,陳瀣新,李濤三先生之助,書此致謝。

名　稱	主編者	刊期	出版年月	定　價	發行地址	備　攷
西醫新報	嘉約翰	季刊	光緒八年		廣　州	八期停
醫學報	尹端模	月刊	光緒十二年		廣　州	二期停
博醫會報	博醫會	兩月刊	光緒十四年		上海美華書館	英文第卅七卷起改月刊四十六卷起與中華醫學雜誌合併
西醫知新報	權約翰	月刊	光緒卅二年		廣　州	四期停
衛生世界	中國國民衛生會	月刊	光緒卅三年	每冊二角	日本金澤市下木多町一番丁五番地	五期停
醫學衛生報	梁愼餘	月刊	光緒卅四年七月	全年一元	廣州長樂街恆安別舘	十期停
醫學世界	汪惕予	月刊	光緒卅四年六月	全年一元七角四分	上海英大馬路泥城橋自新醫院	卅四期停
衛生白話報		月刊	光緒卅四年五月		上海衛生白話報社	停
醫藥學報	中國醫藥學會	月刊	光緒卅三年		上海中國醫藥學報社	停
光華醫事衛生雜誌	葉菁華	月刊	宣統二年八月	全年一元	廣州光華醫社	十期停
中西醫學報	丁福保	月刊	宣統二年四月	全年八角四分	上海新馬路昌壽里五八號	八卷十二期停
醫藥學報	醫藥學社	月刊	宣統二年		日　本	停
中華醫報	嘉惠霖	兩月刊	民國元年五月	全年二元	廣州廣東公醫院	二十一冊停
醫藥新報	渡邊久作	月刊	二年十一月	全年一元	上海北四川路二〇六一號	二期停
齒科學報	中國牙科醫學會	月刊	三年七月		廣州中國牙科醫學會	停
醫藥觀	鳳家福	月刊	三年二月	全年二元	杭州壽安坊中華醫藥公司	十一期停
廣濟醫報	廣濟醫科同學會	兩月刊	三年十月	全年一元	杭州廣濟醫院	四十一期停
浙江醫專校友會雜誌	錢崇潤	季刊	四年二月	非　賣品	杭州醫藥專門學校	校刊　停
餐衛叢刊	慎食衛生會	季刊	四　年		上　海	三期停
廣東光華醫報社月報	光華醫社	月刊	四年五月	全年五角	廣州光華醫社	九期停
中華醫學雜誌	中華醫學會	兩月刊	四年十一月	全年二元	北平崇文門大街三二五號	中西菱牟民廿四部與博醫會報合併文部與齊魯醫刊合
衛生叢報	侯希民	兩月刊	五　年		北　平	停
拒毒	中華民國拒毒會	月刊	五年五月	全年五角	上海香港路四號中華民國拒毒會	
衛生	光華醫社	兩月刊	七年七月	全年一元	廣州光華醫社	停
同濟	黃勝白	兩月刊	七年九月		上海吳淞同濟醫學校	三期停

刊名	編者	刊期	創刊	價目	出版處	備考
體育週報	黃醒	週刊	七年		長沙體育週報社	停
博濟	博濟醫院	月刊	八年二月		廣州西堤	停
醫學週刊		週刊	八年五月	非賣品	上海時報館	附上海時報五十五期停
中國護士季報	孔美玉	季刊	九年一月	全年一元	上海中國護士會	中西參半
醫藥雜誌		月刊	九年一月	全年二元	上海南京路三四號貿易印刷公司	七卷六期停
同德醫學	黃勝白	月刊	九年四月	全年二元半	上海麥根路十九號同德醫學校	八卷三期停
改造與醫學	姚伯麟	不定期	九年七月	每冊三角	上海法界拉格納路一三〇號	
醫事月刊		月刊	九年十一月		北平艾酉學會	停
藥報		月刊	九年十一月	每冊二角	杭州公立醫藥專門學校	小報格式第三十五期改成冊
中法醫學雜誌	波隸魯氏朱毓芬	季刊	十年	全年三元	北平大甜水井十六號	十一年七月改為月刊停
齊魯醫刊	齊魯大學	兩月刊	十年五月	全年一元	濟南齊魯大學醫科	現與中華醫學雜誌合併
醫藥話	浙江醫專校友會	月刊	十年六月	每冊二角半	杭州浙江醫專校友會	停
東亞醫學	黃天民	月刊	十一年一月	全年二元半	上海北四川路黃鸝路三六號	停
通俗衛生月刊		月刊	十一年四月		北平中央防疫處	停
香港大學醫刊		四月刊	十一年四月	全年二元	香港醫科大學	英文第七卷起改為季刊
體育季刊	體育季刊社	季刊	十一年五月	全年一元二角	南京東南大學	嗣改名體育與衛生三卷三期停
中法醫學雜誌	中法醫學雜誌社	季刊	十一年七月	全年三元	北平大甜水井十六號	漢法合璧以介紹讀醫於歐美為宗旨
衛生	浙江中國衛生會	月刊	十一年九月		杭州青年會	四期停
新醫人	新醫人雜誌社	半月刊	十一年十二月	全年一元	上海麥根路同德醫學校	六期停
醫藥	醫藥學社	季刊	十二年	每冊三角	日本千葉千葉町	停
中國醫藥月刊	顧忍	月刊	十二年七月	全年二元半	上海四川路一三四號輸洋發刊社	十期停
民國醫學雜誌	侯毓汶	月刊	十二年七月	全年三元	北平宣武門內石駙馬大街北平醫院	
化學藥業雜誌	化學藥業雜誌社	兩月刊	十二年十月		上海九江路一號	中西參半二卷二期停
廣濟醫刊	阮其煜	月刊	十三年一月	全年二元四角	杭州缸兒巷	
衛生	衛生教育會	季刊	十三年三月	全年一元二角	上海虹山花園四號	中西參半後改月刊完全中文
協和		月刊	十三年		廣州協和報社	停

刊名	編者	刊期	創刊	價目	出版機關	備註
新同德	新同德社	月刊	十三年五月		上海同德醫校新同德社	八期停
實用衛生		季刊	十三年		哈爾濱東三省防疫處	八期停
醫藥學	黄鳴龍	月刊	十三年十月	全年二元半	上海北京路二六六號	卽黃勝白主編之同德醫藥學改組
衛生雜誌	中央防疫處	季刊	十四年一月		北平中央防疫處	停
醫學原著索引	伊藤亮	月刊	十四年	全年日金五元	奉天滿洲醫科大學	
生命與健康	盧施福	週刊	十四年九月	全年一元半	上海靜安寺路九三號	停
同濟醫學月刊	蕭思理等	月刊	十四年十月	全年三元	上海同濟大學醫科	每篇附列德文
日新治療	兒秀玉衛	月刊	十五年三月	非賣品	日本大坂	日藥商宣傳品
協和通俗月刊		月刊	十五年		北平協和醫校	停
新醫與社會	上海醫師公會	週刊	十五年		上海時事新報館	附上海時事新報(星期五)
衛生月刊	衛生月刊社	月刊	十五年		吉林糧米行八九號省會醫士會	停
醫學週刊	丙寅學社	週刊	十五年十二月		北平石駙馬大街二八號	附天津大公報
天德醫療新報	天德醫療新報社	月刊	十六年一月	非賣品	上海江西路讓信洋行	藥商宣傳品
英文拒毒季刊	黄嘉惠	季刊	十六年七月	全年一元	上海中華民國拒毒會	
醫藥衛生淺說報		半月刊	十六年九月		天津東馬路盧氏醫院	
痳瘋季刊	鄔志堅	季刊	十六年一月	全年一元二角	上海博物院路二十號	中西文參中
中國生理學雜誌	中國生理學會	季刊	十六年一月	全年十元	北平協和醫學校	英文
同仁		月刊	十六年一月		日本同仁醫院同仁會	
協醫校刊		月刊	十六年		北平協和醫學校	校刊
體育	體育雜誌社	季刊	十六年五月		上海體育雜誌社	停
通俗衛生	北平中央防疫處	月刊	十六年六月		北平中央防疫處	停
診療醫報	夏慎初汪企張	月刊	十七年十月	全年一元	上海震飛路一〇四號	
新市場公共衛生會月刊	王吉民	月刊	十七年七月	非賣品	杭州平海路二三號新市場公共衛生委員會	小報格式四期停
衛生月刊		月刊	十七年九月		北平衛生局第一特別衛生區事務所	
衛生導報	毛咸	半月刊	十七年十一月	每期二分	杭州平海路友愛診所	小報格式五期起改冊九期停
東南醫刊	東南醫學院	月刊	十七年十二月	全年二元	上海南市滬軍營	後改季刊

刊名	編者	刊期	創刊年月	定價	出版處	備註
北平大學醫學院半月刊		半月刊	十七年十二月		北平大學醫學院	
同仁會醫學雜誌	小野得一耶	月刊	十七年一月	全年二元	日本東京市神田區猿樂町十五會番地同仁會	中日文兼有
衛生月刊	胡鴻基	月刊	十七年一月	全年一元	上海特別市衛生局	
德華醫學雜誌	丁惠康	月刊	十七年一月	全年二元四角	上海梅白格路一二一號醫學書局	十二期停
衛生公報	北平衛生局第一科	月刊	十七年		北平衛生局	
社會醫報	余雲岫等	週刊	十七年二月	全年二元	上海老大沽路馬安里三四號	大報格式每星期日出版自第124期起改本子月出二册
衛生週報	杭州醫藥師公會	週刊	十八年十月		杭州石牌樓花圈弄第一號	附杭州民國日報(星期一)
衛生週刊		週刊	十八年		北平大學醫學院	
遼寧彙報	張霽	季刊	十八年		遼甯醫科專門學校	
中國衛生雜誌		月刊	十八年一月		上海中國衛生報館	停
體育世界		月刊	十八年		上海良友圖書印刷公司	
衛生局月刊		月刊	十八年三月		天津特別市衛生局	
醫光	北平醫光社	週刊	十八年		北平勞陰胡同十二號醫光社	附北平世界日報(星期二)
衛生公報	衛生部	月刊	十八年一月	全年二元	南京行政院衛生部	二卷十一期停
醫藥評論	褚民誼	半月刊	十八年一月	全年一元	上海法租界亞爾培路四〇八號	
新醫藥觀	張德周	月刊	十八年二月	非賣品	日本大坂東區道修町二十目二十七番地	藥商宣傳品
中德產科醫學校月刊	中德產科學生會	月刊	十八年三月	非賣品	上海靜安寺路張家浜中德助產學校	校刊四期停
體育雜誌	中央體育研究會	半年刊	十八年六月	全年五角五分	南京中央大學體育館	二期停
立興雜誌	立興洋行	半年刊	十八年三月	非賣品	上海立興洋行	藥商宣傳品
衛生週刊	杭州醫藥師協會	週刊	十八年六月		杭州石牌樓花圈弄一號	附杭州民國日報(星期一)十期停
華北醫報	周寶西	旬刊	十八年八月	全年一元半	北平南長街八二號	大報格式六十六期停
新醫學月刊	虞抑甫	月刊	十八年十月	每期二角	天津東馬路新醫學會	二期停
體育週報	樂華體育書報社	週刊	十八年十月	全年一元半	上海聯業貿譯廣告公司	十六期停
新醫聲	陳仰韓	旬刊	十八年十一月		汕頭西醫士公會	二十八期停
醫事叢刊	宋國賓	季刊	十八年十一月	全年一元二角	上海池浜路四十一號全國醫師聯合會	自第二期起由余雲岫主編
軍醫公報	軍醫公報社	月刊	十九年	全年一元	南京四條巷十三號陸軍署軍醫公報社	

刊名	編者	刊期	創刊	定價	地址	備註
慈幼月刊	中華慈幼協濟會	月刊	十九年四月	全年一元	上海博物院路二十號	二卷十期停
衛生週刊	南京市政府衛生局	週刊	十九年五月		南京市衛生局	附南京中央日報六十七期停
醫學週刊	侯寶璋等	週刊	十九年五月		濟南半篝醫學社	附山東日報十一期停
生活醫院月刊	張克成	月刊	十九年六月	全年一元半	上海白爾路生活醫院	原名生活月刊
民衆醫報	李逢潮	月刊	十九年八月	全年一元半	廣州惠愛中路一七五號	
康健雜誌	中華康健會	月刊	十九年九月	全年一元二角半	上海南京路六一九號二樓	停
南京醫刊	金鳴宇	不定期刊	十九年十月	每冊三角	南京奇望街一二八號南京醫師公會	
新藥與治療	李棻	季刊	十九年十一月	非賣品	上海法商百部洋行	藥商宣傳品
杭市衛生	杭市衛生月刊社	月刊	十九年十二月		杭州市政府衛生科	一期停
軍醫雜誌	第八路總指揮部軍醫處	季刊	十九年	非賣品	廣州第八路總指揮部軍醫處	
新醫藥與衛生	南洋醫大學同學會	月刊	十九年		上海愛文義路惠旅養病院	停
濟生醫院月刊	梁圉放	月刊	二十年	全年三角	杭州缸兒巷四十六號	校刊小報格式原名濟生醫刊
醫學世界	醫學世界社	月刊	二十年	非賣品	上海博物院路一六號永興洋行	藥商宣傳品
汽巴季刊	畢鳳章 劉步青	季刊	二十年	非賣品	上海汽巴公司	藥商宣傳品
體育半月刊	浙江省立體育場	半月刊	二十年一月	全年一元	杭州省立體育場	
體育週刊	三光社	週刊	二十年一月	全年一元	上海福生路德康里十四號	停
同濟醫學	同濟醫學院同學會	季刊	二十年三月	全年一元	上海白克路同濟大學醫學院	
大衆醫刊	溫泰華	半月刊	二十年四月	全年一元半	廣州文明路二〇四寬	
現代醫藥	陳萬里	月刊	二十年四月	全年二元	杭州青年路三號	二期停
優生月刊	潘光旦	月刊	二十年五月	每冊三分	上海博物院路青年協會	五期停
醫藥	國立中央大學醫學院	月刊	二十年七月		上海國立中央大學醫學院	
醫林新誌	汪建侯	月刊	二十年十一月	全年一元	杭州東街路一二三號	
新醫	夏慶麟 沈維熊	月刊	二十年十一月	全年一元	廣州光華醫學院	
科學醫報	錢潮	月刊	廿一年一月	全年二元	杭州延齡路三八號	
衛生常識	黃貽清	週刊	廿一年一月		南京中國日報館	附南京中國日報五十九期停
軍醫雜誌	吳羽白	兩月刊	廿一年	全年二元	南京陸軍軍醫同學會	

名稱	編者	刊期	年份	定價	地址	備註
中國眼科學雜誌	石增榮	半年刊	廿一年	全年二元	哈爾濱醫學專門學校	
民衆醫藥	民衆醫藥社	週刊	廿一年		上海小沙渡路勞工醫院	附上海晨報（星期一）
民衆醫學	民衆醫學社	週刊	廿一年		上海四川路十二號	附上海新聞報（星期一）
醫與藥		季刊	廿一年	非賣品	上海美狄根洋行	華商宣傳品
體育週報	體育週報社	週刊	廿一年二月	全年五元二角	天津法界青年會	
新醫藥刊	趙燏黃	月刊	廿一年七月	全年六角	上海白克路四三〇號	
醫學與藥學	杭州醫師藥師公會	月刊	廿一年七月	全年一元	杭州石牌樓花園弄一號	
中國康健月報	葉勁風 裘聞芬	月刊	廿一年十月	全年二元	上海河南路二〇號	中英合璧
民藝的醫學	張希魯	月刊	廿二年	全年二元二角	上海買西義路通俗醫藥雜誌社	
精神治療		月刊	廿二年	全年四角半	嘉興精神治療月刊社	
科學的醫藥	黎惠年	月刊	廿二年		上海馬斯南路廿號	附時事新報
申報醫藥週刊		週刊	廿二年		上海申報館	附上海申報（星期一）
體育季刊		季刊	廿二年		北平	
軍醫月刊	吳羽白	月刊	廿二年一月	全年一元半	南京紅花地醫髁巷陸軍軍醫同學會	
北平醫刊	北平醫刊社	月刊	廿二年一月	全年六角	北平四四頭賞胡同二十號	
新醫聲	陳仰韓	月刊	廿二年一月	全年五角	汕頭德安街六號西醫士公會	十八年出版二十年停現復刊
浙江省立病院季刊	陳萬里	季刊	廿二年一月	每冊半元	杭州馬市街	
婦女醫報	鄧純隸	月刊	廿二年一月	全年一元半	上海法大馬路啟智書局	
廣西衛生旬刊	衛生旬刊社	旬刊	廿二年二月	全年一元半	梧州小校塲	
東方醫學雜誌		月刊	廿二年四月	全年二元	瀋陽滿洲醫科大學	
康健雜誌	褚民誼等	月刊	廿二年五月	全年一元半	上海跑馬廳路五〇七號	
新藥時報	劉步青 畢鳳章	不定期刊	廿二年六月		上海交通路一三一號	附時事新報
衛生月刊	北平市衛生事務所	月刊	廿二年六月		北平晨報社	

附錄　下列期刊因調查不完全,僅存其名稱,尚望同道指正之.

名稱	編者	刊期	年份	定價	地址	備註
通俗醫事衛生		月刊			北平通俗醫事月刊社	
大衆醫刊					北平大衆醫刊社	

新生命				北平大學醫學院新生命社	
唯生彙刊	唯生社			仝　　上	
唯生醫學				北平大學醫學院新生命社	
中國齒科月刊		月刊		上海中國齒科醫局	
衛生月刊	吳驤伯	月刊	二十年二月	北平第一衛生區事務所	附北平晨報
醫光	醫光社	週刊		北平大學醫學院醫光社	附京報
醫光	醫光社	週刊		仝　　上	附天津益世報
新醫學		季刊		濟南省立醫學專科學校	
壬申醫學		半年刊	二十一年	河北省立醫學院	
西京醫學		月刊		陝西西京省立醫院	
衛生局月刊	天津特別市衛生局	月刊		天津特別市二區喜安街一五號	
中華獸醫期刊	中華獸醫學會			遼寧瀋陽北關獸醫教育班	
河南大學醫學院季刊		季刊		河南大學醫學研究會	
助產月刊		月刊		南昌江西省立助產學校	
衛生促進會會刊	王與周	半月刊		雲　　南	
衛生半月刊	趙寒夫	半月刊		貴　　陽	
奉天醫學雜誌	沈文魁	月刊		奉　　天	
衛生旬刊	馮根強	旬刊		廣　　州	
體育研究與通訊				鎮江公共體育場	
藥刊	孟目的	季刊		每年二元	北平華北藥學會總會

衛生事業

衛生教育淺說

高　維

(一) 名詞定義

　　教育者用以促進或改變人生之本性,及其狀態,無論其爲思想,爲信仰,爲行動,均能致其糾正之力. 衛生者藉以促進人類之健康. 健康云者,乃一種性能,使人獲得一種生活,在生理與心理兩方面同時並進,而無限制,始能達到完善而又美滿之生活. 衛生教育之名詞,已採用十餘年,近有人提議改用健康教育,因衛生乃係一種方法,而健康始算達到目的.

(二) 衛生教育之意義

　　健康爲人生最重要之事,個人幸福,社會繁榮,國家存亡,民族强弱,無一不與衛生教育有密切之關係. 歐戰以還,泰西各國之衛生專家,皆知個人與公共衛生,非特衛生教育與宣傳,不能廣收實效. 而教育專家亦知教育非特別注重衛生,則教育之基礎不能穩固,教育之功用不能完全. 如是衛生教育遂卓然獨立以成科迄於今日,乃居教育及衛生兩方面重要之地位. 吾國今日,國民無健康可言,民族有衰亡之慮,實行衛生政策,自甚迫切,但經濟落後,民智未開,以言推進公共衛生,困難多端,良非易事,幸有衛生教育,成功著而費用省,足以祛世人之惑,濟行政之窮,爲衛生界及教育界所特別注意也.

(三) 衞生敎育之目的

灌輸知識: 灌輸衞生知識,使人人能保持其本身之健康,并使其對於公共衞生具有正確之觀念,以期能輔助公共衞生之推行

養成習慣: 養成少年衞生習慣,具有豐富的生活力,及充分的快樂心,因此增加其工作之效率,而爲服務社會之基礎.

感化家庭: 因一人受有衞生敎育,遂使其家人亦受間接之影響,而改良其習慣及態度.

改良種族: 父母受有衞生敎育,知所以保持及促進其本身之健康,然後能產生健康之子女,而兒童受家庭之薰陶及訓練,於是一代勝於一代,終成爲一健康之民族.

促進公共衞生: 個人衞生固須敎育之力量,以養成知識,習慣,態度,並有以改良其家庭. 同時社會之公共衞生設施,仍須各個人之公同維護與贊助,如何能使各個人能有維護與贊助公共衞生事業之觀念與熱心,亦惟有藉敎育之力量始能達到目的也.

(四) 實施衞生敎育之原則

養成衞生習慣: 衞生習慣固然受遺傳之影響,遺傳旣好,習慣亦佳,則身體健康. 若遺傳雖良,而習慣不佳,則其結果亦屬不良.

學校與家庭之合作: 學校如能得到家庭合作,則於衞生實施上必生較好之結果,可藉學生喚起家庭注意衞生.

實施衞生敎育必以學校敎師爲主體: 敎師對於學生直接感化以之爲主體,收效極大且可於其他課程內附加衞生知識,使能徹底認識,推行時減少無數障礙,得意外之助力.

（二）敎材應科學化：純粹科學化之敎材,如種痘可以預防天花.近似科學化之敎材,如打防疫針不致得到霍亂,又如每日飲開水六大杯碗既有大小之分,時又有冬夏不同,當加以注意. 至於純粹不科學化之敎材,自以不用爲是.

（五）衞生敎育工作之範圍

衞生敎育之原則,各國大同小異,而辦理之手續及先後,須視各地之情形而決定. 其工作約分五項：(一)專門衞生敎育,關於醫學校,醫院,助產學校,護士學校等,衞生敎育之指導設計事項. (二)學校衞生敎育,關於中小學校舉辦衞生事項. (三)社會衞生敎育,關於協助社會敎育機關,如民衆敎育館,辦理衞生敎育及宣傳事項. (四)養成師資人才,關於造就專門衞生敎育敎師,及舉辦各種訓練班,於最短期間養成衞生敎育之師資. (五)準備敎材,關於編輯書報,雜誌課本,製造各種模型繪印圖畫,攝製幻燈片及照相等敎材之工作.

（六）衞生課程

中國學校各級均加衞生課程,爲衞生敎育之中心. 以前各校均以生理解剖爲課程,蓋不知近代衞生敎育之趨勢. 茲述課程之標準如下：(一)幼稚園爲大多數幼兒生活之所,故卽以生活習慣敎之爲佳,如刷牙,洗手,休息,運動,睡眠等. (二)小學校每週至少有一小時之衞生課程,分爲低,中,高三級,低級偏重於習慣之養成,中級側重於衞生知識和實踐,高級則趨向於公共衞生之領導. (三)初中衞生課程,每週至少一小時,一年級注重個人衞生. 二年級疾病常識,尤以傳染病爲重. 三年級加公共衞生及救急法. (四)高中每學期每週有二小時演講,如性之衞生,及現代醫學衛生之趨勢等. 女子在一年級及二年級時,每週有二小時學習護士學. (五)大學校現教育部尚未規定,國內私立大學間有於一年級時講演衛生學科者,但課程尚不完備,必須注重個人衛生及公共衛生學理. (六)師範學校,尤須強迫研究衛生教育,卽關於衛生教學法,及衛生教育原理.

(七) 中小學衛生教學法原則

小學教學法,行比知更重要,應偏重於衛生習慣. 如每日必須大便一次,先可實行,不必使知其學理. 中學學生知識較豐富有負責能力及判斷力,可授以原理. 擔任學校衛生教育者,(一)須明瞭校內學生情形. 此應製定表格三種,實行調查: (甲)健康記錄表,(乙)審查衛生習慣表,(丙)知識及態度測驗表. 查明學生程度後,根據課程標準,選擇科學化的教材. (二)教材分量之分配,極關重要. 茲將小學教材之分配比例,列表如下:

項目　年級	習　慣	智　能	態　度
高　年	40%	40%	20%
中　年	50%	30%	20%
低　年	60%	20%	20%

此外尚須聯絡各科教材,俾便實用. (三)注重衛生教育課外之活動,卽各種訓練問題,及參觀衛生機關. (四)須考察學生程度,現行之教學法是否適用,以及學生之進步率等. (五)對於小學生須特殊注意者有四: 一、晨間檢查,二、測量體重,三、營養教學法,四、衛生自治(參閱教育部公佈衛生課程標準).

(八) 教材編輯標準

衛生教育書籍編輯標準:　(一)須由專家擔任,　(二)須以本國現實材料爲基礎,(三)須求精詳,(四)須採用已審定之名詞,(五)須有精美插圖,(六)須採用語體,並須另組審查委員會,以分別其材料之先後,及各地之需要,以資實用.

(九)　師資訓練

師資訓練爲使教師有充分衛生常識,以灌輸中小學校學生.其訓練方法,可分爲兩種:(一)由各大學辦理師資訓練科,或與衛生機關合辦衛生教育科,並在師範學校內舉辦衛生科,造就專門人才.(二)短期訓練,舉辦學校衛生教育訓練班,訓練現任之中小學教員.

(十)　專門衛生教育之實施

專門衛生教育之實施,應括下列五項:　(一)醫學校衛生課程理論及實施之分配,或衛生學院衛生教育各項分門之研究.(二)訓練公共衛生行政人員,由各機關派送在醫院或衛生機關服務之醫師,增加其公共衛生學識.　(三)訓練公共衛生勸導員,訓練護士學校之畢業生,使能服務社會,勸導衛生.　其訓練時間,可規定二年或一年.　(四)訓練衛生稽查,爲公共衛生行政之耳目,授以衛生工程學識,俾能實施取締違犯衛生法則.　(五)準備專門衛生教育之教材,以供給各種訓練班.

(十一)　學校衛生教育之實施

學校衛生教育之實施,應括下列七項:　(一)準備中小學衛生教材及教學法,講演可分公開講演,分班講演,個人談話等,利用各種方法講演,以灌輸衞生知識. (二)織組衞生討論會,聯絡各學校感情,定期討論學校衞生工作計劃,及解決困難之點,使衞生教育工作,得切實推行. (三)衞生圖畫比賽,爲增進學生衞生知識,備學生對於衞生有深刻印象,發展兒童衞生觀念及興趣.(四)衞生自治會,由學生自動組織而成,對於學校衞生工作具有自治之精神,得輔助學校實施衞生教育工作. (五)學校衞生稽查隊,係於校中各級遴選成績優良,品行端正,可爲全班模範者充任之,對於學校環境清潔,及學生舊有不良習慣,加以改善. (六)衞生遊藝會,各校每年舉行一次,編輯衞生戲曲,衞生遊藝,招集各生家長加入,俾使各生家長對於學校衞生工作,育相當之瞭解. (七)編輯各種衞生淺說或故事,按期印發,以增中小學學生衞生教材之用.

(十二) 工廠衞生教育之實施

工廠中實行衞生教育,與學校情形大略相同,但於工廠內須組織急救法訓練班,於工友中遴選若干人,加以訓練,俾臨時發生意外創傷或患病時,在醫師未到以前得知如何處理.

(十三) 社會衞生教育之實施

民國四年十月,教育部頒發通俗講演所規程,定有勸導衞生一目;實爲衞生教育在社會教育上取得法定之地位. 至國民政府成立,社會教育日見發達;十七年十月明令公佈社會教育實施中心目標,內有健康一項. 於是各地社教機關,皆有衞生教育組織. 社會衞生教育實施對象,大都爲失學之成人,品類至不齊一,施教極感困難,非具有專門技術,運行特殊方法,難收實效. 所用方法,有(一)衞生通俗講演,或化裝講演,或衞生談話,或無線電台播音講演. (二) 舉行衞生展覽,或巡迴展覽,各種展覽會之舉行,均應以性質單純爲原則,陳列力求有系統俾觀衆印象得集中,如夏令衞生展覽會,兒童幸福展覽會等. (三) 遊行爲實施社會衞生教育最有效之工具之一,然非有相當人才,充裕之經費,與精密之計劃,不克舉事也. (四) 母親會,設法招集一區域內之爲母親者,每週開會一次,授以營養嬰兒之方法,及衞生習慣等,有時亦可映放電影,幻燈片,以助餘與,收效頗巨. (五) 未滿學齡兒童衞生會係爲二至六歲兒童養成良好衞生習慣而設,每週招集一區域內未滿學齡之兒童,受以淺近衞生常識,養成良好衞生習慣之基礎. (六) 家政衞生訓練班,專爲一般中年婦女,授以家庭各項衞生事宜,及關於育嬰技術,由是婦女明瞭母職之重要,自知保障嬰兒健全體格,以鞏固個人衞生之基礎,訓練期滿,並予以證書,以資獎勵. (七) 在民衆教育館舉行衞生講演及訓練班,或夜班,以增進工人衞生知識. 如蘇俄成人衞生教育,則在平民學校及職工學校,民衆閱書室,工人俱樂部等處舉辦之. 捷克斯拉夫則以圖書館作中心. 美國則於公立學校中,特別注意職業衞生教育. 近年以來各國無不力求普及社會衞生教育.

(十四) 社會衞生教育教材

社會衞生教育之教材除用講演外,並可編製簡單課本,傳單,模型,圖畫,幻燈,電影等,以增進知識. 其編輯法皆須由專家擔任,如編印標語,應分期訓練. 茲舉一例如下: 預防癆病標語,第一年用'患癆病要到醫師處去檢驗.' 第二年用'癆病要早知,早治,早治,早好.' 第三年用'癆病要用X光線檢查,及齒液試驗.' 第四年用'預防癆病,要注意疲倦,體重減輕,消化不良,久咳不止.' 第五年用'預防癆病,須 (一) 遠避病人,(二) 充分休息,(三)訓練清潔習慣,(四)時常請醫師檢查.' 第六年用'癆病是青年的仇敵,癆病生癆病,癆病染癆病.' 由淺入深,使人民注意.

（十五） 衞生教育成績之測驗

學校舉行衞生教育測驗,使學生對於衞生印象加深,並藉以明瞭學生對於衞生所認識之程度. 至於測驗辦法,(一)須公佈測驗方法,(二)須分等級,(三)須派員監視,(四)評定成績後,須發獎品. 在社會方面,可利用無線電台或報紙測驗民衆衞生知識,藉以引起興趣,並促進民衆對於衞生教育之注意.

（十六） 社會衞生教育成績計算法

衞生教育成績之推算法頗多. 茲舉社會衞生教育推算法一例如下:

成績計算法：依照下例公式計算之

$$社會衞生教育進度 = \frac{\frac{n}{N} + \frac{m}{M} + \frac{B-b}{B}}{3} \times 100$$

註 N ＝ 區內住戶總數

　　n ＝ 區內衞生教育合格戶數

　　M ＝ 區內成年人數

　　m ＝ 區內成年人衞生教育合格人數

　　B ＝ 區內一年內三歲以下嬰兒出生數（死胎亦在內）

　　b ＝ 區內一年度內三歲以下嬰兒死亡數

舉例：

　　東區有住戶 100,即 N ＝ 100

　　住宅衞生及格者 80 家,即 n ＝ 80

　　成年人有 200,即 M ＝ 200

成年人衞生合格者有 140 人,即 m = 140

本年度三歲以下嬰兒有 40 人,即 B = 40

三歲以下嬰兒死亡有十人,即 b = 10

$$東區衞生教育進度 = \frac{\frac{80}{110} + \frac{140}{200} + \frac{40-10}{40}}{3} \times 100$$

$$= \frac{0.8 + 0.7 + 0.75}{3} \times 100$$

$$= 0.78 \times 100 = 78$$

衞生合格標準,可隨時規定之,如(一)曾受預防注射,(二)請科學醫師,不信巫醫,(三)參加母親會,(四)家中清潔,無蒼蠅等項.

(十七)　關於特種疾病預防之衞生教育

近代各地醫務衞生機關,常編有各種疾病淺說. 凡遇有某種病人,即發給某種淺說一張. 如患某種傳染病者,即告以某種症狀及預防方法. 又如營養缺乏病,遺傳與優生等衞生教育,各國皆極力提倡,規定條例,實施辦法甚多. 如美國紐約城,特設優生登記處,收集家譜,記載極爲詳細,並已定出多種人類特性遺傳之定律,及預防方法云.

(十八)　衞　生　教　育　之　心　理

衞生教育當注意教育心理. 負衞生教育責任者,除研究科學教材外,復須研究教育心理. 例如教育心理中,有養成習慣的定律,第一是棟習律,第二是效果律. 棟習律如習慣由棟習而成,每次作一件事,或起一種思想,神經細胞起一種通路,若每次重複操棟,有關係神經細胞便減少阻力,因此工作有效而準確. 棟習時候最重要者:(一)不可間斷,(二)須有標準. 效果律如棟習任何一種習慣,若得到快感,習慣之強度增加,如能應用到衞生教育

上,則增加衛生興趣. 衛生教育可用贊語,或獎品,並從美術方面
着想,引起兒童及羣衆之快感,如醫務傳單,衛生標語,圖畫書籍等,
皆可利用美術,以合愛美之天性,使注重衛生,始合於教育心理.

　　總而言之,上列僅述衛生教育所辦之工作項目及方針與辦
法,至實施於中國社會時,頗應加以研究. 以上每項工作,皆成專
門學術,非數言所能盡. 我國衛生教育人才缺乏,誠爲發展衛生
教育之障礙,醫學教育兩界,應分工合作,共求衛生教育推行,以保
民族健康. 兹篇之作,乃其造端也.

醫學科學化之眞諦

余　雲　岫

[錄二十三年四月六日中央日報本會大會特刊第六期]

　　現在我們中國,已經都曉得科學化是救國的一種重要事務,所以科學運動到處可以見得. 醫學呢,當然也在這個漩渦當中. 一方面也是舊醫學太不像樣了,所以一部分舊醫們也覺得科學化是對的. 但是怎樣是可以算科學化,我可告訴諸位,第一,不是單單把工具來科學化,是要把運用工具的人也科學化起來;第二,不是單單把字面來科學化,是要把議論的根據也科學化起來;第三,不是單單把舊帳簿來用科學方法整理,還要把整理以後的舊帳來用科學方法研究. 一定要具備了這三種條件,方才可以說是眞正科學化. 若是沒有三種條件,把科學化的勾當來做滑頭廣告,來做投機行爲,那末就叫了一百年科學化,是永遠不會科學化的呀. 我且說些理由給諸位聽聽:

　　(第一) 若是單單把工具來科學化,不把用工具的人來科學化,那末我們中國早已科學化了,用不着疊床架屋,再來做科學化運動. 住的也有洋房,探光是依着科學的,行的也有汽車,發動機是科學的,日來看影戲,夜來聽無線電音,享受科學的幸福已經不少了. 但是住洋房,坐汽車,看影戲,聽電音的人,只管抽大煙,擁小妾,日日在法外逍遙,天天做軌外運動;害了病,務必先請教讀書不成的大夫,摸摸二部九候的脈,欽欽補瀉溫清的藥,說不定還要求求仙佛,卜卜課命;對於國家大政呢,拼命主張閉關政策,倒車行爲,來迷惑百姓,指導社會. 這種人佔了大多數,得了相當勢力,這個國家是不是有興旺的氣象,這種民族是不是不會落伍到亡國滅種爲止,我很在這裏懷疑. 總而言之,不想一個法兒,積極的把他們頭腦科學化起來,恐怕科學化的前途,是極遼遠,極無希望的吓.

（第二）若不把議論的根據來科學化,單單用些科學的新名詞,那末把風溫改作肺炎,把傷寒改作腸窒扶斯,就可以算科學化了. 但是一面只管說肺炎,一面只管念'溫邪上受,首先犯肺,逆傳心包'十二個口訣;一面只管說腸窒扶斯,一面只管念'冬時嚴寒,萬類深藏,觸冒之者乃名傷寒'的教科書. 再進一步,測體溫只管用寒暑表,一面只管說'溫邪挾濕,熱入血室';治白喉只管用血清注射,一面只管說'邪入口鼻,毒着肺胃'. 這種化粧式,投機式的科學化,是根本不會得到科學化的功效的.

（第三）若是只說用科學整理舊說,不會用科學研究事實,那末只管說麻黃發汗,當歸止痛,永遠不會曉得麻黃裏面含些什麼東西,當歸裏面有些什麼作用;只管說肺病吃肺露,骨痛吃虎骨,是我們中國的臟器療法,永遠不會明白肺和骨的成分作用是怎樣的. 口裏說得天花亂墜,實際上毫無一點着手的處所,研求的方法. 這種紙上空談,誇大宣傳的科學化,任憑你叫喊了一百年,也是寸步沒有進境的吓! 結局,弄到科學化的途徑上生出一種鄭聲亂雅,紫色奪朱的危險來,使得社會民衆,把這種的行爲認做眞正法門,坦蕩大路,那末不但醫學受了蹧蹋,恐怕整個的科學運動,都要受起莫大的損害和障礙起來了. 這是指導民衆的諸位先生所應該着實留意的事情.

665

專　載

步達生教授（Professor Davidson Black）事略

李　濤

　　以發見猿人化石聞名於世之步達生教授，因心臟衰弱，於民國二十三年三月十五日下午六時許驟然死於北平協和醫學院之解剖教室．氏得年僅四十九歲，誠科學界之最大損失，遠近聞之，莫不同深哀悼．北平科學界爰於三月十八日下午二時在協和醫學院大禮堂開會追悼，到會人士極衆．會後安葬於英國義地．

　　氏最近任北平協和醫學院解剖科主任，兼中國地質調查所新生代古生物研究所所長．氏生於加拿大之多倫多（Toronto）．1906 年自多倫多大學（Toronto University）醫科畢業後，即有志於生物學，乃復在母校專攻比較解剖學．多倫多大學於 1909 年授以文學士學位（B. A.），1924 年授以文學碩士學位（M. A.），1928 年授以醫學博士學位（M. D），1930 年授以名譽科學博士（Hon. D. Sc.）．

　　氏於 1908 年任多倫多大學組織學助教，1909 年任西餘大學（Western Reserve University）解剖學助教，直至 1917 年，凡八年，仍在西餘大學供職．其間因歐戰，曾充任加拿大救護隊隊長，以功得獎章．在西餘大學最後之四年，任助教授．1914 年隨英國著名科學家斯蜜士教授（Professor G. Elliot Smith）游，爲氏生平治學最要之階段．氏從此與斯蜜士爲摯友，即氏之致力於人類學研究，亦與之有極大關係．同年更在荷蘭中央研究院（Dutch Central Institute）與開波耳氏（Dr. C. W. Arien Kapper）研究神經學．

　　1919 年北年協和醫學院聘爲神經學及胎生學教授,於九月抵平,卽擬在中國作探尋原人之有系統研究,其後終能發見猿人骨而證實其說. 當北平之周口店一山洞內發見齒骨時,氏遂致力研究,實爲以後猿人研究之基礎. 氏謂就齒之形態及比較上論,確信其爲原人所遺留,或與所知他種人類截然不同,簡言之,卽爲科學上新發見之一種也. 當 1929 年十二月二日經斐文中發現全整之頭蓋骨時,氏遂致全力以闡明之,於是驚人之發見遂燦爛於全世.

　　該所職員斐君担任周口店之發掘,氏則從事研究所覓得之粉碎的人類材料. 氏對於各碎片之預備及記載,無不詳加注意,舉凡對於此問題有關之多方面,包括與原人歷史有關之地理學及氣候學等,皆有賴於氏之超羣想像.

　　氏更擬在中央亞細亞及非洲實行同樣之研究,故於 1932—33 年休假時作初次探察. 氏之事功與地質學極有密切關係,故最近美國地質學會特選之爲名譽會員.

　　1929 年中國地質學會贈以葛氏金質獎章 (Grabau gold medal), 1932 年北平博物學會又贈以金氏獎章 (King gold medal). 氏又榮任中國及美國各學會會員,計美國科學促進會 (American Association for the Advancement of Science),解剖學會 (The Association of Anatomists), 哺乳動物學會 (The Society of Mammalogists), 中國地質學會,及中央研究院地質學系名譽會員. 更爲紐約哥路呑學會 (The Galton Society of New York) 名譽會員,費氏博物館博物學會名譽會員,英國皇家人類學研究院 (Royal Anthropological Institute) 名譽會員,中國歷史語言研究所名譽會員. 1932 年更當選爲皇家學會 (Royal Society) 會員.

　　氏患病者已數月,其主治醫師認爲每日只可工作二小時. 但時因專力於原人之研究而不能不超過所規定之時刻. 氏雖預知死前不能完成其化石性北京人之研究,但已擬定於本年初春續行在周口店監視掘地工作. 周口店對於化石性材料固已有重大供獻,但氏深信其地下寶藏甚多,極欲再有所發見,以嘉惠於科學界. 氏極喜研究工作,因此對於所研究之問題,無不竭全力以赴,且素具熱誠,與同事相處,均甚相得. 故噩耗傳來,中外人士無不哀悼. 亦足見其平日治學接物,感人之深也.

金韻梅醫師事略

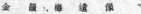

李　　濤

中國女子學醫最早之金韻梅醫師於民國二十三年三月四日病死於北平協和醫院. 氏於兩週前因患重肺炎入院,雖經多方診治,終以年老不起. 死前一時,尚飲食如常,旋竟安然逝去.

金韻梅遺像

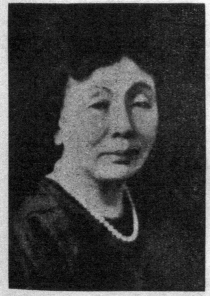

越數日,在協和醫學院大禮堂舉行簡單而隆重之殯儀,參加者極衆. 劉廷芳博士演說,謂金醫師之多種良好性格足爲吾人矜式,且生前有多數賓客自海外來訪,可見氏已爲世界聞人矣.

氏於 1864 年生於浙江寧波,二歲時父母均以染疫而亡,美國長老會 D. B. McCartee 博士遂養爲己女. 1869 年隨養父母赴美,更返中國,復游日本. 其後更隨之赴美學醫,入一女醫學校,於 1885 年五月畢業,是爲中國女子在外國學醫之第一人. 畢業後供職費城(Philadelphia),華盛頓（Washington）及紐約,更任紐約療養院（New York Infirmary）住院醫師數月,及蒙菲南（Mount Vernon）之中國人救濟院醫師.

氏長於微體攝影術,於 1887 年曾在紐約醫報（The New York Medical Journal）發表一組織學攝影論文,於是聲名大振.

1888 年氏隨荷蘭復興會（Dutch Reformed Church）婦女部赴廈門,直至 1889 年因患瘧疾,始赴日本,並在南監理會（Southern Methoidsts）供職.

　　1605 年往成都,另二年,由政府任爲北洋女醫院院長. 經北洋大臣袁世凱贈銀兩萬兩,於醫院內附設護士學校,以造就護士人材. 氏任此職凡八年,後於 1915 年因公赴美. 逮囘國後,遂卜居北平,渡其退休生活矣.

　　氏之天性及能力皆異於常人,博學,剛果,迥然不羣. 氏爲本會永久會員,且曾捐助本會基金,尤熱心於社會問題. 一日赴北平孤兒院參觀,惻然憫之,擬另立一所,惜以故未果. 總之,氏爲極具個性之女子,且爲女子學醫外洋之第一人,噩耗傳來,吾知醫界必同深悲悼也.

居利夫人之生平

[錄一九三四年七月四日路透伐倫斯譯電]

　　平生儉約靜居　　與其夫同發明銳質之居禮夫人,今日在此逝世,享壽六十有七. 按夫人享全球科學界之盛名,而仍閉戶沉潛工作. 凡所獲之獎金,皆用於其化學研究,或捐助探討癌症治法之醫院. 以夫人之聲望,自可享奢華之生活,但夫人仍以巴黎大學教員之俸金儉約靜居.

　　鐳錠捐助醫院　　夫人雖發明銳質,但未置有此物些微. 直至一九二一年,美國婦女募金二萬鎊,購銳質一格拉姆贈之作試驗工作. 夫人獲此贈品,而以假諸醫院,年獲租金七百鎊,俾助波蘭京城華沙癌症醫院. 因是一九二九年美國友人復購銳贈之並邀夫入遊美. 美總統胡佛特請其至白宮一談,出美國癌症研究會所贈英金萬鎊之支票授之,夫人仍請以此款購銳一格拉姆.

　　歐戰兵士受惠　　夫人倦遊返法後,復在巴黎化驗所繼續其工作. 夫人與其夫於一九〇三年合得諾貝爾化學獎金,一九一一年復獨得此金,而皆用於研究工作. 據醫學界估計,因銳質之發明,歐戰中受傷士兵得免殞生者,共有五萬人. 自一九一〇年發明此質可治癌症,因是獲愈者,實繁有徒.

　　二十年之心血　　夫人費二十餘年之苦力,卒發明銳質. 在此二十年中,輒於巴黎樹蔭下從事工作,暇則駕自由車以蘇息. 夫人於一八六七年生於波蘭華沙之鄉間. 其父為華沙大學之算學與物理教授. 其母辦一女子小學. 夫人為五兒中之最幼者. 早已抱充教員之志. 初肄業私校,繼入官校. 十七歲時,已精習物理算學. 嗣赴巴黎,謀考博士學位. 寓一小舍五年,終年自炊. 多則自提燈籃,步登五層之高樓. 其所有光陰,皆用於攻讀. 一八九六年,與法國青年科學家居利結婚. 躬操井曰,而仍以精究學問爲務. 兼充女校之級任教員. 一八七九年,長女誕生. 夫人雖已爲母,而求學不輟.

賢女二人同居

翌年,發明一新質,初名波蘭尼曷姆,蓋紀念居利夫人之故鄉也. 次發明銥質. 更閱四年之苦功,乃將此物提煉成爲純粹之化學質. 一九〇四年,次女生. 一九〇六年,夫人遭遇慘故,蓋其夫在巴黎市中爲車碾斃. 夫人於是乃謝絕世務,而獨與其二女居. 長女爲化驗室中之主要助手. 次女精鋼琴,亦負時譽. 夫人嘗言曩在樹蔭之下常終日以臣及己體之鐵棒攪動化學品之沸爐,實爲其一生最樂之日云.

富翁贈試驗室

自夫婦發明銥質,享世界盛名後,恆苦不能靜居. 但二人卒擇僻靜之地,度其儉約之生活. 其夫居利遇禍殞生後,夫人之悼痛可知. 然不因此廢其研究工作. 一九〇七年,美國富翁卡尼琪贈以化驗室一所,於是夫人始有設備完美之工作所.

歐戰救護傷兵

歐戰發生後,夫人組織父老救傷隊,赴前線救護傷兵. 如夫人者,誠可謂女界之典型矣.

鐳錠功用甚繁

按銥質爲用甚繁,至今科學家未能盡其效用. 如贈予夫人之鐳質一格拉姆能於一分鐘盡洩其所含之力,則可銷耗其二萬年之壽命,可將冰水二十二噸達於沸點,可使一萬五千噸之船一艘每小時駛行十五哩,達三十年之久. 據賴姆塞爵士估算,若此船者,須需煤一百五十萬噸云.

中国近现代中医药期刊续编·第一辑

原　著

中國北部斑疹傷寒之研究

RECHERCHES SUR LE TYPHUS EXANTHEMA-
TIQUE DANS LE NORD DE
LA CHINE

北平輔仁大學微生物實驗室

張漢民　羅忠

1932—1934

本文節目

本文曾於民國二十三年（1934）十月在南京第九次遠東熱帶病醫學會開會時用法文發表.

吾人研究中國北部斑疹傷寒,所得結果,有報告於比國國家科學研究基金會者;有印成單册,公好於世者;有零碎小篇散見於醫學報者;亦有幾篇記錄未經發表者. 兹特集成一篇,不求詳盡,祇在發揮要點,使讀者有閱覽之便,而無蒐集之勞. 尚希海内同志,斧而正之,則幸甚矣.

I. 材　料

1) 西曆1931年九月中國北部斑疹傷寒第一次報告. 受報告者: 比國國家科學研究基金會. 報告者: 蓋道世,張漢民.

2) 西曆1932年九月中國北部斑疹傷寒研究第二次報告. 受報告者: 比國國家科學研究基金會. 報告者: 蓋道世,張漢民.

3) 中國斑疹傷寒之研究,英文本; 1933年一月北平輔仁大學出版,蓋道世,張漢民合著.

4) 中國斑疹傷寒之研究, 1933年發表於英文中華醫學雜誌四十七卷四四一至四五一面,蓋道世,張漢民合著.

5) 中國斑疹傷寒引起之豚鼠睪丸腫脹, 1934 年;發表於 Arch. de l' Inst. Pasteur de Tunis 23卷,第一期, 37—42 面,蓋道世,張漢民合著.

6) 試驗室動物感染中國斑疹傷寒後所呈現之血清反應. 發表於 Arch, de l' Inst. Pasteur de Tunis, 23卷,第四期, 441—446 面,張漢民,羅忠合著.

7) 中國實驗斑疹傷寒免疫性之期限. 尚未發表;張漢民,羅忠.

8) 中國斑疹傷寒病原菌種之互相鑑定．尚未發表:張潬民,羅忠.

II. 人類斑疹傷寒

人類斑疹傷寒,吾人曾詳記六例,見英文本內,其文甚長,未能盡錄於此．茲特擇其要點,輯爲一節,另將六例之體溫度曲線表及其解釋列出,以資參考.

斑疹傷寒見於中國北部,到處爲其侵害;而氣候嚴寒之地,若山西,甘蕭,綏遠,陝西,察哈爾,熱河,東三省爲尤甚.

中國斑疹傷寒,一如他處之斑疹傷寒;有特別病狀,乃獨立之病．大約十三日至十五日之高熱,皮膚上發出之斑疹,神經部之劇烈錯亂及外斐（Weil-Felix）氏之正性反應,爲其主要症狀.

本病之傳染,賴媒介物而行之．媒介物爲何,即人體之蝨是也．夏間氣候酷熱,人蝨稀少,而臭蟲,跳蚤,特別繁多;斑疹傷寒則罕覩焉;冬春時,氣候寒冽,人蝨甚多,而臭蟲,跳蚤,幾乎滅跡,斑疹傷寒則反多焉．準此以觀,蝨愈多,本病愈顯,蝨愈少,本病愈滅,此人蝨爲本病傳染之媒介物也明矣.

本病凡男女老幼之人,皆可感染,吾人多見其例矣．惟幼兒患之者,尚未見一例．據 Ch. Nicolle 及 E. Conseil（1）在 Tunisie 地方考察非洲斑疹傷寒,凡幼兒患本病者,病狀甚輕;輕,則不易診斷．吾國傷寒幼兒患之,殆亦如此;此吾人所以一例未見歟．且小兒患之既輕,父母延醫診治者必少;此亦吾人未見小兒患本病之一原因.

中國斑疹傷寒之潛伏期,尚未明瞭．蓋帶有病菌之蝨,囓人確於何時,無從考察．別言之,即病菌何時侵入人體,吾人不得而知;既不知病菌侵入人體之時期,則潛伏期固難確定也．但據吾人之經驗而推察之,潛伏時期大約十日或十五日,與他地斑疹傷寒,殆相同焉.

中國斑疹傷寒,有慢發,急發之別. 慢發時,患者有食慾減少,身體倦怠,頭腦沉悶等等病狀;如是者二三日. 繼而此類病狀逐漸增劇. 同時體溫上昇,脈搏迅速,並有其他病狀接踵而來.

急發時,病者先作一次劇烈寒顫,繼則肢體萎頓,頭腦疼痛,體溫增至三十九度半至四十度之間;同時惡心,間或嘔吐,食慾頓減,大便祕結,肌肉疼痛,病重時亦有驚風拘攣. 他如黏膜充血,或發炎,因而引起咳嗽,鼻塞,流淚種種病狀. 此時病者頭痛甚劇,致不能安眠;舌被污苔,苔先黃色,繼而乾裂（自病七八日起）,舌肌僵強,病初即現,至此時仍然;口腔內黏液質黑痂充斥,乃致言語讌食,殊感困難;心臟奔跳,輕則尚可容忍,重則痛苦難堪,脈搏增速,每分鐘約 100 至 120 次,然與體溫成正比例;肝,脾二臟,稍形脹大;小便減少,其色赤黃.

以上狀況,約四五日之久. 此期既過,即有斑疹發現於皮膚之上;先在胸部,次乃蔓延至全體,手心足底,亦不能免,惟顏面不為波及. 此本病之特點也. 斑疹先為紅點,寥寥無幾,小如針頭,大如扁豆,以指壓之可滅,少頃仍現;既乃變紫,並且增多,密佈全體,以指壓之,不易隱滅;最後則漸漸增烈,變為出血紫斑,此病重之象也. 斑疹五日至七日,即開始消退,然亦延至七日以上者. 此時體溫仍在四十度上下,稽留不降;脈搏稍稍轉弱,其速度約每分鐘120次或 130 次;面態疲勞,且亦腫赤;聽力減少;言語困難,此因口腔之硬黑痂及舌僵所致;口唇顫動. 在此期內,神經病狀至為顯著,例如失眠,沉迷,呆獃,夢囈,及不自知之動作,或輕或重,概視病之輕重而轉移;他如以手摩空,手顫,肌肉跳動等等神經病狀,不一而足;惟頭疼至此時即消失,此可慰藉病人者也. 至論其他病狀,例如血

675

壓低下,白血球增多,大便祕結（或腹瀉）,小便不禁（病期愈進,此狀愈烈）,於此期可謂甚矣.

以上各種病狀,有時在病之第十三日或第十五日間,頓形劇烈. 惟若豫後佳良時,不久卽輕減,自是體溫降下,二三日後,卽迴至正規度數,脈搏緩慢,小便增多,食慾漸漸恢復,病者溺於熟睡狀況之中,醒後精神適暢,人事復醒. 惟若豫後凶惡時,則各種病狀愈形增劇,自是體溫益高,脈搏益速,病者陷於沉迷狀態之中,不久因心肌炎而死. 心肌炎爲本病致死之因,其例甚多.

本病經過,大約十三日至十五日.

本病恢復期,普通甚短,然有時甚長. 吾人曾見若干病人,不特恢復原狀,曾需甚長之時日,且因一舉一動,而心臟奔跳,許久不已,病後數月,始見減退. 故恢復期之時限長短,不可一概而論.

併發症,除心肌炎外,槪不多見.

中國斑疹傷寒之死亡率,甚不一致,大槪本病侵略地域之人患之,死亡甚少,而歐美人士及未被本病侵略地域之人士患之,則死亡甚多. 此與 E. Conseil (20) 氏對於非洲斑疹傷寒之考研,正乃相同.

以上所述,乃本病六例之梗槪. 其體溫度曲線如圖. 玆將解釋列下:

例一. 病人 P. P. 氏,年三十二歲,綏遠比國傳教士,1928年四月二十九日至五月十二日患斑疹傷寒,病十四日死亡.

例二. 病人 P. M. 氏,年三十二歲,綏遠比國傳教士,1927年三月二十四日至四月九日患斑疹傷寒,痊愈. 在此例內,病十二日,體溫卽開始降下.

例三. 病人 P. C. 氏,年三十一歲,綏遠比國傳教士,1929年三月三十一日至四月十五日患斑疹傷寒,痊愈.

例四. 病人國民軍軍人(兵),年二十八歲,山東人,1929年六月十八日至七月三日患斑疹傷寒,十四日死亡.

人患斑疹傷寒體溫曲線圖六例

例一

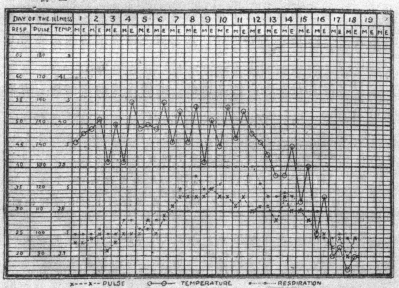

例二

例 三

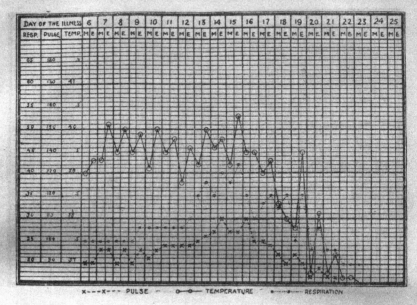

例 四

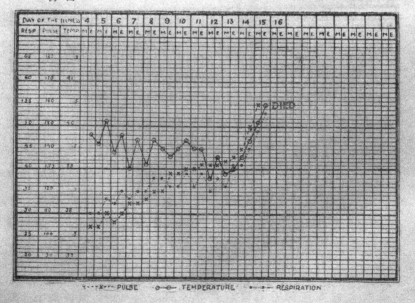

例 五

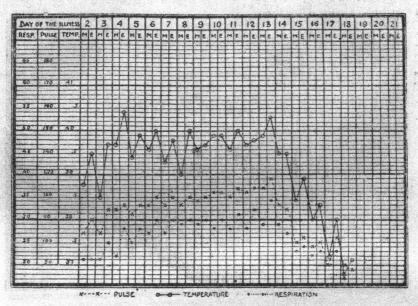

例 六

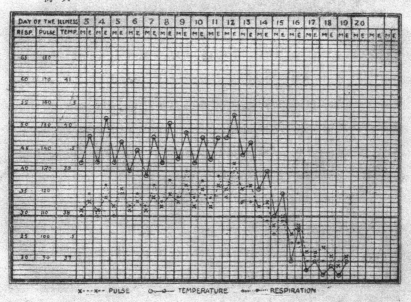

　　例五.　病人某氏,綏遠人,年二十二歲,綏遠公醫院護士,1929 年五月七日至二十一日患斑疹傷寒,痊愈.

　　例六.　病人某氏,年二十八歲河南人,1929 年六月二十一日至七月三日患斑疹傷寒,痊愈.

III. 實驗斑疹傷寒

　　吾人曾用豚鼠,白鼠,灰鼠,家兔,及猴,驢,研究中國斑疹傷寒,知彼等之感受力,甚不一致.　大抵豚鼠之感受力最強,且被病菌侵略後,體溫常增;猴次之;白鼠又次之;灰鼠,家兔,驢更次之.　且用驢按照 Ch. Nicolle, L. Blaizot 之方法 (22) 製造特效血清,以期治療上得一有效之方法.　茲將實驗及其結果略述於下:

A. 豚　鼠

　　豚鼠對於斑疹傷寒,感受力最強,曾為 Ch. Nicolle 氏發明(乃研究 Tunisie 地方斑疹傷寒之結果),盡人知之.　自是豚鼠乃為實驗上研究斑疹傷寒唯一適當之動物.　蓋據 Ch. Nicolle 氏及其同事研究之結果 (3),斑疹傷寒以人工方法,得於豚鼠體內互相傳種,永久不滅.　豚鼠染病者,其病狀有二: 一乃體溫高昇,一乃體重消失;其他病狀亦或有之,惟因動物無智,不能查知.　染病豚鼠之各臟腑,各器官,均為病菌侵略,惟被侵略之最烈者,即為腦質;故豚鼠之腦質,乃毒性最大者.

　　厥後 Neill (4) 氏於 1917 年發明豚鼠感染墨西哥斑疹傷寒者,呈現睪丸包膜腫脹.　Mooser 氏 (5) 於 1928——1929 年時,對於此項發明更為詳細之記述,且更察明豚鼠患斯病者,其最毒之部,不為腦質,而為睪丸內包膜.　此墨,非二地斑疹傷寒之異點也.

　　豚鼠對於 Tunis 斑疹傷寒及墨西哥斑疹傷寒既如上述矣,

而對於中國斑疹傷寒,則當如何? 關於此種問題,吾人曾研究菌種三個: 一曰 N 種,二曰 S 種,此二種在內蒙古採得;三曰 P 種,在北平採得. 分述如次:

N 病原菌種

此菌種於 1932 年九月,在內蒙土人體內,於病之十四日採得,該病人之血清與 O×19 菌混和,發生沉澱,約有六百四十倍之強力(英文本內所論之 N 菌種即此菌種).

試　驗　一

1932 年九月十日,吾人取病人之血(卽上舉之內蒙土人)五西西牛,注射於兩個豚鼠之腹膜腔內,各二西西牛,二鼠以 N1, N2 記之,以免混淆. 注射後十四日,鼠卽發熱. 熱之第二日,吾人殺 N2,取其腦研和於十四西生理水內,成腦質溶液,注射於豚鼠 N3, N4, N5 腹膜腔內,每鼠二西西;取其血,注射於豚鼠 N6, N7, N8 腹膜腔內,每鼠三西西;取其脾臟,研成混液(與腦之研和法同),注射於豚鼠 N9, N10, N11 腹膜腔內;並取其兩個腎上腺,研成混液,注射於豚鼠 N12, N13 腹膜腔內. 注射後,逐日觀察,結果如次:

注射腦質液及注射脾質液之豚鼠,七日至八日後卽發熱;注射血液之豚鼠,十二日至十五日後發輕熱;注射腎上腺質液之豚鼠,二十日後,尚不發熱. 各鼠無睪丸包膜腫之現象,但均體重減少.

犖是以觀,豚鼠之腦與脾,有同等,且最大之毒性,血液之毒性次之,腎上腺之毒性則更次之.

試　驗　二

豚鼠 N3 於發熱之第三日殺之. 取其腦依前法傳種(passage)於豚鼠 N14, N15, N16 之腹膜腔內.

結果: 潛伏期四日至五日;發熱期五日至七日;恢復期內無異狀;血液培養,無菌繁殖;無睪丸包膜腫服.

試　驗　三

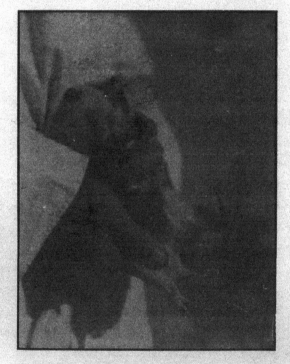

豚鼠之睪丸包膜腫

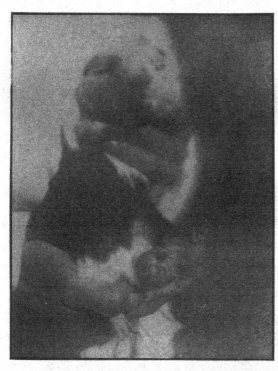

豚鼠之睪丸包膜腫

　　豚鼠 N15 於熱之第四日殺之,將其腦漿種於豚鼠 N17, N18, N19 之腹膜腔內。

　　結果: 潛伏期五日至七日;發熱期四日至七日;恢復期正常;血液培養,無菌繁殖.

　　此外,尚有其他豚鼠十五個,均被注射病鼠腦質,其中有雄鼠十三個. 在此十三鼠中,有七個發生睪丸包膜腫脹,輕重不等. 此乃睪丸包膜腫脹發生之第一次,即病菌傳種之第三次也. 自是續繼不絕,延至第二十次傳種,尚未停止;然病菌經傳種若干次後,其腫脹之強性及數目,均開始解退,至第三十七次傳種,即隱滅不見;厥後雖仍發現惟屬偶然耳. Lépine 氏 (6) 於 Atlénes, Beyrouth 地方研究鼠性斑疹傷寒 (Typus murin), 曾得同類之事實.

　　豚鼠睪丸包膜腫脹與實驗斑疹傷寒之過程有何關係,吾人亦須注意. 概括言之,豚鼠之睪丸腫脹,發現於體溫增高之初,延長三四日,體溫尚未降下,即行消退. 有於體溫未昇之前,潛伏期之末而發現者,然甚罕見,不足為例.

　　豚鼠睪丸包膜腫脹之處,發現若何傷痕,亦有記錄之價值. 茲特述之於次: 睪丸包膜充血,與睪丸皮黏着;分之,間有液質滲出,清者多見濁者少見,液中無病原菌. 睪丸內包膜之外面,有出血竈,多寡不等,概與腫之輕重為比例;其內面亦有出血竈,且有白色新生質一層,貼於其上,取少許敷於玻璃片上,以 Giemsa 色素染之,見赤白血球,內皮細胞,結締質綫,布列無序,並見病原菌 (Richettsia) 細胞內 (內皮細胞) 者有之,外者亦有之,雙桿形,着紅紫色.

　　N 菌種在睪丸內包膜內,概不多見 (參閱表一, N 菌種).

　　總之,豚鼠感染中國斑疹傷寒後,其病之輕過,大約如次: 凡豚鼠被注射病人血液三西西者,其潛伏期約十五日上下,被注射病豚鼠腦質者,其潛伏期約四日至七日;二者體溫增高,平均稽留約五日至七日;有時較長或較短,固不可一概而論也.

表 一. N 菌種

病菌傳種次數	傳種時曾用維豚鼠之數目	豚鼠睪丸包膜腫脹之數目及强度		
		最强	中强	末强
3	13	2	4	1
4	13	4	4	
5	9	2	12	
6	9	5	2	1
7	6	1	12	1
8	7	3	1	2
9	2	1	21	
10	2		11	
11	2			
12	6		24	
13	6		8	21
14	7	3	8	1
15	7		42	21
16	4		2	21
17	2			1
18	2			
19	3		2	
20	2			
21	1			
22	(用雌豚鼠)			
23	1			
24	2		12	
25	2			
26	2		1	1
27	1		11	
28	2		11	
29	1			
30	1			
31	3			
32	2			
33	1			
34	2			11
35	2			11
36	2			
37	1			
38	2			
39	2			
40	2			
41	3			
42	2			1
43	2			
44	2			
45	3			
46	3			
47	3			
48	2			
49	2			
50	1			

再者,病原菌得於豚鼠體內互相傳種,結果常好;且病之經過,及其症狀,除睪丸包膜反應外,未嘗或變. 至今吾人已傳種七十八次,共用豚鼠 381 個,病之現象,槪無變異,此其明證也. 至論潛伏期之長短,體溫度之高下,體重之消失,此鼠與彼鼠,實難一律;此乃個體之差別,未足爲眞正之變象也. 據是以觀,吾人研究之結果,與 Ch. Nicolle 及其同事(3)研究之結果,完全相同.

豚鼠受接種後所發斑疹傷寒之體溫曲線圖四例

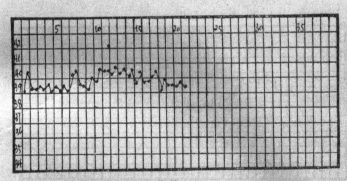

用 N 2 號豚鼠之腦接種後之 N 4 號豚鼠.

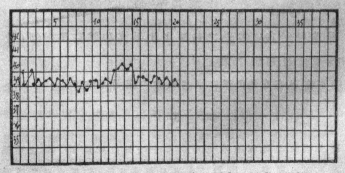

用 N 2 號豚鼠之血液接種後之 N 6 號豚鼠(微熱)

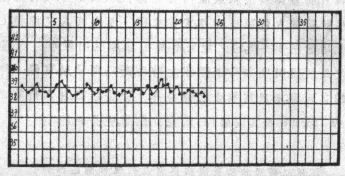

用 N 2 號豚鼠之腎上腺接種後之 N 12 號豚鼠 (無發熱反應).

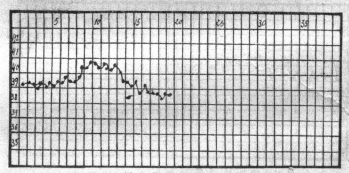

用 N 353 號豚鼠之腎接種後之 N 357 號豚鼠.

P 病原菌種

此菌種於1932年十二月採自北平協和醫院某醫師（俄人）體內;採取之日,即病之第七日.

英文本內,亦有 P 菌種之記述,但非本菌,讀者注意.

試　驗　一

取上述之某醫師血液六四西,均分注射於豚鼠 P1, P2 之腹膜腔內,注射後逐日觀察. P1 越二十五日,無病狀. P2 越八日,發熱,同時睾丸包膜腫脹. 熱之第三日,吾人殺之,將其腦傳種於雄豚鼠 P3, 雌

豚鼠P4之腹膜腔內,並將其睾丸內包膜(包膜二,生理水四十四西)
傳種於雄豚鼠P5, P6及雌豚鼠P7之腹膜腔內,結果如下:

種腦質者,如P3(雄),越五日發幅熱,同日P4(雌)因腸被體溫表穿
孔而死;但P4被注射後第二日卽發熱,腸穿孔想卽始於此日.

種內包膜者,經潛伏期三日至五日後,均發熱;雄者均有(P5, P6)睾
丸包膜腫脹,雌者(P7)發熱五日.

在表面上觀之,此試驗示內包膜(睾丸)之毒性較腦質之毒性為
強. 換言之,卽內包膜內之病菌多於腦質內之病菌也. 然此種結果,
不常如是;下列試驗,可證明之.

試　驗　二

雄豚鼠P5(發現睾丸包膜腫脹者)於發熱之第五日,吾人殺之:

1)取其腦,傳種於雌豚鼠P14及雄豚鼠P15之腹膜腔內,結果: 潛
伏期五日,發熱四日至六日,雄者發現睾丸包膜腫脹.

2)取其睾丸內包膜,注射於雄豚鼠P16, P17之腹膜腔內,結果:
潛伏期三日至五日, P17發熱五日,並有睾丸包膜腫脹,與熱同時發現,
同時終了; P16亦有睾丸包膜腫脹此鼠曾用於傳種,故未記其體溫.

雄鼠P6(發現睾丸包膜腫脹者)於熱之第三日,吾人殺之;將其腦
傳種於雄豚鼠P9及雌豚鼠P10之腹膜腔內,結果: 潛伏期六日至八日,
發熱期五日至十日,雄者(P9)有睾丸包膜腫脹.

準是以觀,豚鼠P5及豚鼠P6旣有睾丸包膜腫脹,則其腦質
之毒力,應較睾丸包膜為弱,而結果二者相等,則試驗一之結果,不
可引為例也.

考 Mooser(5)之研究,墨西哥鼠性斑疹傷寒病原菌之偏愛
地點乃睾丸內包膜,而非腦質,故前者之毒性大於後者之毒性.
然按吾人研究中國傷寒之結果,二者有同等之毒性,此何故耶?
按豚鼠發熱一日者,其睾丸內包膜之毒性大,腦質之毒性小,發熱
三日至五日者,則二者之毒性無顯著之差別. 然則二者被菌侵
略,不過先後之別耳: 內包膜先被侵略,故先發毒性;腦質後被侵

略,故後發毒性. 不然,此等事實將何以解釋之.

試　驗　三

取豚鼠 P16 (有睪丸包膜腫脹者),於發熱之第七日殺之,培養血液,無菌繁殖,解剖其屍體,毫無異狀. 將其腦質傳種於雄豚鼠 P18 及雌豚鼠 P19 之腹膜腔內,結果: 雌鼠,潛伏七日,發熱九日;雄鼠,潛伏期七日,發熱之第三日發現睪丸包膜腫脹. 此雄鼠曾於發熱之第五日傳種使用.

此次雄者之溫度高於雌者之溫度.

總之,P 病原菌種傳種已五十次,豚鼠共用一九五個,其總結果: 潛伏期三日至七日,發熱期四日至九日;恢復期內無異象;血液培養,無菌繁殖. 本菌種得於豚鼠體內,培養保存,毫無困難.

豚鼠受接種後所發斑疹傷寒之體溫度曲線圖三例

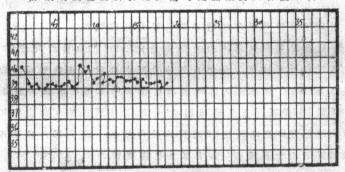

用 P 5 號豚鼠之腦接種後之 P 14 號豚鼠.

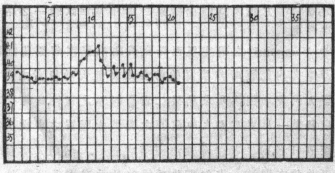

用 P 5 號豚鼠之腦接種後之 P 14 號豚鼠.

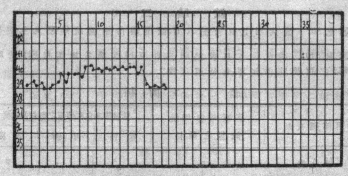

用 P 192 號豚鼠之腦接種後之 P 194 號豚鼠.

至論本菌種引起之豚鼠睾丸包膜反應及反應與病經過之關係,並包膜之傷痕,與 N 菌種莫不相同. 惟本菌引起之睾丸包膜反應,發現較早 (注射入血時卽發現),強性較大,菌見於睾丸內包膜者,形雖一律,而次數較多,此其差別耳.

又本菌引起之豚鼠睾丸包膜反應,亦與傳種之次數有密切關係. 卽傳種若干次後,反應解退漸至消滅,無復再現現之,亦屬偶然 (參閱表二. P 菌種)

S 病原菌種

有某修女,歐人,於 1934 年一月,因事赴察哈爾,返平後數日,卽患斑疹傷寒,本病原菌種卽自此人血內探得.

病之第七日,取其血液六西西,注射於雄豚鼠 S1 及 S2 之腹膜腔內,各三西西,自是傳種不絕,結果如次:

試 驗 一

豚鼠 S1,潛伏六日後,卽發熱,熱之第三日殺之. 無睾丸包膜腫脹,血液培養無菌繁殖. 取其腦傳種於雄豚鼠 S3 及雌豚鼠 S4 之腹膜腔內,結果: 雄者 (S3) 潛伏期八日,發熱第三日殺之,行病理解剖,各器官無異狀,睾丸內包膜亦無傷跡;雌者注射三日後,因腸窒塞而死.

豚鼠 S2 經潛伏期十五日,發熱三日, 卽將腦傳種於雄豚鼠 S5 之腹膜腔內,結果: 潛伏期七日,發熱三日殺之,傳種其腦於雄豚鼠 S9,S10 腹膜腔內,無睾丸包膜反應.

試　驗　二

豚鼠 89：　潛伏期七日；發熱八日；恢復期內無異狀；無睪丸包膜腫脹．

豚鼠 810：　潛伏期五日，發熱期三日，傳種其膿於雄豚鼠 811 及雌豚鼠 812 之腹膜腔內，無睪丸包膜反應．

表二.　P 菌種

病菌傳種次數	傳種時曾用雄豚鼠之數目	豚鼠睪丸包膜腫脹之數目及強度		
		最強	中強	末強
種入血	2			2
1	4	2		
2	7	2	1	3
3	1			1
4	2		1	1
5	2		2	
6	6		1	
7	4	2		
8	2	1		1
9	3		1	1
10	4	2	1	1
11	2		2	
12	2		2	1
13	4	1	1	1
14	2			1
15	1			1
16	2			2
17	1			1
18			1	
19			1	
20			1	
21	（用雌豚鼠）		2	
22			2	
23	1			
24	2			
25	1			
26	1			1
27	1			1
28	1			
29	1			
30	2		2	
31	1			
32	8			
33	2			1
34	2			
35	2			1
36	2			2
37	2			
38	2			
39	2			
40	2			
41	2			
42	2			
43	2			
44	2			
45	2			
46	2			
47	1	1		
48	1			
49	2			

試　驗　三

雄豚鼠 S11：　潛伏期七日,發熱期八日,恢復期內無異狀,無睪丸包膜腫脹.

雄豚鼠 S12：　潛伏期六日,發熱期三日,傳種其腦於二個雄豚鼠 13, S14 之腹膜腔內.

試　驗　四

雄豚鼠 S13：　潛伏期七日,發熱期八日,恢復期內無異狀,無睪丸包膜腫脹.

雄豚鼠 S14：　潛伏期七日,發熱期三日,傳種其腦於雄豚鼠 S15,及雄豚鼠 S16 之腹膜腔內,無睪丸包膜腫脹.

試　驗　五

雌豚鼠 S16：　潛伏期四日,發熱期十二日,恢復期內無異狀.

雄豚鼠 S15：　潛伏期四日,發熱期第二日,睪丸包膜發現腫脹,發熱第四日傳種其腦於雌豚鼠 S17 及雄豚鼠 S18 之腹膜腔內,睪丸內包包膜變厚,雖有新生質層敷貼其內面,其中有少數 Rickettsia 菌.

S 菌種傳種已數次,而睪丸包膜腫脹,此乃第一次.　厥後雖仍發現,然次數無多,時間亦短.

總之, S 菌種實驗結果得概括言之如次：　潛伏期四日至七日,發熱期四日至十二日,恢復期內無異狀豚鼠不死亡,睪丸包膜腫脹輕而少.　菌種至今傳種已歷二十四次,而此種結果未嘗或變.

S 菌種引起之睪丸包膜腫脹,次數如此其少,則本病菌與前二菌種性質殆不同歟? 吾人應之曰,'不然'.　前二菌種,引起包膜腫脹,固然次數較多,然此因菌種毒性強弱所致,而非因性質不同所致也.　菌之毒性可因時而變,變強則易引起睪丸包膜腫脹,變弱則不易引起睪丸包膜腫脹：　第五試驗內潛伏期續至四日,同

豚鼠受接種後所發痙疹傷寒之體溫度曲綫圖四例

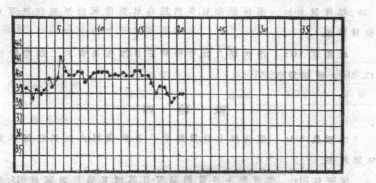

用86號豚鼠之腦接種後之S8號豚鼠.

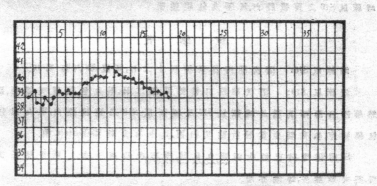

用S5號豚鼠之腦接種後之S9號豚鼠.

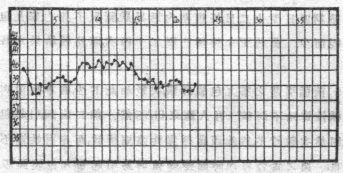

用S10號豚鼠之腦接種後之S11號豚鼠.

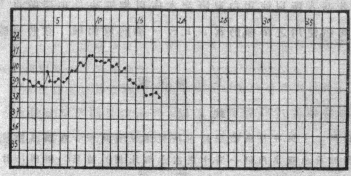

用 S 12 號豚鼠之腦接種後之 S 13 號豚鼠.

時睪丸包膜腫脹發現,此殆因菌種毒性增加所致也. 況本菌種與前二菌種之交叉免疫,及本菌種在其他動物體上之試驗,並在人虱體內之狀況,均示彼與前二菌種性質相同,而非特異之菌種.

雌豚鼠有胎者,注射病菌後,在發熱期內有時流產 (8),而未流產者,其所生之小鼠,生後二月或三月注射病菌(有毒量),亦可患病,故中國斑疹傷寒在實驗上,無遺傳免疫之能力.

中國斑疹傷寒,豚鼠染之,概爲 '有熱性傳染'(infection apparente) 而'無熱性傳染' 實所罕見.

B. 白 鼠

昔年 Cb. Nicolle 與 Ch. Blaizot (7) 研究 Tunisie 地方之斑疹傷寒,發明豚鼠感染斯病,有時不發熱. 厥後 Ch. Nicolle 氏與 L. Lebailly 發明白鼠亦感受斯病,惟恆不發熱. 故 Ch. Nicolle 氏名發熱之傳染曰'有熱性傳染',無熱之傳染曰'無熱性傳染'.

H. Mooser 氏 (5) 研究墨西哥鼠性斑疹傷寒,其結果實與 Ch. Nicolle 氏等之結果相反,即白鼠不獨感受該病,且恆爲有熱性傳染,熱期不長,熱退後,體溫往往降至常度以下而死亡.

若白鼠被注射中國斑疹傷寒菌時,其情狀如何?

此吾人所以使用白鼠研究本病,以期解決是項問題也. 關於本問題,使用之菌種,仍為 N.P.S. 三個病原菌種. 茲將實驗列下:

N 病原菌種

試　驗　一

白鼠二十個,在每個腹膜腔內,注射豚鼠腦質液一西西 (數個豚鼠腦,研和於生理水內,以一腦,十西西水為比例),結果: 兩個,注射後六日至七日,體溫降下(hypothermie)而死;三個用於傳種數個豚鼠,傳種之材料,乃白鼠之腦質,傳種之地位,乃腹膜腔,傳種後,豚鼠均感疾病;七個觀察二十五日;八個觀察四十日.

以上白鼠之體溫曲綫,甚不規則,其中有猛昇至39度,逐日降低少許,三四日後,卽迴至36.5度或37度,旋又昇高少許. 轉為波浪曲綫,一日之內,早晚昇降,有甚大差別(36.5與38.5度之間,或37與39度之間),且各日之波浪曲綫又為短期之規則溫度,屢次間隔,宛如病人體溫曲綫,於病之第一星期及第二星期末,有鉤狀式者.

其中亦有先為正常溫度兩三日,而後變為波浪狀曲綫者.

同時白鼠體重消失,然病後不久卽可恢復原狀.

按此試驗之結果,白鼠亦傳染中國斑疹傷寒,且為有熱性傳染;彼等之腦傳種於豚鼠,仍能引起本病. 又本病對於白鼠非決死病 (著者初用白鼠作試驗時,以為波浪狀體溫曲綫卽白鼠之正規體溫曲綫,故信此曲綫,非'有熱性傳染'所致).

白鼠之'有熱性傳染',非恆久不變之傳染,且其波浪狀體溫曲綫,後亦道跡不見. 下列之試驗,可證明之. 波浪狀體溫曲綫,道跡不見,不知何故,而觀察之方法,前後則一;或因合併傳染所致耶? 吾人尋之而不可得.

試　驗　二

白鼠四個,雌二雄二,各於腹膜腔內接受豚鼠腦質液一西西,結果:

一鼠注射後第五日,發熱一日;一鼠發熱三日. 兩者之腦,均於注射之第八日,傳種於三個豚鼠腹膜腔內,各二四四（腦液成分:腦一個,生理水五四四）;此三豚鼠中,於潛伏期五日後有兩個發現傷寒,型甚規則,其他一個,觀察三十日,無異狀.

其他二白鼠,均發微熱,溫度曲綫不甚規則,體重均有消失.

按此試驗之結果,白鼠得感'有熱性傳染',惟甚輕微,雄鼠之反應與雌鼠之反應互相比較,並無差異.

試 驗 三

白鼠七個,各於腹膜腔內接受豚鼠腦質液一西西,結果: 三鼠,觀察三十五日,溫度未增;二鼠,溫度微增,但無足輕重;二鼠體溫未增,但於注射之第十二日,一鼠之腦傳種於二個豚鼠之腹膜腔內,越九日至十一日,發熱三日,他鼠之腦於注射之第十七,亦傳種於兩個豚鼠之腹膜腔內,觀察二十五日,仍無任何病狀.

七個白鼠,體重均有消失.

按此試驗之結果,白鼠亦感'無熱性傳染',此可證明'試驗一'之結果,不可以為例也. 但其腦傳種於豚鼠,乃能產生正型斑疹傷寒,此'無熱性傳染'之明徵也.

白鼠受接種後所發斑疹傷寒之體溫度曲綫圖二例

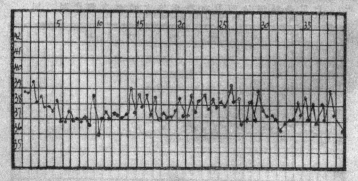

用 N1 號豚鼠之腦 1 c.c. 接種後之 N3 號白鼠（右熱性傳染）

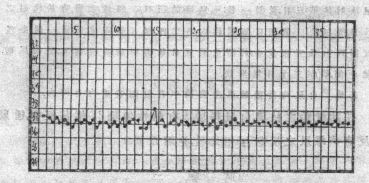

用 N 342 號豚鼠之腦 1 c.c. 接種後之 N 7 號白鼠（有熱性傳染）．

P 病原菌種

試　　驗　　一

白鼠七個,各於腹膜腔內接受豚鼠腦質液一西西,觀察三十日,結果: 四鼠,無熱;三鼠,注射後,即發微熱,數日而止;各鼠體重均有消失.

試　　驗　　二

白鼠四個,各於腹膜腔內接受豚鼠腦質液一西西,結果: 二鼠注射後,發微熱數日而止;二鼠未發熱;各鼠體重均有消失.

準是以觀,白鼠被 P 菌種傳染之情狀,宛似被 N 菌種傳染之情狀.

白鼠受接種後所發斑疹傷寒之體溫度曲綫圖二例

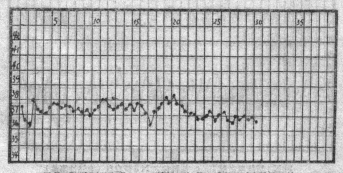

用 P 183 號豚鼠之腦 1 c.c. 接種後之 P 4 號白鼠（有熱性傳染）．

中华医学杂志（二）

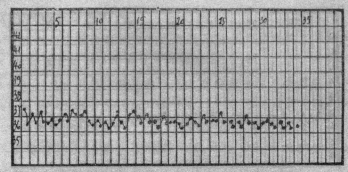

用 P 183 號豚鼠之腦 1 c.c. 接種後之 P 2 號白鼠（無熱性傳染）。

S 病原菌種

試　驗　（計一則）

白鼠九個,各於腹膜腔內接受豚鼠腦質液一西西,結果：六鼠無熱;二鼠注射後第十二日,發微熱一日;一鼠無熱,但其腦傳種於兩個豚鼠腹膜腔內,產生正型斑疹傷寒;各鼠體重,均有消失。

按此試驗之結果,與前二菌種之結果,殆皆相同。

總之,三個菌種種於白鼠體內,產生同等結果,結果爲何,即傳染'有熱性'者有之,'無熱性'者亦有之,死亡率實際上爲零,感,無熱性傳染'者,其腦傳種於豚鼠亦能產生傷寒。

至論白鼠之清血反應,及其他動物之血清反應,於另章述及,此處不贅。

又按 Ch. Nicolle 及 L. Laigret（12）之攷研,鼠性傷寒菌得於活白鼠腦內生活二月之久,而吾人之菌,則祇生活半月或二十日即死。

白鼠受接種後所發斑疹傷寒之體溫度曲綫圖二例

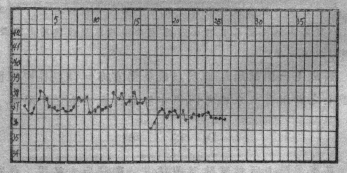

用 S 61 號豚鼠之腦 1 c.c. 接種後之 S 13 號白鼠（有熱性傳染）。

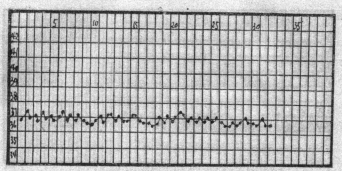

用 S2 號豚鼠之腦 I c.c. 接種後之 S1 號白鼠（無熱性傳染）

C. 灰　鼠（家鼠,庭鼠）

以上三個菌種,在灰鼠體上亦曾試驗. 兹將試驗列下：

N 病原菌種

灰鼠三個,各於腹膜腔內接受豚鼠腦質液半西西,結果： 因鼠凶惡,體溫未察,但一鼠之全腦注射後第七日,傳種於兩個豚鼠腹膜腔內,均發傷寒,惟輕微耳.

P 病原菌種

灰鼠四個,各於腹膜腔內接受豚鼠腦質液半西西,結果： 各鼠皆於注射後發微熱數日而止.

S 病原菌種

灰鼠五個,各於腹膜腔內接受豚鼠腦質液半西西,結果： 體溫未察,但一鼠於注射後第八日,其全腦傳種於兩個豚鼠腹膜腔內,均發傷寒,惟型少不一律.

按以上三個試驗結果,灰鼠感染傷寒,亦如白鼠,惟較輕微;至論感染之期限,吾人未曾考研,想亦無過白鼠感染之期限也.

D. 家　兔

在家兔體上,祇曾試驗 N 菌種,其他菌種概未試用. 兹將試

中华医学杂志（二）

驗次數及結果簡述如次：

　　家兔共用二十六個,各由耳邊靜脈管內接受豚鼠腦質稀薄液二四四(豚鼠腦質液經過離心器慢力捧搖者),結果：二十三兔觀察一月,未發熱;一兔注射後十日,發熱一日;一兔注射後十日,發輕熱三日;一兔注射後第四日,即發熱,注射後第十二日,將其腦傳種於兩豚鼠腹膜腔內,均發微熱,不久卽退。

　　家兔發熱,想係斑疹傷寒菌所致。蓋其腦質傳種於豚鼠體內,豚鼠之血清卽發生凝集斑疹傷寒菌之能力。

　　據 Ch. Nicolle 及 L. Blaizot (15) 二氏之考察,非洲斑疹傷寒,家兔間或感受,惟潛伏期甚長。準吾人之考察,中國斑疹傷寒,家兔亦可患之,惟潛伏期甚短。

E. 猴　　類

　　吾人曾用中國猴 (Macacus sinensis＝bonnets chinois) 三個試驗中國斑疹傷寒,所用之菌祇 N 菌種,稱猴腹膜腔內,注射豚鼠腦質液二四西,結果：一猴經潛伏期八日,發熱九日,熱為稽留狀,約在四十度與四十一度之間,恢復期內,毛脫過半;其他二猴,體溫未增。

　　準是,則猴染本病,型甚規則,且亦劇烈。故猴之感染性亦甚強大。

猴受接種後所發斑疹傷寒之體溫度曲線圖一例

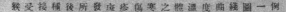

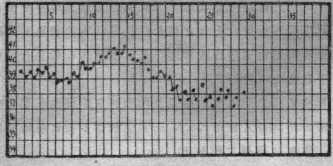

用 N 150 號豚鼠之腦 2 c.c. 接種後之雄猴。

IV. 中國斑疹傷寒病原菌

豚鼠血液及腦質等,為含毒之最甚者,然欲自其中覓視病原菌,則不可得. 吾人所見之病原菌,僅在發熱期內病豚鼠之睪丸內包膜內,及入體虱有病者之腸管內見之.

豚鼠睪丸內包膜之含立克次體 (Rikettsia), 係 Mooser 氏 (15) 於 1928 年初次發現於墨西哥鼠性 (或新世界性) 斑疹傷寒中, 繼而 Cb. Nicolle (6) 氏亦見於歷史性 (或舊世界性) 斑疹傷寒中.

吾人所見之中國立克次體長約 0.8—1μ, 寬約 0.4 μ. 為單桿形或雙桿菌;處於內皮細胞內,或在其外: 處於內者,多羣集於一隅;處於外者,多離散. 用姬姆薩 (Giemsa) 液染之,呈紅紫色,四週不甚清晰. 但用撒諾支那 (Cyanochin) 液染之,則呈淡白長點;此染法行之甚易,而視之亦明,故吾人恆樂用之.

虱腸內所見之菌,與睪丸內包膜所見者,形態相似,大小亦同. 今試將人工感染一日,二日,三日,四日,五日,六日,七日,八日後虱之消化器作橫面切片,於顯微鏡下視之,則得結果如下:

虱腸感染後一二日者,其切片內不呈若何變化;感染三日後者,其腸細胞內始見立克次體. 立克次體繁殖甚速,漸漸充滿腸壁細胞,以致感染後六七日之切片往往呈細胞破裂現象. 故病菌多流入腸腔內,隨糞排洩於外. 是虱糞有傳染性,並有製疫苗之功用者,其故均在於此.

若將受毒之虱,注射於豚鼠體內,則豚鼠亦發生正型斑疹傷寒. 關於此點,吾人曾用 P, S, N 三個菌種作多次試驗,結果,均無稍異. 茲述 N 菌種二例如下:

例一: 取受 N 菌種侵略四日之虱腸二個,研和於二四西生理

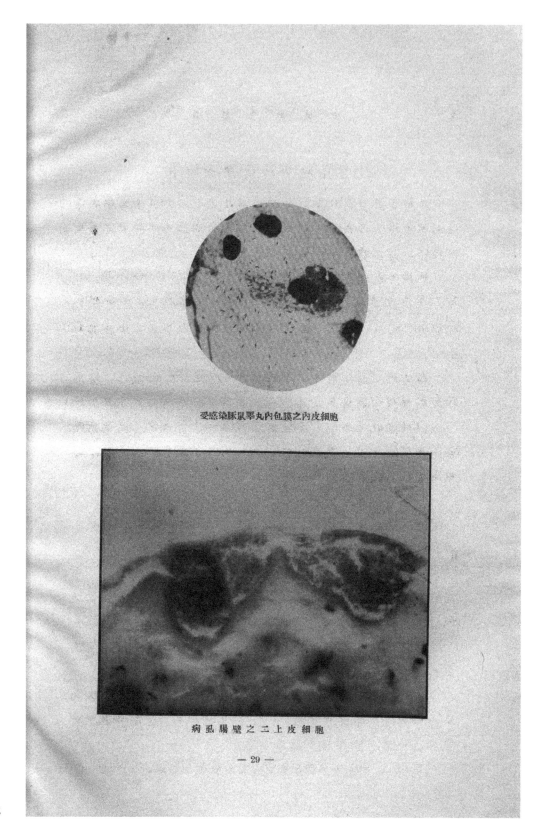

受盛染豚鼠睾丸内包膜之内皮細胞

病虱腸壁之二上皮細胞

702

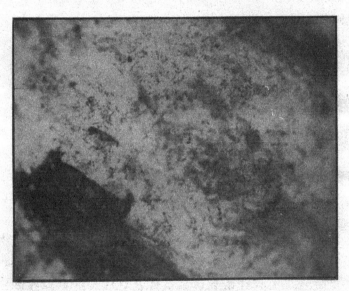

病虱腸壁之混懸液

水中,然後注射於二豚鼠之腹膜腔內. 觀察二十日,無發熱現象.

　　例二:　　取受 N 菌種侵略四日之虱腸二個,研和於二西西生理水中,然後注射於二雄豚鼠之腹膜腔內,結果: 潛伏期七日,發熱期四日至五日,但無陰囊炎徵象. 越四十日後,復以豚鼠腦(N菌種)五分之一注射於其腹膜腔內,二雄鼠竟無發病現象;而受傳種之其他豚鼠,則呈正型斑疹傷寒.

　　受毒八日之虱腸,置於冰箱五六日,仍不能稍減其毒性;受病豚鼠腦亦然.

　　準上所述,則可知人體虱以人工注射後,其腸中所發生之菌,實乃斑疹傷寒之真正病原菌也.

　　茲列中國斑疹傷寒病原菌顯微鏡攝影三圖如左:

V. 中國斑疹傷寒各種菌種之交叉免疫及與波蘭菌種之交叉免疫

　　新舊世界二性斑疹傷寒之交叉免疫,已於一九三一年,在墨西哥美國醫院及 Popolta 衛生研究所經 Ch. Nicolle 氏及 Mooser 氏互相鑑定矣. 大抵自動與被動免疫,歷史性者均較鼠性者為強, Weigl 氏疫苗不能完全預防鼠性斑疹傷寒,而 Zinsser 氏疫苗,則完全不能預防歷史性斑疹傷寒,其結果如斯,故吾人亟宜研究中國斑疹傷寒菌種與其他菌種之交叉免疫. 關於此點,除非洲之 Tunis,波蘭之 Lwów,安南之 Saigon,日本之東京各研究所取去中國菌種,悉心研究其結果,另見報告外,茲錄吾人之試驗如下:

P 菌對 N 菌

　　三豚鼠均替注射 P 菌,得正型傷寒,一月後,注射 N 菌,觀察三十日,無病狀,但證鼠發病如常.

S 菌 對 N 菌

三豚鼠種以 S 菌,得病,愈後十五日,注射 N 菌,不呈病狀.

S11, S13 二豚鼠,種以 S 菌,得病,愈後一月,注射 N 菌,不呈病狀.

N 菌 對 S 菌

二豚鼠 N 324—N327,種以 N 菌,得病,愈後二十日,注射 S 菌,不呈病狀.

又二豚鼠 N 323—325,種以 N 菌,得病,愈後二十五日,注射 S 菌,不呈病狀.

P 菌 對 S 菌

二豚鼠 P 186—188 種以 P 菌,得病,其一愈後十五日,其一愈後二十五日,注射 S 菌,均不呈病狀.

吾人未嘗反試此項實驗,蓋因經濟關係,P 菌已被取消故也. 但以上述試驗而反證之,吾人亦可臆斷其相似也.

波 蘭 菌 對 N 菌

吾人因無波蘭活菌,故以 Weigl 疫苗代之,實驗如下:

四豚鼠各於腹膜腔內接受 Weigl 氏疫苗第一瓶,其一越十五日,其二越二十五日,其三越三十五日,其四越四十五日,均種以 N 菌,結果均未發病,然證鼠發病如恆.

今欲知中國菌對波蘭菌發生如何關係,因缺乏波蘭活菌,不克如願以償,故吾人以細微凝集反應法代之. 其法利用動物被 N 菌侵略後者之免疫血清,求其凝集波蘭菌,結果,任何動物血清均呈正性反應,例如豚鼠,白鼠,家兔,猴,驢之血清,其反應力至少在 320—640 稀釋度之間,列表如下:

豚鼠血清	細 微 凝 集 反 應										
（中國疹疹傷寒菌種）	（歐洲波蘭菌種）										
N	20	40	80	160	320	640	1280	2560	5120	10240	20480
N 7		++	++	++	±						
N 8	+++	+++	+++	+++		±	—	—			
N 9	+++	+++	+++	+++			—				
N21	+++	+++	+++	+++			—				
N31	+++	+++	+++	+++			—				
N32	+++	+++	+++	++	±		—				
N33	+++	+++	+++	++		±	—				
N34	+++	+++	+++	++			—				
N37	+++	+++	+++	+++			—				
N39	+++	+++	+++	++	±		—				

白 鼠 血 清											
（中國疹疹傷寒菌種）											
N 6	+++	+++	+++	++	++	+	—				
N 7	+++	+++	+++	+++	++	—	—				
N 8	+++	+++	+++	+++	++	±	—				
N 9	+++	+++	+++	++	+	—					
N10	+++	+++	+++	++	+	±	—				
N12	+++	+++	+++	++	+						
N13	+++	+++	+++	++	±						

兔 血 清											
（中國疹疹傷寒菌種）											
N 1	+++	+++	+++	+++	++	+	—				
N 2	+++	+++	+++	+++	++	±	—				
N 3	+++	+++	+++	+++	+	±	—				
N 4	+++	+++	+++	+++	+	—					
N 5	+++	+++	+++	+++	+						
N 6	+++	+++	+++	+++	+	++					
N 7	+++	+++	+++	+++	+						
N 8	+++	+++	+++	++	+						
N 9	+++	+++	+++	++	+						
N10	+++	+++	+++	++	+						

人 血 清											
（中國疹疹傷寒菌種）											
S. （第 七 日）	+++	++	±	—	—	±			—	—	—
W. （第 八 日）	+++	+++	+++	++	++	+	—	—	—	—	—
C. （第 十 日）	+++	+++	+++	++	++	++	+	—	—	—	—
L. （第十二日）	+++	+++	+++	+++	+++	++	++	++	++	++	±
T. （第十五日）	+++	+++	+++	+++	+++	+++	++	++	++	++	±

　　準上所述，中國各種菌種，及 N 菌種與波蘭菌種之交叉免疫，均呈正性. 則將來製造疫苗，無論利用何種菌種，均能發生免疫功效.

VI. 中國實驗斑疹傷寒免疫性之期限

得病一次,卽可永久免疫,或不永久免疫,二次得病,准不若初次得病之劇烈,此乃傳染病之通例,斑疹傷寒或亦不能出此例外.雖然,吾人欲證之動物實驗,以觀其究竟.

下列受試豚鼠,均被注射 N 菌液而曾得病:

豚鼠 N255,249 復被注射於十五日後,

豚鼠 N241,245,247 復被注射於一月後,

豚鼠 N41,42,44 復被注射於二月後,

豚鼠 N292,303 復被注射於四月後,

豚鼠 N265,268 復被注射於六月後,

豚鼠 N258,259 復被注射於八月後,

豚鼠 N206,223 復被注射於十月後,

皆無異狀;證鼠則均呈溫度增高,及體重消減.

是則謂得病十月後之豚鼠尚保其免疫能力. 換言之,實驗方面得病一次,免疫性至少能延長至十月. 至於免疫性之期限究爲若干月日,惜吾人於作實驗時,已無病後十月以上之豚鼠,以供研究,誠爲遺憾,惟日後必當補試.

VII. 試驗室動物感染中國斑疹傷寒後所呈現之血清反應

在醫學現階段中,欲知人類獸類,尤其小囓齒動物類,有無斑疹傷寒,其考察方法當推外斐二氏反應法(Réaction de Weil-Felix).誠因此法對於診斷人類斑疹傷寒,頗有價值. 據 Wolbach, Todd, Palfrey 等氏曾發表之統計中,以此法反應病人之血清,得陽性者百分之九十七,且均達 800—1,000 倍之稀釋度. 吾人亦曾見達至

10,240倍稀釋度者一例. 此項反應,對於若干種動物,想亦多屬陽性,是以學者實用此法,以冀發見小囓齒動物有無斑疹傷寒(9).

當吾人研究斑疹傷寒之際,吾人併用外斐氏反應及細微凝集反應,以作比較,其結果恆不一致. 大抵豚鼠血清,恆呈陰性外斐二氏反應;此與各國研究家所得結果,完全相同. 但其他動物血清所呈之外斐氏反應,結果則差異,實有不可忽略之必要. 即兔類血清呈陽性反應者,僅三分之一;白鼠及灰鼠(家鼠)血清呈陽性反應者,實所少見;而同時無論何種動物之血清均呈陽性細微凝集反應. 茲將二種反應詳細結果分述如次:

外斐二氏反應

本反應作法,卽取培養於瓊脂基二十四至二十八小時之 Prateus O X 19 菌,混和於生理水內,使成菌液,以其等量加入異量稀釋度之血清中,而觀其凝集之有無,以定反應之正負是也. 茲列各種動物血清反應如下:

豚　鼠

感染 N 菌種之豚鼠血淸 374 份,感染 P 菌種之豚鼠血淸 195 份,感染 S 菌種之豚鼠血淸 60 份,均呈外斐二氏陰性反應,無一出於例外者. 此與他處試驗結果無異.

白　鼠

據各地實驗家之報告,白鼠感染斑疹傷寒,無論其爲歷史性之'無熱性傳染',抑鼠性之'有熱性傳染',其血清普通均呈正性外斐氏反應. 但據吾人之實驗,外斐氏反應對於吾人研究之中國菌種(P菌種探自北平,N及S菌種探自察哈爾),罕有正性者. 試驗如下:

試驗一) 白鼠九隻,曾種 N 菌,種後五日,十二日,二十日,三十五日,其血清呈陰性外斐氏反應.

試驗二） 白鼠四隻,曾種 N 菌,種後十二日,十七日,有二鼠血清呈正性外斐氏反應,達 80 至 320 稀釋度,其他二鼠,種後一月,其血清均呈貳性反應.

試驗三） 白鼠四隻,曾種 P 菌,六隻,曾種 S 菌,種後十日,十四日,十五日,十八日,二十五日,二十八日,三十日,四十日,五十日,其血清均呈貳性外斐氏反應.

總之,二十三個曾種異菌種之白鼠,其血清呈正性外斐氏反應者僅二例.

灰　　鼠

試驗計三次,共用灰鼠十一隻,四隻曾種 N 菌,二隻曾種 S 菌,五隻曾種 P 菌. 結果,種 N 菌及 S 菌者,種後十日,十五日,三十日,其血清均呈貳性外斐氏反應,種 P 菌者,種後十二日,一鼠之血清呈正性反應,達 ½ 稀釋倍;其他各鼠之血清,種後二十日,均呈貳性外斐氏反應.

總之,十一隻灰鼠曾種異菌種,其中呈正性外斐氏反應者,祇一鼠耳.

家　　兔

家兔類呈陽性外斐氏反應者,約爲三分之一,吾人前已述及. 再者,毒量愈大,反應愈強. 結果如下:

試驗一） 三兔曾種 N 菌,種後十二日,一兔血清及二證兔血清呈貳性外斐氏反應,其他二兔呈正性反應,約達 160 至 640 倍稀釋度.

試驗二） 兔十三隻,未種毒前,外斐氏反應均爲陰性,種 N 菌後十五日至二十日,僅五兔呈陽性反應,達 20 至 160 倍稀釋度.

試驗三） 三隻日本兔,種 N 菌後十日,二十日,三十日,均呈陰性反應.

總之,十九兔內,僅七兔呈陽性反應.

立克次體之細微凝集反應

此法手術較繁,然其結果之準確則無以復加. 其實行,乃先於小量管內配合各種稀釋度不同之血清液,次用小白金鑷取血清液一滴,速置之拭去脂質之玻璃小簿片上,復由一含斑疹傷寒液之毛細吸管中排出一同量濟,加於血清滴上,然後將玻璃小薄片覆於一 Koch 玻璃巢上,用凡士林固封四周,以防氣化.　此後置於實驗室溫度之中,經二十四小時,在顯微鏡下視之,即知其結果.　上述之各種動物血清,曾經呈外斐氏反應者,如是法而行反應,均有凝集立克次體之能力,惟在豚鼠須於溫度升高之第三日,在家兔須於種毒之第五日,在白鼠及灰鼠須於種毒之第八日,始呈陽性.　在此時期前,均爲陰性.　此乃凝集素尚未發生故也.但一呈陽性反應後,則凝集素得在若干動物體內存在至少二月之久.

豚　　　鼠

試驗一）　曾種 P, S, N 菌之鼠豚各三十二隻,於溫度昇起之第一日或第二日,其血清均呈陰性細微凝集反應.

試驗二）　曾種 N 菌之豚鼠 342 隻,種 P 菌者 195 隻,種 S 菌者 28隻,於發熱之第三日至第七日均呈陽性細微凝集反應,達稀釋倍 80—640.

愈後十五日,仍呈陽性反應,仍達同時稀釋倍.　愈後六十日,仍呈陽性反應,但達 40—160 稀釋倍.

總之,豚鼠體內之凝集素,能保持至二月餘,過此期後,其反應能力即減退.

白　　　鼠

試驗一）　白鼠三十隻,種以 N 菌者:

種後五日,呈陽性細微凝集反應.

種後八日,十二日,十七日,呈陽性反應,達 160—320—640 稀釋倍.

種後二十日,三十日,呈陽性反應,達 80—160—320 稀釋倍.

證白鼠均呈陰性反應.

中国近现代中医药期刊续编·第一辑

試驗二）　四白鼠,種以 P 菌者:

種後十四日,呈陽性細微凝集反應,達 40—80 稀釋倍.

種後十八日,呈陽性反應,達 40-160 稀釋倍.

種後五十日,二鼠呈 40—80 倍稀釋度之陽性反應;其他二鼠呈陰性反應.

試驗三）　白鼠六隻,種以 S 菌者:

種後 12—25 日,呈 80—160 倍稀釋度之陽性反應.

種後 30 日,呈 40—80 倍稀釋度之陽性反應.

總之,白鼠之細微凝集反應,其期限視豚鼠之反應爲短.

灰　　鼠

試驗凡三,結果相同. 四灰鼠用 N 菌移毒,二灰鼠用 S 菌移毒,五灰鼠用 P 菌移毒. 移毒後十二日,十五日,均呈 80—160—320 倍稀釋度之陽性反應.

灰鼠體內凝集素存在之久暫,大致與白鼠相若. 但灰鼠體小,易死於穿心取血手術,故吾人未能利用移毒後二十五日之灰鼠續作試驗,殊爲可惜.

家　　兔

家兔十九,用 N 菌移毒者,移毒後十二日,十五日,其血清呈 160—320 —640 倍稀釋度之正性反應.

證兔均呈陰性反應.

總之, 629 豚鼠中,無一呈正性外斐氏反應者; 23 白鼠中,呈陽性外斐氏反應者僅二白鼠;七灰鼠中呈陽性外斐氏反應者僅一灰鼠;十九家兔中,呈陽性外斐氏反應者僅七兔;而各動物之細微凝集反應,則均爲陽性.

結　　論

準上所述,各種試驗結果,吾人可作歸納如次:

1. 中國實驗斑疹傷寒,以外斐氏反應不能診斷者,其例甚多,故此項反應不能用以考察小體囓齒動物（例如灰鼠）有無斑疹傷寒之感染. 設吾人利用此法檢查動物,得正性反應者,固可謂爲病菌侵略之證,而無正性反應者,則不可謂未爲病菌侵略之證.

2. 欲得動物斑疹傷寒之準確診斷,實際上須用斯病病原菌之細微凝集法,百用百準. 惟此法需要一種純淨立克次體液. 人體虱腸內之培養法（Weigl 疫苗(10)）或被 X 光射照之白鼠腹膜內培養法(Zinsser-Castañeda 疫苗(11)),均爲得純淨立克次體液之適用方法.

VIII. 斑疹傷寒之免疫法

斑疹傷寒病原菌（立克次體）在玻璃器內培養,以製疫苗,既未成功,學者遂利用斯菌之天然培養基,例如血液,組織系,有病昆蟲,製成活疫苗,或死疫苗,以預防此可驚可畏之惡病.

西歷 1920 年間,Weigl 氏（10）利用病虱之腸製成死疫苗,效力甚佳,惟其製法甚難. 1927 年 Ch. Nicolle, H. Sparrow, E. Conseil 氏（17）曾於人類試用病人血清,或病動物血清,或病豚鼠腦質,用量逐次遞加,效驗亦佳. H. Zinsser, R. Castañeda 氏（11）於 1931 —1933 年利用以人工減去維生素豚鼠之睪丸內包膜或其腹膜腔內之滲出液,或利用經 X 光射照之白鼠腹膜液,或利用注射輕油精之白鼠腹膜液,液內之菌以佛馬林殺死,即成死疫苗,試用結果亦不爲劣. 1927 年,H. Sparrow 氏（13）注射小量活菌於豚鼠,未引起‘有熱性傳染’. 1932 年,E. Dyer 氏（14）及其同事曾用飽食於病白鼠身上之跳蚤研於石炭酸水中,製成菌液,但未獲良好成績. 最近,即 1934 年,G. Blanc（18）用 Casablanca 地方之一種輕微鼠性斑疹傷寒,種於豚鼠體內,豚鼠發病時取其脾臟製爲稀液,加以牛膽汁,試用於人體（活菌）,據聞結果頗好.

以上各種疫苗,試用已有相當之收獲者,當推 Weigl 氏疫苗.蓋此疫苗乃爲唯一之有效,無害,而且適用之疫苗. 吾人於三年前在中國北部試用多量,其價值遂以成立.

先是,於 1930 年十一月,比國國家科學研究基金會補助比國教士呂登岸司鐸十萬法郎,作研究中國斑疹傷寒,並試用 Weigl 博士疫苗之用.

當試用之時,因環境關係,進行甚易,故結果亦速. 故 1932 年比國國家科學研究基金會之報告書中有云: "波蘭 Weigl 教授所製之斑疹傷寒疫苗,已試用於一百八十教士及修女身上. 試用之後,該地斑疹傷寒仍繼續侵害,而教士及修女均得免疫. 當未試用疫苗之前,比國教士每年死於斯病者,必四五人,二十年來,共死八十四人,且其中四十六人,未達三十五歲;及呂司鐸與蓋道世,張漢民二醫師試用疫苗之後,已無一人死於斑疹傷寒矣.

至論未經試用疫苗各處之傳教士,仍有爲斯病而犧牲性命者. 故該項疫苗今後必須擴大試用".

爲擴大預防計,呂司鐸遂於1931 年在北平輔仁大學內設立實驗室,聘吾人研究斑疹傷寒,並按照 Weigl 氏法製造疫苗.

著者之一,於 1931 年特赴波蘭,在 Weigl 氏之試驗室內學習 Weigl 氏製造疫苗法.

實驗室中,除二醫師外,尚有技士四人輔助製造疫苗,供給數百人使用（卽傳教士,醫師,修女,護士）. 蓋此數百人,生活於有病之地域,皆欲按期注射疫苗,以防患病. 按現在疫苗,免疫功效僅爲一年,故每年須復種一次. 且被接種後,間有仍得輕微斑疹傷寒者. 最近綏遠歸化公醫院護士長,比國人,用波蘭疫苗接種一月後,得強性斑疹傷寒,幸告痊愈. 此乃個人自身抵抗力及受毒性之強弱關係所致,不可因此而謂疫苗毫無用焉.

　　Weigl 氏利用虱腸製造疫苗法,盡人知之,無庸贅述. 至於吾人,按此法所製之疫苗,當係中國菌種. 中國菌種在虱腸中之情形,前巳言之,且與波蘭菌 Weigl 氏實驗室中研究之結果相同. 疫苗試用於豚鼠,豚鼠均得免疫;卽各鼠各得病豚鼠腦質二西西(有毒量,傳種時用),不呈病狀是也.

　　試驗一） 豚鼠三隻,各於腹膜腔內種80虱腸,種後十五日後,以毒腦證之,不呈病象,但傳種用之豚鼠二隻均呈正型斑疹傷寒.

　　試驗二） 豚鼠三隻,各於腹膜腔內種30虱腸,種後二十日,以毒腦證之,不呈病象,但傳種用之豚鼠二隻均呈正型傷寒.

　　試驗三） 豚鼠三隻,各於腹膜腔內種150虱腸,種後二十日,以N菌證之,呈二日或三日微熱,但傳種之豚鼠二隻呈六日或七日之高熱.

　　按 H. Mooser, H. Sparrow 二氏（19）之考察,Weigl 疫苗種過度量者,得不完全免疫;種適宜量者得完全免疫.

　　吾人第三試驗之結果,是否爲疫苗量過度所致,惟多行試驗,始可解決之.

　　吾人所製之疫苗,試用於有病地域之人士者,爲數甚多;但爲期僅一年有餘,時期旣短,效力久暫強弱,尚難斷定.

　　須知利用千萬人體之虱（二百個虱爲一人用量）製造疫苗,實乃危險工作. 當 1932 至 1933年時,吾人實驗室內職員二人未曾注射疫苗,均於實驗室中感染斑疹傷寒,幸得痊愈. 在實驗室內感染斑疹傷寒者,在他地曾見數例,且有死亡者;惜當時正在研究疫苗之時,尚無預防工具也.

　　斑疹傷寒預防接種,係行皮下注射三次,每隔三日至六日注射一次. 注射後普通無強大反應.

　　本疫苗之製造,旣甚煩難,且不經濟,故尋獲更善之方法,實爲所當祝望之事. 惜各實驗室內之研究工作及吾人實驗室內之研究工作,迄今均遭失敗.

　　故 Ch. Nicolle (16) 於 1932 年鼎力介紹 Weigl 疫苗,卽凡研究斑疹傷寒之實驗室,其內工作人員均應注射此種疫苗. Ch. Nicolle 氏最近（ 1934 年四月 ）致函吾人,謂預防斑疹傷寒,近代醫學方法中唯一適用者,厥爲 Weigl 氏接種法.

IV. 血清療法

　　學者曾作研究,以尋求預防斑疹傷寒之方法,並尋求治療或減輕斯病之方法,血清治療法,卽爲此也.

　　嘗考斑疹傷寒血清治療法,首先研究者,仍爲 Ch. Nicolle 氏. 彼於 1911 年,與 E. Conseil (2) 試用恢復期內之病人血清,知此種血清有預防及治療之功用;並於 1915 年與 L. Blaizot (22) 取病豚鼠之腎上腺或其脾臟製成稀液,注射於驢或馬之體內,注射若干次數後,取出血清試之,結果,亦有預防及治療之功用. 厥後 H. Zinsser et R. Castañeda, 利用墨西哥斑疹傷寒菌（Zinsser-Castañeda 死菌苗 ）製成馬血清,試用於豚鼠,結果,豚鼠對於墨西哥菌及歐洲菌(21)均發免疫性.

　　按照 Ch. Nicolle, L. Blaizot 二氏之方法,吾人將中國斑疹傷寒菌注射於驢體內,最後一次注射後十二日,吸血清少許,驗之,呈外斐二氏正性反應及本病病原菌正性反應. 此時取其血清試用於豚鼠,同時亦試用恢復期內之猴血清結果如次:

豚鼠一: 第一日,注射病豚鼠腦質二西西（N菌種）於腹膜腔內.

　　　　第二日,注射猴血清四西西於腹膜腔內.

　　　　第四日,與第二日同.

第六日,注射猴血清六西西.

結果: 潛伏期四日,發熱期七日.

豚鼠二: 病豚鼠腦質二西西與猴血清六西西混和,注射於腹膜腔內.

結果: 潛伏期六日,發輕熱二十四小時.

豚鼠三: 注射病豚鼠腦質二西西於腹膜腔內,發熱第一日,注射猴血清五西西於腹膜腔內;發熱第三日,注射猴血清於腹膜腔內.

結果: 潛伏期六日,發熱期四日.

以上試驗,復行一次結果無甚大差別,惟發熱期較短（二日至三日）. 準是以觀,猴血清似具預防及治療之功用.

至論驢血清,亦完全按照以上試驗舉行二次,共用豚鼠六隻,結果與猴血清毫無異點.

以上兩種血清亦曾試用於病人,結果,對於病人之輕重,似無增減之作用. 惟試用既少,吾人固難斷定其效力如何也.

X. 中國斑疹傷寒之流行病學

西曆 1909 至 1911 年 Ch. Nieolle, Ch. Comte 及 E. Conseil 諸氏(23)(24)在 Tunis 地方發明人體之虱有播傳斑疹傷寒之作用. 此項發明,旋於 1910 年爲 Ricketts, Wilder 二氏(25)證實於前,1912年又爲 Anderson, Goldberger 二氏(26)證實於後,於是世人始知虱之爲物,至可畏也.

近年來醫界學者,又發明跳蚤有播傳鼠性斑疹傷寒之作用. 依次錄之大率如下:

西曆 1929 年, Maxcy 氏(31)察知鼠乃鼠性菌之貯藏所,鼠之蚤乃鼠性菌之播傳物. 厥後於 1931 年, H. Mooser, Zinsser, R. Castanêda(32)諸氏舉行同樣之考察, Maxcy 氏之結果,遂經證明.

鼠與菌,鼠與鼠類蚤之關係,自是明矣.

　　E. Dyer, A. Rumreich, F. Badger（30）諸氏取鼠類蚤或犬類蚤若干,製爲液體,注射於豚鼠體内,鼠即發熱;熱之情狀,宛如墨西哥實驗斑疹傷寒. 鼠類播傳病菌,又得一證據.

　　當 1932 年時,各地學者從事於此項研究者,接種而起;在 Athénes 及 Beyrouth 地方則有 Lépine 氏（6）,在 Toulon 地方則有 Marcaudier, Pirot 二氏（27）,在滿洲地方則有 Kodama, Takahashi, Kohuo 諸氏（28）. 皆於鼠體内（腦）尋獲鼠性菌. 鼠乃鼠性菌之貯藏所,更得一證明.

　　最後於 1933 年三月,有船名‘Ronmanie’者,由 Alexandrie 開到 Anvers 商埠而停舶. Bruynoghe 氏（29）得船中之鼠而究研之,察知其腦中藏有鼠性菌. 鼠乃鼠性菌之貯藏所,從此無疑矣.

　　吾人曾於北平各階級住戶内,捕得家鼠,取其腦質,種於豚鼠體内,並取犬類虱若干,置於有病白鼠之毛間,令吸吮其血液,以冀傳染病菌,越七日至十三日或十三日以上,製爲液體,種於豚鼠體内,結果,不獨無病發生（有熱性傳染及無熱性傳染均無之）,且無凝集素發生.

　　有病豚鼠及有病白鼠之虱,在病期中任何時捉取,製爲液體,種於無病豚鼠體内,結果無病狀,亦無血清反應.

　　總之,人體之虱爲播傳斑疹傷寒最要之媒介物,故欲阻止斑疹傷寒之播傳,或撲滅其病竈,非劃除人體虱,無以爲效.

　　惟吾國普通人民,生計困難,知識缺乏,劃除其虱,殊非易易;且有許多無識之輩,素信虱類對於人生健康,實有裨益. 噫! 衛生觀念之錯誤,可謂極矣.

　　當今之時,對於提倡民衆衛生教育,化除民衆衛生錯誤觀念,吾國醫界應負重大責任. 提倡民衆衛生教育,須先開始於小學,而後繼續於高小與中學. 爲教員者,將衛生原則教於學生,督促躬行實踐,尤須以身作則久而久之,必能養成眞正衛生之習慣.

著者嘗見吾國衛生教科書,已有善本,惟對於許多傳染病,言之明切,而對於斑疹傷寒,略而不詳,此乃一缺點也. 夫吾國爲文明古國,文物燦爛,此吾國人之榮耀. 但人民不知衛生,衣服內虮虱叢生,言之誠令人驚駭,此又吾國人之羞恥. 剷除人體之虱,不外身體清潔,衣服潔淨. 前者祇須多次沐浴,後者祇須多次洗熨,如是足矣. 惟爲教員者,宜令學生徹底寬行,並宜嚴厲檢查,務使養成清潔習慣而後止.

此外,又當藉用報紙時時宣傳,使民衆讀之,漸漸明瞭清潔之益,虮虱之害. 爲日旣久,其効必生.

軍警團體及其他公共團體,尤須剷除虮虱,以防不測之害. 當承平時代,斑疹傷寒固不若鼠疫,霍亂等疫爲害之劇烈,蓋在一個地域死於斯病者,槪不多也. 而當戰爭時代,一旦流行於軍隊之中,其爲損失,往往過於敵人. 歐戰時,俄國及東歐,素爲斯病潛伏之地域,軍人死於斯病者,爲數甚巨,因而強大之軍隊,每變爲弱小者,即其例也 (33).

XI. 總結論

吾人研究結果,旣如上述,茲爲明瞭起見,特作歸納如次:

1) 吾人曾研究三個菌種,並予相互鑑定,結果,雖來源不同,而性質無異.

2) 豚鼠對於中國斑疹傷寒,乃具有最大感受性之動物,其感受結果,常爲'有熱性傳染',至於'無熱性傳染',實所罕覩;其次則爲猴;再次則爲白鼠,白鼠之感受或爲'有熱性傳染',或爲'無熱性傳染',二則不相上下;更次則爲灰鼠;家兔感染斑疹傷寒,則出例外.

3) 以上各種動物,感染斑疹傷寒後,其血清內發現特効凝集素,獨用斑疹傷寒病原菌,始克驗出,百驗百準. 至論外斐氏反應,對於驢,家兔,猴,亦頗有益,對於白鼠與灰鼠則次之,對於豚鼠則無用也.

4) 中國斑疹傷寒菌,似與鼠性菌 (Virus Mexicain) 性質相近,惟其各種性能則較弱,且對於鼠類,侵略性不若鼠性菌之強大.

5) 中國斑疹傷寒菌之生活力甚微弱,大約在冰箱內,僅能生活四日至六日;在活白鼠體內,則可生活十五日至二十日.

6) 中國斑疹傷寒菌在蚤類體內能否培養,或蚤體對彼之生活是否適宜,據吾人研究結果,皆爲負性. 但人體虱對於彼之生活繁殖完全適宜,故吾人得利用人體虱之消化器,製造一種疫苗,驗之於動物 (豚鼠),確有効力. 又有病豚鼠及有病白鼠之虱,對於本菌,無接受性.

7) 利用大體動物,例如猴,驢,製造特效血清,實爲可能. 此種動物病後之血清,有預防及治療之性能.

8) Weigl 氏疫苗有預防中國斑疹傷寒之性能. 故凡醫師,醫院職員 (護士),及軍隊,監獄內之衞生專員等,均須注射,願能有益. 惟現今產量甚少,殊爲可惜.

9) 凡吾國醫界同志,尤其北部醫界同志,應負特別責任,積極剷除平民虮虱;而負有教育之責者,亦須設法訓練青年,務使養成清潔習慣.

參考書目

(1) Ch. Nicolle et E. Conseil.—Gazette des Hôpitaux, 1912.
(2) Ch. Nicolle et E. Conseil.—Annales de l'Inst. Pasteur, vol. XXV, 1911.
(3) Ch. Nicolle, A. Conor et E. Conseil.—C. R. Acad. des Sciences, 1911.
(4) Neill.—Public Health Rep.,—vol. XXXII, 1917.
(5) H. Mooser.—Journ. Inf. Dis., t. XLIII, 1928.
　　　　　　Ibid., t. XLIV, 1929.
　　　　　　H. Mooser et C. Dummer, Ibid. 1930.
(6) Lépine cité par Ch. Nicolle dans son article "Origine commune des typhus et des autres fièvres, leur indivualité présente" Arch. de l'inst. Pasteur de Tunis, t. XXI, No. 1, 1932. C. R. Soc. de Biologie, t. CIX 1932.

(7)　Ch. Nicolle et L. Blaizot.—C. R. Acad. des Sciences, t. CLXVIII, 1919.

(8)　Ch. Nicolle et L. Blaizot.—C. R. Soc. de Biologie, t. LXXVIII, 1915.

(9)　Ch. Nicolle.—Arch. de l'Inst. Pasteur de Tunis, t. XXIII, 1934. No. 1.

(10)　R. Weigl.—Bull. Acad. polonaise des sciences et des lettres, Classe de Médecine. Cracovie, 1930, pp 25-62.
Przeglad épidémyol., t. I, 1920.

(11)　H. Zinsser et R, Castaneda.—Journ. of Exper. Med., t. LIII, 1931. Mars. p. 325, avril, p. 493. Ibid., t. 57, 1933. Journ. of Immun., t. XXI, 1931, p. 403.

(12)　Ch. Nicolle et L. Laigret.—Arch. de l'Inst. Pasteur de Tunis, t. XXI, 1933.

(13)　H. Sparrow.—Arch. de l'Inst. Pasteur de Tunis, t. XVI, 1927.

(14)　R. E. Dyer, G. Warkman, A. Rumreich et F. Badger.—Public Health Rep. t. XLVII, No. 25, 1932, p. 1329.

(15)　Ch. Nicolle et L. Blaizot.—C. R. Acad. Sciences, t. CLXI, 1915.

(16)　Ch. Nicolle et H. Sparrow.—Arch. de L'Inst. Pasteur de Tunis, t. XXI, 1932.

(17)　Ch. Nicolle, H. Sparrow et E. Conseil.—Archives de l'Inst. Pasteur Tunis t. XVI 1927.

(18)　G. Blanc.—Paris Médical No. 22, 1934.

(19)　H. Mooser et H. Sparrow.—Arch. de l'Inst. Pasteur Tunis, t. XXII, 1933.

(20)　E. Conseil.—Arch. de l'Inst. Pasteur Tunis, t. III, 1907.

(21)　H. Zinsser et R. Castaneda.—Journal of Exp. Med., t. 57, 1933. t, 59 1934.

(22)　Ch. Nicolle et L. Blaizot.—C. R. Acad. Sciences, t. CLXII, 1916.

(23)　Ch. Nicolle, Ch, Comte et E, Conseil.—C. R. Acad. Sciences, t. CXLIX 1909.

(24)　Ch. Nicolle et E. Conseil.—Annales de l'Inst. Pasteur, vol XXV 1911.

(25)　Ricketts et Wilder.—Journal Amer. Med. Associat. t. LIV 1910.

(26)　Anderson et Goldberger.—Public Health Service Bull. t. LXXXVI 1912.

(27)　Marcandier et Pirot.—C. R. Aced. Sciences, t. CXCIV 1932.

(28)　Kodama, Takahashi et Kohno.—Kitasato Arch. Exp, Med. vol. IX 1932.

(29)　R. Bruynoghe et J. Jadin.—Arch. Internationales de Médecine expérimentale, vol. VIII, facs. 3, 1933.

(30)　R. E. Dyer, A. Rumreich et F. Badger.—Public Health Rep., vol. XLVI 1931.

(31)　F. Maxcy.—Public Health Rep. vol. XLIV, 1929.

(32) H. Mooser, R. Castaneda et H. Zineser.—Journal of Exp, Med. Vol. LIV 1931.
    Journ. Amer. Med. Associat., Vol. 97, 1931.

(33) D. O. Pletneff.—Typhus exanthématique, Petrograde 1921, Comité technique du commissariat des voies de Communication, Monographie russe par le commissaire Pletneff.

衛生事業

我國重要都市衛生經費之研究

李廷安

(一)研究目的

公共衛生為我國內政中急待發展之要圖. 乃留心國家興亡,民族盛衰者不容否認之公論. 而經費為事業之母,際茲公帑奇絀之秋,辦理衛生固不可遽得充分之經費,但若無相當之財力,則事業即無從實現. 故吾人須查悉我國各重要都市最近年支之經費若干,及其用途之分配若何,藉以研究其現有經費之數額,是否可敷衛生設施上最低限度之應用並用途分配上輕重緩急之是否適宜. 此本篇之所由作也.

(二)研究程序

作者先將所欲知悉各處關於衛生經費之事項,編成調查表兩種: 一曰衛生經費概況調查表, 二曰衛生經費用途分配表. 分寄上海市衛生局,廣州市衛生局,南京市衛生事務所,北平市政府衛生處,青島市社會局衛生科,天津市政府衛生科,漢口市政府衛生處,汕頭市政府衛生科,杭州市政府衛生科,寧波市政府衛生科,及上海公共租界衛生處,上海法租界衛生局,請為查填寄還. 嗣承上海,廣州,南京,北平,青島,天津,汕頭,及上海公共租界,上海法租界各衛生機關填寄到後,即照所集資料,將前擬衛生經費概況調查表,及衛生經費用途分配表之格式略加修改. 茲說明其項目如次:

各市衛生經費概況調查表　　本表分為九欄: 第一欄為區域,備分填各都市名稱之用. 第二欄為全區人口總數,備分

722

填各都市人口數,以誌與經費數對照比較之用. 第三欄爲本區
每年經費總數,備分填各都市全年經費總數,以便將衛生經費對
照比較之用. 第四欄爲本區每人每年可享之市政設施費,備分
填每一居民每年可享之市政設施費,而便察知衛生設施程度,與
其他市政設施程度之比較. 第五欄爲本區經費總數中撥充之
衛生經費;復析爲(1)除清道費外之各項衛生經費,(2)每一居民
平均年享之純粹衛生事業費,(3)清道費,(4)每一居民平均年享
之清道費用,(5)總計,(6)每一居民平均年享純粹衛生事業及清
道費用等六小欄,以便分析觀察. 第六欄爲本區經費總數中撥
充之教育經費. 第七欄爲每一居民平均年享之教育費用;其所
以特將教育經費列出者,蓋衛生以增進居民之健康爲主旨,與以
增進居民知識爲目的之教育事業,其重要性固同,而專供居民享
用,非圖直接取價之方針,尤一也,表而出之,以資參攷. 第八欄爲
不屬衛生及教育項下之其他各項經費,藉以總結各都市經費之
概況. 第九欄爲備註(格式見第一表).

　　各市衛生經費用途分配表　　本表分爲十一欄: 第一
欄爲區域,亦備分填各都市名稱之用. 第二欄總務,備填關於文
書,會計,庶務,醫藥登記及其他屬於普通行政方面各費之用. 第
三欄爲環境衛生,備填關於辦理環境衛生之經費;復析爲(1)清道,
(2)其他清潔,(3)肉品及食物檢查,(4)總計等四小欄,以便分析觀
察. 第四欄爲衛生教育,備填關於辦理宣傳,演講,編輯,展覽,衛生
運動等費之用. 第五欄統計,備填關於辦理死亡統計,出生統計
等費之用. 第六欄爲防疫,備填關於診療傳染病及推行預防接
種等費之用. 第七欄爲保健,備填關於辦理婦嬰衛生,學校衛生,
勞工衛生等費之用. 第八欄爲治療,備填關於辦理非傳染病之
各項治療機關,如醫院,診所等之費用. 第九欄衛生試驗,備填辦
理各種細菌檢驗,化學化驗,及生物學製品等費之用. 第十欄爲
其他,備填不便歸併於上列各欄中而爲衛生方面支出之其他經
費之用. 第十一欄爲共計,備總結上列各欄所填數目之用,自
第二欄起,均各分爲數目及百分比二項,以利比較(格式見第二
表).

以上二表格式改訂後,即將各方寄到資料,分別整理,彙列表
內. 惟有未將年支顏鉅之清道費列入者,故祇得割愛,暫不列入
表內,以便作科學上比較之討論. 至填數尚嫌籠統,雖無法代爲
再析,但已悉照來數填入表內某欄,而於相關之他欄中,註以未詳
字樣. 其不免據以推算之比例數,暫行從闕. 特此申明,以告閱
者;並謝承助各處,更向未及列入各處深致歉意.

（三）調查結果數量上之觀察

　　爲研究與比較起見,宜以每一居民,每年可享該區內衛生設施之經費若干爲觀察之基本條件. 據調查所得,每人每年可享之衛生設施費,以上海公共租界爲最高,計每人二元二角四分;次爲廣州市,每人年享一元零九分;又次爲汕頭市,每人年享五角五分;又次爲南京市,每人年享五角四分;又次爲青島市,每人年享四角六分;又次爲上海市,每人年享一角九分;又次爲北平市,每人年享一角七分;又次爲天津市,每人年享一角四分. 故以二·二四爲最高數,〇·一四爲最低數,而〇·五〇爲中數(median,卽由最高或最低之一數目,按照數之多少而順序排列,採取其居中之一數,如無居中之數可採,則採居中二數目之相和,而以二除之). 以上係包括清道費在內.

　　但清道一事,近代衛生學家多已指爲並非純粹之衛生事業,故再將各處衛生經費中除去清道費,而求該區每一居民年可享受之純粹衛生事業費,則仍以上海公共租界爲最高,計每人年享一元四角四分;次爲廣州市,每人年享四角九分;又次爲汕頭市,每人年享三角七分;又次爲南京市,每人年享三角五分;又次爲青島市,每人年享二角七分;又次爲上海市,每人年享一角一分;又次爲北平市,每人年享八分;又次爲天津市,每人年享六分. 故以一·四四爲最高數,〇·〇六爲最低數而〇·三一爲中數(參閱第一表及第二表).

　　就前述之比較研究,可知我國各都市中,每一居民年享之衛生設施費,頗有參差,而得左列之結果(參閱第一圖):

　　1,上海公共租界中,每一居民年享衛生設施費二元二角四分,高於其他各市自一倍(如廣州市,爲一元零九分)以至十五倍(如天津市,爲一角四分)不等.

　　2.除租界外,我國各市,每一居民年享之衛生設施費,亦頗有高低;蓋各市之中數爲〇·四六(青島市數),廣州,汕頭,南京三市均居中數之上,上海,北平,天津三市均居中數之下.

　　3.就各市之比較,其每一居民年享之衛生設施費,有此高於彼一倍以至七倍者(如廣州市之與汕頭市及天津市),而號稱世界通商大港,我國重要口岸之上海市,其衛生設施費,尚居表列各市中之第五位,較前述中數(〇·四六)猶少〇·二七,而北平,天津二市,則距中數尤遠矣.

　　作者鑒於衛生之重要性,及其專供居民享用,非圖直接取償

之目的與辦理教育之意義相同,故復製一各市教育衛生經費與全區預算總額百分數比較表而研究之（見第三表）,所得之結果如次:

1. 各市（除上海公共租界）所支教育經費,佔該市預算總額之百分數,最高者爲三六・一（汕頭市）,最低者爲一一・〇（青島市）,而所支衛生經費,佔各該市預算總額之百分比,則最高者僅爲一二・〇（汕頭市）,最低者竟祇二・四（上海市）. 故以衛生經費與教育經費相較（除上海公共租界）,其百分比有教育經費高於衛生經費自四倍（上海市）以至一倍强（南京市）者;惟上海公共租界,則所支教育經費,較衛生經費爲少（參閱第二圖）.

（四）調查結果用途分配上之觀察

就各市對於衛生經費用途之分配,以百分比而觀察之,頗有出入.

總務費　以汕頭市爲最高,佔二四％;天津市最低,佔二・四％;中數爲一〇・二％（北平市）.

環境衛生費　以上海市爲最高,佔七七％;汕頭市最低,佔三三・四％;中數爲五一％（天津,青島二市之數相和,以二除之）.

衛生教育費　以天津市爲最高,佔四・四％;廣州市最低;佔〇・一％;中數爲〇・五％（汕頭市）.

統計費　以上海市爲最高,佔〇・九％;廣州市最低,佔〇・一％;中數爲〇・三％（汕頭,南京二市之數相和,以二除之,並採四捨五入法）.

防疫費　以上海公共租界爲最高,佔一八・一％;青島市最低,佔〇・五％;中數爲四・六％.

保健費　以南京市爲最高,佔九・二％;廣州市最低,佔〇・四％;中數爲三・一％（北平市）.

治療費　以青島市爲最高,佔四九・一％;上海市最低,佔二・七％;中數爲一七・〇％.

衛生試驗費　以公共租界爲最高,佔一五・〇％;廣州市最低,佔〇・七％;中數爲〇・五％.

其他各費　以汕頭市爲最高,佔二九・四％;公共租界最低,佔四・八％;中數爲九・九％.

茲將前述各費之中數,依其高低而排列之:

　　環境衛生費　　　　　　　　　　51.0%

治　療　費　　　　　　　17.0%
總　務　費　　　　　　　10.2%
其　　　他　　　　　　　9.9%
防　疫　費　　　　　　　4.6%
保　健　費　　　　　　　3.1%
衛生教育費　　　　　　　0.5%
衛生試驗費　　　　　　　0.5%
統　計　費　　　　　　　0.3%

就前列各費觀之,可知我國各市現支衛生經費,其用途之分配,以環境衛生爲最多,統計費爲最少.

（五）討　論

作者旣承前述各衛生機關供給資料,而得作各處衛生經費數量上之觀察,及用途分配上之觀察矣,至此乃欲根據事實,及個人經驗,而加以討論. 討論問題,一曰我國都市究需若干衛生經費,始敷設施上最低限度之應用;二曰,各市衛生經費之用途,究應如何分配,始爲適宜. 茲分段商榷之:

(甲) 我國都市究需若干衛生經費,始敷設施上最低限度之應用? 欲解答此一問題,應先以人口爲討論之對象,再以各種事業之所需,爲估計之基本數. 爰採取金寶珍先生(金君爲公共衛生專家,久於公共衛生事業,現任內政部衛生署前任技正),蘭安生先生(蘭君爲公共衛生學專家,任北平協和醫學校衛生科主任教授) 合擬都市衛生行政大綱及其暫定評判標準,以一百萬人口之都市爲單位,而估其最低限度之所需,開列如下:

一. 行政組織及管理　年共三萬二千四百元.
　甲　衛生行政會議
　　　（1）市政會議　　　　　　　　　無費.
　　　（2）技術會議　　　　　　　　　併辦公費內.
　乙　衛生法規　　　　　　　　　　　併辦公費內.
　丙　職員　　　　　　　　　　　年共支192,000.00
　　　1.衛生行政長官一人　　　　年支　　6,000.00
　　　2.衛生行政副長官一人　　　年支　　3,600.00
　　　3.文書主任及辦事員書記共八人　年支　5,040.00
　　　4.會計主任及辦事員共三人　年支　　2,400.00
　　　5.庶務主任及辦事員共二人　年支　　1,680.00

	6. 夫役共四人	年支	480.00
丁	辦公費	年共支	13,200.00
	1. 印刷	年支	3,600.00
	2. 交際	年支	3,600.00
	3. 水電煤及電話	年支	2,400.00
	4. 旅費	年支	2,400.00
	5. 文具	年支	1,200.00

二． 生命統計　年共支五千八百八十元．

1. 統計主任一人	年支	2,760.00
2. 辦事員四人	年支	2,400.00
3. 雜費	年支	720.00

三． 傳染病管理　年共支二十三萬三千二百元．

1. 主任一人	年支	3,000.00
2. 技士共三人	年支	5,400.00
3. 護士共十五人	年支	7,200.00
4. 五百病床傳染病醫院一所	年支	180,000.00
5. 衛生試驗所一處	年支	36,000.00
6. 藥品	年支	400.00
7. 雜費	年支	1,200.00

四． 環境衛生改善　年共支十六萬一千四百元．

1. 主任一人	年支	3,000.00
2. 肉品檢查員共十五人	年支	18,000.00
3. 衛生稽查共五十人	年支	30,000.00
4. 清道及處置糞穢	年支	108,000.00
	照上海市現支數	
5. 雜費	年支	2,400.00

五． 醫藥治療　年共支三十萬零三千元．

甲	醫藥管理	年共支	3,000.00
	1. 主任一人	年支	1,440.00
	2. 辦事員二人	年支	1,200.00
	3. 雜費	年支	360.00
乙	醫療事業	年共支	300,000.00
	1. 五百病床普通醫院一所	年支	180,000.00
	2. 傳染病醫院	(見前)	
	3. 診療所十處	年支	120,000.00

六． 婦嬰衛生　年共支一萬零八百元．

1. 醫師一人	年支	1,800.00
2. 助產士共十人	年支	4,800.00
3. 護士共五人	年支	3,000.00
4. 雜費	年支	1,200.00

七． 衛生教育及學校衛生　年共支二十萬零五千六百元．

甲　衞生教育	年共支	5,600.00
1．主任一人	年支	1,800.00
2．辦事員一人	年支	600.00
3．衞生展覽及衞生運動	年支	2,000.00
4．衞生教育印刷品	年支	1,200.00
乙　學校衞生	年支	200,000.00

係以全市人口一百萬中有學童二十萬人計算，每一學童年享學校衞生設施費一元．

八．特別事項　年共支五十三萬二千元．

甲　防止癘疾	年支	50,000.00
乙　防止癆病	年共支	24,600.00
1．診療所四處	年支	48,000.00
2．五百病床療養院一所	年支	180,000.00
3．公共衞生護士共二十人	年支	12,000.00
4．雜費	年支	6,000.00
丙　防止花柳病	年支	36,000.00
丁　勞工衞生	年支	200,000.00

係以全市人口一百萬中有工人二十萬人計算，每一工人應享勞工衞生費二元，由市庫與工廠各任其半．

共計一百四十八萬四千二百八十元．

（附註）閱者如欲詳核前列各項數目有無估計過高之處，請與闞安生及金寶珍二先生合著都市衞生行政大綱，及其暫定評判標準對照參閱，便知工作繁重，而所擬之數尚爲緊縮也．

　　就上列都市中應有之設施，而分項細估其最低之需費，則每百萬人之都市，非年有一百四十八萬四千二百八十元之衞生經費，卽不克盡其爲居民保障健康之任務．是以撥充衞生經費之標準，就我國目前財力而論，應以每一居民每年克享一元五角之衞生設施費爲至低之限度．而環顧國中，除廣州市雖不及一元五角，而已超過一元之數外，其他各市，相差尚遠；而上海，北平，天津等市，其居民每年所享之衞生費，且不及二角．是與最低限度之需要，誠瞠乎其後矣．茲將各市現支衞生經費數與應有衞生經費標準數比較之差表列如下：

名　稱	人口數	現支衛生經費數	應有衛生經費標準數 （每人一元五角）	相差數
廣州市	1,042,630	1,135,236元	1,563,945元	428,709元
汕頭市	194,000	106,000	291,000	185,000
南京市	762,131	393,811	1,143,196	749,385
青島市	440,000	200,688	660,000	459,312
上海市	1,836,611	355,000	2,754,916	2,399,916
北平市	1,500,000	259,322	2,250,000	1,990,678
天津市	1,343,183	197,420	2,014,774	1,817,354

（乙）各市衛生經費之用途究應如何分配,始為適宜? 欲解答此一問題,殊難一概而論. 蓋衛生設施,雖為我國各地所普遍之需要,而設施中自有權衡緩急,因地制宜之必要. 是以經費用途之分配,適於甲地者未必適於乙地,合於現時者未必合於將來. 且因主持衛生設施之人,見解或有不同,而致支配上輕重之稍異. 但就大體而論,如果確能按照居民人口數支撥每人每年一元五角之衛生經費,則以我國各市目前衛生現狀觀之,似宜使防疫費佔 35.2 %,保健費佔 27.2 %,治療費佔 20.0 %,環境衛生費佔 10.6 %,總務費佔 3.7 %,衛生試驗費佔 2.4 %,統計費佔 0.5 %,衛生教育費佔 0.4 %. 但照目前我國各市之財政情況,似難遍撥每人每年可享一元五角之衛生設施費. 不得已而求其次,可照前述調查所得各市居民年享衛生經費之中數,為籌撥之至低標準,並照前述調查所得各市衛生經費用途分配之各中數而分配之,不可謂非現時適合之分配標準也.

（六）結　論

此次研究,固不敢謂為科學上精確之所應,但頗可以察知各市衛生經費高低之參差,且皆未達最低需要之標準數,而上海,北平,天津等市,其市民所享衛生設施之費用,每年每人,尚不及二角. 今後將如何補充,以使我國各市之衛生設施漸臻於比較完善之境. 是皆供給研究資料諸君對於我國公共衛生上之一大貢獻,作者固將永致其欽佩之敬意焉.

第一表　　各市衛生經費概況調查表

區域＼項目	南京市	北平市	天津市	青島市	廣州市	汕頭市	上海市	上海公共租界
全區人口總數	726,131	1,500,000	1,343,183	440,000	1,042,680	194,000	1,836,611	1,111,946
本區每年經費總數	4,765,188.00	4,951,048.00	6,242,405.00	5,824,159.00	未詳	885,000.00	10,792,813.00	22,905,582.00
本區每人每年可享之市政設備費	5.56	3.30	4.65	13.24		4.56	5.88	20.60
本區經費總數中撥充之衛生經費 — 除清道費外之各項衛生經費	255,386.00	116,221.00	93,082.00	120,688.00	505,513.00	71,000.00	205,000.00	1,608,906.00
每一居民平均每年之衛生事業費	0.35	0.08	0.06	0.27	0.49	0.37	0.11	1.44
清道費	138,496.00	143,101.00	104,388.00	80,000.00	629,728.00	35,000.00	150,000.00	982,666.00
每一居民平均每年之清道費用	0.19	0.09	0.08	0.19	0.60	0.18	0.08	0.80
總計	393,811.00	259,322.00	197,450.00	200,688.00	1,135,296.00	106,000.00	355,000.00	2,539,572.00
每一居民平均每年字衛生事業及清道費用	0.54	0.17	0.14	0.46	1.09	0.55	0.19	2.24
本區經費總數中撥充之教育經費	854,968.00	1,082,582.00	779,928.00	640,043.00	未詳	320,000.00	1,418,150.00	2,270,886.00
每一居民平均每年之教育費之數	1.18	0.72	0.58	0.15	—	0.17	0.78	2.04
不隸衛生及教育項下之其他各項經費	3,264,569.00	3,436,358.00	5,088,828.00	未詳	未詳	399,000.00	8,621,757.00	11,064,970.00
備註				上列衛生經費中，關於總務，行政之費用，尚不在內。				上列衛生經費中，關於檢驗商品之費用，尚不在內。

第二表　各市衛生經費用途分配表

衛生經費之分配 項目		南京市	北平市	天津市	青島市	廣州市	杭州市	上海市	上海公共租界
環境衛生	清道 數目	43,000.00	26,316.00	4,800.00	未詳	119,572.00	25,400.00	13,000.00	222,222.00
	百分比	10.9	10.2	2.4		10.5	24.0	3.7	8.7
	其他清潔 數目	138,496.00	143,101.0	101,388.00	80,000.00	69,723.00	35,000.00	150,000.00	922,666.00
	廚品及食物檢查 數目	無	包括於剩項內	無	無	1,000.00	500.00	3,000.00	無
	總計 數目	57,415.00	未詳	未詳	21,306.00	1,000.00	未詳	120,000.00	238,446.00
	總計 Φ數目 百分比	Φ175,911.00 44.6	Φ143,101.00 55.1	Φ104,388.00 53.0	Φ101,306.00 50.5	*630,723.00 55.6	Φ35,500.00 83.4	273,000.00 77.0	1,169,112.00 46.1
衛生教育	數目 百分比	5,000.00 1.3	792.00 0.3	8,640.00 4.4	無	1,000.00 0.1	500.00 0.5	5,000.00 1.4	7,000.00 0.3
防疫	數目 百分比	600.00 0.2	包括總務項內	包括總務項內	無	1,000.00 0.1	300.00 0.3	3,000.00 0.9	無
保健	數目 百分比	41,700.00 10.6	21,108.00 8.1	8,000.00 4.1	1,080.00 0.5	21,980.00 1.9	3,000.00 2.8	18,400.00 5.2	459,229.00 18.1
防治	數目 百分比	36,000.00 9.2	7,908.00 3.1	無	無	4,700.00 0.4	4,000.00 3.8	9,000.00 2.5	無
治	數目 百分比	48,160.00 12.3	59,977.00 22.8	59,652.00 30.3	98,302.00 49.1	236,261.00 20.8	4,000.00 3.8	9,600.00 2.7	191,464.00 7.6
衛生試驗	數目 百分比	4,500.00 1.1	包括於疫項內	11,940.00 6.1	包括於治療項內	8,940.00 0.7	3,000.00 2.8	24,000.00 6.7	379,610.00 15.0
其他	數目 百分比	39,000.00 9.9	無	無	無	112,480.00 9.9	30,300.00 29.4	24,000.00 6.7	129,276.00 4.8
總計	數目 百分比	Φ393,811.00 100.0	Φ259,832.00 99.6	Φ167,420.00 100.3	□200,688.00 100.1	*1,185,286.00 100.0	Φ106,000.00 100.8	355,000.00 100.1	2,560,912.00 100.6

* 請道費不在內.　□ 總務不在內.　◇ 肉品及其他食物檢查不在內.

第三表　各市教育經費衛生經費與全區預算總額百分數比較表　（圓為單位）

區域 項目	南京市	北平市	天津市	青島市	廣州市	汕頭市	上海市	上海公共租界
全區預算總數額	4,765,188.00	4,951,648.00	6,242,405.00	5,824,189.00	未詳	885,000.00	10,792,813.00	22,905,582.00
教育經費 數額	854,965.00	1,082,532.00	779,928.00	640,042.00	未詳	320,000.00	1,418,150.00	2,270,886.00
教育經費 佔全區預算總數教育分之若干	18.0	21.9	12.5	11.0	未詳	36.1	12.0	9.9
衛生經費 數額	393,811.00	259,322.00	197,420.00	200,658.00	1,135,236.00	106,000.00	355,000.00	2,589,572.00
衛生經費 佔全區預算總數教育分之若干	8.3	5.2	3.1	3.5		12.0	2.4	11.1
備註				上所衛生經費數額中，關於辦理醫藥登記及檢驗商品等費用係另行開支，不計在內。	該市全區預算教育經費總數額及教育經費數額尚從缺未詳，故歎額均從缺計，教育及衛生經費暫佔全區總預算數若干之若干。			

87

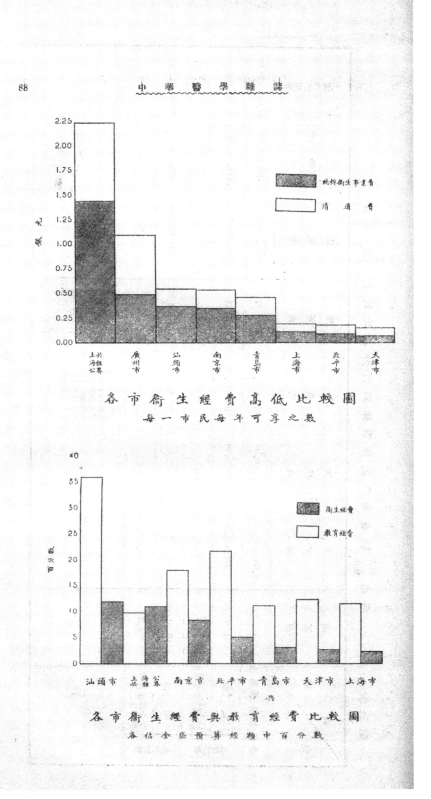

各市衛生經費高低比較圖
每一市民每年可享之數

各市衛生經費與教育經費比較圖
各佔全區預算經類中百分數

專　載

蘇聯生理學家巴澀洛甫

濤　聲

　　第十五屆國際生理學聯合會將於本年八月在赤都莫斯科及列寧格勒舉行．年將九十的生理學家巴澀洛甫教授將被世界各國生理學家公推任本屆大會主席．去年九月二十七日巴澀洛甫教授壽辰，蘇聯全境內曾有極熱烈廣大的慶祝．巴澀洛甫教授的碩學重望，蘇聯舉國上下愛護學者的熱忱，於此可見一斑．今爲介紹巴澀洛甫教授，特述其生平於次：

　　巴澀洛甫（Invan Petrovitch Pavlov）教授生於瑞擴（Riazan）地方．幼年即受學校教育．一八七〇年，赴聖彼得堡，入當地大學自然科學系，在豈翁（Zion）教授指導下開始研究生理學．其在一八七四年發表的處女作係‘論及胰腺的神經支配’，因之得金質獎章．畢業大學後，即進軍事醫學院，並充豈翁教授的助手．一八七七年，游學德國，與赫登漢教授（Heidenhain）共同研究腸胃道的生理學．游學歸國後，專究血液生理學．一八七九年，卒業於醫學院，但仍留院繼續研究；並充任波特金（S. P. Botkin）教授臨床實驗室主任歷十年．在一八八四至一八八六年間，又在德與盧得維茜（Ludwig）及赫登漢等共同研究．歸國後，曾屢次發表關於胰腺液的論文．於一八八三年受醫學博士學位；一八八四年就講師職．至一八九〇年，被聘爲軍事醫學院藥理學教授. 至一八九六年,始被聘爲生理學教授. 直至一九二四年告退;但在研究工作上,仍時常負指導的責任.

　　一八九七年,巴瀏洛甫教授將其研究結果集錄於‘消化腺演講集’中,因而在一九〇四年榮得諾貝爾醫學獎金. 一九〇六年,又被選爲俄國科學院會員. 同時,巴氏亦爲多數外國學院及科學社團的會員,並屢次因其科學研究工作博得國際褒獎.

　　一九〇三年,國際生理學聯合會在西班牙首都馬得里舉行,教授在大會中宣讀其論動物的實驗心理及心理病理學的名著. 那論文形成了生理學中的最新一頁. 於是因教授首創智練的反射 (Conditional reflex) 而激起數百個關於智練反射的科學研究報告.

　　在教授所著‘動物高級神經反應實驗研究二十年經驗’ "Twenty Years' Experience in the Experimental Study of the Higher Nervous Reactions of Animals" 及‘研究大腦半球的講義’ "Lectures on the work of the Cerebral Hemispheres" 二書中初次有系統地述敍了智練反射的學理.

　　蘇維埃政府向來很重視巴瀏洛甫教授. 在一九二〇年恐慌之年中,列寧曾特預訓令,使巴瀏洛甫教授著作得以繼續再版,以便教授的科學研究工作得以順利進展. 五年前,蘇聯政府又特訓令在列寧格勒城附近苟突奇鄉村中 (Coltuschi) 專爲研究巴氏學說組織一特殊試驗室. 蘇聯人民委員會又爲紀念巴氏八十五壽辰,特爲研究生理學優秀分子設每年獎金二萬盧布. 同時又設青年生理學家每月津貼五百盧布空額五名. 政府又決定自一九三五年起,至一九三六年止,刊印巴氏全集,並且每年津貼苟突奇生物試驗所一百萬盧布. 又在波得苟白耶夫及浮惰弱夫 (Podcopajev, Feedorov) 等教授指導下,現正編製關於巴氏研究工作的活動有聲電影. 波得苛白耶夫及浮惰弱夫兩教授皆巴氏弟子. 此有聲電影第一集將於本年八月間第十五屆國際生理學聯合會在蘇聯開幕時映演.

　　巴氏於其研究之餘暇,喜從事運動. 苛突奇花園中常作九柱(Skittles)戲或乘脚踏車之老者,卽巴氏其人. 此刻巴氏尚指導蘇聯境內三個最大的試驗室底工作. 全蘇聯境內各大學生理學教授,幾皆出自巴氏門下. 其中名聞世界者,大有人在: 如阿皮勒 (Orbeli),畢可夫(Bicov),浮惰弱夫,司泊岸司基 (Speransky),樂稱可夫 (Rozenkov),沙夫基 (Savitch),浮羅夫 (Frolov),奇藍尼 (Zeleni) 等,皆是.

　　在巴氏及其弟子等努力工作中,在蘇聯政府的竭力倡導梭助下,蘇聯醫學的發展亦有一日千里之勢. 去年五月間,蘇聯醫學教育大會在莫斯科舉行,曾討論醫學教育改組計劃. 蘇聯自十月革命後,舉國需才孔急,而以醫學人才為尤甚. 為供求相應計,其醫學教育年限較歐美各國為短. 今五年計劃建設成功,昔日困難,消失殆盡. 醫學教育大會乃決定採用歐陸通行的五年醫學教育制度. 前五學期課程與英,德各國相似,第五年級功課則較有伸縮性,較偏重於學生將來的應用方面. 在各醫科大學,皆分設治療及預防兩組而小兒科及衛生方面的功課,非經驗豐富,學有心得者,不得擔任教授. 婦產科非僅治療,亦重預防. 體育教育系已停辦,而在各系則以體育訓練為必修科. 曩昔與教育原則背道之醫師函授方法,亦完全取消,在蘇聯境內,革命後逐漸創立的各種研究所皆須與醫科大學合併,期以醫學教育為科學思潮的骨幹. 諸如莫斯科,列寧格勒,湯姆斯克 (Tomsk),干藏(Kazau),頓河畔的瓦斯托夫城 (Rostov on Don) 及佛諾萊澄(Voronecz) 等地的舊醫學院改組為正式的醫科大學,現在進行中.

國家考試制度亦將採用. 投入醫科大學諸生的前期準備已在改善. 新穎的醫學教科書皆在搜羅編輯中. 在一九三四年的秋季,新生入學數目達九千五百名. 向學青年對於醫學的興趣較前大爲增加.

吾人欽慕巴氏的天資和努力,絕不可忘懷他切身所在的環境,更要檢討巴氏及其弟子等對於蘇聯醫學界及醫學教育上的貢獻. 蘇聯醫學的繁榮向上祇是我們的借鏡;尊重學者,爲科學發展前途開方便之門,乃是蘇聯政府的優點.

篇末,我謹向第十五屆國際生理學聯合會以及我國生理學界前途發展.祝福!

吾國新醫人才分佈之概觀

DISTRIBUTION OF MODERN TRAINED PHYSICIANS
IN CHINA

國立上海醫學院公共衞生科

朱席儒　賴斗岩

（甲）引　端

　　溯自美人 Peter Parker 醫師創設廣州博濟醫院（1835 年）以還,新醫流入中土,適正百年。此百年中,雖遇國家多故,變亂相乘,然科學醫仍事逐漸進步;凡讀過王吉民與伍連德兩氏合著'中國醫學史'(註一) 者,卽知此言之不誣也。

　　近據許世瑾氏(註二),李濤氏 (註三),與蘇邁爾(J. A. Snell) 氏(註四)的調查,全國登記醫師,共有 3,026 人（1929—1932 年）,醫學校27 所,醫學生 3,528 人,教會醫院 240 所,公立及私立醫院共 190 所,病牀合計20,000 具,設備費與經常費約共 $44,000,000。此種數目,雖比歐美與日本,未免望塵莫及,然苟分佈得法,城市與鄉村適得其平衡,則裨益民衆康健,定非淺鮮。此吾人所當急宜研究者也。

　　1930 年,美國基督教信徒派人來華考察教會事業, W. G. Lennox 氏(註五)爲使員之一,曾調查聖約翰,協和,齊魯,夏葛與湘雅諸醫學院卒業生 325 人之經歷,謂彼等多數時間,均供職於母校所在地點,卽上海,北平,濟南,廣州,長沙是也。

　　1933 年許世瑾氏 (註二) 發表衞生署全國登記醫師統計,內述'登記醫師至民國二十一年（1932 年）底止,共 3,026 人。其中以上海市衞生局呈報者爲最多,有 874 人,約占 30 %;次爲南京,占 18.6 %;

廣州占 6.8%；漢口占 4.3%；天津占 3.7%；偏僻省分，呈報者極少'云。

1934 年久居廣州之美籍醫師 Oldt 氏 (註六) 在南京中華醫學大會宣稱'廣東一省，多數新醫人才均集中于城市，每有過剩之患，至于窮鄉僻壤，則皆裹足不前'云云。

以上調查，足資吾人借鏡。然多限于一方，未足窺其全豹。故吾人擬再事探討，以期明瞭醫師分佈之眞相。此篇之作，卽基乎此。伺祈大雅，有以正之。

（乙） 取 材

查吾國新醫人才，呈請南京衛生署登記者，固日增多，觀望不前者，亦復不少。外籍醫師因受治外法權之保護，對於吾國法令，尤不肯遵從。此登記人數，所以伺欠完全也。本篇所取材料，除根據衛生署報告外，復利用各種醫學會會員名錄，以資補充。現時所採用者，計有下列各端：

1. 全國登記醫師名錄 (1929—1932 年) 南京衛生署出版。
2. 中國醫界指南 (1932—1934 年) 上海中華醫學會出版。
3. 上海公共租界開業醫師註冊名錄 (1934 年) 上海工部局出版。
4. 中華基督教教會醫院報告 (1934 年) 上海中華醫學會出版。
5. 留日東亞醫藥學生名簿 日本同仁會出版。
6. 在華日本醫師調查 上海東南醫學院陶熾孫教授代集。

以上六種名册，除牙醫，藥劑師與獸醫外，共查得正式醫師姓名 5,390 人。此數與現下實情相差幾何，尙不得而知。蓋醫師中，有未註册或未加入醫學會者，定不乏人。此種情形，內地尤多。吾人無從調查，祇得暫付闕如。

（丙） 分 佈 概 觀

吾人所調查之醫師人數，雖不能認爲係全國醫師之精確數

目,然其分佈情形,足資吾人研究者,不止一端。茲略述之如後:

I. 醫師國籍。查 5,390 個醫師中,屬於本國籍者,計 4,638 人,占 87%;屬於外國籍者,計 752 人,占 13%。 此種比例,較任何國家爲高。足見吾國醫藥事業,外人代庖之處頗多也。

外籍醫師散佈內地者,多屬教會機關;旅居商埠者,多係個人開業。 近據蘇邁爾氏(註四)的調查,吾國 214 個醫院中,共有醫師 1,368 人: 內有本國醫師 1,069 人,占 79%;外籍醫師 299 名,占 21%。

吾人所調查之 5,390 醫師中,若除去醫院專任人員 1,368 人外,所餘本國醫師 2,600 人,外籍醫師 450 人,大都爲個人開業。

II. 醫師出身。查本國醫師 4,638 人中,卒業國內醫學院者計 3,843 人,占 83%;曾留學國外者,計 795 人,占 17%。

III. 各省分佈比較。吾國新醫人才,分佈各省,其數大有不同。 最多者,厥爲江蘇,計 2,010 人,占全數 37.3%;次爲廣東,計 606 人,占 11.2%。 其餘省分如下:河北 387 人,占 7.2%;浙江 350 人,占 6.5%;遼寧 352 人,占 6.5%;山東 244 人,占 4.5%;湖北 192 人,占 3.6%;福建 153 人,占 2.8%;廣西 85 人,占 1.6%;四川 71 人,占 1.3%;安徽 63 人,占 1.2%;河南 56 人,占 1.0%;其他省分 284 人,占 5.3%;省分不明者,537 人,占 10%(參閱第一表)。 總之,吾國新醫人才,江蘇與廣東二省約占全數之半: 此其大略也。

醫師分佈與人民多寡,有直接關係。 惜吾國戶口,至今尚無精確統計。 本篇所載各省居民人數,係根據 1929 年內政部所頒佈者。 照此而論,百萬居民中,江蘇省有醫師 59 人(即 16,978 居民中有醫師一人);全國平均僅有 12 人(即 81,976 居民中有醫師一人)。相差之多,可謂巨矣(參閱第一表及第一圖)。

IV. 城市分佈比較。 上海爲吾國唯一商埠,執全國經濟之牛耳,加之華洋雜處,醫院林立,其醫師之多,自爲吾人所逆料。 考全國醫師 5,390 人中,在此間開業或供職機關者,達 1,182 人,占全數 22%。 以全市三百五十餘萬人口計之,每 3,010 居民中,有醫師一人每百萬居民中,有醫師 332 人。此率之高,爲吾國各大城市之冠(觀第二表與第二圖);即比之歐美,亦相差無幾。倘再加入舊醫人員,其數之巨,定可驚人。關心醫藥經濟者,寧不注意及此乎?

自首都南遷,南京新醫人才驟然增加。據吾人所調查,除中醫外,有新醫 275 人。全市醫藥費每年約三百餘萬元(註七)。以現在國民經濟情形言之,此數不可謂爲非巨。然市民能得醫藥之治療者,僅有三分之二;其餘三分之一,一旦有病,惟有坐而待斃耳(註七)。噫!可不痛哉?

廣州與外人通商最早,爲吾國新醫人才的策源地。其進步之速,自非內地所能及。據 Oldt 氏(註六)的報告,‘現下新醫人才,在粵垣開業者,計九百八十四人;每九百零五居民中即有醫師一人(以廣州市人口九十萬計算)’。此數較諸先進國,雖稍遜於英美,然對於歐洲大陸各國,則有過之無不及也。

以上報告,與吾人所調查(302 個醫師),頗有出入。或係粵中醫師,多數尚未向衞生署登記及加入中華醫學會之故歟?

觀此形情,廣州新醫人才,可謂多矣;然其居民能得科學醫之保障者,僅占少數。而醫師中,因分佈不均,每致供過於求,不能維持生活者,亦頗不乏人。此種畸形發達,誠可令人痛心也。

至於東北四省,因受外族侵略之下,日醫之多,自不待言。吾人可無須詳論。

表一　中國各省醫師之分佈

省	本國醫師				外籍醫師	醫師		人口	每一醫師	每百萬人
	本國醫校畢業	外國醫校畢業	總數	百分數	總數	總數	百分數	(內政部估計)	人口數	中醫師數
江蘇	1,344	367	1,711	36.9	299	2010	37.3	34,125,857	16,973	59.0
廣東	463	87	550	11.9	56	606	11.2	31,483,200	51,870	19.3
河北	245	72	317	6.8	70	387	7.2	31,282,131	80,703	12.4
浙江	290	44	334	7.2	16	350	6.5	20,642,701	58,979	17.0
遼寧	313	21	334	7.2	18	352	6.5	15,233,123	43,276	23.1
山東	162	12	174	3.7	70	244	4.5	30,336,001	124,328	8.0
湖北	119	33	152	3.3	40	192	3.6	26,699,126	139,058	7.2
福建	88	24	112	2.4	41	153	2.8	9,744,112	63,687	15.7
江西	53	27	80	1.7	5	85	1.6	18,108,487	213,040	4.7
四川	26	15	41	.9	30	71	1.3	54,010,410	760,710	1.3
安徽	51		51	1.1	12	63	1.2	21,715,396	344,689	2.9
湖南	24	8	32	.7	24	56	1.0	31,501,212	562,522	1.8
吉林	46	7	53	1.1	8	56	1.0	6,102,459	108,972	9.2
黑龍江	50	4	54	1.2	0	54	1.0	3,724,738	68,977	14.5
山西	15	9	24	.5	16	40	.8	12,228,155	335,704	3.3
河南	18	3	21	.4	24	45	.8	29,090,180	646,448	1.5
廣西	6	2	8	.2	5	13	.3	8,741,293	672,407	1.5
其他	29	24	53	1.2	23	76	1.4	57,180,637	752,377	1.3
不明	501	36	537	11.6	0	437	10.0			
總計	3,843	795	4,638	100.0	752	5,390	100.0	441,849,148	81,975	12.2

表二　中國各城市醫師之分佈

城市	西醫				外籍醫師	醫師		人口（郵政局估計）	每一醫師人口數	每百萬人中醫師數
	本國醫校畢業	外國醫校畢業	總數	百分數		總數	百分數			
上海	710	208	918	19.8	264	1,182	22.0	3,558,111	3,010	332.2
南京	220	48	268	5.8	7	275	5.1	902,941	3,283	304.6
瀋陽	198	13	211	4.6	5	216	4.0	889,647	4,119	242.8
北平	151	69	220	4.7	32	252	4.8	1,220,832	4,845	206.4
哈爾濱	39	1	40	.9		40	.7	216,833	5,421	184.5
廈門	29	29	58	1.3	5	63	1.2	473,058	7,509	133.2
杭州	100	29	129	2.8	7	136	2.5	1,136,060	8,353	119.7
青島	35	6	41	.9	29	70	1.3	592,800	8,469	118.1
濟南	42	6	48	1.0	20	68	1.3	662,642	9,745	102.6
廣州	270	13	283	6.1	19	302	5.6	3,156,698	10,453	95.7
香港	64	10	74	1.6	10	84	1.6	900,812	10,453	93.2
蘇州	45	28	73	1.6	4	77	1.4	865,800	11,244	88.9
汕頭	33	10	43	.9	11	54	1.0	647,652	11,994	83.4
天津	40	22	62	1.3	21	83	1.5	1,250,539	15,067	66.4
武昌	51	25	76	1.6	28	104	1.9	1,948,274	18,773	53.4
福州	34	1	35	.8	4	39	.7	1,041,455	26,704	37.4
吳淞	12	13	25	.5	14	39	.7	1,508,630	38,683	25.9
武進	10	1	11	.2	6	17	.3	1,243,044	73,120	13.7
其他	1,259	227	1,486	32.0	266	1,752	32.5	419,633,310	239,517	4.1
不明	501	36	537	11.6		537	10.0			
總計	3,843	795	4,638	100.0	752	5,390	100.0	441,849,148*	81,976	12.2

* 根據內政部估計。

圖一　中國各省每百萬人中醫生人數之比較

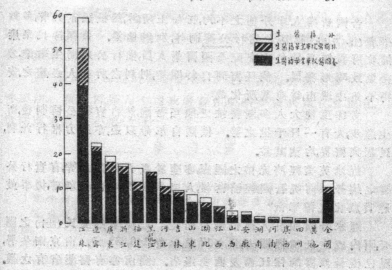

圖二　中國各城市每百萬人中醫生人數之比較

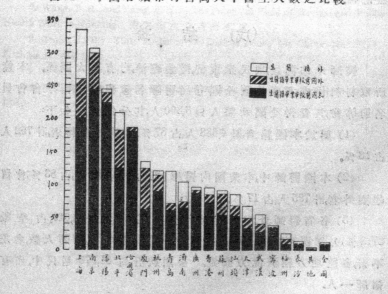

(丁) 討 論

吾國新醫人才分佈之不均,既如上所述,然欲矯正其弊,多數學者(註八及註九)認為含實行公醫制外,別無他策。 蓋保持民衆康健,政府責無旁貸,允宜支配全國醫藥人員,推行公衆衛生事業,方得免致畸形發展。 倘任醫師自行開業,則利之所在,人必趨之,安得不集中城市,為商業所化哉?

考印度地大人多,新醫缺乏,頗類吾國,然自實行公醫制後,衛生進步,大有一日千里之勢。 俄國自革命以還,亦竭力推行此制,民衆與醫界,均沾其益。

近來英美經濟充裕之國家,亦鑒於私人開業之弊,有實行公醫之趨勢。 何況吾國,經濟落後,人口衆多,焉可舍輕就重,仍事鼓勵貴族化之醫學哉?

邇來吾國頗有人提倡鄉村衛生。 近據李廷安氏(註十)之調查,國內成立此種機關者,計有17處,年費 140,338 元。南京衛生署,現已儘量派醫師往江西及西北邊省。 湖南亦有醫藥省有之議。此等事業,可視為公醫制之先聲。 惜規模狹小,杯水車薪,其效尚難覩也。

(戊) 結 論

醫師分佈問題,與民衆康健,醫藥經濟,均有莫大關係。 本篇所取材料,係參考衛生署全國登記醫師名錄與中華醫學會會員名册等書,共查得全國新醫人員 5,390 人,其分佈概況如下:

(1) 屬於本國籍者,計 4,638 人,占 87 %;屬於外國籍者,計 752 人占 13 %。

(2) 本國醫師中,卒業國內醫學校者,計 3,843 人,占 83 %;曾留學國外者,計 795 人,占 17 %。

(3) 各省醫師分佈比較,以江蘇省為最多,計 2,010,占 全數 37.3 %;次為廣東省,計 606 人,占 11.2 %。 其餘省分,醫師人數,參差不齊,多隨地方經濟能力而定。 全國統計,每 81,976 居民中,僅有醫師一人。

（4）吾國醫師多集中城市。上海一隅,計有 1,182 人,占有全國22％。其他各大城市,亦有同樣之趨勢。至於窮僻之區,則鮮有問津者。

（5）吾國當此經濟困迫之際,多數學者,認公醫制爲唯一妥善辦法。願我醫界人士與政府合作,使科學醫民衆化,普遍化.造福國家,豈僅小補已哉?

參　考　書

1. 王吉民.伍連德: 中國醫學史(英文).

2. 許世瑾: 全國登記醫師統計,中華醫學雜誌 19: 746——754, 1933.

3. 李濤: 二十一年度醫學教育,中華醫學雜誌 19: 681——700, 1933.

4. 蘇邁爾: 中國醫院近况(英文). 中華醫學會(上海池浜路41號)出版.

5. Lennox, W. G.: The Distribution of Medical School Graduates in China. Chinese Med. J. 46: 404-411, 1932.

6. Oldt, F.: Scientific Medicine in Kwangtung, Chinese Med. J. 48: 663-671, 1934.

7. Wang, T. H., and Yang, S. H.: The Potential Field of Medical and Public Health Work in Nanking. 南京衛生事務所出版.

8. Grant, J. B.: State Medicine—A Logical Policy for China, Nat. Med. J. China 14: 119, 1928.

9. Woo, A.: Presidential Address, China Med. J. 42: 158, 1928.

10. 李廷安: 中國鄉村衛生調查報告,中華醫學雜誌,20:1113——1201, 1934.

言　論

中國醫學保障與醫學教育之我見

國立上海醫學院

譚憂黎(J. Tandler) 著　　朱席儒 譯

　　本文討論之問題,爲如何可使中國民衆獲得必需與最低限度之健康保障. 中國人民衆多,大部務農,工業幼稚,現尚在從封建制度至資本主義過程中. 除在通商巨埠,有少數中外醫校畢業醫生開業外,餘則多未受良好教育,其知識類皆由經驗獲得,衣鉢相傳,數千年於茲;既無解剖學,生理學與病理學之根據,而於近代醫學如化學,細菌學,與電療學之日新月異,則更茫然. 彼等僅就模糊之症候診斷,治療一守成法. 並爲保存其經驗及自身利益計,拒絕一切物質的或人爲的革新. 此今日正式醫師之所以寥寥無幾,而謀民衆健康之公醫制及預防醫學,尤屬僅兆端倪. 因舊日醫學既無足道,新舊復以人才缺少,不足爲推行公醫制之基礎. 至因交通不便,人民缺乏醫學常識,經濟困難,生活不合衛生,且迷信極深,致急性,慢性傳染病之流佈,醫藥需要之迫切,益形顯著.

　　自昔醫業,屬於個人範圍,近代始成爲社會事業,並以預防疾病與保障民衆健康爲國家責任. 查公醫制基礎創於奧都維也納,距今僅一百五十年. 當時限於預防流行病與頒佈衛生法規及禁令,並無醫師或衛生官執行,僅由警察負責,故有衛生警察之目. 至今日之醫師,以地位與教育言,亦異於昔. 當一八七二年以前,與僅有內科或外科專科醫師,無統治一切病症者. 他國情形亦然. 又政府並不發給醫師證書與開業執照,事屬各城醫師團體管轄範圍.

　　最初醫業,無一定制度漸進始成爲專門職業,由私人執行,近更推廣其範圍爲團體事業,以公衆健康爲目的. 惟一國之制度,須在本國環境之下,就其漸次發達之程度而定,非可貿然倣效他國. 中國今日乃醫業之新園地,究應步歐美後塵先發展私人醫業,抑應訓練公醫人才與衛生官員,作施行公醫制之準備乎? 二者固同以保持人民健康爲目的,惟將來醫事組織之方式如何,則有待二種制度之取舍.

中國醫事發展之前途有二: 一爲增加多數醫師,二爲健全之公共衛生組織. 二者孰爲需要應就事實而論. 在今日之中國社會,醫師開業,僅能維持生活,而農民大部貧窶,假如卽有數萬醫師分配全國(事實不可能),必不能維持. 因除最低之衣食住費用外,儀器書籍等消費亦屬必需. 卽使可能,然僅富有者享其利究不如在公醫制下,貧民亦可獲其益之爲優. 故中國應採公醫制無疑. 現應卽制定法規,並作訓練是項人才與籌集物質之準備. 著者不擬討論法律問題,惟在政府方面應卽設立委員會,以制訂衛生事業必要之法規. 以下當就人才問題加以討論.

（一） 人　員

吾人一觀下列數字,則今日醫學教育制度之缺點卽顯然可見. 昔費伯教授負國聯使命,來華調查,每年由正式醫校畢業者僅百五十名. 以四萬萬人計,每萬人需醫師一人,卽需四萬醫師. 無論每年百五十名,卽每年畢業醫師有千名,衡以實際上之需要,亦杯水車薪而已. 以視奧國鄉區每二萬人有一醫師,大城每千人有一醫師,維也納每五百人有一醫師,其他英,德,法等國醫師所佔比例更多(詳細數字著者一時無由搜得),則此項計算,實不爲過. 設已有四萬醫師,而每人平均服務期間不過二十年,則每年必須有兩千畢業醫師補充之. 又苟欲在最近十七年間造就四萬醫師,則每年需有四千習醫學生,且悉能完成其學業. 尤有甚者,除少數醫師能依診費生活外,大部必賴政府維持,亦爲不可能之事. 故應卽改變方針,從組織公醫制着手. 其步驟有二:

甲, 機關之組織,

乙, 人才之訓練.

此項機關當按照中國現有行政區域劃分,首爲省,次爲縣,受全國最高衛生機關管轄. 省衛生處直轄縣衛生官員. 縣以下雖仍可有更小之組織,但在行政上並非必要. 行政人員原則上包括醫師,助產士,護士,衛生官員與稽查及技術人員等. 至各項人員之分配,當斟酌各地情形,如地勢(平原或山地),交通,人口密度,居民職業而定.

各省當依據辦事經驗,加以考慮,逐漸規定必需人員. 每縣人員雖無需各類具備,惟必隨時可得其用. 所有人員僅受規定劃一之薪金,私人不得開業. 經費由中央,省,與地方政府分擔之.

在討論醫學教育之先,當略述學生之招收. 在經濟富裕與醫師衆多之國家,醫學事業社會化政策一經實施,現有人員即可供推行公醫制之用. 中國旣無多數醫師,欲待逐漸訓練,又爲經濟所不許. 無已,惟有開始即訓練公醫人才,以備將來應用. 按現行醫學教育制度,至不經濟,學生宿食校中,代價甚微,餘由公家負擔. 據陳醫師之估計,在長沙每一醫學生之消費,總共需二萬二千元. 雖不可一概而論,但學生大部之教育費,實由社會直接或間接擔負,殆無疑義. 而彼等畢業後,多係個人開業,以自謀利益,社會反蒙其損失. 依理言之,社會旣負擔教育費於先,即應得相當報酬.

改良辦法,爲現有私立醫校由中央,省,或地方政府補助教育費,凡學生入學,必須簽立志願書,畢業後十年內不得經營私人開業,由政府任用. 此外,更規定因公受傷或死亡撫恤金辦法. 依此辦理,則各省不難每縣有一醫師. 以湖南言,全省七十五縣,需醫師七十五人,如醫校每年招收學生二十人,六年後即可得醫師二十人,七年後倍之,九年後即可每縣用一醫師. 至助產士與護士亦應規定服務公家十年;衛生助理員 (sanitary helpers) 則永遠不許經營私人事業. 如是,則在短期間不難造就衛生行政上所需要之人員. 但醫校之設立,不必限於上述目的,可兼收其他醫學生,參加講授與實習,惟不寄宿校中. 兩種學生學費之多寡與入學條件,當另行詳細規定之.

教育: 現存醫校,護士學校,及助產學校,據著者所知,悉屬私立性質,大半由中央或省政府補助經費. 惟中央對於各校,不僅在經濟上有操縱之權,在教育及行政方面,亦應盡監督指揮之責,務使其在實質上漸次形成爲國立的. 庶醫生,護士與助產士之畢業,可由政府操持,此乃近代潮流所趨. 又現存各校多自成單位,彼此教育,不相關屬,依著者意見,凡醫師,護士,助產士及其他衛生行政人員應合併訓練. 以下當就原則上略論訓練各級人員之課程及年限;預備教育,姑不具論.

(一) 醫師，	五年.
(二) 助產士，	二年.
(三) 護士，	二年.
(四) 甲.衛生助理員，	一年 } 二年.
乙.保健員 (Health worker),一年 }	

　　(一) 醫師. 在習基本系與臨床系學科二期中,應有一學期用以學習護病學,臨床診斷,及公共衛生學原理. 臨床教授,採研究方式,於臨症時行之. 在有系統之理論講授外,注重實習課程,以示學生如何應用,避免注入式訓練. 公共衛生及社會醫學,不僅有理論講授及試驗室試驗,應就地實施. 此外,人格之訓練,如衛生官員之私人生活等,亦需加以陶冶.

　　(二) 助產士. 助產學校應一律寄宿. 除講習助產學外,並授予產前與嬰兒護理及兒童衛生之知識. 實習就醫院及縣衛生院門診處行之.

　　(三) 護士. 僅講習一般護病學;專門課程,畢業後專修者習之. 學習期中派往衛生所及社會服務機關實習. 並授予醫院管理學,學校行政及家政學.

　　(四) '衛生助理員'(Sanitats; 一稱環境衛生員)及'保健員'. 此項人員之訓練,事屬創舉,當詳加論列. 當歐洲有內外專科醫生以前,即有'衛生助理員'與'保健員'. 降至近代,醫校醫師產生,'衛生助理員'與內外專科醫生乃同時淘汰,惟'保健員'仍存在. 當時'衛生助理員'之名目為'Feldscher'(奧,德,俄),頗稱盡職. 返觀中國今日注重訓練與錄用此項醫學助理人員,足證其需要之殷. 如陳志潛氏,即建議是項訓練並實行者. 惟其成績未著;實因課程過簡,故當需要之時,彼等之效用殊微. 晏陽初氏在其社會實驗一書中,曾提議每一村莊設'保健員'一人,惟此舉在醫學事業發達之歐陸,尚未能達到,中國一時何能成就. 中國今日當以媲美歐洲情形為急務.

　　目前即應訓練此項人才,由普通醫校負責. 招收方法前已言之. '衛生助理員'即衛生機關之佐理人員,受一年訓練,擔任普通衛生工作. '保健員'兩年畢業,受醫師之指導,擔任急救工作,縣衛生院技術員,並指導衛生分所. 至彼等之詳細職務範圍,當另定之. 以下即討論訓練課程內容.

　　一)招收條件: 心身強健,身家清白,對醫務感興趣,並具相當能力. 曾在高小以上學校畢業者. 至夜校畢業是否合格,尚待討論.

二)課程: 解剖學,生理學,病理學,細菌學,寄生蟲學,衞生學,內科學及外科學各科.

解剖學: 利用標本,教授人體組織. 教材限於最簡單與合於實用者. 二十五小時.

生理學: 動作,呼吸,消化,新陳代謝及知覺之生理大綱. 二十五小時.

病理學: 機質病之原理(病理解剖學). 十小時.

細菌學寄生蟲學: 傳染病及其病原菌概論. 急性傳染病(鼠疫,霍亂,傷寒等) 及慢性傳染病(癆病,梅毒等)之細菌學. 傳染病之帶病寄生蟲. 三十小時.

衞生學: 括個人衞生,即飲食衞生,衞生習慣,傳染病預防等,家政衞生,軍隊衞生,家畜衞生,飲料及廢水衞生,以及公衆衞生. 五十小時.

外科學: 急救,傷口消毒及處理,癰腫及潰瘍之處置 (應有表演示教). 十小時.

內科學: 疾病原理,臨床診斷(體格檢查除外),簡單症候學,毒物學,傳染病預防及其症候,及心,腎,腸胃病之概論. 三十小時.

上列課程計一百八十小時,三月授完. 第一月僅授解剖,生理及病理三科,其餘歸後二月習完. 每日下午勞作,初作播種,平土,彫鑿,掘壤等粗簡工事. 糙及銅器及鉛管製造,兵役,並學習使用護病及醫學儀器,結繩,簡單縫紉,繪圖等.

三月期滿,派至醫院實習看護及移運病人 (如昇床及病車使用). 此外如病人飲食,沐浴,休息及換藥,病床及病房管理,體溫測量,脈搏計算,藥物給與,儀器洗滌與保管,及碗盞清潔與使用,皆於此時學習之. 亦以三月爲限.

其次三月,轉習公共衞生. 學習鄉村家庭必需簡單消毒方法,水井及廁所之構造,井水之清潔保持及一般疾病預防法等. 並及民衆衞生教育方法.

最後三月,復派至醫院與試驗所,學習試驗品 (水,痰,血,小便等) 之採集,簡單之消毒手續,臨床診治,外科手術及種痘等. 一年期滿,考試及格,即爲正式 '衞生助理員';習完第二年課程,則爲 '保健員'.

至第二年,則課程應如下列之規定:

第一月．　每日下午復習解剖學,生理學及病理學,上午在醫院服務.

第二月．　每日下午復習藥理學及寄生蟲學,上午在醫院門診處工作.

第三月．　下午講授衛生學消毒學及社會醫學,上午臨床實習.

第四至第八月．　全部臨床實習.

第九期至第十一月．　完成鄉村衛生實習.

第十二月．　試用爲'保健員'或消毒主任,審發執照.

課　程

年	月	上　午	下　午
第一年	第一月	解剖學　　二十五小時 生理學　　二十五小時 病理學　　二十　小時	
	第二,第三月	細菌學}　三十小時 寄生蟲學} 衛生學　　五十小時 外科學　　二十小時 內科學　　三十小時	學習普通簡單技術
	第四,第五,第六月	實習醫院病人運輸及護理	
	第七,第八,第九月	實習公共衛生,服務鄉村.	
	第十第,第十一,第十二月	考試(衛生助理員;或繼續學習)	
第二年	第一月	醫院實習	解剖學} 生理學}復習 病理學}
	第二月	醫院實習	藥理學}復習 寄生蟲學}
	第三月	醫院實習	公共衛生學 消毒學 社會學
	第四,第五,第六,第七,第八月	醫院服務	
	第九,第十,第十一月	鄉村服務	
	第十二月	考試(保健員)	

　　任用: '衞生助理員'可任軍隊衞生隊長,擔任戰時與平日之護士工作. 平時可爲鄉區衞生行政人員,主持鄉區衞生分所,並可在衞生所中佐理'保健員'工作.

　　'保健員'可任軍隊衞生大隊長之職,或醫院中醫務佐理,及防疫官等職. 在行政方面,可在醫師指導下主持鄉村衞生所,或任城市衞生所之技術主任及衞生稽查長等職. 至'保健員'服務政府機關,是否容許私人開業,或僅許受固定薪金,應與如何規定醫師薪給一併解決. 惟在鄉區,彼等如未任政府職務,自可經營私人業務.

　　關於上述人員之訓練問題,當復贅數言. 一爲有多數醫院附設技術員訓練班,如漢口同仁醫院之'醫院技術員訓練班'是. 因彼等技能多偏於一面,故僅可在試驗室中工作,不能至衞生機關服務. 設試驗所主任不明彼等所熟悉之技術手續,彼等卽不免擅越,操持一切. 甚至醫師亦依賴彼等,致成畸形狀態.

　　訓練'衞生助理員'之又一利益,爲政府能於短期間獲得多數衞生人員,擔任軍隊急救工作. 無論中國將來之前途如何,徵兵制必將採用,且有常備軍之組織,卽需有衞生隊. 此項'衞生助理員'有一年之訓練,卽可入伍服務. 其利有二: (一)軍隊需要醫務人員,短期可致,(二)少數軍隊駐屯之所,軍隊可分擔'衞生助理員'薪給. 然此乃大綱,詳細辦法當待另訂.

(二) 制　度

　　各國衞生事業用人行政與治療醫事,久經劃清界限. 行政人員僅司監督之責,不事治療. 監督與執行嚴行劃清,爲任何行政之重要原則,故衞生行政當局亦祇監察各醫院之設立與經營,不涉辦理事宜. 監督範圍不僅限於衞生,應顧及經濟方面. 初行此制時,劃分不宜過於嚴格;中國創始已甚複雜尤宜從寬. 以下當討論各級醫院之組織與事務.

　　衞生試驗所爲公共衞生之物質基礎. 創辦時每省省會設一試驗所,從事各種衞生檢驗,由省衞生處試驗所所長主持之. 各縣無需設立完備之試驗所;組巡迴防疫試驗所,可隨時移至. 如省會設有醫校或較大之醫院,衞生試驗所可與其附屬試驗所合作. 省衞生當局並宜就所轄衞生分處所給與學生以實習公共衞生之機會;如是,則學校與衞生行政有相當聯絡,可交蒙其益.

縣衛生院爲一縣衛生事業之中心,從事防疫,急救及施醫等治療醫事,特別注重防疫工作,如各種預防接種是. 縣助產士護士及'保健員'皆以此爲中心,人民得來院請求接生. 縣衛生院之重要任務,爲普及醫藥救濟,非僅消極應診. 至其詳細組織及權利義務,非本文討論所及. 槪言之,其下當附設防癆會,產前護理及嬰兒衛生等會;因此,護士之嬰兒護理及兒童衛生訓練,實屬必要. 縣立醫院雖非每縣必需,惟衛生院有設備少數病床之需要. 要之,保健會種類,病床數目,及醫院之設立,當斟酌各地情形而定.

醫院亦爲重要衛生機關,茲當就其要點略加申述. 觀醫校之設立,必得教育及衛生兩部批准,則可知醫院之建築不應任諸個人或私人團體(醫院辦理不善危害公共衛生尤甚). 著者頗欲於基礎法律下討論此問題. 常見多數醫院爲競爭計,林立一隅,而鄉區遼闊,毫無醫藥設備,實屬無益. 至如經費拮据,保障不足之團體所設醫院,每以病人健康爲犧牲,應行取締. 醫院經費賴病床數目之多少以爲挹注,設立多數小醫院,互相競爭,實浪費而不經濟. 衛生當局應儘速公佈法規,合乎條件者始發給建築執照;並按期對醫院之辦理,施行監督. 全國醫院有最高機關監督,各省亦然,乃公共衛生要政之一.

醫院辦理完善,爲最良之衛生教育中心. 如醫院之廚房清潔,卽所以教育民衆飮食衛生,實優於用千百演講傳單以'何爲細菌'敎無知識農民也. 故醫院功用,不僅治療給藥而已. 至醫院之建築,設備及辦理當另文討論之. 最要之點爲應有法律規定醫院之經費. 醫院不得在遵守病人入院規則下,拒絕無力付費之病人,因在推行公醫制之國家醫院非修理病人之機關,必能預付住院費者始得享其利也.

又亟需解決之問題,爲中國現有若干教會醫院,因缺乏經費,已早停辦,或將不能維持. 中央政府或省當局應速與教會協定繼續辦理,惟不必收歸政府所有,僅與教會共同維持之耳. 因欲將許多醫院收爲國有,殊難辦到也.

關於衛生行政之法律,人才及制度三要素之原則,上文皆已討論. 爰就實施步驟,更述數言. 任何文化制度,非金錢所能購買,或如機器可以製造,迄日告竣,乃受適應與淘汰之影響,如有機體之逐漸發育者也. 醫學爲人類文化之一,同一依此法則. 著

者不願吾人過度急進,且所計畫之理想太高,以爲一切新制度皆
可推行. 縱有天才特異,經驗豐富之人,亦難創造奇積,而免錯誤.
此項有機體,亦祇能逐漸發育;維護得當,自可成爲有力之個體.
以著者所知,愛國之士恆以爲事有爲政府所忽略者,遂生私議,以
爲凡事應立卽施行,如在最短期間設立多數醫院及醫校,每村設
一衛生所. 凡此理想,雖出於至誠美意,但似乎近於草率從事.
須知錯誤制度,足以遺害將來. 如學校教授,醫院醫師,皆需相當
學識,常期訓練,非可連夜速成. 尤當避免者,爲無益之試驗. 一
般人重視試驗之效用,實爲大誤. 或云,中國因無歷史之拘束,無
舊式不合時代之醫學制度存在,任何新醫制度皆可試驗推行;如
巳耕之地,正待新種子之播種. 此項樂觀,實未盡合. 醫學爲文
化之一部,斷難脫離過去及現在時代之範圍. 中國具數千年歷
史,巳有舊式中醫,迷信,及不合衛生之悠久生活習慣背景,決不能
毫無顧慮,遽能創造新業. 故現有之田地,並非未耕,乃誤耕之地,
莠草叢生,地利巳竭. 欲圖豐收,需再從事耕耘. 凡未諳耕種,妄
圖試驗,且欲速達者,終將危害收穫也.

衛　生　事　業

脚氣病預防與膳食改良

京滬滬杭甬鐵路衛生課醫務股

高　維

　　民國二十三年四月間,京滬滬杭甬鐵路上海醫院發現患脚氣病者五人,皆爲警察教練所學警。經調查後,因用機器舂米,缺少維他命B而起。特擬定防止及改良飲食辦法三條:(一)更換機器舂米,採用較爲粗糙之食米。(二)每日三餐,其二餐仍食米飯,餘一餐改用麵食,如麵或饅頭。(三)湯菜中多用豆類,麩皮,菠菜,白菜,萵苣,番茄,雞蛋等。並分發脚氣病淺說及維他命淺說兩種,使學警閱讀,俾熟諳預防方法,以資避免。於六月間,復據上海南站診療所報告,車務,工務兩處員工亦有患脚氣病者。復將

上海鐵路醫院門診及住院脚氣病人數表
二十三年份

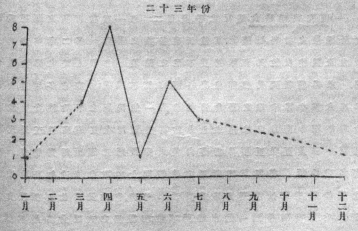

防止辦法通函車,工兩處;並在兩路日刊登載,使本路員工均得閱讀,加以注意。經此兩次宣傳及切實改良飲食後,病人逐漸減少。足見腳氣病治療顏難,而預防較易。茲特表列去年一年間上海鐵路醫院門診及住院腳氣病之人數以證明之。

在四月及六月,爲發生最多時。經實施防止後,即逐漸減少。

當廿三年四月調查學警飲食時,每一學警每月伙食四元;膳食由學警自行採購,不知選擇食物。復因經濟關係,每餐僅有一菜一渇。幸嗣經該學警教練所採用改良飲食辦法,始得資補救。茲就五月份學警膳食中之成分略加調查研究,分別估計膳食中之食物種類百分數如下表:

學警膳食中之成分調查表

廿三年五月份

食物名	米	麵	油及脂肪	糖及澱粉	肉類	海味	雞蛋	青菜	水菓	其他	總計
估計百分數	四六·〇	二三·〇	五·八	一·四	三·七	一·〇	二·五	九·〇	三·四	四·二	一〇〇·〇〇

按上列食物成分,較前實爲適宜。經此次辦理防病工作後,有兩點顏足爲吾人注意:(一)我國膳食是否適宜?(二)如何擬定改良膳食辦法?茲略分述如下:

(一)研究我國膳食,進行之手續有二:第一,當從事研究關於我國膳食所採集之材料,而鑑察其能否應營養之需要。第二,考察我國人之智力及體格,以定其有無營養不足之徵象。各界人民之膳食,顏有不同。此非僅我國爲然,即世界各國,亦莫不類是:富者多葷食,而貧者多素食;惟中等家庭之膳食,始能代表一般民族之平均膳食。我國之食物,穀類中南方以米爲主,北方常首推麵粉,次爲粟,高粱,玉蜀黍等。豆蔬類中以黃豆,黃豆製品,青菜,白菜,大蒜及葱之類所用爲特多。藜類則多用瓜類。普通烹調所用之油類,則大半取自素油,如花生油,香油之類;偶爾用葷油時,則必取自豬油。牛乳,牛油及其他各項膳食之新製品,均爲我國普通一般家婦所不識;即雞蛋之充膳食,亦顏不多見。

青菜中之富於維他命A者,爲菠菜,萵苣及番茄(西紅柿)等;而牛乳及牛油中之此項維他命,尤較爲豐富. 菠菜之用於我國膳食者頗廣;萵苣之充蔬菜者,已不多見;而番茄則在普通之膳食中,可謂絕無矣. 是以我國人之維他命A僅惟菠菜是賴;而菠菜之在我國膳食中,旣不能較在美國之膳食中者爲多,則我國膳食中之維他命A能否充適,當屬疑問.

關於維他命B(卽抗多發性神經炎之維他命),吾人知其在白麵內包含甚少;白米則完全缺乏之;豆菽類及蔬菜,則爲此項維他命之富源. 雞蛋雖富於維他命B,而因其在我國膳食中所佔之成分頗低,故對於此項維他命之供給,亦必甚微. 我國膳食之白米及白麵,旣佔穀類及豆類之百分之七十五,則其於維他命B之供給,亦必不無缺乏. 維他命B1能溶於水且易被熱及鹼破壞,而失其功用. 如人類缺乏維他命B1,卽生脚氣病,而有神經炎的現象. 所以維他命B1稱爲抗神經炎因子,又稱抗脚氣病因子.

維他命B2亦能溶於水,但不怕熱及鹹. 倘將酵母菌加熱至一百二十度,經數小時,仍不失其功用. 人類食品內倘少却此種因子,卽將發生癩病(pellagra;一種神經的皮膚病). 所以維他命B2又稱抗癩病因子.

維他命B1及B2,均存貯於麥皮,胚芽及綠色植物內,而B1多於B2,如菠菜,白菜,萵苣,豆類中,含量亦甚豐足.

至於維他命C(卽抗壞血性病維他命),在我國膳食中,以青菜所含爲最富. 我國人之得任意食青菜,使此項維他命之供給不致缺乏,實屬幸事. 如豆芽菜,含此項維他命亦甚富,吾國人亦多食之. 此外菜蔬之富於此項維他命者,如萵苣,番茄及檸檬之類,我國膳食中頗不多見. 雖我國膳食中不常有鮮果之類,而青菜一項,卽足以維持此項維他命之供給.

維他命D乃人體營養料,爲油溶性,存於植物的脂肪中,能由太陽光的紫外線照射而製造成就,具有抗佝僂病的功能. 孕婦食物內維他命D的多少,影響於胎兒生長,及生產後的健康,非常巨大. 食物中之含有維他命D,以魚肝油為最多;菠菜,水果次之;酪油,牛乳,牡蠣,含量亦不少.

維他命E亦為油溶性,不易溶解於水. 其性質強健而穩固,能抗不生殖病. 人體內能存貯之;一次與以大量,功用與多次給以小量同. 且能由母體遺傳及其子女,惟量極有限,不足以供後天之用. 食物中之含維他命E,以綠葉和子實的胚芽,香蕉,大豆,玉蜀黍油,棉子油,洋橄欖油為多.

礦物中之足以引吾輩注意者,為鈣,磷,及鐵三項. 我國膳食中之普通食物,如豆及青菜之類,均含磷,鐵顧富. 故吾國膳食,對於此二項礦物質之供給,可謂充足. 鈣在我國膳食中能否充足,誠一重要之問題. 牛乳最富於鈣,而我國膳食中多缺乏之,則兒童之長青及乳母能否得充分之鈣以滿足其需要,尚屬可慮.

我國富貴之家,多食肉類及水果;但不幸恆以蔬菜為賤,而不以列席. 其膳食固富於蛋白質,但於維他命及礦物質二項,多感缺乏.

綜上述一切觀之,我國之膳食雖不為不適宜,但欲得美足,則相去頗遠. 我國人之體格,較歐美人為小;壽命較短;嬰兒及成年者之死亡率亦較高. 我國人身體之抵抗力頗弱. 如肺病及沙眼症之盛行,即其一證也. 此外如懦弱,無恆,不進展,無冒險性,適於苟安等,均為我國人之特性. 此類之體格及特性,豈為數千年來吾東亞祖先之所遺傳? 要由膳食之不適宜而漸致此耳! 據歷史記載,吾國上古民族之體格性情,均較今人為雄健,則其非屬遺傳,而為膳食不適宜之結果,實有確證焉.

按現代營養學識而言,適宜之食物,應包含: (一)充分之熱力,以接濟身體各部之需要. 如美國人每日膳食可得三千卡羅里之熱力,平均體重為七十公斤,每公斤可得四十三卡羅里. 而所擔負之靜坐或用肌力工作,其體重每公斤所需之熱力不同,即男女亦有分別. 我國人所耗廢之熱力,尚無真實之統計. (二)充分而適當之各種蛋白質,如我國膳食中之蛋白質,僅有百分之十採自魚,肉,雞蛋之類. 而歐美各國膳食中之蛋白質,則有百分之五十取自動物. 對於適宜膳食,應包含若干蛋白質,則各營養專家之意見頗不一致. 有主張作輕巧工作者,每人每日應得一百一十八克;亦有主張五十克者. (三)充分之各項營養素(卽維他命)及適當之礦物質鹽類. 我國膳食所含之礦物成分,已略述於上;如缺一種營養素,勢必釀成生育不全及健康墮落之象,而各種特性病皆可不期而至. 偏營養稍有缺乏者,雖不致發生顯著之疾病,而其幼年之死亡率,則顯然增加. 且生長遲緩;體重減輕;而其形態亦必逐代減小. 此類慢性之變態,實足爲公共衛生之恫嚇;較之營養不足之疾病,尤爲重要也.

(二)如何擬定改良膳食辦法,實爲一主要問題. 但同時須計及我國人民之經濟問題. 牛乳爲一最完美之食物,則對於牛乳工業之建設,必當力加鼓勵;不然,牛乳之價旣昂,而接濟又不足,決非人人所能共得也. 增加肉食,以濟膳食內蛋白質之不敷,目下亦因經濟問題,頗難實行. 茲略舉數條簡易而可實行之辦法如下,以資研究:

(一)雞蛋之營養力旣甚富,則其用以充膳食之數必當增多,以補牛乳之不足.

(二)米麥之宜擦之太白;秕糠通常均作飼畜之用,實爲可惜. 粗米,黑麵之用於膳食,實可增加維他命B及礦物質之成數. 我國人之愛食白米,白麵,頗類西人,但自最新營養學識普及後,美國多數人民則主用整麥之製物,且亦有以麩皮充早饔者;而我國人尚未注意及此.

(三)黃豆及其製品不應用,須竭力推廣. 目下黃豆僅佔我國膳食中穀類之十分之二. 按麥蛋白質之缺乏,幾全可由黃豆補足之. 黃豆之用量增多後,則我國膳食之維他命B,礦物質及蛋白質等亦均由之而增加矣.

(四)蔬菜以菜葉爲最好,須多食. 番茄(西紅柿),萵苣之類,應加入我國之膳食中. 按最近之調查,我國人之食蔬菜,並不較西人爲多. 我國膳食中所缺之牛乳及牛油中之原素,一部分可用蔬菜補足之,故宜多食．

（五）牛乳及牛油之類，至少於兒童之膳食中當盡量增加．如牛乳不能多得，則其哺乳期亦當延長，而乳母則須多食雞蛋及新鮮之蔬菜．

（六）烹調之法，當略加改良．如國人治膳，有先浸置菠菜及芹菜之類於沸水中，然後取其菜而將水傾棄者．菜內之維他命及礦物質，極易收溶入水中，多致被傾．又菜葉為營養精華彙集之處，而俗以為粗，多棄之而取菜莖，實為可惜．維他命經久煮，則失其營養之作用，故烹調時，蔬菜之類不宜蒸煮太久．

簡言之：我國之膳食，對於雞蛋，黃豆，青菜，水果等，均宜酌量增加；米麥之類，不宜碾磨過甚；烹調之法須加改良，以保存各項之營養素．如是，則庶幾可達膳食完善之點，而我國人民，亦不致復有營養失宜之徵象矣．

衛 生 調 查

鎮江住血蟲病調查報告書

全國經濟委員會衛生實驗處寄生蟲學系

姚 永 政　祝 海 如

「按此係姚祝二先生對衛生實驗處處長之報告;所稱本年,係指二十三年.」

(一) 緣起

本年九月中旬,駐京陸軍通信兵團醫務所移送該團無線電教導第三隊學兵患有重病者二人至中央醫院治療. 診斷結果,一係患重症之住血蟲病,一係患薑片蟲病. 職系聞訊,卽赴該院詳細查詢一切. 據該學兵報告病歷,知彼等起病于鎮江團部;並云該部患有同樣病狀者約數十人,又有線電隊有士兵七十餘人,先後患病者達全數五分之四,惟病象不甚詳明,顧類同病. 當將查詢情形呈報在案;本　諭卽與該團醫務所籌備調查手續,馳往該駐在地點詳細調查,以明眞相. 當於十一月七日,倘同助手二人,衛生稽查二人,前往鎮江陸軍通信兵團團部駐在地點從事調查,于十一月十五日返京.

(二) 鎮江地理上之形勢

鎮江素為重鎮. 自國府奠都南京,定為江蘇省會後,地位益感重要,全境山脈起伏;近有金山,北固山;尤以焦山與象山對峙,為長江之第二門戶. 另有圖山(又名五華山),形勢險要,亦為長江之要塞. 境內河流甚多. 除長江外,有越河及運河,分別入江. 在南境則更有寶埝河,與金壇之通漢河貫通. 又境之東南尤多湖潭. 如横塘湖羊湖,澄湘湖,後湖等皆是.　全縣地形,東西寬濶;在西南方,伸展頗長,呈厂字形.
位置自東經一百十九度十五分,至一百十九度五十分;南北自北緯三
十一度四十八分,至三十二度十八分.　東與丹陽接壤;南與金壇分界;
西鄰儀徵,句容;北濱長江,與江都,揚中相啣接.　中部地形較高;濱江迤
北至東,較爲低窪.　全縣面積一百三十萬畝,而耕地面積約三,四九二
方里,合畝數爲一,三〇九,五〇〇畝.　水道湖澤約三二五方里,合畝數
約一二一,八七五畝.　總面積四,一八六方里,合畝數一,五六九,七五〇
畝.　田多肥沃.　境內各川河支流甚少;民間灌漑,多賴人力.　全縣人
口十萬餘人,以農爲業(附地圖).

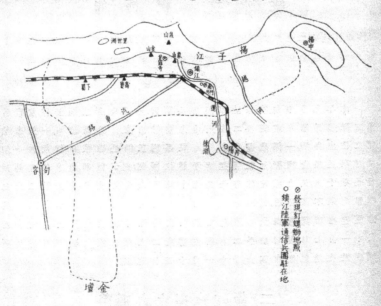

鎮江縣地域畧圖

⊗ 發現釘螺螄地點
〇 鎮江陸軍通信兵團駐在地

(三) 調查經過

(甲) 診斷現有病人

初步之調查,卽進行查驗該團部現有之病人.　凡患有可疑
之住血蟲病者,特作縝密之診斷.　對於各隊部內所有士兵,曾分

別診查；對於夏間曾患病者,尤加注意. 初步調查結果,均未發見患有住血蟲病之顯明症象. 一般病症,多係普通流行疾病. 惟據該團醫務所及省立醫院各方之報告,稱'今夏先後患有住血蟲病者不下十餘人,經治療後,分別歸隊,尚未舉行復驗. 刻下是否仍患有該種疾病,無從揣測'. 查患有住血蟲病者,往往病至數年之久,時有病症隱伏,不易診斷之情形,欲確知患者體內是否仍有住血蟲,則須舉行糞便之檢查,方能確定病之有無. 現初步檢查均無顯明之病象,因是乃作第二步之調查.

（乙）糞便檢驗

普通檢驗病人糞便方法,多用玻片檢驗. 惟僅恃玻片檢驗,每不易檢出住血蟲卵. 故須同時應用沉澱法及孵卵法,以免遺漏. 此次檢查該團士兵糞便,按隊每人發給檢驗盒,規定於二十四小時前後將糞便放置盒內,遞交檢驗. 該團士兵均能協力合

鎮江陸軍通信兵團士兵糞便檢查報告表
染臟蟲病之類別

檢驗隊別	檢驗人數	住血蟲病		鉤蟲病		蛔蟲病		薑片蟲病	
		人數	百分率	人數	百分率	人數	百分率	人數	百分率
無綫電第一隊	94	1	1.06	4	4.26	8	8.51		
無綫電第二隊	45	1	2.22	1	2.22	4	8.89	1	2.22
無綫電第三隊	81	3	3.70	2	2.42	13	16.50	1	1.23
無綫電第三大隊	52	1	1.92	6	11.54	19	36.54		
有綫電第一隊	89	14	15.72	5	5.62	17	19.10	1	1.12
有綫電第二隊	104	16	15.38	9	8.65	26	25.00		
有綫電大隊部	4			1	25.00	1	25.00		
電話隊	26			4	15.40	12	46.20		
監運第一隊	61	8	13.11	15	24.59	25	40.98		
監運排	40	2	5.00		20.00		22.50		
監運訓練班	54			11	20.37	30	55.56	1	1.92
醫務所	19			3	14.74	5	26.31		
總數	669	46	6.87	69	10.31	169	25.26	4	0.60

作,在檢驗上頗爲便利. 計共受檢查者六六九人. 尚有其他士
兵,或因公務,或因時間關係,未能作全體之檢驗;曾與該團醫務所
商定繼續檢驗辦法,現正進行中. 而依據已檢驗人數六六九人
中,患有住血蟲蟲卵者達四六人(附檢查表),佔全數百分之六.九,
與他處住血蟲病病率比較(附比較表):如浙江開化,患病率達百
分之四二.六五,顯見係蟲病盛行之區域. 但向稱該病次要流行
區域如湖北之武昌,漢口等地,則病率亦祇三.六至五.〇. 他如
北平,本無住血蟲病之存在,故病率極低. 而南京雖居揚子江流
域中,已往調查(見比較表)亦無特殊之重要性. 現鎮江該團士

各 地 住 血 蟲 病 病 率 比 較 表

地　點	檢查人數	患病率	日　　　期	檢　查　者	論文出版處
北　平	13,617	0.022	民國十一年	Faust	中華醫學雜誌二五卷（英文誌）
武　昌	359	3.6	民國十年	Faust & Wassel	仝　上第三五卷
漢　口	632	5.0	民國二十年	Andrew	仝　上第四七卷
開　化	544	42.65	民國二十二年	甘懷傑　姚永政	仝　上第四八卷
南　京	5,200	0.31	民國二十年	姚永政　林樑城	印　刷　中
南京(湯山)	1,884	0	民國二十二年	姚永政　祝海如	印　刷　中
鎮　江	699	6.9	民國二十三年	祝海如　姚永政	卽本報告書

兵住血蟲病病率旣達百分之六.九,相形之下,患病率頗高. 考其
來由,似係由當地受染而得. 爲明瞭得病來源起見,遂卽進行以
下各項調查之步驟:

(丙) 察勘環境之狀況

　　查住血蟲病多盛行於鄉間水田及河流,小溪等處. 因此等
處之環境最宜於住血蟲之生活更因傳染該種寄生蟲幼蟲之釘
螺螄多生長于水田沿岸之故. 現該陸軍通信兵團團部駐在地
點鄰近城廂,住于南門外三十五標地段,去城市不遠,殊似不致爲
該種疾病之發源地. 然所可疑慮者,卽該團團部面臨小運河(見
圖). 當察勘時,運河河水低落,兩岸泥土瓦礫,歷歷可見,漁船往來,
更形衆多. 以地理形勢論,該運河沿岸亦頗適於釘螺螄之繁殖,
因卽率同人員,親行尋覓傳染該種疾病之釘螺螄. 費時日餘,果
於運河岸邊尋獲該種之釘螺螄. 檢驗結果,俱屬陰性.

　按該運河距離甚長。捕取該種螺螄，非短時間所能竣事。如欲查明究係由於何處之螺螄感染住血蟲之幼蟲，更非普遍搜集，不克奏效。然該處運河兩岸既發現該種螺螄，則對於傳佈住血蟲病實有可能性且該團士兵夏間曾於運河內學習游泳，則得病更屬可能。然究竟該處是否爲住血蟲病發源地，須俟春令螺螄繁殖，易於尋獲時，作普遍之檢驗，方能確定之。

（丁）　檢驗飲水之來源

　運河沿岸所檢驗之螺螄既屬陰性，乃更進行飲水來源之檢驗，以明究竟。按住血蟲病之傳染，據多數學者研究，飲水來源亦有密切之關係。倘飲水中儲有該種蟲病之尾動性幼蟲，則得病之機會自屬易易。然該團部所飲之水多用井水，而洗滌衣物多汲水於運河。當將各種飲水先行檢驗。結果，未能檢得住血蟲幼蟲。可知該團部士兵所患之住血蟲病，非由飲水傳染而得，已可明悉。

（戊）　搜取其他地點之釘螺螄

　當查詢該團士兵於夏間游泳之地點時，得悉除運河外，倘時往江邊甘露寺之右側學習游泳。該處蓋有蓆棚一座，以備更衣（見圖）。今夏該處成爲練習游泳之場所。其他如雷電學校學員及民衆，亦赴該處游泳。查該團士兵既曾游泳於該處，或由該處染住血蟲幼蟲而致疾，亦屬意計中事，遂率同助理人員，前往江邊甘露寺一帶搜取釘螺螄，以期判明得病之來源。當於甘露寺之左側小河浜內發見該種螺螄，爲數甚少。後於甘露寺之右側，卽游泳更衣棚附近，亦尋獲該種螺螄。計在各處集得螺螄百餘枚。檢驗結果，發現有類似住血蟲尾動性幼蟲之動物，惟形態不甚明顯。恐因時屆冬令，幼蟲發育不佳之故。爲謀確實診斷計，將該疑似幼蟲試種兔體內。此須俟月餘後方能決定。按江邊既發現釘螺螄，又已檢出疑似幼蟲，則該團士兵得病于該處，頗有可能。

（四）　防治意見

　查染住血蟲病之途徑，多由住血蟲尾動性幼蟲接觸皮膚，慢入體內而致。是以鄉間農民於耕田時,或裸足行于水中,易得此症。現陸軍通信兵團士兵夏間曾習游泳,在游泳處一帶,曾獲得釘螺螄,並發見疑似之住血蟲尾動性幼蟲,又多數患病者同時發

鎮江陸軍通信兵團士兵夏令游泳處尋獲染有
住血蟲病之中間宿主(即釘螺螄)各地點

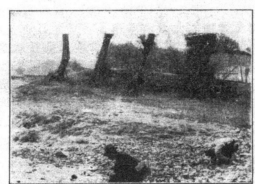

←更衣棚

甘露寺右面江邊一帶

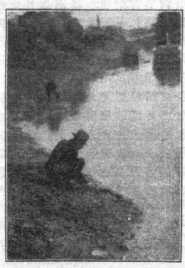

南門外小運河兩岸

生病象,根據上述情形,足徵當地頗有傳染之可能。 茲爲防治該病之蔓延計,謹擬辦法如下:

I. 目前急要處置

(甲)該團現患有住血蟲病者,應卽用新藥 fuadin 治療,並不時檢驗糞便,俾可考知其病已未根本治愈。

(乙)勸告該團士兵不得再于運河及江邊甘露寺一帶河浜中學習游泳,以防受染。

(丙)該團醫務所應備有儲藏糞便之坑池,並曉諭工役,不得將糞便隨地傾置,以免糞便流入溪河,致住血蟲幼蟲侵入釘螺螄體內。

(丁)該團現患病之士兵,宜明瞭住血蟲病蔓延之原因,並絕對不隨地排泄。 本處檢送住血蟲病說明書籍,交由該團醫務所人員切實講解。

(戊)凡現在江邊或運河地點民衆時往游泳之處應有宣傳標語,如樹立木牌等,曉諭該地不宜游泳之原因及危險。

(己)省立醫院及衞生事務所人員宜隨時注意居民糞便是否有適當之處置;對於沿河棚戶,更宜注意。

II. 根本防治辦法

(甲)調查沿河居民是否患有住血蟲病。 對于所有漁戶,更應作詳細之調查,俾明受染之來源。

(乙)在住血蟲幼蟲發育佳良之時期(通常爲春夏兩季),搜捕河內釘螺螄作普遍之檢驗,以明釘螺螄感染之程度。

(丙)調查境內河流支溪互相貫通之情形,以便明瞭傳佈住血蟲病之可能範圍。

(丁)檢驗其他學校團體是否亦有住血蟲病患者。 據報雷電學校學員亦時往江邊游泳;有無住血蟲病患者,尚待調查。

(戊)協同省立醫院及衞生事務所進行剷除釘螺螄工作。在釘螺螄繁殖之地點並舉行教育上種種宣傳工作。

(五) 結 論

I. 檢驗鎮江陸軍通信兵團士兵糞便計六六九人,內有患住血蟲病者計四六八,患病率爲百分之六·九;與其他發現住血蟲病各地相比較,則鎮江住血蟲病病率實屬頗高.

II. 調查環境狀況之結果,認爲有傳染住血蟲病之可能性.

III. 查驗飲水之來源,與現今疾病之發生並無關係.

IV. 在運河及江邊甘露寺附近之河浜內獲得釘螺螄;其中在甘露寺附近獲得者,體內發現類似之住血蟲尾動性幼蟲.

V. 根據考察結果,通信兵團士兵患住血蟲病頗有在當地受染之可能性.

VI. 擬訂防治該病之意見,計分目前急要及將來根本防止之辦法.

按本文'調查經過'段戊項關於疑似幼蟲行施動物接種一舉,經商請作者附示結果, 承復"本年一月七日解剖受種之冤,却獲有住血蟲成蟲". 特遵囑附加證註,以求明確. 編者:

中国近现代中医药期刊续编·第一辑

衛　生　事　業

京滬
滬杭甬鐵路二十三年份醫務衛生工作概述

黃　子　方　編

　　兩路管理局設置衛生一課,專司在職員工及其家屬與乘車旅客之醫療,防疫,保健事宜,並監督全路衛生行政.衛生課自民二十二年五月間奉命改組後,始則考查原有之組織及設備,次則擬訂具體整理方案,揣酌緩急,次第改進.其初期工作經過情形,前應中華醫學會之囑,曾編成二十二年份工作概況一篇,遂登該會第四版醫界指南,藉求指謬.今二十三年份工作,又告終了.跡其過去之記錄,較之二十二年份,事物之措施不同,工作之情形亦異;可謂已由整理而進於發展時期.其較重要工作,如成立杭州醫院,增設松江,嘉興,長安三站巡廻診室,訓練醫務人員,整理各院所工作,修訂各院所通行規則,及特約牙科醫師,產科醫院,眼鏡公司減價優待,以增進醫療效能,劃分兩路爲三醫務區,整理寄療特約,取締濫給病假,以改良醫務行政,厲行普及種痘及注射傷寒霍亂疫苗,白喉毒素,調查瘧疾狀況,以防制疾疫傳染,擴充車站,車輛,工廠清潔設備,增植沿綫樹木,建築花園,以改善環境衛生,以及舉辦工廠,家庭,學校衛生,及衛生表演,賽會,衛生常識測驗,救急訓練班等工作,以促進健康,皆於經濟可能範圍內,黽勉進行.款不虛糜,而事求實際.茲將二十三年份工作,彙成統計圖表,編爲斯篇,揭其已往之事實,以供今後之比較;倘蒙國內賢達,惠予指正,俾實柯則,至所欣幸焉,

　　兩路醫務衞生之設施,在民二十二年五月以前,祇有自辦之鎮江醫院一處,及沿綫各大站診療所十處;而大牢設備簡單,辦理尚多未善.自是年五月,兩路衞生課改組後,對於全路之治療,保健等工作乃次第着手改進,醫務人員因而亦有更替. 茲將年來工作情形分述如下:

第 一 章　衞 生 行 政

　　(一)人事　兩路年來員司工警數目如下:

	員　司	工　警	總　計
二十二年一月份	3,287	9,851	13,138
二十三年六月份	3,047	11,468	14,515

　　至於醫務人員,自衞生課改組後,陸續增聘學識優長之專科醫師,擔任診務. 現任醫務人員,計有醫師二十六人,護士三十七人(內新派者共二十五人,均係經中華護士會考驗合格,發有證書;其中五人並具有公共衞生護士學識),司藥三人,辦事人員十二人,助手及工役三十七人.

　　又車務處清潔管理員三人. 其中一人,具有六年實地經驗;其餘二人,曾受過六個月衞生稽查訓練班訓練. 此外車務機務兩處,另有辦理清潔人員七人,各項清潔工役三百三十八人. 其分配如下:

車務處清潔管理員	3人
各段清潔股主任及事務員	7人
隨車侍役	111人
車站清潔夫	35人
車站擦車夫	169人
機務處車站擦車夫	23人

　　(二)經費　兩路數年來醫務衞生經費(會計年度每年七月起至翌年六月底止)預算數目如下:

二十一年度	178,550元	
二十二年度	155,000元	
二十三年度	163,000元 ㈠	㈠增設上海鐵路醫院
二十四年度	197,540元 ㈠	㈠增設杭州鐵路醫院

　　本年預算,以員司工警總數一萬四千五百人折算,每人一年平均十三元六角左右. 此數僅指衞生課及所屬各醫院診所之經費;此外尚有車務,機務兩處預算項下清潔經費,每年一萬六千三百餘元. 又每年全綫房屋衞生設備之修理,各站水井,溝道,廁所之建築等費用,均列在工務處預算之內;車輛上之衞生設備及改良費用,則列在機務處預算項下.

（三）組織　衞生課及所屬醫院診所組織如下表：

第一表　第一衞生課

第三醫務區
- 特約寧波仁濟醫院 —— 白沙機廠鐵路分診所
- 特約寧波亭大同醫院 —— 寧波站鐵路診療所
- 杭州鐵路醫院 —— 閘口機廠鐵路診療所
- 吳興站巡迴診療室
- 嘉興站巡迴診療室

第二醫務區
- 特約蘇州福音醫院 —— 松江站巡迴診療室
- 上海鐵路醫院 —— 上南站鐵路診療所
- 吳淞機廠鐵路診療所
- 蘇州站鐵路診療所

第一醫務區
- 特約無錫普仁醫院 —— 常州站鐵路診療所
- 特約常州武進醫院 —— 鎮江站鐵路診療所
- 鎮江鐵路醫院 —— 南京站鐵路診療所

衞生課
- 文事股
  - 關於本課不屬其他各事項
  - 關於本課圖書之保管事項
  - 關於本課事務之管理事項
  - 關於本課人事之管理事項
  - 關於本課文書之處理事項
- 保健股
  - 關於其他保健事項
  - 關於衞生統計之編製事項
  - 關於清潔之檢查指導事項
  - 關於員工體格之檢驗事項
  - 關於員工疾病之預防事項
  - 關於衞生教育之推行事項
  - 關於衞生設備之改善事項
- 醫務股
  - 關於其他醫務事項
  - 關於醫務統計之編製事項
  - 關於員工疾病之診療事項
  - 關於藥品器械之管理事項
  - 關於急病之救護事項
  - 關於醫務人員工作之訓練考核事項
  - 關於醫務設備之改善事項

第二章　醫療工作

（一）醫院　兩路原有自辦鎮江醫院,設備簡陋;現經切實改組,增設試驗室,浴室,洗手室,厠所及醫師護士宿舍. 手術室亦重新改造;並添置蒸汽壓力消毒機,補充內外科應用器械藥品;厨房面積,亦經放大,並加裝水管. 民二十二年衛生課改組後數月,卽在上海組織醫院一所,可容病床三十五張;聘有專任醫師四人,特約專科醫師三人. 院長及高級醫師,均係曾任醫科大學教授之專科醫師. 院內分設內科,外科,眼耳鼻喉科,皮膚尿道科;又與牙科醫師,產科醫院,眼鏡公司特約減價,優待兩路員工. 民二十三年十月,又於前全浙鐵路公司原址,創設杭州鐵路醫院;院內花園廣闊,房屋寬敞. 院內可容病床五十張至七十五張. 院長為美國芝加哥大學醫學博士;另有醫師三人. 除上述自辦醫院三處外,並於南京,常州,無錫,蘇州,嘉興,驛亭,甯波各處,與地方醫院約訂寄療;遇有急病重傷,不及送至自辦醫院者,可卽途往救治.

（二）診所　京滬綫南京,常州,蘇州,上北各站,吳淞機廠,及滬杭甬綫上南站,杭州站,閘口廠,甯波站,白沙廠,原各設有診療所;惟設備簡單,工作秩序亦欠佳. 均經加以整頓. 其房屋舊者,或改建,或油新;藥品器械,亦陸續補充. 又因鎮江醫院地址離站較遠;特於車站附近設一診療所,以利員工就診. 蘇州站診所經遷入前工程師住宅;房屋寬大,周圍並有花園. 吳淞診所原設在機廠辦公室內,現已遷在廠門內,獨立房屋,旁建工人浴室. 上北站診所併入上海醫院,作為該院門診部;並添置電氣透熱器及紫光綫燈等設備. 又在松江,嘉興,長安三站,各添設診室;指派醫師駐在嘉興,巡迴三站,診治員工疾病. 杭州診所原設在車站樓上;杭州醫院成立後,遷入醫院,作為門診部,醫療設備,多有增添. 閘口診所過於狹小,不敷需用;現已添建房屋二間,及冲水厠所一間.

（三）醫務區　鎮江,上海,杭州三醫院組織就緒後,為增進醫療衛生工作效能起見,卽就兩路沿綫區域,劃分為醫務區. 第一醫務區由南京站至無錫站,以鎮江醫院為主管醫院,南京,常州,鎮江三站診所屬之. 第二醫務區由無錫站至嘉興站,以上海醫院為主管醫院,蘇州,吳淞,上南各診所及松江站巡迴診室屬之. 上海醫院因為醫務人才集中地點,權作兩路總醫院,收治危重及專科病症;并辦理全路醫務人員訓練實習事宜. 第三醫務區由嘉興站至閘口站,及由曹娥江至甯波站,以杭州醫院為主管醫院,閘口,甯波,白沙各站,敝診所,及嘉興,長安兩站巡迴診室屬之. 各區主管醫院,為區內醫務衛生行政及技術之中樞,負責辦理員工與其家屬及乘車旅客之治療等工作. 各診療所作為醫院之分診部;其醫師護士,皆為醫院屬員. 規定每年輪調至主管醫院,服務三個月,俾得研究醫療新技術,增進臨床經驗. 區內病傷之輕者,卽由診所診治;重者逕至醫院治療. 區內各站,廠,學校之預防接種等工作,由醫院診所醫師,護士按時分赴辦理. 各站,廠,學校及員工家庭之公共衞生事項,由區內公共衞生護士分別推行.

附醫務分區圖:

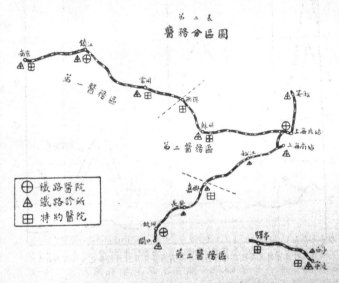

第 二 表
醫務分區圖

鐵路醫院
鐵路診所
特約醫院

(四)病假　按照本路定章,員工患病,須由本路醫師簽發證明書,方准給病假. 惟向來醫師給假,每多寬徇,不免過濫. 在二十一年七月以前,員工病假日數,缺有統系之記錄,無從統計;是年七月後,始有報告可查. 茲將二十一年七月至二十四年四月份病假統計及比率分列二表如下:

照右表所列,自二十二年五月衞生課改組後,病假日數,卽見減少;迨至二十三年四月,厲行取締濫給病假後,其減少日數,更形顯著. 又二十二年全年病假日數,員工爲二萬一千七百五十三日,工醫爲七萬零二百三十日;至二十三年份,以上兩數,減爲一萬零五百五十五,及三萬九千五百三十四. 統計減少四萬一千八百九十四日. 若以員司,工醫全年薪工平均折算,每年可省七萬餘元. 此外尚有值得注意者數點:

一,每年二三月份,因患呼吸系病者多,故病假日數增高;然最高點則爲夏秋之交,因此時係腸胃病流行時期. 至每年四月,五月及十二月,一月,則爲最低點(觀第三表).

二,觀第四表所列二十一年七,八月員工請病假者,每百人中,占二

第 三 表

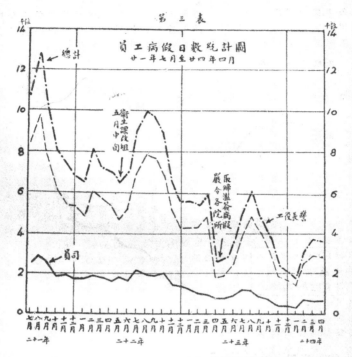

員工病假日數統計圖
廿一年七月至廿四年四月

十五六人,爲最高點. 至二十三年七月,減至每百人中十三人. 其最低點則在二十三年四月,五月,及自二十三年十一月至二十四年三月,每百人中僅占三人至五人.

　　三,照第四表所列,二十三年以前,員司病假日數,每月均較工醫爲多,蓋由於醫師對員司給假較寬所致.

　　四,二十三年份病假日數,減少原因,固由於取締濫給病假所致;然一部份當係醫療技術改進及厲行預防工作之結果.

(五) 疾病統計

　　疾病分類表　　兩路向來所用疾病報告表式,多不適用;而各院所填報之病名,亦常有不合科學之診斷. 現經依據國際通用疾病名類表,重行訂定適用之疾病分類表格式,印發各院所備用. 自二十三年一月起,每月疾病,死亡報告皆已按照新表名稱填報.

　　兩路各院所,除爲在職員工診病外,同時兼爲員工家屬及乘車旅客療治疾病. 兩路員工家屬,約有一,二萬人,常至本路各院所治病. 吾人研究本篇疾病統計數目時,須注意此點. 近來外界病人,就本路

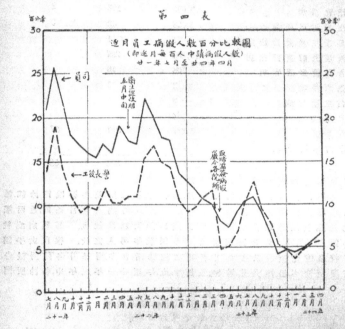

第四表

逐月員工病假人數百分比較圖
（即逐月每百人中請病假人數）
廿一年七月至廿四年四月

醫院住院治病者,人數日增,尤以上海鐵路醫院爲多. 其住院收費,經訂定每日一等病房六元,二等四元,三等一元,醫師診費及特別藥品,特別檢驗等費在外.

住院及門診病人數目,在二十三年前缺乏詳細記錄,無從統計. 二十三年份門診病人可分爲十八類. 如下表（第五表）:

第　五　表

	門診人數*	住院人數	死亡人數
1. 傳染病及寄生蟲病	9,582	445	15
2. 癌及其他腫瘤	31	8	
3. 風濕病,營養病,內分泌腺病及其他全身病	1,221	37	1
4. 血及造血器官病	132	1	
5. 中毒	66	6	
6. 神經系及感覺器官病	7,543	146	
7. 循環系病	265	25	5
8. 呼吸系病	5,866	80	

9. 消 化 系 病	9,693	198	4
10. 生 殖 泌 尿 系 病	458	42	3
11. 妊 娠, 生 產 及 產 後 病	71	1	
12. 皮 膚 及 蜂 窩 組 織 病	11,809	227	
13. 骨 及 運 動 器 官 病	108	10	
14. 先 天 性 畸 形	2	1	
15. 初 生 嬰 兒 病	9		
16. 老 年 疾 病	14		
17. 意 外 受 傷	5,237	267	27
18. 原 因 不 明 病 症	278	11	
總　　計	52,385	1,505	55

*以 每 月 各 診 所 '初 診' 病 人 數 目 計 算.

　　上 表 '門 診 人 數' 欄 內 所 列 數 目, 係 根 據 各 診 所 及 各 醫 院 門 診 部 每 月 所 填 報 之 '初 診' 人 數 表 中. '生 殖 泌 尿 系' (10) 病 人 數 目 甚 低; 蓋 因 鐵 道 部 規 定 員 工 患 花 柳 病 者, 不 得 在 鐵 路 診 所 就 診 故 也. 婦 嬰 病 症 數 目 亦 低 (11,14,15); 此 乃 因 鐵 路 員 工 多 係 壯 年 男 人 之 故. 惟 自 去 年 辦 理 學 校 及 家 庭 衛 生 以 來, 員 工 家 屬 之 就 診 者 日 多, 而 每 月 各 院 所 報 告 之 婦 嬰 病 症, 亦 因 而 大 見 增 加. 民 十 九 年 至 廿 一 年 三 年 中, 各 診 所 門

第 六 表

各醫院診所門診最多數病類比較圖

(僅計初診數目復診在外)

二 十 三 年 份

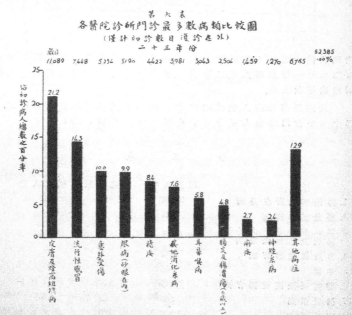

診,平均員工家屬僅佔百分之十一‧七. 迨至民二十二年,家屬門診
增至百分之十五‧九;至民二十三年,又增至百分之二十二‧五. 上
海醫院門診部此項比較尤爲明顯. 緣上海方面,民十九年至二十一
年三年中,平均家屬僅佔百分之九‧○. 民二十二年則增至百分之
十四‧五. 民二十三年增至百分之二十八‧九. 又表中'意外受傷'
(17) 一項,其百分率較普通診所爲高. 係因機務及工務工人工作時
受傷機會較多. 惟幸多係輕傷耳. 傳染病及寄生蟲病(1),另表(第八
表)分析.

最多數病類統計 二十三年份最多數病類十種,如上表(第六表):
　　表內皮膚病爲最多,呼吸系病次之,意外創傷又次之. 惟若將各
種消化系病併作一種計算,則消化系病應列第二.
　　二十三年份每月腹瀉及腸炎病流行狀態如下表(第七表):

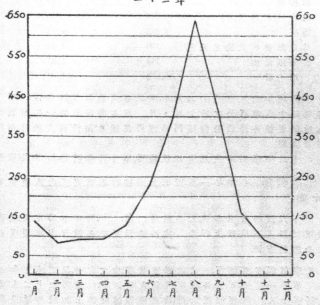

第 七 表

各醫院診所門診腸炎及腸潰瘍統計圖

二 十 三 年

傳染病 二十三年份,每月初診病人總數五萬二千三百八十
五人;其中傳染病占九千五百八十二人,卽總數百分之十八‧三. 其
種類如下表(第八表):

第八表　傳染病及寄生蟲病

	人數(初診)	百分率
傷寒及副傷寒	134	1.40
斑疹傷寒	12	.13
天花(水痘在內)	6	.06
麻疹	88	.92
猩紅熱	7	.07
百日咳	24	.25
白喉	24	.25
流行性感冒	2,369	24.72
痢疾	1,439	15.02
腦脊髓膜炎	2	.02
肺結核(卽肺癆)	368	3.84
其他器管結核	41	.43
花柳病	52	.54
敗血病(非產後者)	218	2.28
瘧疾	4,422	46.15
其他原蟲病及寄生蟲病	190	1.98
其他傳染病	186	1.94
總　　計	9,582	100.00

傳染病九千五百八十二人中,瘧疾,痢疾及流行性感冒三項佔八千二百三十人,卽百分之八十五·五. 惟有應注意的一點,卽表中所列人數,係根據各診所及醫院門診部所報逐月'初診'病人數目而統計,故不無重複.

二十三年瘧疾,痢疾及流行性感冒,每月升降狀態,如下表(第九表):

急病創傷 廿四年一月至五月兩路行車事變傷亡人數如下表(第十表):

照下表所列行車事變,大多數爲二種: 一,旅客不購車票,跳車圖避查票;二,路人在軌道上行走. 本路當局對於各種行車事變,現正研究安全防範方法.

工廠創傷,多屬輕傷. 由於保安設備尚欠完善,及工人工作不慎所致. 本年一月至五月各機廠受傷人數如下: 碰傷七十二人燙傷五人;割傷七人. 現經陸續於機輪,皮帶等轉動器上加設外罩;並對於工人工作,注意防險訓練.

(六)試驗室工作 十九年至二十四年五月,兩路各院所試驗室檢驗物品數目,如下表(第十一表):

第　九　表

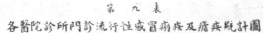

各醫院診所門診流行性感冒痢疾及瘧疾統計圖
二十三年份

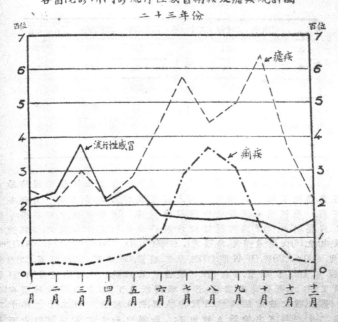

第十表　行車事變傷亡人數分段統計表
二十四年一月至五月

傷亡原因＼段別	京丹傷	京丹亡	丹蘇傷	丹蘇亡	蘇淞傷	蘇淞亡	滬嘉傷	滬嘉亡	嘉關傷	嘉關亡	曹甬傷	曹甬亡	合計傷	合計亡	共	百分率
跳　車	5		10	2	3	4	1		3	3	1		23	9	32	26.9
墜　車	1	1			7	3	1						9	5	14	11.9
越　軌	2		1	1	1				1		1		1	4	4	6.7
沿　載	1	7	2	14	2	9	1	8	5	4		3	11	45	56	47.0
工　作	1	2			1		2	2					4	4	8	6.7
其　他				1			1						1		1	.8
合　計	10	10	14	17	14	18	4	10	9	8	1	4	52	67	119	
	20		31		32		14		17		5				119	
百分率	16.8		26.0		26.9		11.8		14.3		4.2					100.00

第十一表　各醫院及診所試驗室檢驗件數統計表

十九年至二十四年五月

	十九年	二十年	二十一年	二十二年	二十三年	二十四年一月至五月
血	記錄未詳	11	無記錄	114	3,134	503
痰		9		30	253	783
尿		125		307	4,142	2,261
糞		14		15	1,496	309
其他				3	97	116
總計	66	159	?	469	9,122	3,972

　　（七）體格檢驗　　按照路章規定,新派員工須經衛生課檢驗身體合格,然後委用.此項規定,向未切實執行,自二十三年一月起,始見諸實施.並經衛生課規定檢驗體格表式.表中包括下列各項:　(1)過去病歷概要,(2)受過何種預防注射,(3)身長,(4)體重,(5)體溫,(6)脈搏,(7)呼吸次數,(8)血壓(收縮壓,伸張壓),(9)眼(左,右),(10)耳(左,右),(11)鼻,(12)喉,(13)齒,(14)心,(15)肺,(16)腹部,(17)泌尿生殖器,(18)皮膚,(19)神經系,(20)四肢,(21)握力,(22)尿(糖質,蛋白素).證書分爲三種:一,初驗證書(白色),新派員工用;二,覆驗證書(藍色),升任或調任員工用;三,自請檢驗證書(黃色).第三種之檢驗結果,除填送本人外,代守秘密.自二十二年十二月至二十四年五月,檢驗人數如下:　初驗三,一六〇人,復驗四七五人;自請檢驗二二人;共計三,六五七人.

　　茲將二十二年十二月至二十四年二月,兩路員工'初驗'體格二千七百人,經查見缺點之敷目,分析列表如下(第十二表):

　　衛生課近爲謀早期診斷及治療起見,竭力提倡員工及其家屬,每年一次或二次自動到醫院檢驗體格.沿綫各站外脚夫,與客車上茶役,向由承包人雇用,並非本路職工,然此等夫役,常與乘車旅客接觸,如患有疾病,頗有傳染之虞.特定自二十四年起,均須至沿綫各院所檢驗體格,如查有傳染病,非經治愈,不准在路工作.

　　檢驗烟癖.年來國府嚴令禁烟,鐵道部特規定路員患有烟癖者,限三個月戒絕,如逾期驗出尙有烟癖,即行革除.自十九年一月起,至二十四年五月止,經衛生課驗過烟癖者,共一百九十一人;其中驗有烟癖者,五十七人.

　　（八）醫務人員之訓練　　衛生課爲增進各站診所醫師臨床經驗起見,規定各醫師每年須輪調至主管區內醫院服務三個月.此後在可能範圍內,擬輪派醫師,赴國內設備完善之醫校作短期練習.又

第十二表
檢驗新進員工體格發見缺點比較圖
廿二年十二月至廿四年二月

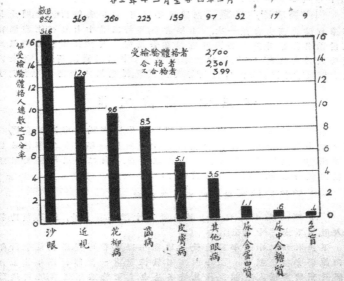

受檢驗體格者　2,700
合格者　2,301
不合格者　399

近為增進護士學識起見,特舉辦兩路護士訓練班,先在上海醫院着手辦理,由各專門醫師輪流講授.

(九) 救急訓練

救急訓練班　為普及各站員工救急知識起見,特由各站診所舉辦訓練班,並由各段選送員司工醫等到所訓練. 自二十三年七月起,至二十四年五月份,已辦過十五班;其訓練期滿,試驗合格者,共一百三十九人. 如下表:

	班數	人數	發給證明書
南 京	3	91	44
鎮 江	1	45	35
常 州	1	34	0
蘇 州	1	17	14
吳 淞	1	28	7
上 海	1	32	15
杭 州	5	72	24
寧 波	2	58	24
共 計	15	377	139

　　救急藥箱　救急藥箱分製大小兩種．大者分送各大站各辦公室,機廠,及客列車備用．小者分送各小站所備用．計已發出大者九十八具,小者一百十五具．

　　(十)醫務衛生會議　兩路每年三月,召集各院所醫師,護士長等舉行醫務衛生會議一次．本年會議,業於三月十七日在上海舉行．除討論各提案外,並由各醫師宣讀醫學論文．其論文題目,有'脚氣病預防與膳食改良','京滬路瘧疾調查報告','十二指腸潰瘍病','阿米巴性肝膿腫','丹毒','急性白血病'等,均饒興趣,經錄送中華醫學雜誌刊登．

第三章　預防工作

　　本國鐵路衛生機關向來對於預防工作,除接種牛痘,注射傷寒疫苗外,絕少其他設施．本路自衛生課改組後,第一年工作,大率注意於上海總醫院之組織,及沿綫診所設備之改善．自二十三年起,次第進行衛生預防事項．其工作分述如下:

　　(一)體格檢驗　辦理情形,已詳前章．

　　(二)預防接種　自二十年起,至二十四年五月止,經過預防接種人數,如下表(第十三表):

　　下表所列二十三年以前統計,因衛生課無卷可查,係根據會計年報內總醫官報告數目．表中所列可供注意者一點,卽近兩年來員工家屬受預防接種人數,較前日見增多是也．至於乘車旅客,因與鐵路衛生關係密切,亦隨時廣為免費接種．其接種人數,已列入上表．二十四年四月一日舉行衛生運動大會時,一日中為旅客種痘一千零二人注射霍亂傷寒疫苗二百六十人．

　　(三)衛生教育

　　衛生小冊及衛生常識淺說　兩年來衛生課陸續編撰衛生常識文字,在兩路日刊登布．每次共印五千五百分,並另印單張,隨時分送員工閱看．

　　救急訓練班　辦理情形,已詳前章．現復由各診所兼辦訓練工役工作．

　　衛生常識測驗　二十三年四月兩路衛生運動大會時,衛生課為提倡注意衛生起見,舉辦衛生常識測驗,擬就題目十問,登載兩路日刊,徵求兩路同人答案,評定分數,擇優給獎．同人參加者,甚形踴躍．嗣後逐月舉行一次,未嘗間斷．近改為簡易問答及問題測驗兩種,閒月舉行,以便職員,工醫分別參加．茲將二十四年四,五兩月測驗題目列下,以供參考:

　　二十四年四月份測驗題目(此次係用簡易問答):　(1)風溫病常常

第十三表
各醫院診所接種牛痘及霍亂傷寒疫苗統計圖
二十年至二十四年五月

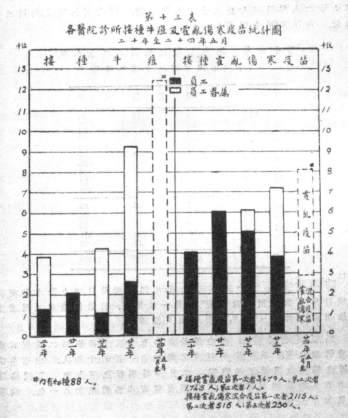

內有初種88人。

* 接種霍亂疫苗第一次者3679人，第二次者1,745人，第三次者1人。
接種霍亂傷寒混合疫苗第一次者2115人，第二次者516人，第三次者250人。

是因牙病所致．(2)沙眼是眼被蠅吹，因而發紅腫痛所致．(3)脚氣病是因濕氣所致．(4)專吃用機器碾精上等白米，會得脚氣病．(5)瘧疾是地方瘴氣所致．(6)夜裏不應開窗睡眠．(7)嬰兒糞色變綠，是不消化的徵象．(8)兒童皮膚破傷流血，可用灰塵或泥土敷上止血．(9)有梅毒的人，常常遺傳給所生的兒女．(10)取血檢驗，可以知道有無梅毒．

　　二十四年五月份測驗題目(此次係用題目測驗)：(1)侍者傳遞飯菜時，對著飯菜隨意談話，有何害處？(2)請述隨地吐痰的害處．(3)飲水不潔，會傳染甚麼病？(4)'傳染媒介'是何意義？(5)與患瘧疾的病人接觸，能否直接受傳染？(6)病時發熱，對於身體有何害處及益處？(7)腹部劇痛，其病因不一，請舉四例．(8)請述腦脊髓膜炎預防方法．(9)花柳病有幾種？(10)血族結婚有何害處？

　　總計過去十四個月，參加答案人數共一千一百九十九人，其中四

百六十二人爲員司,七百三十七人爲工警. 歷次所發獎品,共用三百餘元. 如下表(第十四表):

第十四表　衞生常識測驗員工答案人數
二十三年四月至二十四年五月

		員　司	工　警	共　計
二十三年	四月	83	11	94
	五月	53	3	53
	六月	75	7	82
	七月	52	2	54
	八月	42	4	46
	九月	21	2	23
	十月	26	2	28
	十一月	25	6	31
	十二月	12	109	121
二十四年	一月	13	36	49
	二月	14	192	206
	三月	9	17	26
	四月	14	299	313
	五月	26	47	73
共　計		462	737	1,199

防癆徵文　二十四年三月,衞生課在兩路日刊上徵求防癆論文,題目爲"癆病之預防及療養",六月一日揭曉. 其最優論文三篇著者,各給獎金. 得第三獎者,乃南京站工役季君.

兒童健康比賽　衞生課於本年五月在上海舉辦二歲至五歲兒童健康比賽. 員工家屬兒童之參加者一百八十餘人. 由衞生課醫師先期檢查體格,醫治缺點. 六月一日舉行比賽大會. 其體格特優者五人,均給銀杯等獎品;其餘與賽兒童,亦各贈紀念品一包. 檢驗結果如下表(第十五表):

第十五表　員工家屬兒童健康比賽檢驗體格統計
二十四年六月一日

人數	報名者	181 人	缺點統計	身長不合標準	29 人
	不合格及未受驗者	51 人		體重不合標準	34 人
	受檢驗者	130 人		營養不良	42 人
	男	85 人		牙齒病	48 人
	女	45 人		皮膚病	39 人
檢驗結果	體格健全者	20 人		喉病(扁桃腺在內)	36 人
	患缺點一種者	45 人		淋巴腺腫大	29 人
	患缺點二種以上者	58 人		眼病(沙眼在內)	21 人
	患有疾病者	7 人		生殖器(包莖在內)	18 人
				耳病	9 人
				肺病	7 人
				鼻病	7 人
				腹部(疝氣、脾腫等在內)	4 人

衛生演講等工作　詳見下述工廠衛生,家庭衛生,學校衛生等工作.

衛生運動大會　兩路每年四月一日,舉行衛生運動大會,由各處,署派員參加. 沿路車站,皆懸掛衛生圖說. 逐站檢查清潔狀況,成績優者,給以獎狀. 每段撥掛宣傳車各一輛,車上亦懸掛衛生圖說. 由衛生課分派醫師,護士隨車辦理衛生演講及預防接種工作. 並散發'檢驗體格券',俾旅客持赴本路醫院,免費檢驗. 二十三,四兩年,持券到院檢驗者,頗不乏人. 本年如期舉行第二次衛生運動大會. 是日關於宣傳及防疫工作如下表:

預防接種	牛痘	1,526
	霍亂傷寒疫苗	413
衛生刊物	分發衛生刊物	74,800
	懸掛衛生圖畫	96
	分發檢驗體格券	300
衛生演講	次數	153
	人數	9,956

　　(四)沿線清潔工作之監督　近來關於各處,署所屬衛生清潔工作,漸多由衛生課襄助辦理. 車務處之清潔事項,尤與衛生課密切合作. 該處所屬之清潔管理員,由衛生課監督指導. 關於車務人員及車上侍役,餐車侍者之衛生習慣,亦由衛生課指導訓練. 衛生課對於車站及列車衛生清潔之改善,有所建議,多蒙採納. 機務處客貨車輛之建造,凡與衛生有關者,均由衛生課參加意見. 二十三年由局組織車輛標準委員會,凡新造車輛標準,須取決於該會. 衛生課長亦該會委員之一. 工務處沿綫車站房屋,廁所,溝道,焚燬爐等之建築,凡與衛生有關者,由衛生課參加意見. 兩年來推廣沿綫植樹,布置各站花園,以期改善兩路沿綫環境. 醫察署關於維持全路衛生之規則,與衛生課合作執行.

　　兩年來兩路關於環境衛生,及清潔工作之重要者,如下: 一,餐車侍者,睡車侍役,客車侍役均經過衛生習慣訓練. 車務見習生,亦授以衛生功課. 二,客車侍役及車站清潔夫等,均發給號衣及毛巾肥皂,以維清潔. 三,兩路醫察教練所之衛生功課,由衛生課指派醫師,擔任講授. 四,清潔設備,兩年前各站廁所,皆係舊式污穢不堪現在南京,蘇州,上海,杭州,寧波各大站,均已改設沖水廁所及洗手室. 其餘各大站,正在陸續建築. 小站廁所,大多數亦經加改良. 五,沿綫各站布置,向欠整潔,現經一一加以整理. 大站多已建有花園,並於沿綫增植樹木. 六,車上電綫,電燈,洗手室,廚房及換氣設備等,陸續改良. 惟因車輛缺乏及其他關係,車輛之改良,進行甚緩,殊有加倍努力之必要. 七,各車站列車及各辦公室之清潔狀況,時時檢查改善. 八,沿綫各車站,向缺清潔之飲料,現經擇要開鑿水井,添發水缸. 旱時並設計用水車運水供給. 九,各大站溝渠及下水道,均經改善.

(五)公共衛生護士　現有公共衛生護士五人,一男護士,四女護士,分派在上海,吳淞,杭州,閘口各站,辦理公共衛生工作. 近又推廣至南京.鎮江,常州各處. 各公共衛生護士服務程序,先在醫院門診部及診所服務,對於候診病人作衛生演講或個人談話. 次至員工家庭訪視,並辦理工廠學校等衛生事項.

(六)工廠衛生　衛生課自廿三年七月起,先從吳淞方面舉辦工廠衛生. 派一護士赴廠擔任此項工作. 並於工廠附近,建築可容五十人之工人浴室一所. 所有廠內廚房,廁所,及環境衛生,均已次第改善,其過去之十個月工作,如下表(第十六表):

第 十 六 表　　工 廠 衛 生

二十三年八月至二十四年五月

工人:		2,300	機廠:	吳淞	
				共	計
				次 數	人 數
病　假	人數				1,014
	日數			3,052	
診務工作	門診			202	
	出診			20	
病人數目	初診				4,185
	復診				6,002
	牛痘				339
預	霍亂疫苗				
	第一次				387
	第二次				144
防	霍亂傷寒疫苗				
	第一次				275
接	第二次				57
	第三次				14
	白喉毒素				
種	第一次				14
	第二次				4
	演講			36	406
衛生教育	談話			3,561	4,231
	訓練			19	254
	家庭訪視			65	54
環境衛生	視察			151	
	糾正			18	
沐浴人數(二十四年一月七日至五月卅一日)					7,012

（七）**學校衞生**　　兩路扶輪及職工學校共十四處,學生共三千六百餘人,如下:

地點	扶輪學校	職工學校
南京	319	247
常州	380	148
蘇州	159	
吳淞	514	165
上海	423	185
閘口	391	136
寗波	209	
白沙	241	103
共計	2,636	984

在過去十個月中,公共衞生護士經辦扶輪學校衞生工作如下表（第十七表）:

第 十 七 表　　學 校 衞 生
二十三年八月至二十四年五月

學生: 1,328		學校: 上海,吳淞,閘口	共　計	
			次　數	人　數
疾 病 處 置		發藥	152	
		包紮	675	
		其他	194	
防病工作	檢驗體格	受檢驗人數		1,322
		有缺點人數		1,013
		缺點總數	1,825	
	矯治缺點	受矯治人數		2,868
		矯治缺點次數	13,845	
		已矯正缺點數目	69	
	預防接種	牛痘		1,317
		霍亂傷寒疫苗 第一次		440
		白喉毒素 第一次		788
		第二次		638
		第三次		610
衞 生 教 育		演講	84	3,951
		談話	4,338	5,895
		訓練	43	856
		表演會	1	104
		事務接洽	70	87
		贈送衞生刊物		856
環 境 衞 生		視察	172	
		糾正	19	
轉 診 人 數				937

（八）家庭衞生　在過去九個月中,公共衞生護士經辦員工家庭衞生工作如下表(第十八表):

第十八表　家庭訪視

二十三年九月至二十四年五月

		共　計	
		次　數	人　數
產婦衞生	產前檢查	7	6
	產前衞生	49	30
	產後衞生	28	16
	產後護理	20	8
兒童衞生	初生兒	36	20
	嬰兒	41	42
	學前兒	48	39
	學齡兒	37	42
預防接種	牛痘　初種		124
	復種		147
	白喉毒素:第一次		4
疾病處置	發藥	2	2
	包紮	13	8
	藥治	6	5
衞生教育	演講	20	167
	談話	389	453
	贈送衞生刊物	3	311
	嬰兒沐浴	2	1
其他工作	調查	20	50
	事務接洽	27	48
	其他	7	4

第四章　結　論

（一）預擬之進行計劃　本編所述醫務衞生工作,槪以數目及統計圖表陳明兩年來實際設施.至於今後之進行計劃:一,擬繼續整理醫療設備,提高醫務人員技術,提倡病理,病原之科學研究.二,擬逐步推廣全路之預防與衞生工作;包括體育之提倡,員工住宅之建築,衣食之改良等.三,在可能範圍內,使沿綫附近居民咸受鐵路衞生設施之利益.

本篇內統計圖表,俱係根據二十三年以來所編纂之數目;因時間關係,尚未加以充分的分析研究.

（二）鐵路醫務衞生工作特殊情形　本篇所述衞生工作與醫務統計,較之地方衞生機關,蓋有不同之處數點:一,鐵路員工疾病統計,視其他機關較爲周詳;因員工患病,必須就院所醫師請給病假,故疾病人數,記載頗詳. 惟疾病數目,較之實在數目,或有過多之處;因員工之中尚有非眞患病,而亦堅請病假者. 民二十二年以前,各院,所醫師每月門診數目,且多虛報數目之陋習. 二,鐵路員工診病,醫藥均免費,員工一遇患病,往往卽就醫師醫治,因而痊愈亦較速. 非若普通醫院病人,因經濟關係,不至病重不入醫院也. 三,鐵路醫院三等病人,視普通醫院同等病人,其經濟體格,均較優勝. 因鐵路工人診病免費,而每月薪水照發,無生計之憂. 凡此數點,與疾病痊愈之遲速,當不無關係. 四,本篇所附疾病分類表中,尿道病較普通醫院爲少. 因按照部章,患花柳病者,路局不任醫藥之責. 婦孺科亦較少;因員工多屬男性之故. 然近來因家屬之至鐵路醫院治病者,日漸增加,婦孺科病人數目亦因而增多. 急病創傷,則因鐵路員工受傷機會較多,超過普通醫院統計.

現在國內醫界領袖對於鐵路衞生,多不注意;計劃全國衞生組織時,鮮有籌慮及之者. 實則卽以兩路論,每年往來旅客已達一千五百萬人以上. 而沿綫附近居民與路界有密切關係者,亦不下百十萬. 倘鐵路衞生措施良好,其影響所及,豈僅限於路局員工而已. 至於鐵路衞生行政範圍,在今日我國情形之下,依作者愚見,應與地方衞生機關大致相同. 卽本篇所述工作情形,與地方衞生行政,亦何嘗稍有殊異也.

原　著

糖尿病之簡易實用治療法

A SIMPLE & PRACTICAL METHOD OF TREATING DIABETES MELLITUS

私立北平協和醫學院內科

王　叔　咸

糖尿一症,按多數醫師與病者已往之經驗,均以爲不易治療之症;且認爲非長期住院治療,不能見效. 是以許多因經濟或其他困難而不能住院之病家,往往不能得相當之治療. 作者有鑒於此,故於二年前開始在門診處試行糖尿病簡易飲食治療法. 經此法治療者,迄今已有數十人. 其中雖有數人因不能遵從飲食法,或未得持久治療而未見效,然其餘病人均有美滿之結果,尿中均早已無糖,而體格亦健康逾恆. 足見此症之治療非艱,且並非爲門診處所不能治療之病也. 作者曾於年初著一英文報告,投登英文中華醫學雜誌(1),闡明此法之要義,陳述門診治療之經驗,供諸同志. 迄今一載於茲,作者覺此法非但適用於門診處,且在普通醫院病房內,亦可採用之. 特再就本誌詳述此症治療之原理及實用治療之方法,與諸同志研究而討論之. 如各醫院,門診處及病房能試用是法,俾患糖尿病者多得治療之機會,則作者之願償矣. 如讀者諸君見此法有不妥善處,幸希指正之.

治療要義

糖尿病之病原,爲胰腺衰敗,缺乏分泌胰島素之功能所致,因之人體不能應用糖質,血中糖之成分增高,而尿中遂現糖質。故病者竟成一漏斗,所進飲食,大半變爲糖質,而從小便中泄出。飲食雖多,而身體日見消瘦。 其治療要義,爲暫時減少飲食中富於澱粉質之食品(如米,麵等),而替以脂肪與蛋白質,俾胰腺得相當之休息,能恢服其一部份之功能。 然後漸將澱粉類增加,以至所進之澱粉適足供體內應用而不致外溢爲限。 如是,糖尿可去,營養充足,而此症之危險與併發病(如昏迷,手足麻木,手足脫疽,癱,陽萎,內障,盲目等等)均可避免矣。但病者雖經相當之治療而小便已無糖質時,仍須注意飲食,切不可恣意進食糖質或澱粉類過多之食品。 因其糖尿雖去,而胰腺之病根則未除耳。

糖尿病飲食治療之要義,可分下列五點述之: (一)飲食之總發熱量,(二)炭水化物(卽澱粉質),(三)蛋白質,(四)脂肪質,(五)脂肪與葡萄糖質之比率。

(一)飲食總發熱量: 所謂飲食內之熱量者,卽飲食物於人體內燃燒時所能發生之熱力也。 按生理化學家研究,蛋白質一公分,或炭水化物一公分,可生熱力四加路里(熱力之單位),脂肪質一公分生熱力九加路里。 故每人每日所應進之食料,均可以熱量計算之。 如所進熱量過多(卽飲食過多),則其體重增加;熱量過少,則體重減輕。 故每日所進之熱量,與體重有密切之關係。常人每日所需之熱力,平均爲二千至二千五百加路里,按體重計,每公斤需三十五至四十加路里。 勞力者所需之熱力,當較多。患糖尿病者,其每日所應食之熱量,不宜過多。 因身體肥胖之人易患是症,而此症必須少進食物,方能治療也。 但究應進食多少食物或熱量,則須以體重爲標準;體重應以適中或稍瘦爲佳。

(二)蛋白質: 蛋白質爲人體結構所必需之品,故飲食內不可或缺;但過多,則於糖尿病有不良之影響。 糖尿病人,每日以體重每公斤進食 0.66 至 1 公分之蛋白質爲最佳。 如病者體重 60 公斤(合吾國新製秤120斤),每日應進蛋白質40至60公分(約2兩)。

其中至少應有一半爲動物之蛋白質(如鷄蛋與鮮肉等)。　因動物性蛋白質之營養力,較植物性蛋白質(黃豆等)爲大。

　　(三)炭水化物:　炭水化物之多少,爲治療糖尿病之焦點。昔人主給病人以極少量之炭水化物(每日 30 公分),俾胰腺得事休息,而糖尿可速愈。　近代醫界,則有給以過多炭水化物 (200 或 300 公分)之趨向。　其用意在刺激胰腺,而使增進製造島素之能力。但二者各有其弊;如進炭水化物太少,則胰腺不得相當工作,而有消失其功用之虞。　反是,則胰腺必將工作過勞而致疲乏。　故作者取其適中分量(150 至 200 公分),俾得不趨極端。此適中之量,乃爲病者已經治療而無糖尿者應常食之數量。　在開始治療此病時,必須給以少量之炭水化物(約 60 公分),俾尿中之糖可漸減少。迨退淨後,再將飲食中之炭水化物逐漸增加,以至上述之量爲止(後詳)。

　　(四)脂肪質:　脂肪質爲供入體燃料之要素。　少進之,則營養上將感不足。　但多進之,則不能消化。　且過多,即有引起酸中毒之可能(見下段)。　故亦以適中之量爲合宜(每日可進 100 至 120 公分)。

　　(五)脂肪酸與葡萄糖之比率:　凡人體所生熱力之食物,皆先於體內變成葡萄糖質或脂肪酸,而後燃燒之。　炭水化物全數變成葡萄糖。　脂肪質則百分之 90 爲脂肪酸,而百分之 10 變成葡萄糖。　蛋白質之百分之 58 變爲葡萄糖,百分之 46 成脂肪酸(因實地試驗之結果爲 100 公分蛋白質,可生 58 公分糖質,與 46 公分脂肪酸)。　故飲食中之脂肪酸與葡萄糖之比率,可用下列方程式算得之:

$$\frac{脂肪酸}{葡萄糖} = \frac{0.9 \times 脂肪 + 0.46 \times 蛋白質}{1 \times 炭水化物 + 0.1 \times 脂肪 + 0.59 \times 蛋白質}$$

　　此二者之比率,與脂肪之燃燒或氫化有密切之關係。　蓋人體內之脂肪質,須藉炭水化物之氫化,方能完全燃燒。　故西人常謂爲"脂肪質燃燒於澱粉質之火中"。　如飲食中之脂肪酸比葡萄糖多1.5至2.0倍（卽$\frac{脂肪酸}{葡萄糖}$=1.5至2），則脂肪質之氯化不能完全,而將產生一種酸質（"克吞"質,爲脂肪未燃盡而剩餘之酸質）。此種酸質,如積聚於體內,卽可發生酸中毒與昏迷之症。故患糖尿症者之飲食中,其脂肪酸與葡萄糖之比率,以不過1.5爲妥。

實用治療法

糖尿病之治療,可分三期：第一期爲除糖尿;給病人以極少之炭水化物,俾可排除尿中之糖。第二期爲測定應進炭水化物之數量;將飲食物之炭水化物逐漸增加,藉以鼓勵胰腺之工作,而恢復其原有之功能（至少可恢復一部份）,且使病者能得相當之營養。第三期爲永久節食;患者已經前二期治療而尿中無糖後,仍須注意飲食,方能保持健康而避危險。今將三期之治療法分述於後：

（一）初期治療：病人經詳細檢查而已證明爲糖尿病者（注意：腎性糖尿病不能用此法治之）,如無嚴重之併發病,可給以下列食物：鷄子六枚;瘦肉三兩,米一兩五錢,菜蔬（含百分之3炭水化物,詳第三期治療中）二斤,與油二兩。此爲全日食物並爲未

營養素＼食　物	蛋白質公分(Gm.)	脂　肪公分(Gm.)	炭水化物公分(Gm.)	發熱量加路里(Calories)
鷄子六枚(每枚35Gm.)	24.1	18.9		258
瘦肉三兩 (94Gm.)	19.1	17.8		236
米一兩五錢 (47 Gm.)	3.9	0.1	37.1	167
油　二　兩 (62Gm.)		62.0		558
蔬菜二斤 (1,000Gm.)	10		30.0	120
總　　數	57.1	98.8	67.1	1,339

$$\frac{脂肪酸}{葡萄糖}=\frac{0.9脂肪+0.46蛋白質}{1炭水化物+0.58蛋白質+0.1脂肪}=\frac{88.9+21.7}{67.1+27.3+9.9}=\frac{110.6}{104.3}=1.1$$

烹煮前之分量,須用國民政府新制秤量之（吾國舊制秤1斤,約合米制600公分 grams. 而新制秤1斤,則合米制500公分。一斤分十六兩;新制秤每兩合米制31,25公分。英制1磅,合吾國新秤

14.5兩）．分三餐進食．此外如鹽、醬油、醋、胡椒、味精，以及水等，均可隨意加用，以調口味．上列物品中所含之營養素與發熱量可由表見之：

由上表，可見全日之飲食中，共有蛋白質57公分，脂肪質99公分，與炭水化物67公分（此炭水化物之量，約爲常人所食之五分之一）．其總發熱量爲1,800餘加路里，祇足以供常人之基本代謝．故如病者行動如常，或操作日常工作者食此飯菜時，體重必稍減輕．但減少體重爲初期治療中所應有之現象，有益而無損也．上列食物，爲男病人（成人）所用．如病者係婦女，則應減去瘦肉一兩與油半兩（祇給以瘦肉二兩與油一兩半）；其餘同上．如病者食慾過大，而上列菜飯不足以充饑時，可加煑過三次之菜蔬（先以蔬菜加水煑之，然後將水倒去，如是者凡三次，則所有蔬菜內之滋養料均在水中，而所剩者僅爲無營養之纖維質）．如胃口不佳，可減少蔬菜至一斤．

凡在初期治療之病人，均須按上列菜飯繼續進食，以至尿中無糖，而血中糖質減至常數爲止．按作者已往之經驗，患輕病者照此單進食二星期左右，尿中卽可無糖．如過二星期而糖尿似未盡除，可減去鷄子二枚或肉一兩再試一二星期，如糖尿仍不能退去，則其症較重，非僅賴調節飲食所能治療．此類病人必須施以島素注射（見下）；但如此之病人，爲數極少（如須用島素治療，以住院爲佳）．

初期治療之原則，爲病者所最不易了解．因病人於未受治療前，甚有日進米、麵一、二斤而尚不能果腹者乃今祇給以米一兩半，認爲勢必更將飢餓也（每有聞之駭絕而不願嘗試者）．但受治療之結果則不然；初時雖覺飢餓難受，惟三四日後，反能不思多食，而精神較前振作．蓋尿中糖質減少，身體能得食物之營養同時小便減少，奇渴亦止，而不思飲水．其效果誠有不可思議者！

（二）第二期治療：凡病者經初期治療而尿中已無糖質者，

卽應得第二期之治療。　此時飲食中之炭水化物應逐漸增加,以促進胰腺之功能,而使病者得充分之營養。　於初期治療中,病人體重減少,而於第二期治療中,則病者應恢復其應有之體重(但如病者過胖時,則應減少飲食中之油量,而使體重減輕)。　其法爲每一星期於每日之飲食中,加米半兩(內含炭水化物12公分),以至尿中糖質復現爲止。　此時卽應將全日之米量減少一兩;如每日加至七兩者,應減至六兩(此法較爲準確,但費時較多;普通治療時,如米量已加至七、八兩,而尿中仍無糖者,可用此——卽七、八兩——爲病者能食之限量,不必再增加,以俟尿糖之復現也)。蓋尿中糖質之復現,表示每日所進之炭水化物,已過胰腺所能引用之量(此限量視病之輕重而變,重者祇能用二、三兩,而輕者甚有能進十餘兩者),故應立卽減少之,以免胰腺之操作過甚而致疲乏也。　其餘食料,如鷄子,菜蔬等,仍照前定分量,毋須更改。

　　此第二期之治療甚爲重要。　因如此,方能知病者所能引用炭水化物之數量,同時胰腺能得相當之工作而增進其功能。　故糖尿病確實之進步,皆第二期治療之功也。　每有不明糖尿病治療之眞理者,常警戒病者終身不食米,麪或含有澱粉質之食物。殊不知病者如永不食澱粉質,則其胰腺之功能將因不用而消失,糖尿症將更形沉重,且病者之身體將感營養缺乏,而致益復衰弱也。

　　(三) 第三期治療:　糖尿病爲終身之病經相當治療後其危險雖可幸免,但其病根無法除去。　此點前已申述。　故病者經第二期治療而尿中已無糖質者,仍須注意飲食,且須終身如此也。此第三期治療,卽爲糖尿病者保持健康之方法。

　　　由第二期之治療,病者已知其每日應食白米之量;此量卽爲其終身每日應食之限量,切不可超過。　鷄蛋與瘦肉,可略增減而無大碍。　脂肪質之多少,應由體重而定。　體重以適中或略瘦爲佳(適中體重見下表)。　如體重過高,應減食脂肪過瘦,則加食之

蔬菜亦可略爲增減;因蔬菜所含炭水化物較少也。 如是,病者於
此期中所進之食物,約爲白米六兩(確數由病情之輕重而定,已
於前段述明),鷄蛋六枚,瘦肉三兩,油二兩,與蔬菜二斤。 其所含
之營養素爲蛋白質 68.8,脂肪99.1,炭水化物178.4,總發熱量1,840。

正常體重表(以公斤計(3)

年歲 身長(公分)	15—19	20—24	25—29	30—34	35—39	40—44	45—49	50—60
152	46.3	47.6	48.5	49.9	50.8	51.7	52.2	52.2
155	47.2	49.0	49.9	50.8	51.7	53.1	53.1	53.1
157	48.6	50.4	51.3	52.2	52.6	54.4	54.4	54.4
160	49.9	51.3	52.6	53.5	54.5	55.8	56.3	56.3
163	51.3	52.6	54.0	54.9	56.3	57.6	58.1	58.1
165	53.1	54.5	55.4	56.7	58.1	59.4	59.9	59.9
168	54.5	56.3	57.2	58.5	59.9	61.2	61.7	61.7
170	56.2	58.1	59.0	60.3	61.7	63.5	64.0	64.0
173	57.6	59.9	60.4	62.1	63.5	65.3	65.8	65.8
175	59.9	61.7	62.6	64.4	65.8	67.6	68.5	68.5
178	62.2	63.5	65.3	67.1	68.0	69.9	70.8	71.2
180	64.0	65.8	67.6	69.8	70.8	72.1	73.5	73.5
183	66.2	68.1	70.3	72.6	73.5	74.9	76.2	76.7

　　上述菜單爲終身之飲食。 如每日進同樣之食品,必致生厭。
故作者將病者能食之普通食物分爲四類,列表於下,俾病者可以
隨意採食,以換口味。 每類之食品,因其成分相仿,可以更換食之
(同量換用)。 譬如今日食油菜二斤,明日可食菠菜二斤,或二菜
各一斤。 此外,如鷄子二枚,亦可換食瘦肉一兩。 各菜煮法,可隨
病家之便,而逐日更換。 如是,菜類雖少,而不致感覺單調之苦矣。

　　(一)澱粉類: 米,麵粉,麵條,小米,玉米。
　　(二)瘦肉類: 猪肉,牛肉,羊肉,鷄肉,鴨肉,鴿子,蝦魚。

（三）脂肪類：花生油,豆油,菜油,蔴油,猪油,牛油。

（四）菜蔬類(含有百分之3以下之炭水化物)：豆苗,大白菜,小白菜,油菜,甘藍菜,菠菜,萵苣,芹菜,蒿子杆,金花菜,菱兒菜,龍鬚菜,生菜,菜花齊菜,馬蘭頭,黃瓜,西葫蘆,西紅柿(番茄),茄子,菱白,苤藍,雪裏紅,西瓜,菜瓜,絲瓜,南瓜,冬瓜。

如遇有知識階級之病者,可囑購置吳憲氏所著之營養概論(2)一册,而教以計算自己能食物品之法。如是,任何物品均可酌量食之。

尿,血檢糖

(一)血: 糖尿病人血中之糖,較常人為高。較輕之病人,每有僅現血中糖質增高而尿中無糖者。故診治此症時,檢驗血糖,有極大之重要性也。但如普通醫院缺乏設備,祇能僅驗尿糖,以觀此病之進展(惟如不知血中糖質之多少,則島素切不可用,以免危險)。血液驗糖,可用傅林,吳憲二氏所定之方法(4)。取血時間,以清晨進食前為準。

(二)尿: 尿中現糖,為糖尿症之主要病徵。故檢驗小便,為診治此症所不可或缺者。所驗之尿,以全日二十四小時所溺者為佳。如不便留二十四小時之尿,可用飯後二,三小時內便溺之尿,因此時為糖尿最易發現之時。驗尿法,取小便一份,班尼狄克氏之藍色藥水(5)十份,置一小玻璃管內搖勻後,隔水煮開五分鐘,取出使自涼。如藥水顏色仍為藍色而不變,為無糖之表示;變綠色者,稍有糖;黃色,乃含多量之糖;紅色沉澱,為含極多量之糖。較愈之病人,均應授以自行檢驗之法。

島素之效用

島素為胰腺之內分泌,人體藉之以引用糖質。故對於患劇重之糖尿症者有莫大之用途。但平常患者,大概均不沉重,可以

節制飲食法治之,而無須用此素. 此素之引用必須適當,否則有極大之危險. 故本節特略述島素之用途於下:

(一) 用於病重者: 患者所食之炭水化物,如已減至極少之數(40公分),而小便中仍有糖質時,應注射島素,以助其引用糖質,俾病者可得適當之營養. 病症較輕者,可每日注射 5 至 10 個單位,分二次注射. 較重者,20 至 40 單位不等,分三次注射. 注射時間以進餐前一刻鐘為佳. 尿中無糖後,應將島素逐漸減少. 此點甚為重要;其功用有如上述第二期治療,可促進胰腺之功能. 於注射島素時期中,應注意病人有無島素過多之現象;如心跳,神經刺激,與盜汗等徵象. 凡發覺此種情形時,應立即給食糖類,而停止島素. 否則有性命之憂.

(二) 治療患內科或外科併發病之患者: 糖尿病人患癆病或任何寒熱病時,其胰腺之功能必更薄弱. 故每有須用島素以補助之之必要;俾糖尿可早去,而其他病症可速愈(蓋去除糖尿,可增進其他病之痊瘉力). 凡患外症而須行手術時,亦有注射島素之必要. 蓋所以增加病者之抵抗力,而避免手術後發生酸中毒之危險(行手術時,切勿用醚麻醉).

(三) 急救昏迷之病人: 糖尿病之昏迷狀態,乃由體內缺乏島素,不能應用糖質,因之脂肪質均變成脂肪酸,而存留體中所致. 其急救之法,為注射大量之島素. 應用多少島素,當視病情之輕重與血中糖質之高度而定. 但於普通病者,可先給以島素20單位與葡萄糖20公分(可用百分之10之糖水200西西),由靜脈注射之(注射速度須極慢). 嗣後應視病情之變化,而繼續用之;以至病者蘇醒為止. 此外,並須注射足量之生理食鹽水,每日二,三千西西(由皮下注射),方能有效.

除以上情形之外,無用島素之必要. 按歐,美專家之統計,每十個糖尿病人之中,祇有二人須用島素. 作者以為吾國人之糖尿病較歐,美人為輕,故須用島素方能治療者,當不過十中之一耳.

中华医学杂志(二)

病案二例

（一）病者男性，年五十歲．患食食，奇渴，多尿，已八年．病劇時，每日小便多至二十餘次；夜間四，五次．歷經中西醫家治療而未見效．一九二六年曾來本院就診，但未受相當之治療，卽他去．一九三四年六月十八日，經作者治癒之病人告以近來本院門診處治療此症之詳情，而重來就診．當時體重爲70.9公斤，血糖152公絲(152mg.％)，尿中糖質＋＋＋＋，並有酸質．於是給以上述菜單，每日進食鷄子六枚，瘦肉二兩，米一兩半，油二兩，菜一斤半．六月廿六日來覆診時，奇渴已止，但尿中糖仍＋＋＋．據云，所食不能充饑，是以加菜半斤(共二斤)；此外每加賣過三次之菜一斤．六月三十號，腹饑已去，小便僅三，四次，尿糖退淨，酸質＋．七月三日，血中糖質爲百分之133公絲(常人爲百分之100)．七月九日，血中糖質亦退至常數．於是每日之飲食中，每星期加以白米半兩．數星期後，每日能進白米六兩，而無糖尿之復現，血中糖質爲百分之100，體重70.3公斤．

（二）病者男性，年四十，供職醫界．患口渴，勤飲，多尿，歷二月之久．胃口甚佳，惟身體日瘦．每日小便七，八次；夜間二次．一九三五年二月五日來本院受初診，時體重69.3公斤，尿糖＋＋＋，血糖百分之250公絲．每日囑食米一兩半，瘦肉二兩，鷄子六枚，油一兩半，蔬菜一斤半．二月九日，尿糖仍＋＋＋；略感復餓，故加菜半斤．二月十四，尿糖僅＋，精神見佳，口渴已止．但此後因其私食他物，尿中糖復增至＋＋．旋囑嚴遵菜單飲食．迨三月六日，尿中卽無糖．三月九日，血中糖僅87公絲．於是每星期增加米半兩．迄五月二日，每日已能食米六兩，而尿中無糖，體重爲57.1公斤．此後每數星期來院一次；最末次爲十月十七日．是時體重60.5公斤，小便無糖，血中糖爲83公絲，每日飲食爲鷄子八枚，白米五兩餘，瘦肉二兩，油三兩，菜二斤．

治療成功之要點

（一）醫者須有自信力：凡治療任何病症，其成敗顧仗醫師之能否有自信力。醫者須先有強大之自信力,然後能得病家之信仰與合作。此點於治療糖尿病尤爲重要。因治療糖尿時,病者須自己管束飲食,以治己病,而醫者僅負指導之責耳。

（二）須告病者以糖尿病之危險與樂受治療之重要: 醫者必須於病者初診時,卽告以此症之危險,與治療之重要性,並且告以治療之大綱（初期須減少飲食,但不久卽可加多等等）,俾可得其合作。

（三）須告病者可食何物: 每有醫糖尿症者,告病者不能食此,不能食彼,以致病者因飢餓所迫,而不願就診。

（四）須告病者以應食物品之分量: 僅告病者以能食之物品,尚不足以治糖尿症。因如能食之物而多食之,亦有妨害。但如能依規定之量進食,則任何食物均可食之（卽糖亦可偶食之）,而無妨礙也。

結　論

（一）糖尿病之治療本屬艱難; 普通醫院如無相當設備（如無飲食學專家）,每無法治療之。是以有多數病者,因未得治療機會,而罹不幸之結果。作者有鑒於此,不揣譾陋願爲讀者諸君及普通醫院介紹一簡易之治療法,俾此病之治療可以普及,而患者能有受相當之治療之機會也。

（二）糖尿病之治療,概分三期: 第一期爲去除糖尿之期。在此期內,給病者以少量之炭水化物,俾糖尿可速淨。第二期爲增進胰腺工作之期。故將病者飲食中之炭水化物逐漸增加,以至胰腺能用之限度爲止。第三期爲病者終身節食療養之期。此時應援病者以如何配置飲食之法,以免病徵之復發。各期治療之法,本篇已詳述於上文。

（三）此法在本醫院門診處試用已及二年,結果良好,願諸君一試之。

　　（四）此法所用之食品，簡而易記，卻不諳營養與飲食學者，亦能記憶而引用之。

　　（五）島素於此症有極大效用，但如用之不當，危險甚大。故於普通病者，以不用爲佳。關於島素之重要功用，篇中亦已略述之。

　　（六）病案二例，載於篇末，以資參攷。

參 攷 書

1. 本篇作者: Diabetes mellitus: The Principles & Practice of Dietetic Treatment in the Outpatient Clinic. Chinese M. J. *49*, 201, 1935. (內有參攷書三十六種，亦爲本篇取材所用)．

2. 吳　　憲: 營養槪論，商務印書館，民國十八年初版．

3. 吳 興 業: 康健中國男人之平均身材（身長與體重），中華醫學雜誌，第二十卷，第六期，829 面．

4. *Folin, O. & Wu, H.:*　A System of Blood Analysis. Supplement 1. A Simplified & Improved Method for Determination of Sugar, J. B. C., *41*, 367, 1920.

　　Folin, O.:　Two Revised Copper Methods for Blood Sugar Determination, J. B. C. *82*, 83, 1929.

　　林 樹 模: 定量化驗體液法，北平協和醫學院生理部，民國二十年．

5. *Benedict, S. R.:*　The Detection & Estimation of Glucose in Urine. J. A, M. A. *57*, 1193, 1911.

[此稿於十二月十九日投到；以前本誌別無可用之原著存稿．]

衛　生　事　業

西北衛生事業報告

全國經濟委員會衛生實驗處社會醫事系

姚　尋　源

甲.　西北衛生狀況及獸疫之調查

一.　總述

全國經濟委員會爲研究陝西,甘肅及其他各省之衛生,灌溉,交通,畜牧,獸疫及農村復興與各種問題起見,在西安設立西北辦事處,儘先辦理一切調查事宜.　由姚尋源,愛勃陪克(Eberberk)及司丹巴(Stan.par)等親往實地調查,並由地方政府及私人各方面搜集調查材料.　所到各處,備受當地官民歡迎.　就心理一方面言,因已深得一般民衆之同情.　惟關於衛生及獸疫之調查,因在陝,甘兩省,無論公立或私立(如教會醫院)衛生機關,均惟大城市有之.　故其工作,亦僅限於大城市之民衆.　如致力于任何一省之普通調查,則非數月之時間,不能得較詳細之報告.　吾人初步工作惟有儘先促進現有之各機關依照方針,從事改善;同時在城市以外各地,設置公共衛生機關.　蓋必賴有公共衛生機關,始可以儘量調查,從事研究.　關於病理學方面,各處幾無案可稽.　故僅就當地現有之醫院及診療所中查視其病歷報告;由此項病歷報告,藉可推測西北各地一般衛生之概況.

二.　陝西,甘肅兩省之一般調查

陝西,甘肅兩省區域甚廣,然其居民則較其他各省稀少.　陝省人口約爲一千一百萬,甘省約五百五十萬;歷年以來,屢受天災浩规,影響於人口者至大.其一般衞生情形,與下列兩種原因有關:(一)因國內普遍的經濟拮据,政局不定,及上下水道之不合衞生.此項情形,兩省固屬相同,卽在國中其他地方,亦均如此.故普遍病症,多係急性傳染病及寄生蟲病等.(二)因天災頻仍(如十八年之旱災及二十年之水災;詳見各種總報告中),兩省受災奇重.據甘肅省政府主席云,甘省死於災荒者約有二百萬人.陝省數亦相埒.據公文上之報告,陝省死八十八萬人,逃亡他鄉者六十萬人.全省人民百分之四十,皆無衣無食.華洋義賑會對於當時救災之報告更足證災情之慘烈.金陵大學亦曾作實地之調查,謂兩省死於旣往之五十年中,因災死亡者已逹全地居民百分之八十至九十.惟甘省之詳細統計,則尙無從搜集.該兩省人民所患之疾病,其較著者爲㾆疹傷寒及花柳病.而花柳病中,又以梅毒爲多.陝,甘兩省,到處皆有.經查當地各診療所之記錄,則門診病人幾百分之三十至四十爲梅毒病.在陝西之北部,並有鼠疫流行.按此病係由外蒙傳來;不但當地受害,卽山西之北部,亦漸波及.此種鼠疫之蔓延,極能引起各國之共同注意.故國聯與中國政府如能合作,而佷力消滅之,則於世界人民福利,裨益非淺.果此種合作得以施行,則國聯方面,當可協助物色專家顧問,並作經濟上之補助,以從事調查及防疫工作.關於鼠疫爲害之確實情狀,至難獲得.由西安所得之情報,謂死亡逹五十萬人之多.但據葉墨(Jettmar)博士及山西汾州醫院 Watson 氏之報告,謂民國廿年間之鼠疫流行,其死亡者約在十萬至二十萬之間.現今鼠疫雖祇限於西北各地,然在上次暴發之時,曾於距西安一百公里處發現鼠疫病人.故腺鼠疫非僅在此區域中爲中國國內之災禍,卽于全世界人民,亦有關係.亟應設置機關,積極調查防治,以期撲滅.目前對於防治鼠疫方面,尙未充分進行,實爲刻不容緩之工作.

　　關於歇疫問題,經愛勃倍克專員調查,謂牲畜之確數,雖不可知;然西北諸省均產馬,驢,駱駝,騾,猪,羊,牛,等畜類甚富(尤以甘肅爲著),農民之生活經濟,大部賴此,故與牲畜衛生至有關係. 甘肅六十六縣中三十二縣之報告,有騾,馬,驢及駱駝約共十五萬頭. 於民國二十二年一年中,獨甘肅一省因疾病而死之牲畜,卽計有羊十二萬頭,牛八萬頭,及馬一萬頭,以本地價格計算,其損失約值兩千萬元之譜. 長此以往,數年後之損失,當逐日加增,人民經濟將完全破產矣. 獸疫中則以牛瘟,鼠鼻疽,炭疽等爲多. 其中死於牛瘟者,每年無慮數百萬頭.

三. 陝西,甘肅兩省原有之衛生機關及社會醫事情形

陝甘兩省,人畜之健康問題,旣已如此嚴重,而實際救濟工作,又形缺乏. 衛生機關卽有之,亦僅設於省會. 且向無一處辦理管理防治獸疫者. 茲分述如次:

a. 陝西. 西安衛生行政機關,有省防疫處(在一年半以前成立),省立醫院,戒烟醫院. 省防疫處房舍甚佳. 有訓練衛生工作人員之學校. 目下畢業者已有百人以上. 經已派赴該省境內各鄉村促進農村衛生事業. 該處另有一部分製造疫苗,尤以霍亂疫苗爲多. 西安省立醫院設於一舊式官舍內,有醫師十二人. 住院病人甚少;但門診部平均就診人數日有一百至二百人. 助產學校已於數月前設立. 以省會知名之婦女捐募所得充經費,每月可四百元. 計有學生二十五人. 西安各校學生均經施行體格檢查;學校衛生工作,已告開始. 戒烟醫院,亦稍具有規模.

西安教會(英國美以美教派)組織中,已聘委英國醫科大學及中國協和醫學院之畢業學員辦理醫務工作. 但西安教會醫院並無專門醫師,一切醫務由一曾在德國醫院服務之教友主持之.

b. 甘肅. 蘭州省立醫院院舍簡陋,用以設醫院,殊不適用. 跟有醫師八人,而住院者平均日僅三人. 門診部就診人數平均每日亦僅三十人耳. 該院同時爲甘肅醫學院之附屬醫院(近稱中山醫院). 甘肅醫學院成立已數年,爲甘肅大學(在籌備中)之一部分.

蘭州教會醫院有一內地教會醫院,係由英國醫師二人擔任工作.

院中另闢一部,專治痲瘋病人;住有痲瘋病人四十五人(甘肅人口百分之〇‧五至百分之一染患痲瘋病)。

姚尋源等調查完畢後,返京報告,並擬具四北衛生事業詳細計劃,建議協助陝西,甘肅,寧夏,青海四省省政府在各該省內設一省衛生實驗處,爲辦理全省衛生醫療及獸疫防治事業之中心。其行政系統如下:

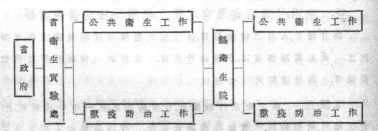

本報告係經各頁責專員商討彙集而成。雖已明日黃花,然在西北衛生事業總報告中,仍爲最有價值之一頁。僅簡述如上,以明沿革。

乙．西北衛生醫療及獸醫最近設施概况

前述調查工作,始於廿三年二月間。所經地點爲陝西西安,甘肅蘭州及其附近各處。三月秒返京,由姚尋源與司旦巴會同擬具西北衛生事業暨獸疫防治及獸醫研究工作各種實施計畫。經核定後,於五月間,姚尋源及司旦巴又先後奉派前赴陝西,甘肅等處,按照原定計劃,積極籌辦。嗣由姚尋源隨宋常委(子文)同赴青海,西寧,視察衛生狀況,並接洽計畫青海全省之衛生事宜。復由司旦巴偕張祖棻赴寗夏,接洽寗夏全省衛生設施計畫。六月返京,擬具購辦各處設備及應用藥械辦法,並請派各處技術人員,運往各處應用。茲將西北陝西,甘肅,寧夏,青海四省現在已有之衛生醫療及獸醫設施簡述如次:

一．陝西

省政府以該省衛生實驗處之正式成立,尙須相當時日。自廿三

年七月起,由全國經濟委員會西北辦事處衞生組與陝西省會各機關議定暫行協辦衞生事業草案. 一切設施,槪照草案施行. 十一月,陝西省衞生委員會成立,爲陝西省推進公共衞生之最高機關. 各種工作由韓立民主任主持辦理. 其已辦之工作爲

(一)辦理學校衞生及衞生教育事項. a.陝西省教育廳健康教育委員會之成立. 爲便利健康教育之實施起見,經與教育廳會同擬定組織規程,經費預算,及工作實施計畫草案等,呈送省府備案,該會已於廿三年八月成立.

b.學校衞生辦公中心房舍之落成. 前經教育廳撥借第一師範學校中天閣邇西之一部份倒塌房屋,作學校衞生辦公中心房舍暨健康教育委員會會址. 七月間興工增築浴室,廁所,並修繕其他各部房屋. 落成以後,煥然一新. 辦理學校衞生工作人員業經遷入辦公,工作稱便.

c. 省會各校學校衞生工作之實施. 省會各中,小學校及孤兒院等計十八校,學生達七千五百人左右, 除已實施健康檢查外,並已同時開始各種工作. 最近爲西北國營公路管理局招考司機助手施行體格檢查,計一百八十九人.

d. 衞生室之設備與衞生隊之訓練. 省會各中,小學校均有衞生室之設備. 診療工作甚殷. 各校衞生隊亦已次第成立,現正訓練實習,以期增進學校衞生工作效能.

e. 衞生人員之訓練. 舉辦第一期健康教育訓練班,畢業學員計三十二人,並對未受公共衞生訓練之護士予以訓練.

(二)辦理婦嬰衞生暨推行助產教育事項. a.省立助產學校之成立. 前私立之西京助產學校自省府會議通過收爲省立,直隸民,教兩廳,本會酌撥陝西省衞生事業費,協助其一部分開辦費,並撥派人員協助辦理,於九月正式開課. 計有兩班: 一班爲原有私立西京助產學校學生;一班爲新招之新生. 嗣奉教廳令,將兩級學生嚴加甄別,合爲一級. 除程度過劣者自動退學外,現實有學生二十四人.

中华医学杂志（二）

b. 產校校舍暨附屬醫院院舍之落成. 陝西省立助產學校及附屬醫院院舍之建築, 經聘專家設計, 閱四月告成. 已早遷入辦公. 該校校舍爲西京最新建築之一.

c. 門診部之設立. 產校已設門診部, 辦理產前檢查, 診治婦嬰疾病, 兼爲推進婦嬰衛生工作之中心; 同時爲產校學生實習之場所.

d. 舊式產婆之訓練. 已辦第一期舊式產婆訓練班, 授以消毒及新式助產方法, 成績甚佳.

(三)推進環境衛生事項. 設計改良省會環境衛生及西門飲水供給. 並協助省會各中, 小學校辦理環境衛生, 如廚房, 廁所改善事項. 擬定全市公私廁所檢查, 垃圾處理, 以及剪髮所, 公共浴室及各種食品之檢查, 管理及取締等等辦法, 會同公安局切實辦理.

(四)促進農村衛生工作事項. 計已成立華縣, 三原, 榆林三縣衛生院. 關於農村醫療, 預防及各種衛生工作, 均已積極進行. 其槪况附述於后:

陝西華縣, 三原, 榆林三縣衛生院槪况

(一)成立經過. 民國廿三年六月間, 全國經濟委員會西北辦事處衛生組爲調查鄉村狀况及選擇適宜縣份設置縣衛生院起見, 曾派員分赴三原, 涇陽, 咸陽, 武功, 渭南, 華縣, 華陰一帶實地調查. 根據調查所得, 並參照陝省政府意見, 決定於華縣, 三原兩縣盧先成立縣衛生院二處. 此外陝北榆林亦同時設一縣衛生院. 除辦理縣衛生工作外, 並特別注意於鼠疫防治及研究工作. 華縣衛生院嗣經與該縣政府商定暫撥財務局房屋爲院舍. 籌備兩月, 於八月一日成立. 三原縣衛生院院址爲浸禮會所, 計廣十六畝; 原來房屋本爲醫院建築, 十分適用. 於廿三年九月一日成立, 十一月廿五日開診. 榆林縣衛生院院舍尙在建築中, 暫假民衆醫院爲臨時診療所, 於廿三年十二月廿四日正式開診.

(二)組織 各設院長一人, 由衛生實驗處委派, 秉承縣長之命, 綜理全院院務, 並監督管理其附屬機關. 另設醫務主任一人, 醫師一人, 藥

生一人,護士長一人,護士二人,助產士一人,檢驗員一人,事務員一人,秉承院長主任之命,分任工作. 三衞生院組織系統均同. 簡表如次:

```
                ┌─醫務防疫股
縣政府──衞生院──┼─保　健　股
                └─事　務　員
```

(三)工作概況. 1.醫療工作. 就診人數日形踴躍,平均每月數目:華縣約一,六一五人,三原約一,一七〇人,楡林約四五〇人.

2.預防工作. 種痘工作,經已積極推行. 其他各種預防注射,亦均注意辦理.

3.學校衞生及衞生教育. 華縣. 依據預定三大原則進行: (1)每校予以最低的醫藥設備(衞生箱). (2)由小學教員負責實施一切初步衞生工作. (3)由護士指導或協助小學教師進行工作. 自廿三年十月份起,已辦十二校. 其重要工作爲(a)調查狀況,(b)健康檢查,(c)普通治療,(d)缺點矯正,(e)衞生課程,(f)衞生測驗,(g)衞生演講.

三原. 調查學校狀況計十五校. 已辦學校衞生者十二校. 因各學校與衞生院相距甚遠,往來費時. 爲便利工作起見,擬定辦法二則: (a)組織學校集團衞生於適中地點,辦理數校檢驗或醫療事宜. (b)組織衞生訓練班,由各校派送二人入班訓練,由公共衞生醫師授以簡單衞生及醫療常識;並由護士加以訓練授以護士常識. 訓練期滿,仍回原校,與其教師合作,辦理一校之衞生事宜.

楡林. 業已召集各校校長討論辦理學校衞生具體方法. 儘先着手辦理者,爲(一)普通醫療,(二)體格檢查,(三)環境衞生,(四)衞生演講.

4.婦嬰衞生. 華縣. 舊禮俗甚盛,婦嬰衞生工作進行較難. 惟有用教育及宣傳方法,以期進行無阻. 已辦母親一千人之調查. 結果,計在年老母親四十二人中,共生子女二九二人,因小產而死者二五人,因破傷風而死者五一人. 故爲減少破傷風計,除例行工作外,近又試辦施送臍帶布,並告以用法. 例行工作爲(a)婦嬰門診,(b)產前產後檢查護理,(c)接生,(d)家庭訪視,(e)衞生宣傳,(f)施送臍帶布.

三原．注重於家庭訪視時之宣傳工作．繩有傳單，對於產婦衛生，嬰孩衛生，接生時消毒方法，均有詳細說明．其餘工作與華縣同．

榆林．例行工作照常進行．

5.農村衛生　華縣．開始辦理農村戶口，醫藥及生命調查，由各保，甲長負責辦理．

三原．因農民毫無知識，故以宣傳方法灌輸衛生常識．廿四年二月並赴距城十餘里之安樂，永和，復和等鎮巡迴工作．

榆林．尚在計畫進行中．

6.環境衛生　華縣．已辦工作如次：(a)飯館，理髮所整食物攤販之清潔檢查，會同公安局辦理；進行順利．(b)改良水井，製定圖謀，強制按圖改善．(c)改善廁所，經縣衛生委員會議定，交由公安局負責，儘先改良機關以內之公共廁所．

三原及榆林．關於清潔工作，亦已切實辦理．

二．甘肅

廿三年六月間，本會與甘肅省政府接洽籌備甘肅省衛生實驗處，擬定暫行組織條例，由省府會議通過，呈請行政院備案；同時由省府撥給製革廠房舍為處址，重加修葺，並裝置設備．甘肅省衛生實驗處遂於九月一日正式成立．分設總務科，保健科，防疫科，獸醫科四科，附設省立醫院及助產學校，辦理一切工作．其工作分別簡述如次：

(一)辦理學校衛生．已辦中學二校，小學七所，計九校；學生計二，六七五人．檢查，治療，矯治，預防及其他衛生工作均已同時進行．本年為各學校職教員學生工役種痘，計三，四七六人．除協助社會青推廣處按時作衛生演講，舉行衛生展覽外，本年四月間舉行衛生運動大會一次；並舉行擴大衛生展覽會一星期，參觀者約有一萬五千人以上．關於甘肅省健康教育委員會之設立，經與教育廳商洽合辦，現已積極進行．

(二)籌辦省立醫院．甘肅省衛生實驗處醫療工作以省立醫院爲中心. 祇以醫院院舍建築需時,爲適應社會環境需要,先於該處前院設立門診部. 已於廿三年九月十六日開始診療. 就診者日衆,每月約在一千人以上.

（三）設立助產學校. 校址係由省政府撥給. 經重加整理,裝置應用設備. 已於廿四年三月十一日成立,並正式上課. 因地處僻陋,就學者尚未踴躍. 第一班學生計十九人,已入學. 又經利用校中設備,辦理舊式產婆訓練班,予以新式助產訓練,以期增進助產工作效能. 並爲提倡兒童健康起見,於今春舉行嬰兒健康比賽會一次;參加者有二百五十餘嬰兒. 經比賽評列,分別給獎,以示鼓勵.

（四）辦理工廠衛生. 已於本年一月間開始辦理甘肅省立製造局及甘肅省立印刷局二處工廠衛生. 並各成立衛生室,規定治療時間,辦理工人診療及一切衛生工作.

（五）辦理獸醫及獸疫防治工作. 西北人民以畜牧爲業者,十居八九. 近年以來,獸疫流行,死亡甚多,亟應辦理牲畜醫療及預防,並實行就地製造血清,疫苗,以謀根本救濟. 該省衛生實驗處經與西北防疫處合作,設立獸醫門診部. 並應用中央防疫處蘭州製造所製造之一切疫苗,血清,辦理診療及防疫工作. 關於獸疫調查工作,亦經開始,分述如后:

（1）診療工作. 獸醫科門診部及巡迴醫療就診獸數,每月約一五〇至二〇〇頭. 種類以馬,牛爲多;羊及騾駝次之. 病案以消化器病爲最多;外傷次之.

（2）獸疫調查工作. （A）調查目標及區域. 本年二月間,派員赴永登,古浪,武威,民勤四縣調查獸醫及獸疫流行狀況,歷時一月,行程達一千七百餘里. 調查區域及訪問機關,計民勤縣有鍾家大門,紅沙堡,上三坡,何家大廟,及騎兵第二師第四營五處,武威縣有下方寺,古浪縣有熊城各一處,永登縣有理審股,忿口驛,華藏寺三處.

（B）獸疫種類,時期,及其損失. 各獸傳染病種類,根據農民報告,有牛瘟,口蹄疫,牛傳染性胸膜肺炎,羊疫,羊炭疽病,馬鼻疽等. 餘如騾駝所患寄生蟲病,疥癬病,爲害亦甚烈. 各種疫病流行時期,就所到各處論,大都盛行於春夏,而截止於秋冬. 惟牛瘟惡疫,雖屆嚴冬,亦時有流行,但爲勢不甚劇烈耳. 茲將獸疫流行之損失,與最近流行之年份及區域,分列簡表如后:

表一. 最近一年內獸疫流行死亡損失概況:

疫病種類	感受傳染性牲畜種類	死亡率	備　　　　考
牛　疫	毛牛 黃牛	90 60—70	在常發生地方僅百分之四十;犢多死亡.
牛傳染性胸膜肺炎	毛牛及黃牛	30—40	
口蹄疫	牛羊	20 10—20	
羊　痘	羊羔	40—80	羔羊死亡率最大.
炭疽病	羊羊	80—85	
鼻疽病	馬	95	

表二. 最近獸疫流行年份及區域:

病　名	最近流行之時期	區　　域	死亡概數	備　　　考
牛　瘟	民國廿一,廿二兩年	武威,永登	二萬餘頭	死亡數係根據縣政府報告.
羊　痘	民國廿三年	民勤,古浪	二萬餘隻	
口蹄疫	民國廿三年	民勤,古浪	牛三百餘頭 羊四百餘隻	
馬鼻疽	民國廿三年	岔口驛	馬百餘匹	
羊炭疽	民國廿三年	永登,北山	羊萬餘頭	
牛傳染性胸膜肺炎	民國廿三年	武威,古浪,永登	未詳	此次疫病,流行甚緩,多不注意.其數不詳.

三. 寧夏

省衛生實驗處已於廿三年十二月十五日成立. 該處擬辦之省立醫院及助產學校,房舍尚未竣工. 其在籌備期間已辦之工作如次:

1. 在寧夏中,小學校教員講習所,軍醫處,行政人員講習所及省會公安局講授衛生課程.

2. 協助教育廳辦理學校衞生及衞生教育,由小學校入手.

3. 會同公安局辦理環境衞生工作.

4. 派員防治鹽池等縣白喉流行.

5. 調查各縣衞生醫事狀況.

6. 省立醫院設門診部應診.

四. 青海

省衞生實驗處已於廿三年十一月二十日成立. 該處化驗室及職員宿舍等,尚在繼續修建中. 其已有之工作實施概況如次:

1.診療工作. 在西寗設診療所,每日就診病人約有三百人左右. 另組巡迴醫隊,派赴塔而寺,利用春季大集會,作大規模之種痘及衞生宣傳工作,並爲各處民衆診療疾病. 自廿四年四月份起,更派赴樂都,民和,互助等縣,辦理巡迴醫療工作.

2.婦嬰衞生. 利用家庭訪視,宣傳新法助產. 最近每遇難產,經施手術,結果良好. 故一般民衆對於新法助產,信仰日深.

3.學校衞生. 已辦學校衞生之中小學,計六校;學生計共一,五四一人.

4.衞生教育. 已辦種痘訓練班第一期,計畢業四十八人. 分派各處,推種牛痘,受種人計達二五,〇〇〇人以上. 第二期種痘訓練班,亦將訓練完畢.

5.獸疫防治工作. 由西北防疫處派員合作辦理.

(本文各種數字報告係根據本年六月底之總報告,特此註明.)

差足表現本誌新舊編輯部治事精神之一書函

[二十四年五月九日新編輯部編輯幹事復前主編,現駐平編輯李儔先生函之留稿。]

觀此,似並可表見本誌編輯部之對前主編,本亦異常奉戴。

[十期補出之際編餘補白之二]

言　論

中國醫事事業之前途

顏　福　慶

　　本篇擬陳述近代醫學自前世紀傳入中國後之全部情形. 吾人已熟知在此時代中,中國醫學之進步,多由外籍教會醫師先奠基礎,繼作長期之服務;此頗給吾人以特殊輔助. 然前途之預測較難,因缺乏正確之論據也.

　　吾人所共承認者,即科學的醫學在吾國已根深蒂固,此已立之根基行將發展為一國之醫業系統. 至人材之迫切需要,以應現存工作及新事業發軔之用,則又為顯著之徵兆.

　　為應此項迫切之要求,政府現已核准私立醫校註册,並加辦新醫校,以求畢業生之加多. 在此情形之下,吾人應取如何之方針,實屬疑難. 一方面有此項需要;但另一方面,經濟與設備之限制又不能令固有之學校擔負此較大之責任. 即經濟不成問題,而教師之缺乏,亦足以使新設之醫校仍不能供此大量之要求. 且用不良之人材,增辦醫校,則將使醫界中徒增多數之庸醫及商業化之醫師,而醫事之標準無從提高;結果,中國醫業之進步加速或延遲,殊成問題. 按照各國情形,倘訓練不良之醫師,一旦許之加入醫界行醫,則取締庸醫及商業化醫業之工作,將更難着手.

　　在經濟及人材可能範圍內,建設新醫校,實為一較妥善之法. 此點凡從事於醫學者,莫不贊同. 據此,吾人深覺較優之醫學專門學校,應作醫學師範學校用,且宜注重教師之養成待有充足之師資可用,然後新設之醫校卽可開辦.　就此信條,敎育部醫學敎育委員會本年度已爲志願準備作先修科及臨診科之敎師者備有津貼額.　現已由政府選定數校,從事此項訓練.

有人以爲未卒業之醫學生訓練,應減少課程,並注重實際,倘時間減少,然不得超過標準之外.　其可能之計劃,卽在未卒業學生課程中將專修課程減少,願作專家者,可於大學畢業後硏究之.

最重要之問題,在準備一合於中國特殊需用之醫學實習組織.　第一,此項組織,應大衆化.　不論貧富,村居或城居,均能平等沾益.　第二,國人經濟能力低微,一切醫治之需均應經濟化.　又預防疾病較之醫治疾病,輕而易擧,故預防工作應儘量擴大.　第三,吾人應就目下有數之醫師創辦一能使人人作服務之醫治組織.　倘公共行醫較私人行醫能少耗醫師之時間及精力,則公共行醫爲吾人所需.　換言之,在人民經濟落後,及可用之醫師數目離公認標準尙遠之吾國,爲應全國所需起見,公醫制豈非唯一合理之解除困難方法乎?　吾人深覺公醫制之採用,非出於選擇,實因迫於需要;非屬暫時之便宜,實爲永久之設備.　職是之故,中國衞生署發表下列數語,爲全國醫業之方針:　"公醫爲吾國民衆醫事最有效力之方法.　爲欲使公醫達到保護社會安全之目的,則組織公共醫事衞生事業,乃所必需.　在一萬至五萬人口之中,須設立一鄉村衞生區,從事較簡單之醫事衞生工作;而在此種衞生區五區至十區以上,應設立一縣衞生院,從事基本之醫事衞生工作.　在每縣之中,應有一衞生事業中心區.　其中包括醫院一所,簡單實驗室一所,及醫事事業行政處一所,管理公醫及衞生事業.　依此,每省亦須設立範圍較大之衞生事業中心,從事監督與輔助各縣衞生事業中心之工作,並作下屬各縣之各種衞生工作.　除上述各種地方組織外,應設立一全國衞生行政機關,以組織及

監督全國各處衛生事業. 在此種設施之下,能合理的,且有效的,
使全國人人俱受衛生利益. 欲求此項政策之實現,全國國內所
有之合格醫師及衛生機關,應充分利用,並須依照上述政策爲工
作之目標. 最近從事社會復興事業者,恆覺近十年來,吾國各種
社會復興建設偏重於某單位之實施,而未能注重同等之發展.
然在醫事,吾人決不能缺乏各方分頭並進之發展.

　　吾人確認公醫制度之欲成功,泰半須賴省衛生行政之有力
組織與機能;在每省省會所在處,應設一省立醫學專門學校. 茲
列表如下:

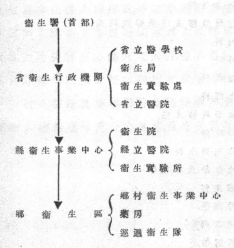

　　醫學校之組織,應注意各項工作人員之養成,以應必需. 省
立醫校須擔負此項工作之大部. 其課程應時加改進. 其範圍
應擴大. 除訓練醫生外,並包括衛生事業職員,護士,助產士,藥師,
以及各種技士之訓練. 至實際方面之訓練,除泰半由省立醫校
及衛生實驗處酌辦外,鄉縣各區亦應酌辦之. 吾人當此醫學課
程標準尚未確定之時,宜先定目標,循序漸進. 此種訓練將包括
於下列四項中:

(一) 理論醫學,包括先修及基本各科.

(二) 應用醫學,包括臨床及藥房之臨診教學與實習,並規定
　　駐院實習時期.

(三) 社會醫學,包括防疫,公共衛生,社會學,心理學,並規定公
　　共衛生職員之見習期間.

(四) 技術人員之訓練,如護士,助產士,藥師,及技士等. 此種
　　學校之組織,可藉下表示之:

　　　　　　　　　1. 理論醫學教務主任
　　　　　　　　　　　a, 先修各科
　　　　　　　　　　　b, 基本各科
　　　　　　　　　2. 應用醫學教務主任兼醫院院長
　　　　　　　　　　　a, 內科
　　　　　　　　　　　b, 外科
　　　　　　　　　　　c, 婦產科
　　　　　　　　　　　d, 專修科
　　校　長　　3. 社會醫學教務主任
　　　　　　　　　　　a, 防疫科
　　　　　　　　　　　b, 公共衛生科
　　　　　　　　　　　c, 社會學及心理學
　　　　　　　　　4. 技術部主任
　　　　　　　　　　　a, 看護學
　　　　　　　　　　　b, 接產學
　　　　　　　　　　　c, 藥劑學
　　　　　　　　　　　d, 臨床實驗學

　　吾人以爲此項學校之學生應全體免費. 但在畢業以後,至少須在一定之期限內,在政府所立醫事事業機關中服務. 如有違犯此條例者,則追償其全部訓練所需費用.

　　組織此種醫校之計劃,已由醫學教育委員專家,中央衛生署職員,及教育部醫學教育委員會委員等討論多次,原則上已得普通之贊同. 然地點,經費,及技術人員等問題,則仍在研討中. 吾

人深覺此項學校之設立,殊爲優越. 若能成功,則給與中國醫學界之供獻,誠匪淺鮮矣.

上述形勢之解析倘屬正確,則吾人可試作前途之預測. 吾人能據理深信者,則科學的醫學將從此根深蒂固,替代舊醫. 政府現已決心實行造福全民之全國醫事方案. 但因國人生活之低微,國家供給醫事費用之有限,及工作人員之缺乏,故任何爲大衆之醫事企圖,應力求經費及人材之節省. 以此,公醫制似爲應上述需要之唯一制度. 此種制度,在遲緩發展進程中,當可實現——由私人開業,至團體組織上之醫業,以達公醫制. 此種制度之採用,非由吾人所擇取,乃情形及需要所迫成. 政府爲公醫制所宣佈之政策,其能加速國家爲人民醫事之服務,當無疑問. 因此,爲欲造就實行公醫制之人員,遂不得已使醫學校加增. 結果,現有之醫學校應改正其課程及教學方法,使相適合.

吾人在此民族復興時會居於國內,應與時俱進,應注意社會進行之趨向,應作充分之考慮,且應勇猛精進,以求貫徹.

本誌處理來稿過程中與作者通函情形翦影（三）

與北平李友松先生（濤）商討整理某稿事宜往來函稿函件之一束

二十三年三月十七日致李先生 大稿子宫外妊娠篇前於寄到時隨即送余先生處。刻由余先生處取回，註有不明白處數點。敬另紙表列如後，至，祈核閱，並查明原文，批註明白，迅賜寄下，俾便照改。因原稿今日當即送排也。

去函附件（亦即李先生寄回之改正稿）　　　（附）余先生審核稿件後原附意見

四月十日李先生復編輯部

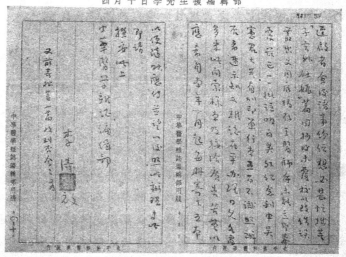

此可表示原稿投寄前繕校不精密，實亦足使集稿人平添許多讀上之困難。審閱圈讀後一面發排，一面開列待商各點，徵詢原作者改正意見之一例。

[十一期補出之際編餘補白之一]

綜　説

黑熱病歷史上之回顧

全國經濟委員會衞生實驗處寄生蟲學系

姚永政　　孫志戎

(一) 引言

　　黑熱病之流行華北,尤以蘇北之淮,連爲最盛,殊可爲痛心疾首。夷考我國典籍,關於該病之史料,尚不多見;卽自西籍迻譯之文字,亦寥若晨星。如是,非特不足對於我國黑熱病流行狀況稍覘其進程,卽各國日新月異之名言偉論,尚不能盡人皆知;是篇之作,所以便我國學者之考證爾。

　　黑熱病乃原蟲病之一種,其致病之原爲黑熱病小體 (Leishman-Donovan bodies)。常寄生於肝,脾之內;間或於外周血液及皮膚上發現之。此小體於一九○三年爲英人利什曼,朵諾凡二氏所發現。一九○四年,羅追氏 (Rogers) 復於體外用此項小體在三N.培養基(N.N.N. medium)培養之：於二十四小時內可尋得黑熱病鞭毛體,惟其數甚少,而於兩星期時繁殖最盛。於是此種疑難之病,因而大白。而研究此病之專家,亦接踵而起。然於此項病原發現之先後,議論紛紜,殊足淆亂視聽。作者爰是拉雜成此篇,以供研究是病及研究醫史者之參考。惟恐舛誤之處,在所不免;幸高明垂敎之!

(二) 黑熱病流行印度之歷史

黑熱病之流行於印度,在一八七五年以前,無可考查。但據孫志戎氏與印度黑熱病專家休特氏(Shortt)接談所得:據伊個人所知,黑熱病流行於印度,亦不過五十餘年耳! 一八三五年,推寧氏(Twining)亦曾敘述印度已有類似黑熱病之病症;一八七二年,方氏(French)亦曾於一八六二至一八七二年之間,有黑熱病發現至一八七五年印度,安刹(Assam)始正式有所謂黑熱病發現。至一八九〇年乃至一九〇〇年,勢甚猖獗。在此十年中,四人中卽有患者一人。一九一九年之一年中,死於是病者且不下二萬人。禍患之深,亦云慘矣!

一九二四年至一九三〇年,印度始有黑熱病研究隊(Kala-azar Commission, India)之設。雖於研究方面有所供獻,但其傳染途徑僅知由白蛉傳至中華田鼠,而白蛉是否亦可直接傳染於人,倘待研究。最近數年,研究隊縮小範圍,改歸迦城熱帶醫學研究院派員在迦城(Calcutta)擇地繼續進行。

(三) 黑熱病流行中國之歷史

考之我國黑熱病之發現,從記載所得,亦不過三十餘年耳。民國紀元前八年,馬氏(Marchand)已於屍體解剖發現此病之第一例。紀元前一年,安斯蘭(Aspland)曾述彼時黑熱病已流行於華北。次年柯克仁(Cochran)亦於我國山東發現斯症。吉佛里,馬雅各(Jeffreys & Maxwell)亦曾發現是症於台灣。民國十三年,始有黑熱病工作組之設立,由美國洛氏駐華基金會資助,遣派北平協和醫學院員生進行工作旋於十六年中輟。十八年又有英籍醫生研究中國黑熱病及白蛉問題,並發表論文。但據最近調查,清江浦附近之王石鼓莊曾於五十一年前有黑熱病流行一次。

民國二十三年一月,衛生署劉署長派姚永政,華克爾,黃克綱三人考察蘇北,皖北黑熱病流行狀況;幷於同年四月派姚永政,蕭南谷商同江蘇省立醫院院長汪元臣籌設黑熱病研究隊於黑熱病流行最盛區域之清江浦,進行研究及治療工作,尤注意於傳染途徑之探討。據一年來考查所得估計之,僅就蘇北淮陰區而言,患者當不下十萬人,而流行區域尤以淮陰,漣水爲最盛。

(四)黑熱病流行於其他各國之歷史

意 大 利：　一八八〇年,意大利有加達連里(Cardarelli)曾述及有類似黑熱病發現之記載。

非　　洲：　一九〇四年,耐肥氏(Neave)曾在埃及發現黑熱病。

亞 拉 伯：　一九〇四年,非力溥(Philips)亦於非洲發現黑熱病兩例,皆係來自亞拉伯者。

地 中 海：　一九〇七年,在地中海一帶之羣島中,均先後發現黑熱病。

希　　臘：　一九一一年,克里斯突孟奴氏(Christomanos)於希臘發現黑熱病。

俄　　國：　一九一二年,俄國及土耳其等處,均先後發現黑熱病(Marzinowsky, Petroff, Gourko, Yakimoff 及其他作家)。

西 班 牙：　一九一二年,畢他羅格氏(Pittaluga)於西班牙發現黑熱病。

(五)各國對於白蛉之研究之歷史

因白蛉對於傳染黑熱病爲可疑之媒介,故研究該項昆蟲,爲刻不容緩之舉。印度對於白蛉之研究,已有特殊之心得。蓋其研究白蛉工作已歷二十年,爲白蛉研究專家與通氏(Sinton)所主持;如白蛉之分類研究,白蛉幼蟲之搜尋,殺滅幼蟲之種種方法,及其所作人工生殖白蛉之試驗,皆研究白蛉犖犖大端之重要工作。

我國白蛉之曾經英,法專家研究者,有三種。其最初所發表之研究論文,爲民國五年所述之‘中華白蛉’。此種白蛉或卽傳染我國黑熱病之昆蟲,亦未可知。我國最近研究白蛉工作,亦爲清江浦黑熱病研究隊主要工作之一。北平協和醫學院馮蘭洲氏曾於浙江湖州發現白蛉。一九三一年祝海如,李宗恩於南京中山門外之紫霞洞發現白蛉。清江浦方面,二十三年六月十七日,

823

亦由姚永政,吳徵鑑氏發現白蛉甚多。 孫志戎氏復已於二十四年六月六日在清江浦黑熱病病人家中見有中華白蛉發現,并在中華白蛉胃中發現鞭毛體之天然感染。 近更與吳徵鑑等研究白蛉種類及其地理上之分配諸問題。

其他各國如南美,北非,爪哇,菲列濱,亞拉伯,及法,奧,荷,德,英,俄諸國,對於研究白蛉,亦皆先後進行調查工作。

(六) 類似黑熱病問題之研究之歷史

印度關於類似黑熱病問題之研究,據所知者,有東方癤。 此項症狀,發現於狗身,且全世界僅發現此症之狗三頭,皆在印度。 最初二狗,皆於一九二四及一九二五年,在印度東南部發現;一九三四年與通氏亦在印度西北部發現一狗,染有東方癤(與通氏曾於一九三四年八月將是狗示知孫志戎氏)。 我國狗類是否亦有患者,尚待研討。

至狗之患黑熱病者,地中海一帶最多;名曰犬黑熱病。 我國及印度皆黑熱病流行區域,至今猶未發現斯症。

(七) 黑熱病之科學上的發明史

一九〇三年: 黑熱病小體爲英人利什曼,朶諾凡二氏所發現。

一九〇五年: 羅追氏 (Rogers) 首先在人體外培養黑熱病鞭毛體。

一九一三年: 范氏 (Vianna) 發現銻質藥品可治美洲利什曼病。

克氏 (Cristina) 復知用銻質藥品亦可治小兒黑熱病。

一九一四年: 酒石酸銻鉀及酒石酸銻鈉(三價銻劑)可治黑熱病,係羅氏與孟氏(Rogers & Muir)所發明.

一九二一年: 海登氏(Von Heyden)發明用五價銻劑治療黑熱病。

一九二二年: 布拉馬查利氏 (Brahmachari) 發明用銻質尿素治療黑熱病。

一九二四年: 梁培恩氏(Napier)等發現銀足白蛉食道中有

黑熱病鞭毛體。

一九三〇年：發現黑熱病可用白蛉吸血法傳入中華田鼠。

一九三五年：清江浦黑熱病研究隊發現中華白蛉胃中有
黑熱病鞭毛體之天然感染。

（八）討論

綜上所述,僅黑熱病一病之微,由數多醫家殫畢生之力,經數十年之銳意研求,雖於病原已有所指陳,治療已有所歸依,但其傳染途徑猶未闡明：故治者治,患者患,終無已時;燬滅農村,消滅壯丁,無過於是。人類之大害,亦國家之隱憂也! 但此其工作,深鉅繁重,非賴羣力共策進行,不能有所收穫。海內外賢明志士,苟研究有得,尚乞不吝惠教,俾集思廣益,得別闢途徑;是豈科學之幸,抑亦民族復興之幸耳!

（九）摄要

（1）黑熱病爲原蟲病之一種;其致病之原蟲爲黑熱病小體,於一九〇三年爲利什曼,朵諾凡二氏所發現。

（2）一九〇四年知黑熱病鞭毛體亦可於人體外培養之。

（3）一九二一年始用五價銻劑治療黑熱病。

（4）黑熱病流行於印度已約歷五十餘年。

（5）黑熱病流行於中國亦已約五十餘年。

（6）犬東方癤三例均發現於印度;我國及地中海一帶尚未見之。

（7）犬黑熱病流行於地中海一帶;我國及印度尚未見之。

（8）白蛉爲傳染黑熱病疑似之媒介,故宜研究之。

參 考 書

(1) 姚 永 政：　蔓延蘇北搭塊病之危機。上海市衞生局
衞生月刊,五卷二期,廿四年,二月, PP.64-68.

(2) 孫 志 戎：　調查印度黑熱病印象記。衞生署
衞生半月刊,二卷五期,廿四年三月, PP.13-15.

(3) *All the workers on*
Kala-Azar Reseach: Tropical diseases bulletin, Vol. 1-32, 1923-1935.

(4) *Brahmachari,*
Upendranath:　　　A Treatise on Kala-Azar, 1928, pp. 2-5.

(5) *Christophers,*　　Reports of Kala-Azar Commission, India, Report No.
Et Al, S. R.:　　1 (1924-35), Indian Medical Research Memoirs,
Memoir No. 4, Feb., 1928.

(6) *Napier, L. E.*　　Kala-Azar, 1927, 1927, pp. 1-9.

(7) *Napier, L. E. &*　Leishmania, Handbuch Der Pathogenen Mickroorga-
Stilling, E.:　　nismen, Baud VII, Lfg. 47, 1930, pp. 1497-1560.

(8) *Shortt, H. E. Et Al:* Reports of Kala-Azar Commission, India, Report No.
II (1926-1930), Indian Medical Research Memoirs,
Memoir No. 25, August, 1932.

(9) *Sinton, J. A.:*　　All His Works on *Phlebotomus* and on Kala-Azar.

(10) *Young, McCombie:* Kala-Azar in Assam, 1924, pp. 1-19.

[此稿於十月二十八日投到]

專　載

蘇　聯　醫　學　的　現　勢

濤　聲

　　誹謗與非議,贊許與宣傳常是平行發展的. 佔全世界土地六分之一的蘇聯,自十月革命勝利後,醫學實況的演進雖會備受誹謗的非議,亦迭有贊許的呼聲! 吾儕研究科學者平素評斷皆必根據事實,研究事實本末,更貴能有純科學的客觀! 勿論對任何存在的事實,既不當輕易誹謗,亦不宜妄加贊評! 今发本此科學的客觀態度,略論蘇聯醫學的現勢,以便關心國外醫學諸君的參考.

　　欲求深切地瞭解蘇聯醫學現勢,必須先詳悉蘇聯舊日尚在沙皇專制時代的情形. 今日蘇聯在醫學系統組織上,從舊日承繼所得者,果屬何物? 擁有人口超過 140,000,000 的蘇聯全境,於一九一三年,共有醫師 12,677 人,或爲每 11,044 住民中共有醫師一人,其中約 8,900 人或 71% 住於城市,剩在鄉村的農民中約每二萬餘人才共有醫師一人. (這統計字數是根據衛生人民委員在第十二次全俄大會席上的報告. 但根據大俄羅斯百科全書的紀載,帝俄於一九一三年共有醫師 13,154 人,看護 37,476 人,與上述數目稍有出入). 而且,醫師及看護既然大部分都集中於城市,廣大的農村人口實際上幾乎是沒有醫藥衛生保障的. 介乎城市與農村間的縣份,亦僅有二三看護充任醫藥救急職務.

第一次世界大戰及慘酷的國內戰爭以後,這項人才的數目更見減少. 當時醫藥保障的缺乏,文化水準的低落又造成了虎列拉,斑疹傷寒,瘧疾及其他瘟疫等的流行和蔓延.

蘇聯政府曾竭力謀求迅速地培養醫學人才,乃有"速成班"訓練的組織. 根據蘇聯的制度稍具聰明才力的青年工農都被遣派入三年畢業的"工人學院". 那種學院與高等學校的程度相埒. 青年工農求學期間仍由政府照其原先工作時的收入支付津貼. 該學院畢業生中的優秀份子,皆被遣派入特殊的醫科速成學校,於三年半以後卽可畢業. 該種醫科速成學校也訓練"衛生專家",二年半畢業. 當然,那種速成學校裏並沒有極完備的科學試驗室,亦未規定畢業生實習年限. 蘇聯政府衛生人民委員 Kaminsky 氏在十六次全俄蘇維埃大會的報告,公開地宣佈這項工作仍是做得完全不充分. 至一九三五年春,蘇聯已畢業的男女醫學人才已有 53,000 人,約在居民每十萬人中有四十六人從事於醫藥衛生事業.

蘇聯於革命勝利的時候,就決定了五項醫學教育的基本原則:

(一) 醫界的統一,

欲求工作有實效,非有一個健全統一的組織系統不可. 蘇聯的一切醫藥衛生事業的設計和進行,皆直接在衛生或保健人民委員會指導之下. 該人民委員會的組織略如附表.

在這種縝密的組織之下,以政府集中的權力去推行民衆醫藥衛生的保障工作,其成功當然是意中之事.

(二) 醫藥救濟應使易與一切公民接近;

(三) 一切公民的疾病治療完全免費;

(四) 疾病治療應由有資格有經驗的醫師執行;

(五) 注重預防工作.

根據着這種基本原則,蘇聯醫科專門學校畢業後五年以內的工作,都由政府給詳細地規定妥當. 這也就是平均分配在鄉村或小城市服務的醫師數目. 固然蘇聯對於這項人才的需要仍然是很迫切的,其近年所造就的人才,在質一方面還趕不上歐美各科學先進國;但蘇聯死亡率,疾病率的統計,於近十五年來逐年皆有改進,其全國醫界的努力情形,於此可見一斑.

最近蘇聯醫學的發展,已感覺到醫學人才質的方面也須要改善. Kaminsky 氏於其報告中亦曾列舉一九三四年九月三日法令的內容:

(一) 一個至少限度五年學制的標準;

(二) 增加教職員及學生俸給,以改良其生活狀況;

(三) 集資數百萬金盧布,以謀建築足敷應用的試驗室及課室等;

(四) 在畢業時須施行嚴格的國家考試,以識拔眞才;

(五) 增加醫學院的數目,俾每年能產生新醫生 7,000 人.

這些規定並不祇是 "紙上談兵", 實際上在列寧格勒,莫斯哥,卞可夫,奇夫等蘇聯的醫學中心,都有無數新建築在起工建設中. 這計劃若不受阻撓,當於最近的將來卽可完成. 蘇聯衛生當局希望着: 這種法令的頒佈,能很迅速地改善那些在戰後應迫切的需要,而成立設備簡陋的醫科速成學校.

關於蘇聯醫學現勢是很難把握的,因爲蘇聯醫學的發展是日新月異的. 在鄉村間都有醫藥診療中心的成立. 靑年醫科大學畢業生服務鄉間指導一切衛生事宜,經驗方面雖未稱豐富,而較往昔鄉間毫無醫藥衛生機關的存在,相去又何啻天壤? 吾人旅行於蘇聯鄉間,常可見到在一兩間簡陋的小屋裏,一些靑年

醫生努力從事於種牛痘,注射傷寒防預針,兒童保健,基礎衛生設
備,使人民養成清潔習慣等事業. 那些醫生們大多數都不能施
行任何外科手術,在診斷及治療上也常有無數的錯誤. 但這種
醫生的存在,於二十年前祇是一種夢想,她們今日在蘇聯能造福
於鄉間人民,實非淺鮮. 他們的工作都有"中等程度醫藥服務
員"即醫生的助手和看護的幫忙. 有很多鄉村因缺少正式醫
生,都只有助手和看護等服務於醫藥救濟事業. 這項人才的數
目在今日的蘇聯約共有150,000人. 他們的資格標準似乎很低,
即 Kaminsky 氏也很誠懇地,後悔地說: "對於這些人的訓練是
曾被忽略和遺忘過的". 同時蘇聯醫藥界在鄉村間還有另一
個缺點,即對於一些必要藥品的缺乏. 例如有時對於毛地黃,鐳
……等的存量都常感不敷應用. 但 Kaminsky 氏又曾宣佈對這
一缺點已在竭力改善進行中.

在城市中的情形則甚佳. 其組織計劃在理論上是極簡單
的. 每一域市被割分為若干小區. 每區必經常有一個或多個
醫師值日到各家庭訪問. 對於非躺臥的病人,有雜病臨診的設
備;對於嚴重患者則有醫院的設備. 這類整個的組織完全集中
隸屬於莫斯哥,各地方單位僅對當地瑣絮事件自主處督. 就列
寧格勒城而論,該城擁有人口 2,700,000 人,共有門診 110 所. 一
九三四年全年內就診者達 16,290,715 人. 種牛痘已是極普遍的
事. 已對 700,000 人施行過抗腸熱 (傷寒) 接種法. 全城水的供
給,已經過氫清淨法保險. 牛奶亦受過巴氏殺菌法的滅菌. 食
料皆受過檢查. 嬰兒保健是一種極有趣味的問題. 嬰兒死亡
率從歐戰前 22 % 至今年已降到 14 %. 產母的死亡率亦極低.
打胎一層,雖尚有社會人士的非議,在法律上卻已不是違法的了.
節育教育是很廣汎地演進着. 工廠內育嬰室的增加是在盡可

能地發展．全城現共有育嬰室一百五十七所,共有嬰兒床11,245
張．醫院共有六十三所,有病床 21,285 張．一九三四年住院病
人數目達388,678 人,共計住院 7,060,985 日．在全城共有醫藥機
關 8,780 所,醫師6,331 人,其中有醫師 519 人,僅受有"衛生知識"訓
練,實際上並不是吾人所瞭解的醫師.

　　列寧格勒城的死亡率於一九一九年最高為每 10,000 人中
死771 人,至一九三四年降低至每 10,000 人中死 149 人．最重要
的原因為結核病,每 10,000 人中約有22.7 人死於結核病．固然,
蘇聯醫藥事業在實質上的發展,尚不足與歐美各國比擬,但蘇聯
舉國上下努力的精神,及事實的昭示,處處都表示着牠有一個光
明的前途．特別是自從蘇聯政府頒佈了一九三四年的法令及
一九三五年三月的補充法令以後,對於蘇聯醫學的發展更是一
個有力的保證.

　　至於蘇聯的醫師們所受經濟待遇,及其社會地位,平均計算
每醫師月薪可到三百至四百盧布間,若身兼二職的醫師（這種
兼職現象是很尋常的）每月可得月薪六百至七百盧布．一個
高級的醫師兼在醫藥行政機關服務的人員,月薪可達一千至一
千五百盧布．蘇聯醫師中那些內外各科的教授,較負盛名的各
科專家,在社會上的地位極高．但這項人才僅佔全醫界的百分
之十．其餘一些年青的醫生,因畢業不久,事業的成就很少,社會
地位稍差,但國家提攜後進,獎勵人才是很努力的,如去年曾頒佈
青年生理學家研究獎學金額數名的法令.

　　總之,在今日的蘇聯,醫藥衛生事業皆有驚人的進展,固然還
有些地方不能稱為盡善盡美的,可是以蘇聯政府努力的程度,及
全體青年學者的刻苦決心,上下和衷其濟,其前途光明的展開當
屬意料中事．反觀我國,科學新醫開創以來近有百年歷史,非特

未能消滅愚民對巫醫鬼神的迷信,近且有國醫條例的頒佈,無形
中已成科學新醫發展前途的暗礁! 尚希我國賢明當局權衡科
學根據得失,掃除陳舊迂腐的渣滓,提倡新穎科學的實踐,則民族
與盛之機必在此. 更望我醫界同仁,虛心探討歐美蘇聯各地科
學醫學發展的動向,切求適合國情,毅然共任艱巨,為科學新醫發
展前途,為民族與盛前途而急起直追!

〔附〕 蘇聯衛生或保健人民委員會組織概況

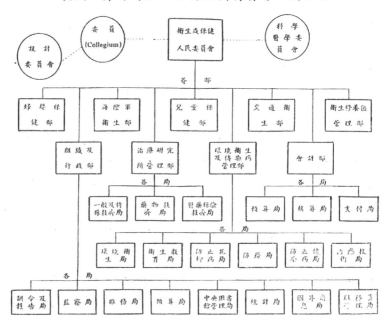

中华医学杂志（二）

衛　生　事　業

中國公共衛生行政之癥結

林　竟　成

　　最近數年來,我國公共衛生事業,漸形生氣蓬勃之象,這是一件可喜的事情,但在參與培植這新生萌芽的工作者看來,於可喜之中,仍不免帶些苦悶的情緒,好像慈母之鞠養嬰兒,無日不在驚喜,欣慰,失望,苦痛交集之中,因公共衛生行政至今還在試驗時期,無一定之方案可資遵守（國內雖已有數處設立衛生實驗機關,但爲時未久,且不免富有地方性,普遍滿意的方案之產生,似尚有待）,目下中國公共衛生行政既然缺乏了中心的標準,而從來於衛生行政人員所遭遇的困難問題,自屬較多.　作者認爲除屬於地方的特殊情形以外,還有許多衛生行政上普遍的障礙,或待決的問題,存於每個衛生行政人員之腦海中.這種共有的苦悶,同時也就是中國公共衛生行政的癥結.　作者不揣冒昧,特爲提出,但本文不欲作系統的縷述,亦非企圖解答所列舉的難題,而在於將中國公共衛生行政之癥結,加以剖解,希望由本文而引起讀者之共同討論與研究,俾此項問題獲得確當之解答而已.

　　作者認爲目下我國公共衛生行政之癥結,可槪括如下:

　　(一)社會經濟的因素,(二)社會組織的因素,(三)社會心理的因素,(四)政治的因素,(五)民衆教育程度和缺乏認識的因素,(六)人才的因素,現分述之如次:

(一)社會經濟的因素

　　我國現代經濟之本質,其特點有二:　一爲我國經濟之中古性;二爲我國經濟之半殖民地性.　我國目下尚未脫離農產經濟與手工經

濟,而外人經濟侵略,漏巵日甚,因此工業停滯,生產落後,社會經濟凋敝,
農村破產,失業者日多,鄉間平民每月之生活費平均爲二元五角,城市
則倍之,若干民衆且至欲求一飽而不可得,遑論其他? 故我國積極建
設,致常遭挫拆.

(二)社會組織的因素

我國社會組織,素以家族爲基礎,封建與宗法兩勢力,至今猶存,而
近代社會生活之以大衆爲前提者,似與我國社會現狀不合,故我國社
會組織,極爲散漫,行政之推行,地方之建設,阻力大而助力小,均難順利
進行,近雖推行保甲制度,但是還在草創時期,尚未達到可資借助的地
步.

(三)社會心理的因素

我國民衆至今仍保持着千餘年來之舊思想與舊習慣,迷信命運,
信任退一步想的哲學,遇事苟且,得過且過;且又崇古守舊,不謀改進生
活;自私自利,存各人自掃門前雪,休管他人瓦上霜之態度;由此造成衞
生觀念的麻木,及對於社會衞生建設冷淡的態度,以及不合理的衞生
觀念和習慣,例如眼不見爲淨,死生有命等思想;隨地吐痰便溺等行爲;
所有這些都是公共衞生行政上極大的障礙.

(四)政治的因素

外侮內亂交相侵襲的結果,使我國社會的秩序和政治的常態都
難保持,最近我國的政治雖有逐漸澄清的希望,但還沒有完全上於軌
道,行政的組織法令以及機關的人員,都是時常變動的,所以一切如法
令的執行,機關的合作,行政的組織系統和行政的效率,都受了相當牽
掣或阻礙.

(五)民衆教育程度和缺乏認識的因素

我國文盲,約占人口總數百分之八十以上,字旣不識,更不必談到
衞生常識和觀念了. 他們衞生教育的接受力也是很有限的,就是受

過相當教育的人們,明知故犯者比比皆是,最可惜的是主持輿論者也往往認識不足,而發表了錯誤,歪曲和逆背現實的言論,使公共衛生行政機關失去民衆的信仰,因爲輿論界認識的不足,所以狡猾者乃避重就輕,從事表面工作,每博多數人的同情,拙誠者若重實幹而反受輿論的攻擊了.

(六)人才的因素

據最近統計,全國新醫約五千七百餘人,助產士不滿三千人,平均約每八萬人中僅有新醫一人,每二十萬人僅有助產士一人,以視英國每八二二人,德國每一,三四四人,法國每一,五〇八人,蘇聯每二,一一八人,美國每七〇〇人,奧國每九〇〇人有醫師一人,相差極遠,且新醫和助產士之分配,偏於都市,而鄉村則寥寥無幾,上海一隅,計有新醫一,一八二人,占全國百分之二十二,其他各大城市也有同樣的趨勢,據李廷安先生中國鄉村衛生調查報告: 中國鄉村衛生工作人員定縣最多,亦不過五十人,江湖次之,二十五人,清河最少,僅三人,總計全國醫師三十四人,護士四十二人,助產士十八人,藥劑師九人,其他人員八十人,共僅一八七人. 都市醫師有正確之社會觀念而協助公共衛生建設者,實不多見,我國僅有醫校二十七,每年平均畢業人數不滿二百人,以人口四萬萬計算,每萬人需醫師一人,即需四萬醫師,一百年還不能達到目的,助產士的情形也差不多,至於專門技術人才如衛生工程專家等,更是缺乏.

上述六點是中國公共衛生行政之癥結所在,從這些癥結就產生了下列的各種問題:

(一)中國公共衛生行政之組織系統的問題

很明顯的,中國現在還沒有一貫的公共衛生行政組織系統,有衛生實驗處,有衛生局,有衛生科,有衛生實驗區,有衛生院,有衛生事務所,而同一機關時而變局,時而改科,時而改處,時而改股,各地各自爲政,隨地方長官之興趣和好惡而任意變更,且同一地方有重覆之衛生機關,隸屬系統各異，疊床架被，事權不統一，系統不明白，機關頻更，政令屢改，民衆不知如何適從，遑論信仰？行政的效率自然不免受很大的影響，所以現在的問題是：中國應採取那一種健全一貫的公共衛生行政組織系統，且能推行於全國，而不受任何的阻礙？可是問題的焦點不在於組織系統之難擬，而在於各地是否都能照這樣去做，這不免要牽涉到中國整個政治的問題了，有些人就很懷疑如果整個的政治組織不健全，公共衛生行政之能否單獨有着健全一貫的組織系統的可能.

(二)中國公共衛生行政之經費問題

經費爲事業之最要條件，而公共衛生之主要建設，又多屬於物質的，西諺云：‘健康須以金錢購買’，雖不免過於唯物，但實是經驗之談，苦幹窮幹雖可以補助物質的不足，可是窮苦有一定的限度，過此限度就是巧婦也難爲無米之炊. 我國社會經濟凋敝已如上述，全國衛生費較之美國，僅足抵其尾數，據李廷安先生調查結果，我國除上海公共租界以外，每人每年可享之衛生設施費以廣州爲最高，每人年享一元零九分；又次爲汕頭市，每人年享五角五分；又次爲南京市，每人年享五角四分；又次爲青島市，每人年享四角六分；又次爲上海市，每人年享一角九分；又次爲北平市，每人年享一角七分；又次爲天津市，每人年享一角四分；以上係包括清道費在內，若將各處衛生費除去清道費而求該區每一居民年可享之純粹衛生費，則廣州市每人年享四角九分，汕頭市每人年享三角七分，南京市每人年享三角五分，青島市每人年享二角七分，上海市每人年享一角一分，北平市每人年享八分，天津市每人年享六分. 以上均爲我國重要城市，其衛生費之低，已出人意料之外，至於其他各地，尤其是鄉村之衛生費，更是可憐，衛生費最多之定縣，每年亦不過三三，五五〇元，龍山最少僅二，二〇〇元，全國總計乃約一四〇，三三六元，作者認爲都在最低限度之下，拿這樣少的經費，事業怎樣可以充分實現呢？所以中國現在公共衛生行政有兩個待決的問題.

（1）適合於我國目下財力之都市及鄉村最低限度的衛生設施

經費究需若干？

　　據金楚珍先生與闞安生先生合擬的都市衞生行政大綱及其暫定評判標準，以一百萬人口之都市而估其最低限度之所需，則每百萬人之都市，非年有一百四十八萬四千二百八十元的經費，即不能克盡其為居民保障健康之任務，每一居民每年最低限度須有一元五角之衞生設施費，衞生專家的估計自非過高，與此標準相較，除廣州市已超過一元之數以外，其餘各市相差尚遠．現在要問這最低限度每人年享一元五角之衞生費欵，就我國目前財力而論，除一二特殊都市以外，能負擔得起嗎？這似乎成了一個很大的問題．作者認為在這社會經濟凋敝，公帑奇絀，而國家又復百廢待舉的時候，要回答這個問題，恐怕不是一件容易的事情；那麼可以直接從民衆身上想法子嗎？民衆也是沒有多少力量的，就是有法子可想，橫征招怨，害多於益，仰慈善家的鼻息，終不是根本的辦法．此外還有鄉村衞生問題，鄉村衞生設施之重要性不下於都市，而窮苦則倍之．作者不敢妄定農民年享最低限度之衞生費究為若干，即以全國鄉村衞生經費最多之定縣而論，每人每年平均不過九分，這九分還不能說已克盡保障居民健康之任務，而全國農村也還不能說都能負擔得起這極微小的數目．中國目下最大的問題在於窮，愈窮愈需要衞生建設（公共衞生大家認為可以增進民衆工作效率，減少疾病死亡之損失，他的本身就是一種社會經濟的建設），愈需要衞生建設，需錢愈多（尤其在開始建設之時），如何在窮裏拿出相當數量的錢來做公共衞生的建設，這很需要我們深思考慮的．

　　（２）　我國衞生經費之用途應怎樣分配才算適宜？

　　從李廷安先生著我國重要都市衞生經費之研究一文中，藉知我國各重要都市對於衞生經費用途之分配，依百分比大有出入，各項最高至最低之數，相去有達十倍者（壇調查表之各項用費時恐分類不甚一致），衞生經費之分配雖應權衡緩急因地制宜，或因見解不同而有差異，欲使一律，似非必要，亦非可能；但應不離大體，才不致於支配畸形．現將擬定按照居民人口數支澹每人每年一元五角之衞生經費，

956　　　　　中 華 醫 學 雜 誌

各項用途之標準百分支配,與我國各重要都市衛生經費用途百分比,
依各費之中數作一比較:

我國各市衛生費用途支配依各費之中數百分比

環 境 衞 生 費	51.0%
治 療 費	17.0%
總 務 費	10.0%
其 他	9.1%
防 疫 費	4.6%
保 健 費	3.1%
衞 生 教 育 費	0.5%
衞 生 試 驗 費	0.5%
統 計 費	0.3%

假定每人年撥一元五角之衞生費用途標準百分分配

環 境 衞 生 費	10.6%
治 療 費	20.0%
總 務 費	3.7%
防 疫 費	35.2%
保 健 費	27.2%
衞 生 教 育 費	0.4%
衞 生 試 驗 費	2.4%
統 計 費	0.5%

在以上二表中可以見到各市環境衞生費 51.0% 比假定數 10.6%
差不多高了五倍,總務費 10.0% 比假定數 3.7% 也多了三倍,至於防疫
費比假定數少八倍,保健費比假定數少九倍,我們大概可以說現在我
國各市之衞生費用途分配,都不是正常而屬於病態的,可是如果我們
再進一步研究這種畸形的經費支配之原因,我們就要說環境衞生費
占有百分之五十一,事實上并不算多,而且嫌少,什麼道理呢? 因為各
市衞生經費本來少得可憐,而環境衞生費差不多,就是清道費,全部經
費旣然這樣少,所以清道費雖然占了百分之五十以上,其數目還是很
小的,祇有嫌少,并不嫌多,至於其他環境衞生費,更是小到幾乎看不見,
那麼所謂環境衞生費51.0%還算太多麼? 其次各市總務費比假定標
準數多了三倍,這似乎是很闊的了,說不定會引起人家議論,其實總務

費也并不多,因爲 (一) 經費總數太少, (二) 事業費太少,所以比較起來似乎總務費所占的百分率很高,因爲事業費少,所以現在許多衞生機關都設法儘量利用人力 (總務費包括工作人員薪俸),向需費較少的事項着手,作者認爲這是不得已的苦衷,關於防疫費和保健費之比較少得那麼多,那是表示衞生行政機關經費短絀纔一般的事實,不必多加討論. 總而言之,各市衞生經費之畸形分配,其原因還是在於經費太少,所以欲解決我國衞生經費之合理分配,其先決問題在於增加經費的總數,不然卽使硬加規定,難免有削足適屨之譏,如果企圖將清道費減少,來增加其他事業費,也是很困難的一件事情. 卽以鎮江而論,從前清道費差不多占了百分之七十以上,成立江蘇省會衞生事務所以後,我們把牠減低至百分之五十四 (全年經費共四萬二千四百二十元,清道費年約二萬二千八百元,其他費用僅一萬九千六百九十二元,占全經費百分之四十六),把所減下來的經費充作其他事業費,一方面所省下來的錢并不多,另一方面清道費減少了,天天在那裏提心弔膽,生怕清道辦得不好,會給人家批評,因爲現在多數人還認爲清道是公共衞生的全部,街道稍有不潔,就抹煞一切其他公共衞生的工作了.

(三)中國公共衞生行政之方針問題

中國之有特殊的社會形態和經濟情況,已如上述,所以中國公共衞生行政之方針,不能一味抄襲歐美而須適合於中國國情的,自不待言,而且中國各地情形不同,各地衞生行政方針也不能一致,本文所提出公共衞生行政之方針問題,不過就廣泛的共通的幾個原則來討論.

(1) 公共衞生設施採取同時並進或是擇要舉行?

根據中國現在財力情形來說,以這樣少的經費來從事各項衞生事業,這是不可能的,譬如以少數的兵力來集中攻擊一點,自然比採取分散遊擊的戰術來得有效些,這是贊成擇要舉行的論調.

擇要舉行,但是各種衞生設施在中國都是需要的,而且有很多衞生事項,應互相補充,是不可分離的,例如衞生教育之與環境衞生,環境衛生之與防疫工作,均係彼此息息相關,不能顧此失彼的.　此外衛生爲國家百年大計,若干衛生事業在目前雖不覺得十分重要,但也要在目前建樹相當的基礎,以待日後之發展的,經費不足,固難從事各項工作,可是卽使將各該衛生機關全部的經費來從事一項工作,也不見得有滿意的結果,這是主張同時並進者的論調,就是就非,有待於繼續討論了.

（2）公共衛生的設施,在中國目前應注重量的推廣呢?　質的改進呢?　還是質量並進呢?

質量並進,是最高的理想,但按我國現在財力和人力,似乎難以辦到;依我國的需要來說,目下公共衛生的設施,應注意量的推廣,可是以少數的經費來謀量的推廣,質的方面就難以十分顧到了,牠的缺點在於人員質的貧乏,事業不免流於劫稚化或表面化,這是很容易失去民衆信仰的.　如果先謀質的充實不遽應於量的推廣,脚步是比較的站得穩了,可是公共衛生的設施在中國急如星火,遲緩的進行,是不夠滿足目下的要求的,總之,這問題的癥結仍在經濟和人才的缺乏.

（3）公共衛生設施之對象的問題?

我國農民約占全人口百分之八十五,那麼我國公共衛生之設施,無疑的應以農民爲對象,卽在同一都市也有貧富之分,公共衛生的設施之應平民化,這也是當然的;可是我們觀察我國目下公共衛生設施,仍着重於都市,鄉村衛生之建設年來雖呼聲甚高,而實際上發展甚緩,至於衛生設施之趨平民化,自然沒有敢加以否認的人,可是我們不客氣地說,目下中國衛生設施之享受者,大多數仍爲中產階級以上,這不是公共衛生行政人員的罪惡,我們要認清公共衛生行政發展之階段,考之歐美先進各國,也是先由都市而推及鄉村,因爲都市經費較易籌劃,交通上,人才上,和設備上均較鄉村占相當優勢,都市公共衛生設施之先鄉村發達,這是毫無疑義的.　至於享受公共衛生設施之利益,多在中產階級以上,這是因爲中產階級以上知識較高,接受較易,而且機會較多的緣故,例如學校衛生,中產階級以下兒童就很多不進學校,就沒有機會享受學校衛生的設施了,其次,中產階級以上較爲開通,多樂予接受新式接生,貧民較為守舊,就是完全免費接生,送上門去還要受拒絕呢. 根據我們（鎮江）統計,棚戶居民之接受新法接生者占全數（四一八）中不及百分之三,鎮江人口共一九九，五七八,棚戶人口計四七，七二六（占百分之二十四）,足實證明此說了. 關於治療方面,據南京衛生事務所生命統計調查結果,在死亡總數中未經任何新舊醫師治療者約占三分之一以上,鎮江亦有相同現象,其原因作者認為不全在醫藥救濟機關之太缺乏,而一半還在於信仰問題,貧民信仰舊醫不信新醫,但請舊醫診病,連藥費在內,最少須在法幣四角以上,此數雖微,但許多貧民還是負擔不起的,既沒有錢請中醫,又不相信西醫,其結果祇好乞靈於神方或草藥,單方,以救濟目前之急而已. 也許有人以為這是衛生教育沒有深入民間的緣故,這固然是事實,但是我們要曉得衛生教育并非一道靈符,可以當場見效的（實施衛生教育之障礙見下文）,依上述情形看來,理論與事實不免背馳,很明顯的,這是人力,財力和教育的問題,這三個問題沒有相當解決,儘管嘴裏說得怎樣響,什麼鄉村衛生之重要和衛生設施之應平民化,仍然是沒有多大效果的.

（四）公共衛生行政之實施問題

中國公共衛生行政在實施時發常過之困難問題有二：　（一）不徹底性,就是費九牛二虎之力,還是做不徹底的,（二）複雜性,或可稱為連繫性,就是一種極單純的行政問題,會牽涉到許多其他問題,使單純性變為複雜性,使我們顧慮太多,致行政難於推進,這都是基於上述六種原因所造成的特殊現象,因而有這兩個特性的表現,現舉例分述之如下：

衛生教育之實施問題

衛生教育之推行,在目下我國公共衛生行政上所居重要的地位,沒有人敢加以否認的,衛生教育不特灌輸民眾以衛生常識和養成民眾良好的衛生習慣,而且可使民眾知道怎樣享受和維護公共衛生的設施,我國民衆素乏衞生常識,而對於國家的衞生的設備也不知道怎樣享受和維護,無意中反爲公共衞生行政之障礙,所以如果沒有衞生教育相輔而行,其他衞生設施是辦不通的,衞生教育之重要性旣如上述,而推行衞生教育之困難則有下列二點:

衞生教育與普通教育

我國義務教育還沒有充分發達,全國文盲仍占全人口百分之八十以上,字旣不認識,普通公民常識也等於零,對這些人羣實施衞生教育是有相當困難的,所以我們覺得普通教育應與衞生教育同時幷進.

衞生教育與生產教育

最困難的是向貧民實施衞生教育,他們勞苦終日,結果不得一飽,住的是破屋棚舍,根本談不到衞生,衣服更是破舊不堪,有時連替換的衣服都很缺乏,他們最大的要求是怎樣能得到吃,而不是怎樣衣食住才合於衞生,他們救死不暇,那有閒工夫來聽衞生演講,衞生家祇能教人們怎樣衣食住才合於衞生,而不能教人們怎樣才能得到合於衞生的衣食住. 當我們走進棚戶區去實施衞生教育或宣傳的時候,湧起於我們腦海中第一個的思潮是怎樣準備建築平民住宅,而不想向他們談什麼衞生習慣了. 他們所希望於我們的不是空洞的口頭宣傳,而是實際的利益,但是能給些他們以什麼東西呢? 我們能直接幫助他們解決吃飯的問題嗎? 所以有人主張在我國尤其是在鄉村從事公共衞生工作人員,該參加生產教育,提倡農民副業,幫助農民解決衣食住問題;不過有人認衞生教育就是生產教育之一部分,因衞生教育以減少民衆疾病死亡,提高民衆工作效率爲目的,消極的可以減少因疾病死亡之經濟損失,積極的可以增進因提高工作效率之經濟利益,二說雖各有見地,不過生產教育之應與衞生教育同時並進,這是無可否認的.

環境衞生之建設問題

環境衞生之建設,在中國公共衞生行政中,最需要的而同時又是最困難的工作,因無環境衛生的建設,則傳染病的預防就不能充分做到,而且惟有環境衛生的建設,才能取得民衆的信仰,衛生教育之推行才能事半功倍,因空虛而無事實表現的衛生教育,其效果是很有限的,所以環境衛生與衛生教育是互相爲用的,但環境衛生之建設主要爲物質建設,動需鉅款,在中國目下經濟條件之下,應採取怎樣適宜的都市鄉村環境衛生建設,衛生工程家似乎還沒有把握,以下幾個環境衛生建設問題爲衛生行政人員所日常遭遇的.

污 物 處 置

　　最感困難的是糞溺處置問題,因爲 (一) 我國以糞溺爲肥料,靠糞吃飯的人太多,一缸一廁可以維持個人或全家的生活,而設備儘量簡陋,資本有限,利息無窮,所以有些地方十步一糞缸,百步一廁所. (二) 缺乏完善的上下水道,所謂洗除暗溝,淨化裝置都是不能應用於目下中國的,就是 (一) 合理的運糞制度,(二) 規定貯糞時間,(三) 合理的都市鄉村共公廁所之建築,也有種種的障礙,現在還沒有妥善的解決辦法,至於糞便之消毒又須顧慮肥料的價值,細菌及寄生蟲之撲滅力和經濟上之消耗,現在我國除了幾個都市以外,作者認爲還沒有能力負擔糞便之消毒費,而且糞便之消毒是否比建築合理的廁所來得有效和經濟,這是很有疑問的. 其次是污水處置問題,我國上下水道均感缺乏,所以污水的處置就感到十分困難了,許多中國都市市政建設非常遲緩,街道的修理不能積極進行,有系統的溝渠計劃不知何日方能實現,鄉村方面更是談不到了,在這個時期衛生行政人員祇好眼巴巴地望著,心裏焦急而巳. 再次是垃圾處置問題,垃圾之處置在於迅速的腐運和合理的最後處置,現在我國對於前者還沒有怎樣做到,因爲迅速的腐運,須具三個條件: (一) 充分的人力,(二) 合理的路基 (中國許多道路是無風三尺土,有雨一街泥),(三) 人民的協助 (隨地傾倒垃圾,是中國民衆的老習慣),關於後者除少數都市運往市外填地外,其他各地多用以填池塘小河或隙地或竟投河,這當然不是根本的辦法,但是根本的辦法如投海法,燃燒法和其他利用的辦法,費用都是非常可驚的,恐怕不適用於現在的中國罷! 說來說去,主要的還是經濟問題,怎樣順應中國經濟情形來決定一個污物處置方法,是很費思考的一件事情。

飲 水 衞 生

水與人生的關係和在公共衞生行政上所佔的地位,不必再爲提及,我國胃腸系傳染病的流行,主要的原因還是在於水,全國有自來水廠的設備連外人創辦的在內,計上海(四處),天津,瀋陽,大連,漢口,北平,廣州,廈門,吉林,昆明,常州,鎮江,青島,南京,杭州十九處,我國自來水廠之缺乏是可以想見的了,現在民衆所飲用的水,主要的還是河水和井水(有些地方簡直就飲用池塘湖沼之水),河水雖有天然的淨化力,但因糞便和垃圾不合理的處置,所以受糞便(臨河廁所洗馬桶洗衣服……等)和垃圾 (垃圾投河) 污染的機會特別多。 其次關於水井,因爲上下水道的不健全和廁所建築的不合法,水井的所在地離廁所陰溝一丈五尺以外的頗不易見,此外井之本身構造,淺井數目較多於深井,井身多隙,井面無蓋,或無井欄,井台不嚴密,且用井水者多就井邊洗滌污物,用後污水隨手傾倒井旁,還有扱水桶墜時可粘帶污物入井,以上種種都是使井水不能保持清潔的原因,據黃鳴駒先生及羅震先生調查及化驗杭州公井二百七十二口結果,視爲尚屬清潔之井,爲數甚少,僅二

井水中之大腸菌

大 腸 菌 之 發 現	井 數	井數百分率	比　　　　較
大於 10 c.c.	27	10%	10 c.c. 及 10 c.c. 以上發現大腸菌之井75＝27.7%
10 c.c.	48	17%	
1 c.c.	58	24%	1 c.c. 及 1 c.c. 以上發現大腸菌之井135＝49.1%
0.001 c.c. 或小於 0.001 c.c. 0.01 c.c. 或小於 0.01 c.c.	22 55	3.1% 20.3%	0.01 c.c. 及小於 0.01 c.c. 中發現者 77＝28.4%
0.1 c.c. 或小於 0.1 c.c.	61	22.5%	0.1 c.c. 及小於 0.1 c.c. 中發現者 138＝50.9%

十七口,比之全數僅占百分之十,并認爲若就構造之規定說,杭地公井幾無一合用者,由此可察知中國水井之一般清潔情形了. 自來水廠旣未普及,卽在有自來水設備之區域內,一半因需錢購買,一半因飲水衛生知識缺乏,所以大多數仍飲用河水或井水 (鎭江全市約四萬餘住戶,裝用自來水者不滿二千五百戶),水井在目前情况及需要之下,自不能廢除,惟欲加以根本改造,井數旣多,費用極爲大又非經濟能力所許可,井水消毒是一種不得已的辦法,好在中國民衆有煮開飲水的習慣,喝生水者很少,不然那就不堪設想了.

有關衛生各業商店之管理與衛生法規之執行

有關衛生各業商店及攤担之管理,已來涉許多社會問題了,問題的核心在於衛生法規之如何執行 (不單是商店攤担,其他凡與衛生法規有關者也有同樣情形),有的主張放任,他們所持的理由是如果嚴厲執行衛生法規,全中國沒有幾家店舖是合於標準的,攤担更不必說了,這是事實上不可能的事情,與其不徹底的干涉,不如取放任主義,從教育或獎勵着手. 主干涉論者則謂放任不免危害民衆健康,實在看不過眼,而且從教育着手失之太緩,從獎勵入手,沒有這筆經費,管理有關衛生各業商店及攤担確是一件不容易的事情,其原因在於 (一) 百業蕭條,社會經濟的條件不能適應, —— 衛生設備之背面卽爲金錢,(二) 不合格者過多,取締不勝其取締,且取締必須取得公安機關之合作,觀點各異,而且目下中國官吏多不肯任怨,所以衛生當局時感心有餘而力不足,(三) 社會一般心理素抱眼不見爲淨之觀念,往往極骯髒之商店而門庭反如市,顧客曾無一人提出抗議者,就是有看不過眼的人們,也不欲多事和多費口舌,抗議效力最大的顧客旣屬不聞不問,所以販賣者反以錯誤認爲合理,且認爲衛生當局之干涉,未免多事,(四) 中國社會有一種傳統的下層民衆保護習慣,所以乞丐能在中國過着一種很自在的生活,如果衛生當局嚴厲取締某種極違反衛生的簡陋商店或攤担,輿論上就要主張所謂公道了,說衛生不能不顧貧民的生活,衛生就是衛死一套中庸的話,甚至捕殺野犬也給他們認爲沒有人

中华医学杂志（二）

道的舉動，(五)取締或限制某種營業，營業者爲生活問題，必千方百計以求逃避官署耳目，以遂其私，執行法令者事過境遷，或另易他人，見解不同，致法令時時更變，而漏網者仍無所懼，(六)執行法令者有時難免借題敲詐，善意變成惡意，引人怨恨，失人信仰，(七)在教育原則上壓抑人之某種惡劣行爲，其結果易向他方面惡劣行爲泛濫，不如引導之向好的方面發展，(八)中國民族爲大自由民族，不慣受人干涉，所以有人主張在中國國情之下，良法不如無法，干涉不如放任，但近代行政之趨勢干涉主義已代放任主義而崛起，勇於負責之衛生行政人員，終不能熟視無視，不過衛生法規的執行，在目下中國之難以徹底，却沒有人不承認的。

傳染病管理

傳染病之管理，重在衛生法規之執行，而所遭遇的困難和上述差不多是一樣的，而且傳染病發生後之敏捷的報告，爲傳染管理有力之基礎，可是在中國佔絕大多數的舊醫是不能報告的（就是能報告也沒有多少價值的），至於新醫方面有的怕麻煩，有的怕得罪病人，影響自己營業，不肯報告，所以衛生機關所收到可靠的報告是極有限的，報告不完全那麼診斷隔離和預防都成爲局部的，關於預防部分因環境衛生的特殊情形，更是難以完全做到。

醫藥管理

在這裏特別要提出的舊醫和舊式穩婆問題，根據江蘇三十二縣醫藥衛生狀況調查報告，三十二縣西醫總數共七六三人，三十二縣中醫總數共七，〇三三人幾達新醫之十倍，新式助產士共二三六人，舊式產婆僅十四縣已有三，八五七人（遺漏的還不少），已較助產士多十五倍了，從這些事實裏我們可以看出：　（一）新醫和新式助產士離開達到可以完全代替舊醫和舊式產婆之道路還很遠（有些窮鄉僻縣根本就找不到一個正式的西醫或助產士），所以要談到什麼廢止舊醫或取締舊式產婆，都是在目下事實上所不能允許的（不祇是民衆需要問題,而且還有許多政治的問題牽涉內在),積極的干涉既屬不可能,因此有人主張任其天演淘汰,在過渡時代加以訓練,其效果如何很是疑問,不過聊勝於無罷了. 此外在中國特殊情形之下,除了外國醫師之橫衝直撞,鑲牙護士之私自行醫,還有走方郎中,茅山道士,推拿神巫以及祝由科,賣膏藥之流,到處皆是,都能迎合民衆心理. 管理取締更感麻煩.

學 校 衞 生

學校衞生在我國公共衞生事業中可算是比較發展最快的,因爲學校是一種有組織的團體,受社會的直接影響較小,而且教育者在知識上是處於領導民衆的地位,所以推行的阻力較小,不過學校也不能脫離社會而獨立,學校的學生就是各個家庭的兒童,甚至在家庭的時間比在學校的還多,家庭所給與兒童的影響,比學校還大,家庭的環境和訓練兒童的態度如果和學校不一致,卽使在學校裏受到很好的衞生習慣訓練,跑回家去還是很易受家庭環境所同化的,很多患砂眼已完全治愈的兒童,回到家中,面盆手巾沒有分開,又重復傳染了. 我國家庭父母深切瞭解衞生意義者少,而多數家庭之經濟力是很薄弱的,所以營養不良的矯治就很難達到目的的,參加學校衞生工作人員時時感覺我國家庭之消耗力 (指消耗學校衞生設施的力量),是很可驚的,所以追究起來,學校衞生之背面問題,就是家庭衞生問題,也就是整個社會的問題,要克服這背面的問題,似非僅藉學校衞生所能解決的.

生 命 統 計

生命統計是人生健康程度的簿記,也就是衞生行政的基礎,而且可以測知衞生行政之效果如何,可是在中國要實行完善精確的生命統計制度,卻是一件很不容易的事情,因爲 (一)中國歷代戶籍都沒有辦得好,所以中國人口增加狀況與人口總數究有多少,向無確實可靠之統計分析,(二)人民沒有報告的習慣,(三)公安機關徒有規定而不

中华医学杂志（二）

切實執行,（我國公安機關多以捕獲盜匪為第一要事,對於生命統計向來漠視）,(四)缺乏生命統計人才,(五)醫師助產士接生邊沒有盡報告的責任（舊醫不能報告,新醫不肯報告（怕麻煩）,接生邊不知報告）,(六)經費不足,許多人以為把金錢費在生命統計裏是不值得的,因為他的價值普通人不易看出.

婦　嬰　衞　生

關於婦嬰衞生事項在中國現在做得比較有進展的是產前檢查和接生事項,不過還沒有深入民間,婦嬰衞生之推行與整個社會問題是有密切的關係的,例如社會婦女問題,國家教養的政策,以及民衆衞生常識的缺乏,接生婆無法取締,新式助產士之缺乏等.

勞工衞生問題

現在我國工業雖然落後,大工廠無幾,但是就勞工人口而論,單是工廠工人已過一百萬,這許多人之健康問題,間接影響於工作效率,似乎也不能加以漠視的,所以工廠檢查也很有人提倡過,可是阻礙之多,問題之複雜,比較其他衞生事業還要明顯,例如 (一)列強經濟的侵略使國內新式工業疲敝不振,不特工人的生活受其影響,就是廠主也是沒法維持其工業,欲使增加設備,自屬難於負擔,(二)租界工廠檢查的問題,鬧了幾年,現在還沒有解決,據統計我國全國適用工廠法第一條所規定的工廠總計一千四百二十一家,工人計四十五萬六千六百五十六人,其中上海市所有工廠數（七五一）佔全國百分之五十二,工人數（二〇〇,三三一）佔全國百分之四十四,上海工廠檢查不得解決,單辦其他各地工廠檢查,是很不公平的事情,(三)工廠檢查在資方固然很多反對,在勞工方面因為智識的關係,亦易發生誤會.

醫　藥　救　濟

根據南京衞生事務所與江蘇省會衞生事務所生命統計調查所得結果,死亡人數未經任何醫藥救濟者占死亡總數三分之一以上,可知我國公共衛生行政應以治療工作與預防工作同時並進已無疑義，而且要取得民眾的信仰也要從治療入手，治療比預防似乎易於看得見，（中國民眾希望當場見效，許多醫療工作有時還不能滿足民眾的願望），不過光就治療工作一項來說也有許多社會問題牽涉在內，我們一提及結核病，花柳病，職業病，砂眼病，和營養不良等病，就可以想到內裏所具的社會性了。社會的問題不得相當解決，治療工作也不會做得徹底，醫院診療所醫的是單純病而不能醫與社會有關的病，此外醫師和醫療機關的缺乏，也是很大的問題。

（五）公共衛生行政之人的問題

　　首先要提及的是對人問題，公共衛生行政不過是行政之一種，不特不能離他種行政而獨立，而且和其他行政有極密切的關係，同時也就是與其他行政人員發生密切的關係，中國人素乏合作心，所以我們常常覺得辦理衛生行政，對人的時間比對事的時間費得更多，一件很平常的事情，先要費許多時間說服長官，使他們諒解同意，以後還要奔走各關係機關，遍訪各當事人請求協助，有時我們以為重要，他們却以為不重要，我們主張要急切施行，他們却認為可以暫緩，事之施行須負相當責任者，則多抱多一事不如少一事的態度，設法推諉，就是已經得到很爽快的口頭應許，而有時實際上并不過問。我國人最重面情，面情打得通，什麼事都做得通，面情打不通，則障礙重重，所以一天忙着應付人，行政的效率自然要受到很大的影響。

　　其次為本身人才問題，公共衛生行政之推行應包括行政人員，醫師，助產士，護士，技術員，助理員及其他專家，目下我國上述各種人才均感缺乏，這是無可諱言的。醫師助產士又多在都市，已如上述，其原因在於整個醫學制度之不健全，故醫師多以治病之技能供營利之工具，都市便於營利，鄉村不能立足，所以形成現在畸形的現象，在城市開業醫師對於公共衛生也是很少幫助的，甚至譏笑辦理公共衛生為無聊者也不少，即使主衛生行政者欲將此高價之醫師送到鄉村，不特鄉村不能負擔此項經費，而且貴族醫師逐少能與農民過同樣的生活，如用資格較低,造就較淺的醫師,取費雖較廉,而質的方面不免精差,易失農民信仰. 此外極關重要的,厥為衛生工作人員之專業化問題,無論何種事業或工作,欲其成功必須遵守幾個條件: (一)從事工作者必須有適當之訓練及技識,(二)從作事工者必須認此工作為其終身事業,萃畢生之精力以赴之,(三)在此工作進展過程中,須隨時能予工作者以鼓勵而引起勤奮努力之興味,處此我國特殊環境之下,如欲公共衛生事業獲得最大之效率,自非對人員的訓練,職業的保障以及待遇進修加以注意不可,我國政治不安定,公共衛生人員雖屬於技術人才,任用亦毫無保障,故人存‘五日京兆之心’而在鄉村工作者,待遇既甚低微,又缺乏進修上進之機會,工作興趣難免減低. 作者將目下我國從事公共衛生工作人員所處的地位譬如一個汽車夫,駕着一輛破舊的汽車,滿載着健康的糧食,汽油又帶得很少,走的是長遠崎嶇不平的道路,在路上機件時時發生毛病,要停下來修理,并且遭遇許多障礙物和許多關隘,費了許多氣力和口舌才能通過,有的在中途汽油就用光了,而停止不進,有的在中途聽見背後有人喊着: ‘喂不要你駕駛了讓我來’! 就是經千辛萬苦能達到目的地,有時該地民眾不特不歡迎,反以惡臉相向說: ‘我們不需要這些東西’!

所以現在中國最急切的問題是: (一)怎樣於可能的短時間內訓練更多的適合於中國需要的醫事建設人員(醫師,助產士,公共衛生護士,技術人員等),而且須有正確的社會觀念,能和平民過同樣的生活,同時所取的費用是一般平民所能償付的,(二)確定衛生人員任用制度,使成為專業化,并設法給予進修發展的機會. 欲達到上述目的,對於整個醫學教育制度及醫事建設趨勢,非另行改變不可,所以最近國內衛生專家極力提倡公醫制度,遭是極重要的建議.

(六)中國公共衛生行政之先決條件

中國公共衛生行政之癥結既如上述,所以欲求我國公共衛生行政得到充分的發展,應注意左列先決的條件:

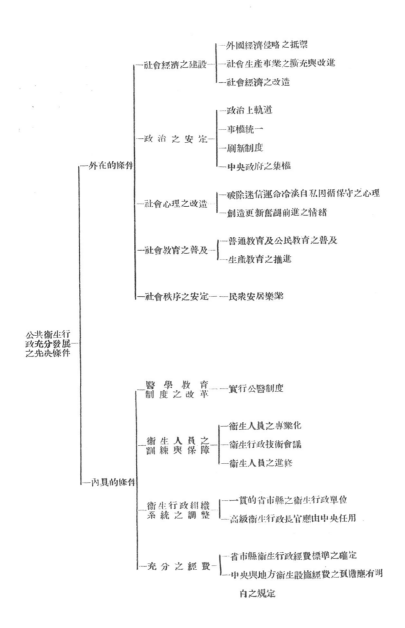

公共衞生行政充分發展之先決條件

一外在的條件
- 一社會經濟之建設
  - 一外國經濟侵略之抵禦
  - 一社會生產事業之擴充與改進
  - 一社會經濟之改造
- 一政治之安定
  - 一政治上軌道
  - 一事權統一
  - 一刷新制度
  - 一中央政府之集權
- 一社會心理之改造
  - 一破除迷信運命冷淡自私因循保守之心理
  - 一創造更新舊鬪前進之情緒
- 一社會教育之普及
  - 一普通教育及公民教育之普及
  - 一生產教育之推進
- 一社會秩序之安定——民衆安居樂業

一內具的條件
- 一醫學教育制度之改革——實行公醫制度
- 一衞生人員之訓練與保障
  - 一衞生人員之專業化
  - 一衞生行政技術會議
  - 一衞生人員之進修
- 一衞生行政組織系統之調整
  - 一一貫的省市縣之衞生行政單位
  - 一高級衞生行政長官應由中央任用
- 一充分之經費
  - 一省市縣衞生行政經費標準之確定
  - 一中央與地方衞生設施經費之負擔應有明白之規定

（七）結　論

（一）綜觀上述，可知公共衛生事業之推行，應與其他社會建設事業同時並進，欲單獨突飛猛進，絕非可能，現在我國衛生行政幹部人員多係青年，富有朝氣，遇事躍躍欲試，勇往直前，不過在進行的途中沒有不感到受其他落後的事業所牽制，而不能長驅直入，難免陷於失望，如果我們明白這個癥結，就不必存過分的，超時代的奢望了，因一種事業之成功是累積而來的，決非憑空而來的，也決非靠一部分人之努力而能即時見效的，衛生行政之成功，單靠衛生人員的努力是不夠的，同時我們要知道我們目下所費的氣力，就是將來他人成功的基礎，絕不是白費的。

（二）本文所指出公共衛生行政之癥結，是辦理衛生行政者日常所遭遇之困難問題，此問題乃社會現實問題，我們不能逃避現實，祇有改進現實，因今日社會之現實，與明日社會之現實不同，我們更無須悲觀，悲觀與現實無補。

（三）中國公共衛生行政雖有許多阻礙和困難，但日在進步之中，則無人敢加以否認的，有困難乃有奮鬪，惟有困難乃見奮鬪者之艱苦，惟闇惰之民族不能奮鬪，此世界非怯懦民族生存之地。

（四）促進民族健康爲復興民族之先決條件，由此可知衛生人員所負的使命，是怎樣的重大，整個民族的光榮或聶辱在不久的將來，就可以判別了，我們應準備長期的艱苦奮鬪。

（五）我國衛生事業目下還在試驗時期，應採取何種最適合於國情的衛生行政，方針以期達到最可能的成績，同時宜避免歐美衛生設施畸形的發展，這是要待海內專家研究和討論的，作者閱歷有限，觀察定有未週之處，希讀者指正。

參　考　書

（1）張金鑑：行政學之理論與實際．二十四年八月．

（2）李廷安：中國鄉村衛生問題，二十四年六月．

中華醫學雜誌第二十二卷第十一期

（即第一二八期）

中國醫學史專號

目　次

本會消息

消　息

本　誌　本　卷

係　與

齊魯醫刋第十五卷

合　刊

弁　言

中華醫學會在廣州召開三屆大會時,有會員多人,鑒於中國醫史之研究,需要日殷,遂議組醫史委員會,用資研討。 其意甚善,此舉所關誠重且大也。 原夫上古之世,文物未備;醫學未臻發達,人民羣信玄說,中西一例,初無異致。 降及文藝復興而後,西方醫學,競尚科學研究,歷經改良進步,而成今日之醫學。 返觀吾國,則墨守成法,進步遲緩;是以搜羅吾國數千年來之醫史,成一綫索,與西洋醫史作一對照,未始非此後進步之初階也。 此中國醫史之須整理者一。 吾國醫學,雖多迂腐,但亦不乏切實之醫籍,奏効之藥劑,如清之王清任,對於舊傳臟腑之說,深滋疑竇,乃有法場剖屍,古墓檢骨之舉,醫林改錯一書所以作也。 餘如大楓子油之治麻風,亦肇自中華。若不張皇補苴,浸浸乎中國醫學之全部,將被目爲空洞無物矣;此其二。 晚近中西醫學之爭日甚,衆口紛紜,黑白混淆。 夫片斷之經驗爲一事,整個之學術系統又爲一事,吾人固不能以拾摭一二有價値之經驗,遂謂中國醫學乃確切不移之學;而歷史乃實事之鐵證,披陳史實,是非判然,是以中國醫史之輯,同時可定中西醫學之爭,此其三。　中國史書,全部均載政治之演變,致若工業之衍化醫學之遞嬗,則均付之闕如,未見專籍。一種學問之研究,由歷史始能明察過去演變進化之陳跡,藉奠來茲,是故醫學史之整理,乃今之學者,披荊斬棘,爲後來學者任先導者也。　此其四。　具此四端,乃有組醫史委員會之議。　當去冬三屆大會中,舉王君吉民,伊君博恩,李君友松,楊君濟時,胡君美爲常務委員;並推王君吉民爲主席,伊君博恩爲書記。　經本年二月間中華醫學會理事會通過後,該會乃宣告正式成立。　其所擬訂之計劃,以刊行醫史專號爲初步工作。爰由王君吉民廣徵醫學界知名之士,蒐集材料,並加整理,輯而爲是册專號。　非敢自詡創舉,聊供參攷而已。　至若闡精抉微,廣證博引,則尚有待乎海內同仁也。

二十五年十月十五日編者謹識

撰述醫學史之我見

余　雲　岫

醫學史者,醫學變遷演進之成蹟也. 大凡一種學術,其變遷演進,必受社會之影響;必與社會之變遷演進相輔而行. 而醫學尤與文化有密切之關係. 故欲撰述醫學史,不可不稽考社會文化史;撰述文化史者,亦不可不容納醫學史也. 而撰述上古傳疑時代之醫史,尤須考證明確,以免杜撰武斷之譏. 茲就鄙見所及,聊舉一二,以貢諸社會. 愚者千慮,或亦可為芻蕘之獻乎.

(一) 醫事之起原

余嘗謂本草之起原,為各地土民之單方集合而成;醫事亦然. 蓋古者交通阻隔,飲食起居,各隨其土之宜以為生活;故所常見之疾病,亦有多寡之不同. 處置之法,亦因之而異. 素問異法方宜論所述,謂東方之民,其病皆為癰瘍,其治砭石,故砭石從東方來. 西方之民,其病生於內,其治毒藥,故毒藥從西方來. 北方之民,臟寒生疾,其治灸焫,故灸焫從北方來. 南方之民,其病攣痺,其治微鍼,故九鍼從南方來. 中央之民,其病痿厥寒熱,其治導引按蹻,故導引按蹻從中央出. 於此可見上古醫療之事,方各不同,為之君長者,集而合之. 啓土廣漠者,所集亦多. 其又廣者,所集又多焉. 猶部落之合而為小國,小國之併而為大邦也. 世傳神農嘗百草以興醫藥,非謂醫藥起始於神農,乃神農留心於醫藥,集而成之. 其時幅員較廣,勢力之所及者較大,故所集較多耳. 中國當神農之時,已由漁獵社會,遊牧社會進而為耕稼社會. 前乎此者,其各

中华医学杂志（二）

部落之人民,對於生老病死,必有相當之應付,其於醫藥,必有相當之經驗知識,可知也. 太平御覽七百二十一方術部二,引帝王世紀曰:'伏羲氏造書契以代結繩之政;畫八卦以通神明之德;以類萬物之情;所以六氣六府,五藏五行,陰陽四時,水火昇降,得以有象;百病之理,得以有類;乃嘗味百藥而制九鍼,以拯天枉焉'. 伏羲前乎神農,乃中國漁獵時代,遊牧時代之帝也. 易繫辭傳下曰:'繩結而爲網罟,以佃以漁'. 是漁獵也. 太平御覽七十八皇王部三,引春秋內事曰:'天下之人,未有屋宅'. 引帝王世紀曰:'取犧牲以充庖廚,故號曰庖犧皇'. 是遊牧也. 當此之時,已有百病,已知嘗藥,可以知神農以前,有醫藥之事矣. 禮含文嘉曰:'燧人始鑽木取火,炮生爲熟,令人無腹疾'. 古史考曰:'古之初人,吮露精食草木實,穴居野處,山居則食鳥獸,衣其羽皮,飲血茹毛,近水則食魚,鼈螺蛤,未有火化,腥臊多害腸胃. 於是有聖人以火德王,造作鑽燧出火,教人熟食. 鑄金作刃,民人大悅,號曰燧人'. 燧人先於伏羲,則伏羲之前,有疾病可知矣. 火化之發明,亦當時衞生上一大進步也.

又太平御覽七百二十一. 引帝王世紀曰:'炎帝神農氏長於江水,始教天下耕種五穀而食之,以省殺生. 嘗味草木,宣藥療疾,救天傷人命,百姓日用而不知. 著本草經四卷'. 考帝王世紀爲晉皇甫謐所著,其言以省殺生,已染佛家之戒律. 陶隱居名醫別錄序亦謂:'神農氏造耕種以省殺生之弊,宣藥療疾以拯天傷之命'. 蓋本於謐也. 據此,似神農之耕種五穀,專爲省殺生;而嘗味草木,專爲拯天傷. 其實神農時代,正由遊牧轉入耕稼,豈有省殺生之意哉? 唯淮南子與陸賈新語之言,爲得其實. 淮南子修務訓曰:'古者民茹草飲水,採樹木之實,食蠃蚌之肉,時多疾病毒傷之害. 於是神農乃始教民播種五穀,相土地之宜燥濕肥墝高

下,嘗百草之滋味,水泉之甘苦,令民知所辟就.　當此之時,一日而
遇七十毒'.　陸賈新語曰:　'神農以爲行蟲走獸難以養民,乃求
可食之物,嘗百草之實,察酸苦之味,教民食五穀'.　二書之言,蓋謂
神農之嘗草木,乃求可食之物,以免疾病之毒,非爲省殺生也.　其
結果,一方得知五穀可爲常食而無流弊,乃教民播種;一方以一日
遇七十毒之經驗,更加之以人民時時所遭疾病之毒之經驗,而後
知草木水泉之特性,有可以已病者.　較之前人,所識獨富,遂用之
以療疾救傷耳.　是神農之嘗草木,其主要目的爲求可食之物;由
是而遇毒,由是而興醫藥,乃其工作中所遭遇之事,爲偶然之發明,
始願不及此也.　雖然,蒸民粒食,已爲當時生命安全上之一大進
步.　況又有多方醫藥之發見,宜其爲後世所尊奉,而以爲言藥之
祖也.

（二）　史　料　之　疑　似

　　素問有湯液醪醴論,漢書藝文志經方有湯液經法三十二卷,
皆不言所自始.　獨晉皇甫謐甲乙經序言:'伊尹以亞聖之才,撰
用神農本草以爲湯液,仲景論廣伊尹湯液爲數十卷'宋高承事物
紀原因之,元王好古湯液本草序又因之.　然謐之前無聞也.　吾
於呂氏春秋得其旁證焉.　呂氏春秋先已篇曰:'凡事之本,必先
治身,嗇其大寶,用其新,棄其陳,腠理遂通'.　高誘注曰:'用藥物之
新,棄去其陳,以療疾,則腠理肌脈遂通利不閉也'.　王勃黃帝八十
一難經序云:'岐伯以授黃帝,黃帝歷九師以授伊尹'.　尸子有湯
問壽於伊尹之事.　則伊尹者,知醫知藥知養生之道者也.　是則
伊尹之制湯液,有所由來,審矣.　伊尹何以能知醫,以伊尹爲庖人
之養子,深於味者也.　呂氏春秋孝行覽第二本味篇曰:'有侁氏
女子探桑,得嬰兒於空桑之中,獻之其君,其君令烰人養之（高誘

註曰：烊猶庖也）。……故命之曰伊尹．……長而賢，湯聞伊尹，使人請之有侁氏．有侁氏不可．伊尹亦欲歸湯，湯於是請取婦爲昏．有侁氏喜，以伊尹爲媵送女．……湯得伊尹．……明日，設朝而見之，說湯以至味'．其言曰：'凡味之本，水最爲始．五味三材，九沸九變，火爲之紀，時疾時徐，滅腥去臊除羶，必以其勝，無失其理．調和之事，必以甘酸苦辛鹹，先後多少，其齊甚微，皆有自起．鼎中之變，精妙微纖，口弗能言，志弗能喻．若射御之微，陰陽之化，四時之數，故久而不弊，熟而不爛，甘而不噥，酸而不酷，鹹而不減，辛而不烈，澹而不薄，肥而不膁'．觀此，非深於味者，不能言也．惟其深於味，且知水之用，故能知庶物可以療疾，湯液可以制藥．蓋伊尹知醫藥，由黃帝九傳而得．其制湯液，則以少長於庖人之故．余前曾證明神農之知藥，因嘗草木求民食而生．今伊尹之制湯液，因精烹調知至味而生．其發明徑路，皆由飲食而及醫藥．先聖後聖，若合符節，亦極可注意者也．此於事實極相近．反對之者，惟孟子而巳．然周秦諸子，兩漢諸儒，皆盛稱之．墨子尙賢篇上曰：'湯舉伊尹於庖廚之中'．尙賢篇中曰：'伊摯，有莘氏之女私臣，親爲庖人，湯得之，舉以爲己相'．尙賢篇下曰：'昔伊尹爲有莘氏女師僕，使爲庖人，湯得而舉之爲三公'．文子自然篇曰：'伊尹負鼎而干湯'，韓非子難言篇曰：'上古有湯，至聖也．伊尹至智也．然且七十說而不受．身執鼎俎爲庖宰，昵近習親，湯乃僅知其賢而舉之'．莊子庚桑楚篇曰：'湯以胞人籠伊尹．楚辭天問曰：'成湯東巡，有莘爰極，何乞彼小臣而吉妃是得．水濱之木得彼小子，夫何惡之．媵有莘之婦'．九章惜往日篇曰：'伊尹烹於庖廚'．文選王褒聖主得賢臣頌注，東方朔非有先生論注，引魯連子曰：'伊尹負鼎佩刀以干湯'．此周秦諸子之所稱道者也．雖傳聞異辭，而以伊尹能爲庖廚，則皆同也．史記殷本紀曰：'阿衡欲干湯而無由,乃爲有莘氏媵臣. 負鼎俎,以滋味說湯. 或曰:伊尹處士,湯使人聘迎之,五反然後肯往從湯,言素王及九主之事'. 此司馬遷探負鼎干湯之說爲正. 而以孟子之所傳聞者次於後. 其意亦以前說可信,而後說僅有存疑之價值也. 遷嘗從孔安國問故. 其作殷本紀,多探書序之言,必受之於安國,則古文家之說也. 其尤奇者,遷作孟子荀卿列傳,引伊尹負鼎百里飯牛之事而申之曰: '騶衍其言雖不帆,儻亦有牛鼎之意乎'? 是直以伊尹負鼎干湯爲傳信之事實,而視孟子之言若無睹也. 且史記司馬相如列傳上林賦索隱引應劭曰: '伊尹書曰. 果之美者,箕山之東,青馬之所有盧橘夏熟'. 顏師古前漢書注引同. 許慎說文解字櫨字下曰: '伊尹曰,果之美者,箕山之東. 青鳧之所有甘櫨焉. 夏孰也'. 此卽呂氏春秋本味篇之詞也. 上林賦注'青馬'. 文選作'青鳥',說文作'青鳧',呂氏春秋作'青鳥',山海經海外北經作'青鳥',海外東經作'青馬',北荒經作'青鳥',南荒經作'青馬',淮南子墜形訓作'青馬',段玉裁說文櫨字下注: 以爲當從文選作青鳥. 郝懿行山海經海外北經箋疏,以爲其文踏錯,難可得詳. 今以非本論範圍內事,姑置弗論也. 又說文秏字下曰: '伊尹曰飯之美者,元山之禾,南海之秏'. 亦卽本味篇之文. 但秏作秬耳. 以此觀之漢儒不但言伊尹負鼎干湯,且亦承認本味篇之文爲眞是伊尹之言矣. 要而言之,伊尹身爲庖廚,說滋味之事,周秦兩漢學者多稱道之. 所不同者,或謂湯求之,或謂伊尹干之耳. 然呂氏春秋本味篇,則謂湯求之,伊尹亦自欲歸湯,可謂兩全其說,而得事實之近似. 此正與莊九年左氏傳載齊鮑叔欲得管仲,而管仲請囚,同一情事. 謂鮑叔欲得管仲亦可,謂管仲欲歸齊亦可,伊尹之事,湯求之有莘(有莘卽有莘),故謂湯求之可;伊尹欲歸湯,願爲媵臣,故謂伊尹干湯亦可. 周秦諸子主張各不相同,各隨其便於己說者取以為徵. 卽孟子之反對割烹要湯,亦以於己之主張有所不便,而力排之也. 不然,三使往聘之文,何以祇孟子一見,而餘子絕無道及? 五反肯往之言,何以史遷僅備諸或說乎? 清焦循作孟子正義. 以為割烹要湯之事,本味篇之文,乃出於漢書藝文志小說家伊尹之書,而因詆小說怪誕,不可為據. 然漢書藝文志道家有伊尹五十一篇,小說家有伊尹說二十七篇,則本味之言,安知不取諸道家者流所列伊尹之書? 而謂必出於小說家者流,不可謂非武斷也.

（三）　古醫藥書之病候

我國舊醫藥書所載者,多病之證候. 知舊醫之治病,皆是對證療法,無所謂原因療法也. 其所謂原因者,五行六氣之勝復生尅於十二經脈五藏六府而已. 故欲知古時疾病之情偽,則醫藥書中所載之證候,不可不詳為甄別. 如羣經諸子所載之病,本草醫經所載之病,歷史傳記所載之病,彙集而研求之,然後疾病之歷史可得而敍述矣. 余之撰釋名病解(連載本誌)亦為此也. 蓋疾病之歷史不明,則醫學史之主體已失,幾乎不能編纂矣.

（四）　時　代　之　影　響

古代醫學大都受哲學之影響而生變遷. 而事物之發明,亦為極重要之事. 如九鍼之用,必在冶金術發明以後. 所謂砭石者,必為石器時代所用之物. 湯液之興,必在火化發明,鑄金作釜以後. 此其大略也.

周秦諸子之哲學,以老子為大關鍵. 以其上破鬼神術數之迷信,下開孔子墨翟之學派故也. 而醫學之變遷,亦在春秋戰國之間. 上古之時,醫病主用祈禱,其次則巫祝掌之,間用藥物. 山海經海內西經所謂'巫彭,巫抵,巫陽,巫履,巫凡,巫相操不死之藥'者是也. 春秋之時,祝史不聞醫病,而周禮春官有醫師之職,聚毒藥以供醫事. 僖公三十年左氏傳晉侯使醫衍酖衞侯,是醫聚毒藥之證也. 成公十年左氏傳,昭公元年左氏傳,晉兩求醫於秦. 而醫緩,醫和之論疾,不涉巫祝之言. 於此知巫醫之分業久矣. 分則有競爭之心,故史記扁鵲傳有'信巫不信醫,六不治也'之言. 蓋古者以疾病爲鬼神之祟. 故專事祈禱. 後乃知疾病有從飲食男女而生者,由是鬼神之威,漸漸減削,祈禱之事,亦漸漸減少. 昭元年左氏傳曰:'晉侯有疾,鄭伯使公孫僑如晉聘,且問疾. 叔向問焉曰: 寡君之疾病,卜人曰. 實沈臺駘爲祟,史莫之知. 敢問此何神也? 子產曰,……實沈參神也,……臺駘汾神也;抑此二者不及君身,山川之神,則水旱癘疫之災,於是乎禜之. 日月星晨之神,則雪霜風雨之不時,於是乎禜,若君身,則亦出入飲食哀樂之事也. 山川星辰之神又何爲焉'? 據此,則春秋之時,已知個人疾病(除癘疫),爲出入男女哀樂所致矣. 溯而上之,卽神農作本草,伊尹制湯液之時,已知人民之疾病往往非鬼神之祟,而爲藥石所能治愈. 此種觀察,積久彌彰. 至春秋時,知之更確耳. 獨至癘疫流行,死者甚衆,猶以爲鬼神之祟而不之疑耳. 故子產亦以癘疫爲山川之神之所爲也. 然史記鄭世家削去癘疫二字. 杜預注左傳,亦略癘疫而不言. 是漢晉通人已知癘疫非山川之神之祟. 癘疫二字,司馬遷不能不削,杜預不能不略也. 孔疏不知其旨,乃曰:'癘疫謂害氣流行,歲多疾病. 然則君身有病,亦是癘氣. 而云不及君身者. 陳思王以爲癘疫之氣,止害貧賤,其富貴之人,攝生厚者,癘氣所不及,其事或當然也. 且子產知晉君之病不在於此,故言二者不及君身,以病非癘疫,故不須祭臺駘等也'. 此曲說

也. 其曰'君身有病,亦是癘氣'. 此以個人之疾病,誤以爲與多人
共病之時疫相同,非子產本意,其誤一矣;引曹子建說疫氣之論,以
爲不及君身之證,是矣,而又繼之曰:'且子產知晉侯之病不在於
此,故言二者不及君身'. 是以子產知晉侯病非癘疫,故特將癘疫
之病,橫加於山川之神之祟之中. 曾謂子產立言,不顧事實,任意
顚倒如此耶. 甚矣其誣也. 其誤二矣. 要之,子產知君身之疾
非鬼神之祟,實不知癘疫之病亦非鬼神之祟,故以水旱癘疫並言.
司馬遷知之,故削而不錄;曹植知之,故笑俗人懸符厭禳之舉;杜預
知之,故注左氏傳略而不言也. 於此亦可見對於時疫之觀念,亦
隨時進化也.

中华医学杂志（二）

中國食療之古書

上海雷氏德醫學研究院生理科學組

侯　祥　川

　　食物及其養生,在我國早有記載. 其最古可稽者,如周禮,爾雅,山海經;次如呂覽,淮南子,淳于意傳等. 食物專書最古者,當爲神農食經;但此書恐爲後人之作. 其他如神農食禁湯液經方,黃帝雜飲食忌等,其年代及著作者,皆不可稽考. 食物論述最詳而略可考者,當以孟詵所著之食療本草,此書原本已失,宋大觀二年,只有一部分之記載見於證類本草. 日本醫心方（宿彌永賴撰,書成於日本圓融帝永觀二年）亦有孟詵食療本草之記載. 又按孟詵傳記略逃食療本草原名補養方,經張鼎增補後,始名食療本草. 西歷 1907 至 1908,在甘肅燉煌石室所發見之古文書籍中,有食療本草之殘卷（不全）,其年歷爲後唐明宗長興五年正月一日（西歷九三四年）,此殘卷之攷察,曾經中尾万三於上海自然科學研究所彙報發表,論之頗詳. 千金食治爲唐孫思邈所著,亦爲飲食之重要著作. 至於南唐陳士良所著之食性本草,則取材於以前本草,附以食醫諸方,並增加數種食物而已. 較近之飲食著作,如元忽思慧飲膳正要,元賈銘飲食須知,明周憲王救荒本草,明汪穎食物本草,明胡文煥食物本草,明寧原食鑑本草,明鮑山野菜博錄,皆爲飲食重要著作.

　　雖然我國飲食食療古書中論述,少有涉及疾病因缺乏某種食物所致,但於植物記載,飲食作法,食忌及食物療病等,則論述極詳,故頗有研究之價值. 本文特將古書有專論食物與食療者,分列數表,以質於同志. 惜原本存書甚少,海內之士,若肯將所珍藏

1016　　　　中　華　醫　學　雜　誌

者付之繙印,以廣流傳,則神益於學者當不少也. 表中所列,僅擇其要者;此外述及食物之古書甚多,不能盡爲列入.

1. 食物食療論述書

關於食療,隋書經籍志載有二十餘部其名稱如下:

1. 崔氏食經(四卷)	2. 食經(十四卷)
3. 食經(三卷,馬琬撰)	4. 膳饈養療(二十卷)
5. 淮南王食經幷目(百六十五卷,隋大業中撰)	6. 食饌次第法(一卷)
7. 四時御食經(一卷)	8. 服食諸雜方(二卷)
9. 養生服食禁忌(一卷)	10. 老子禁食經(一卷)
11. 神仙服食經(十卷)	12. 神仙服食神祕方(二卷)
13. 神仙服食藥方(十卷抱朴子撰)	14. 神仙服食雜方(十卷)
15. 神仙服食方(五卷)	16. 衛叔卿服食雜方(一卷)
17. 論服餌(一卷)	18. 服餌方(三卷,陶隱居撰)
19. 雜仙餌方(八卷)	20. 養生要集(十卷,張湛撰)
21. 養生注(十一卷,目,一卷)	22. 養生術(一卷,翟平撰)
23. 養生經(一卷)	24. 養生傳(二卷)
25. 帝王養生要方(二卷,蕭吉撰)	

以上各書,中尾万三於食療本草之考察,論之頗詳,無庸贅述. 表中 6 至 10,12 至 19,21,22,24 及 25,原書皆已亡失,無從稽考,茲將其他各書,列於第一表.

第 一 表　食 物 食 療 論 述 書

書　名	著　者	年　代	附　註
神農食忌	神農		
神農食經	神農		
神仙服食方	葛洪(又名抱朴子)	晉(三,四世紀)	
神仙服食經			
食治通說	婁居中	宋	
彭祖服食經	彭祖		
食忌	孫思邈	唐	

續 第 一 表

書　名	著　者	年　代	附　註
食經	淮南子		
食經	崔浩		
食經	竺暄		
食經	李氏		
千金食治	孫思邈	唐(七世紀)	
食療本草	孟詵	唐(七世紀下半)	三卷
食性本草	陳士良	南唐(十世紀)	十卷
食物本草	汪頴	明(十六世紀初)	二卷
食鑑本草	寧原	明嘉靖(十六世紀)	
救荒本草	周定王	明(十五世紀初葉)	四卷　初版本共二卷,第二版本共四卷,現在通行者係有陸東之序者(1599)　本草綱目以爲周憲王,實誤.
食醫心鑑	笴殷	唐	三卷
飲膳正要	和斯輝(忽思慧)	元(天曆三年)	三卷
膳夫論	鄭望之		按辭源食單條云鄭望
飲食須知	賈銘	元	

　　救荒本草,並非完全編集前人之作,而大牛爲著者個人之經驗. 著者居於河南,故所述多河南植物. 其論述草木共 414 種,內中僅有 138 種爲前人所載者. 全書分五部,即草部 245 種,木部 80 種,穀部 20 種,果部 23 種,菜部 46 種,每種皆有圖,頗眞切可考. 每部又分爲葉,實,根,筍,花,皮,莖等,計:

葉 可 食	237
實 可 食	61
葉 及 實 皆 可 食	43
根 可 食	28
根 葉 可 食	16
根 及 實 皆 可 食	5
根 筍 可 食	2
根 及 花 可 食	2

中　華　醫　學　雜　誌

花 可 食　　　　　　　　　　　　　5
花 葉 可 食　　　　　　　　　　　　5
花 葉 及 實 皆 可 食　　　　　　　　2
葉 皮 及 實 皆 可 食　　　　　　　　2
莖 可 食　　　　　　　　　　　　　3
筍 可 食　　　　　　　　　　　　　1
筍 及 實 皆 可 食　　　　　　　　　1

2. 食 物 專 書

據中尾万三在孟詵食療本草以前,關於飲食之書,梁朝有:

1.　仙 人 水 玉 酒 經
2.　劉 休 食 方（一 卷,劉 休 撰）
3.　太 官 食 經（五 卷）
4.　食 經（二 卷）
5.　黃 帝 雜 飲 食 忌（二 卷）
6.　太 官 食 法（二 十 卷）
7.　食 法 雜 酒 要 方 白 酒 並 作 物 法（十 二 卷）
8.　食 圖 四 時 酒 要 方
9.　白 酒 方
10.　七 日 麴 酒 法
11.　雜 藏 釀 法
12.　雜 酒 食 要 法
13.　飲 食 方
14.　醢 及 鮭 蟹 方
15.　羹 臛 法
16.　䐑 膜 朐 法
17.　北 方 生 醬 法

以上十七部書,論述多爲食物製造方法,原本多已亡失,其他
食物專書,可於第二表中見之.

第 二 表　食 物 專 書

書　名	著　者	年　代	附　註
宣和北苑貢茶錄	熊蕃	宋	
東溪試茶錄	宋子安	宋	一卷
洞山岕茶系	周高起	清	
顧渚水茶記	陸羽	宋(八世紀中)	
岕茶彙抄	冒襄(字辟疆)	清	
茶經	陸羽	宋(八世紀中)	三篇
茶錄	蔡襄	宋(十一世紀)	二卷
茶譜	毛文錫(又名燕文錫)	宋	
茶譜	顧元卿	明	
茶對	蔡宗顏	宋	
茶董補	陳繼	十七世紀初	
沈氏農書	張履祥	十七世紀	
竹譜	戴凱之	晉	一卷
竹譜	贊寧	宋(十世紀末)	
竹譜	李衎	元(十三世紀)	十卷
竹譜	陳鼎	清	
筍譜	贊寧	宋(十世紀末)	一卷
打棗譜	柳貫(字道傳)	元	
梅譜	范成大	宋(十二世紀下半)	
海棠譜	沈立	宋	
海棠譜	陳恩	宋(十三世紀)	三卷
香譜	葉廷珪	宋	
香譜	洪芻(又名駒父)	宋	二卷
蟹譜	傅肱	宋(十一世紀)	二卷
橘錄	韓彥直	宋(十二世紀)	三卷
瓜蔬疏	王世懋	十六世紀	
果疏	王世懋	十六世紀	
荔枝譜	蔡襄	宋(十一世紀)	三卷
荔枝譜	宋玉	明	

續 第 二 表

書　名	著　者	年　代	附　註
荔枝譜	曹蕃	明	
荔枝譜	徐𤊹	明	
荔枝譜	鄧慶寀(又名道協)	明	
荔枝譜	屠本畯	明	
荔枝譜	黃履庚	明	
荔枝話	林嗣環	清	
甘藷錄	陸耀	十八世紀末	
甘藷疏	徐光啓(又名元扈)	明	(1562—1633)
禽經	師曠(張華註)	周	一卷
菌譜	陳仁玉	宋(十三世紀)	一卷
野菜譜	王盤(又名鴻漸)(又名西樓)	明(十六世紀)	一卷
野菜贊	顧景星	清	
野菜博錄	鮑山	明	
山家清供	林洪	宋	
隨園食單	袁枚(字子才)	清	

3. 其 他 本 草

　　食物專書外,其有論及食物之古書,當以其他本草爲最詳.
茲將所知三十餘部本草,列於第三表,其中最重要者爲明李時珍
之本草綱目. 時珍字東璧,又號瀕湖,蘄州人,官楚王府奉祠正(蓬
溪縣知縣). 此書著作,經二十六年始成. 原本卷首有王世貞
序,次爲時珍子建元之疏. 全書五十二卷,分爲十六部,六十二類,
對於各種食物,論述無遺.

　　廣羣芳譜爲較近之作,全書分爲十一部,卽天時,穀,桑,麻,蔬,茶,
花,果,木,竹,卉,藥. 其序述草木共一千七百種,所論多有以前本草
所未載者.

第三表　其他本草

書　名	著　者	年　代	附　註
神農本經			
藥性本草	甄權	唐高宗（第六世紀初葉至第七世紀中葉）	四卷
英公唐本草	高宗命李勣主編	唐高宗（A.D.650)	係神農本草之增訂本共七卷
唐新本草	蘇恭長孫無忌及其他二十二位學者	唐高宗	係英公唐本草之重訂本共五十三卷
本草拾遺	陳藏器	唐（第八世紀）	共十卷
海藥本草	李珣	唐（第八世紀）	載南國藥材共六卷
胡本草	鄭虔	唐	所記皆胡中藥物共七卷
四聲本草	蕭炳	唐（第七至第九世紀）	共五卷
删繁本草	楊損之	唐（第八世紀）	共五卷
本草音義	李含光	唐	二卷
本草性事類	杜善方	年代不知但杜氏常列入唐代作家之中	一卷
蜀本草	蜀主孟昶命命韓保昇編纂	五代後（第十世紀）	係唐本草之增訂共二十卷
日華諸家本草	大明（又名日華）	宋	二十卷
開寶本草	劉翰馬志及其他學者	宋開寶(968—976)	共詳述九百八十三種（內一百三十三種係新加者）
嘉祐補註本草	掌禹錫, 林億及其他	宋嘉祐(1057)	全書共二十卷詳述1082種藥草82種係新增者
圖經本草	蘇頌	宋	二十一卷
本草別說	陳承	宋元祐中編(1090)	合本草及圖經二書爲一
證類本草（亦名大觀本草）	唐愼微	宋大觀二年編(1108)	共三十一章詳載1455種及插圖294幅
本草衍義	寇宗奭	宋政和中編(1115)	三卷
湯液本草	王好古（又名進之又名海藏）	元（十三世紀）	二卷
日用本草	吳瑞	元	八卷
本草韻括	胡仕可	元	
本草衍義補遺	朱震亨（又名彥修又名丹溪）	元（十四世紀）	係本草衍義之增訂本三卷

中华医学杂志（二）

1022　　　　　中　華　醫　學　雜　誌

續 第 三 表

書　名	著　者	年　代	附　註
本草發揮	徐彦純（又名用誠）（朱震亨之徒）	明（十四世紀）	三卷（276種植物係新增者）
本草集要	王綸（又名汝言又名節齋）	明（十五世紀）	八卷
本草會編	汪機（又名省之）	明嘉靖	二十卷
本草蒙筌	陳嘉謨	明嘉靖末年（約1567）	十二卷
本草綱目	李時珍	明（1552年開始1578年完成）	五十二卷
土宿星君本草	土宿星君	宋？	
吳氏本草	吳普	魏（三世紀初）	一卷
太清草木記	陶隱居（宏景）	梁（五世紀）	
滇南本草	蘭茂		三卷
南方草木狀	稽含	晉	三卷分草木果竹四類共八十種言植物書最古者
神農本草經讀	陳修園	清	二卷
園林草木疏	王方慶	唐	
平泉草木記	李德裕	唐（787—849）	四川
羣芳譜	王象晉	明（1630）	三十卷
廣羣芳譜	清聖祖敕撰	清（1708）	一百卷

4. 醫 藥 方

醫藥方中,多有論及食療者,尤以孫思邈所著之各千金方及吳彦夔之傳信適用方爲最,其他醫藥方,可於第四表見之.

第 四 表　醫 藥 方

書　名	著　者	年　代	附　註
經驗方	陳日華	宋	
扁鵲方	扁鵲（姓秦名越人）	春秋時人（紀前六世紀）	

續第四表（一）

書　名	著　者	年　代	附　註
華陀方	吳普	魏（三世紀）	
百病方	胡洽居士		
博濟方	王袞	宋	三卷
攝生妙用方	張時徹	明	十一卷
衛生家寶方	朱瑞章	宋	二卷
濟生方	嚴用和	宋	八卷
濟生拔萃方	杜思敬		
千金翼方	孫思邈	唐	
千金備急方	孫思邈	唐	三十卷
千金髓方	孫思邈	唐	
千金月令方	孫思邈	唐	
秦承祖藥方	秦承祖	宋	
集驗方	梅師（又名深師）	四世紀	
集驗方	姚僧坦	北周（十世紀中）	十二卷
集驗方	董炳	十一世紀	
集驗方	朱瑞章	宋	
神珍方	周定王	明（十四世紀）	
蘇沈良方	沈括（又名存中）	宋（十一世紀中）	十五卷
徐文伯方	徐文伯	隋（五世紀中）	
宣明方	劉完素	金	十五卷
隨身備急方	張文仲	唐	
外科經驗方	薛巳	明	
衛生簡易方	胡濙	明（十五世紀初）	
衛生家寶方	朱瑞章	宋	二卷
傳家秘寶方	孫用和	宋（十一世紀）	
傳信方	劉禹錫	唐（八，九世紀）	二卷
傳信適用方	吳彥夔	宋	二卷
婦人方	郭稽中	宋	
海上方	溫隱居（又名大明）	宋	

續 第 四 表 (二)

書　名	著　者	年　代	附　註
海上仙方	溫大明	宋	
篋中方	許孝宗	唐	
雞峯備急方	張銳	十二世紀	
經驗良方	鄒福	明	十卷
古今錄驗方	初虞世	宋	
保壽堂經驗方	劉松石	明	
藥準	文彥博(又名潞國公)	宋	
靈苑方	沈存中	宋	二十卷

5. 其 他 著 作

其他著作有論及食療者,如周禮爾雅,上已述及. 爾雅實係一辭典,爲周公所始作,但至七百年後,子夏方成之. 現本爲郭璞註,於三世紀重註,全書分十九釋,第十三,第十四釋,論草木三百種,於他釋中所述動物,亦約三百種.

山海經爲夏禹之作 (其卷首劉秀校上奏稱爲伯益所作),約於紀前 2200 年,係一地理著作,內述及當代各種動植物.

齊民要術係一種農書,原書九十二卷,一半早已亡失,現本十卷,多爲後人所增,賈思勰原著中對於五穀果樹,蔬菜之種植,論之頗詳.

茲擇數種有關於食物食療之其他古書,列於第五表中.

第五表　其他古書

書　　名	著　　者	年　　代	附　　註
周禮	周公	周（紀前1122至紀後249）	六篇
爾雅	周公	周（紀前1100）	十九篇
黃帝內經	黃帝（王冰註）		合靈樞素問而名內經
靈樞經	黃帝（或以爲王冰所依託）	八世紀	十二卷
呂氏春秋	呂不韋	秦（三世紀）	二十六卷
淮南子	劉安	漢（二世紀）	二十一卷
齊民要術	賈思勰	後魏	原本九十二篇現本爲十卷
名醫別錄	陶宏景（又名隱居又名華陽眞人）	梁（五世紀）	七卷
南陽活人書	朱肱（又名無求子）	宋	二十二卷
瀕湖醫案	李時珍	明（十六世紀）	
明醫雜著	王綸（又名節齋）	明	六卷
儒醫精要	趙獻宗	明	
脚氣論	深師（又名梅師）	四世紀	
遵生八牋	高濂	十六世紀下半	十九卷
衞生寶鑑	羅謙甫（又名益之又名天益）	元	二十四卷
保生要錄		唐	
養生主論	王隱君（又名中陽）	元	十六卷
養生論	嵇康	晉（三世紀）	
養生必用方	初虞世	宋	
物類相感志	蘇東坡	宋（十一至十二世紀）	
南方異物志	房千里	約五世紀	一卷
桂海果志	范成大	宋（十二世紀下半）	
桂海虞衡志	范成大	宋（十二世紀下半）	原書三卷今存一卷
益都方物略記	宋祁	宋（十一世紀）	一卷
博物志	張華	晉（三世紀）	十卷
嶺表異錄	劉恂	唐	三卷

参 考 書

Bretschneider, E.　　　　Botanicon Sinicum, 1882, London,

中尾万三　　　　食療本草之考察,上海自然科學研究所彙報
　　　　　　　　第一卷第三號,1930.

班固　　　　漢書藝文志.

魏徵　　　　隋書經籍志.

左圭　　　　百川學海,宋朝.

中國人常患的幾種營養不足病簡考

私立北平協和醫學院中文部

李　　濤

吾人膳食中,如長期缺乏某種營養素,則可致某種病,此爲周知之事. 例如蛋白質不足時,日久則年長者柔弱,年少者生長遲慢. 甲種維生素缺乏時,經久可致乾眼,夜盲等病. 乙種維生素缺乏時,始則胃口不良,消化力頓減,繼則周圍神經衰萎,終則成爲腳氣. 丙種維生素缺乏時,易成壞血病. 膳食中若鈣與燐不甚充裕,而丁種維生素又缺乏,則成佝僂病. 碘質缺乏時,易致甲狀腺腫等.

吾人一日三餐,似極平常,實則食料配製頗關重要. 否則珍羞異味,尙不及豆飯藿羹,非但無益,且可致病. 我國人之膳食,缺點甚多,據吳憲氏之研究:

　　'吾國人之膳食總發熱量雖有餘,蛋白質則欠佳. 乙,丙兩種維生素或敷用,甲丁兩種維生素則感缺乏. 鐵雖有餘,鈣與燐則患不足'.

因此各種營養素缺乏病如乾眼,夜盲,腳氣,佝僂病,甲狀腺腫等在中國極爲常見,此不但現在爲然,卽中國古時,上述諸病亦極常見. 例如甲狀腺腫見於莊子,遠在公元前三世紀. 腳氣盛行於晉代,亦在公元第四世紀之初. 而夜盲一病,詳見於巢氏病源,約在第七世紀之初. 至於佝僂病之見於中國,亦甚古遠. 總之,上述各種營養素缺乏病在中國,似無古今多少之分. 由此更可推定吾先民之膳食,亦不適當矣.

　　壞血病由於丙種維生素缺乏所致．　1555年 Claus Magnus 氏已記載此病，1564 年 Garrison 氏已知利用鮮檸檬汁治療此病．但在中國，則普通人常食各種蔬菜中，如豆芽，豌豆，胡蔔蘿，蔥等，均富於此種維生素；且中國地居大陸，航海者較少，因之患壞血病者亦甚少，試求之於古醫書中，對於此病甚少記載．

　　調查古人通常之飲食爲何，頗與推定古人營養素缺乏病有關．　按國語旣稱庶人食菜；荀子復有君子啜菽飲水之說．　則通常人皆素食，殆與今同．　是則古人膳食中亦必有缺乏甲種維生素之虞．

　　其次，我國南部自古爲食米之區，故晉以後醫家，對於脚氣頗多記載．

　　中國自漢以後，儒家獨尊，女子以貞嫻淑靜爲美德，終日居於閨內，天然之日光，無從享受．　而所食之穀類及菜類，又缺乏丁種維生素，是則佝僂病常見於古人，亦無疑問．

　　至於甲狀腺腫，則由飲水缺乏碘質所致，並無古今之分，例如察哈爾，雲南，陝，甘諸省，皆歷歷可考者．

　　我國古人旣有發生各種營養素缺乏病之可能．　則調查其發現，治法及古人對於此病之觀念，似亦不無價值．　爰特分別討論於後．

夜　盲

　　夜盲在歐洲發見甚晚，1684 年 William Briggs 氏始報告一例，但在中國則巢氏病源（610 A. D.）已記有雀目，或雀目，其言曰：

　　　　‘人有晝而睛明，至暝則不見物，世謂之雀目，言其如鳥雀，暝便無所見也’．

　　其後孫思邈（581—973）著千金方稱之爲雀盲，千金翼稱之眼暮無所見. 俗稱爲鷄盲或鷄毛眼. 眼科龍木論及危亦村得效方皆分之爲肝虛雀目內障及高風雀目內障. 新醫學譯爲夜盲,總之皆一病也.

原因　巢氏病源及千金方對此病雖有記載,但對於病源則置而未論. 銀海精微爲論眼病專書,始創肝虛之說,大概係根據食肝能療而來. 其言曰:

　　'肝虛受肝熱所傷,經絡凝滯,陰陽不和,營衛不通,夜至昏也'.

虞搏醫學正傳復引申此意謂:

　　'問雀目之證,暮則不見物,至曉復明何也? 曰肝虛也. 經曰'目得血而能視'肝既無血,則目瞀而不明矣. 其暮暗而晚復明者何也. 曰木生於亥,而旺於卯,絕於申,至於酉戍之時木氣衰甚故暝,至於卯之分,木氣稍盛而目復明矣'.

此種解釋完全出於臆造,此亦在解剖生理不明時代無可如何之事. 王肯堂 (1607) 證治準繩上記載眼科最詳,其解釋雀目之病源,亦不出此陰陽五行之說. 其說曰:

　　'雀盲爲元陽不足之病. 或云既陽不足午後屬陰,何未申尚見? 子後屬陽,何丑寅未明? 曰午後雖屬陰,日陽而時陰,陽分之陰;夜陰而時陽,陰分之陽. 天地晦黑,理之當然,雖有月燈而不見者,月陰也,燈亦陰也. 陰不能助內之陽. 病輕者視亦稍見,病重者則全不見. 至寅時陽盛日道氣升而稍明,卯時日出如故. 若人調養得宜,神氣融和,精血充足,陽光復盛,不治自愈'.

治法　現在已知夜盲由於甲種維生素缺乏所致,故治療此病,亦本此方針以補充甲種維生素. 古人雖不明此理,但確已由經驗上發見含甲種維生素或其前階級物之食物,用以治療此病,乃極顯然之事實. 例如千金翼治眼暮無所見即用猪肝,其次銀海精微所載之蒼蠅散,猪肝散,蝙蝠散等方,亦皆以肝爲主. 按伊博恩氏之研究,肝內所含甲種維生素高過於魚肝油之百分數,自有治療之效. 龍木論中稱'兩目初醫何藥妙,卓肝入口火燃薪'.

是直以肝爲特效藥矣!

　　其次則爲中醫眼科通用之藥,如地膚子,細辛,黃柏,決明子等,亦均含大量甲種維生素,應有治效,不待言矣.

　　至於千金方所載治雀目術,謂於黃昏時,打雀,令驚起,乃咒曰:'紫公,紫公,我還汝盲,汝還我明'. 如此日日行之,卽能有效.無疑乃古代之一種巫術治法,自無治效可言.

脚　氣

　　脚氣爲食米國家流行之病,故不見於歐洲. 1642 年荷蘭醫師 Jacob Bontius 氏始報告一例於東印度. 其後 1897 年 Eijkman 氏在東印度作廣大之研究,始知米之外皮含有一種能抵抗脚氣病之物質,此爲脚氣病由於營養素缺乏說之始. 日本及斐律賓皆爲食米之國,患脚氣者甚多,但其報告此病,則較我國爲晚.

　　我國民族在秦漢以前,皆棲息於黃河流域,食品以五穀爲主,乙種維生素不虞缺乏,自無脚氣病. 詩小雅所云: 微尫之病,左傳所謂沉溺重腿之病,淮南子所稱穀氣多"痺",素問所記之"厥",皆有人解釋爲脚氣. 但其文簡略,以之作脚氣固可,以之作他病,亦無不可. 不過吾人若就古代民族所居之地域及日常食品論,似不應有眞正之脚氣病也.

　　西漢以後,長江流域漸入版圖,司馬遷稱'楚越之地,烹海爲鹽,飯稻羹魚,地勢饒,食不待賈,而足以故呰窳'. 所謂足呰窳者,蓋指脚氣而言. 惟因當時患此病者尚少,故名稱未定,或稱爲緩風,或稱爲濕痺,或稱之爲脚弱. 至晉以後,患者漸多,一般人皆稱之爲脚中或脚弱. 晉蘇敬始稱之爲脚氣. 關於此病之發見史,千金方考之甚詳. 其言曰:

　　　　'考諸經方,往往有脚弱之論,而古人少有此疾,自永嘉 (307—312 A. D.) 南渡,衣纓士人多有遭者,嶺表江東有支法存仰道人等並留意經方,偏善斯術,晉朝仕望,多獲全濟,莫不由此二公'.

由上可知中國人患脚氣病者,由第四世紀以後始漸多,且支法存仰道人爲最初研究治療此病之人. 又云:

'宋齊之間有釋門深師師道人述法存等諸家舊方爲二十卷,其脚弱一方近百餘首. 周魏之代,蓋無此病,所以姚公集驗,殊不殷勤,徐王選錄,未以爲意. ……是以關西河北,不識此疾'.

由'周魏之代蓋無此病'及'關西河北,不識此疾', 可知此病不見於中國古代之北方矣.

南北朝之季,終日爭戰,士卒困餓,患者尤多,直成爲一種流行病. 例如:

'梁武大通三年(529),侯景圍臺城,閉城之日,男女有十萬餘,穿甲者兩萬餘,圍困久之,人多身腫氣急,死亡十之八九'.

又:

'隋煬帝大業元年(605),劉方征林邑,士卒脚腫死亡者,十有四五'.

上述'身腫氣急','士卒脚腫',與營養性浮腫之症候亦相似,究竟是否脚氣,尚難斷言.

至唐偏食稻米之風,漸及北方,因之北人亦有患之者. 故千金方又云:

'近來中國士大夫雖不涉江表,亦有居然而患之者,良由今代天下風氣混同,物類齊等所致之耳'.

原因　我國患此病者,雖自第四世紀已漸多,但歷代醫家對於病原則皆憑空推測,無可稱述,約略言之,可歸納爲下述五說:

(1)風毒說. 此說巢氏病源首創之,謂'凡脚氣病者,皆由感風毒所致也'. 千金方更引申其意謂: '夫風毒之氣,皆起於地,地之寒暑風濕皆作蒸氣,足常履之,所以風毒之中人也,必先中脚,久而不差,逼及四肢,腹,背,頸,項也'.

(2)腎虛說. 蘇長史論曰: '脚氣之爲病本因腎虛,多中肥溢肌膚者,無問男女. 若瘦而勞苦,肌膚薄實,皮膚厚緊者,縱患亦無死憂'.

嚴用和濟生方亦云:

'觀夫腳氣,皆由腎虛而生,然婦人亦有病腳氣者,必因血海虛乘,宿塊嘆恚,哀感悲傷,遂成斯疾. 雖今婦人病此者衆,則知婦人以血海虛而得之,與男子腎虛類矣'!

(3)風寒暑濕之蒸氣說. 此蓋由於腳氣病人腿多浮腫,因而推想爲蒸氣所致. 嚴用和濟生方云: '地之寒暑風濕,皆作蒸氣,足常履之,遂成腳氣'. 又李梃醫學入門云: '腳曰氣者,風寒暑濕四氣蒸於足,循經入臟之深,而發之則以漸'.

(4)濕氣說或稱爲外因說. 此蓋因南人多患腳氣,南方潮濕,因而推想此爲病因. 巢氏病源稱江東嶺南,地土卑下,風濕之地,易於傷人者是也. 千金方亦云:

'凡四時之中,皆不得久立久坐濕冷之地,亦不得因酒醉汗出,脫衣靴襪,當風取涼,皆成腳氣'.

(5)飲食說或稱爲內因說. 食品中缺乏乙種維生素,能致腳氣,已成公認之事實. 但中醫學以飲食爲腳氣之原因,乃指滿蒙人所食乳酪而言. 按乳酪皆含大量乙種維生素,是所說正與腳氣眞正原因相反. 由此更可知中醫學說之多由於推測也.

按金元諸家,咸稱南方腳氣由於外感淸濕,北方腳氣,由於內傷酒乳,即所謂外因內因. 其不合理,蓋甚顯然. 故王肯堂證治準繩云:

'北方縱無地之卑濕,其在踐雨露,履汗襪,洗濯足皆濕也,與夫脫卸靴履,汗出而風吹之,而血凝於足者,寧不與南方地之濕同類,盡屬外中者乎! 南方雖無湩乳之濕,其在酒食,與臟腑所傷津液,水穀停積之濕而下注者,寧不與北方湩乳者同類,盡屬內注者乎'!

分類　千金方分爲腫與不腫及腳氣入心三者,與現在近代

醫學所分者相同. 李梴醫學入門分爲乾脚氣及濕脚氣,亦卽按腫與不腫而分也. 其言曰:

'濕者筋脈弛長而軟,或浮腫,或生臁瘡之類,謂之濕脚氣. 乾卽熱也,乾者筋脈踡縮攣痛,枯細不腫,謂之乾脚氣'.

其後中醫書普通皆分脚氣爲乾濕及衝心三者. 而王肯堂分脚氣爲三陽,三陰六者,界限難分,信者亦少.

治法　按千金方云: '深師述支法存所用水平山,敷施連,范祖耀,黃素等諸家療脚弱方,凡八千餘條,皆是精要'. 由此可見唐時治脚氣方多至如何程度. 其後專書迭出,方藥日增,其用藥也,有則按脈象,有則按症狀,有則按地域,現在見於文獻者,何止千萬. 此蓋由於古人不明脚氣病原之故. 其中最可稱述者,常推千金翼之穀白皮粥防脚氣方. 法取穀白皮五升,以水一斗半煮取七升,去滓,煮米粥,常食之. 穀白皮含乙種維生素甚多,以之預防,極爲合理. 惟後來用之者不多,反爲他方所掩,頗可惜也.

佝 僂 病

歐人最早記載佝僂病者,爲第二世紀之 Galen 氏. 但至十七世紀,Francis Glisson 氏始對此病有詳細記述. 十九世紀對於本病病原羣起研究,卒無結果. 其後 McCallum 氏於 1921 年發見食品中缺乏丁種維生素爲本病病源,於是人類佝僂病之眞正病原,始被發現.

據吳憲氏之研究,中國人之膳食確有缺乏丁種維生素之虞. 而中國古代女子爲禮教所束,終日居住閨內,因之不能得充分之日光,則小兒易患佝僂病,乃在意中. 古人如周公僂背,子輿病僂,曹公子手僂等,吾人雖不能據以推斷彼等曾患佝僂病,但已有幾分可疑.

不過中國醫書上對於此種營養性病,皆就其症狀,分別論述,如齒不生,解顱,顖陷,顖塡,龜胸,龜背,行遲等,而不知其原爲一病,此蓋病原不明時代之必然分類法也. 例如: 巢氏病源載有齒不生候,及數歲不能行候,其言曰:

> '齒是骨之所終,而爲髓之所養也. 小兒有稟氣不足者,髓即不能充於齒骨,故齒久不生'. 又'小兒生自變蒸,至於能語,隨日數,血脈骨節備成. 其顱骨成,即能行. 骨是髓之所養,若稟生血氣不足者,即髓不充强,故其骨不即成,而數歲不行也'.

其次,千金方載 '小兒膈長,解顱不合,羸瘦色黃,至四五歲不能行'. 此種症狀亦可推定由佝僂病所致.

又外臺秘要有小兒顖開不合方四首,其中載范汪方療 '少小腦長頭大顖開不合,臂脛小不能勝,頭三歲不合'. 是其所述確爲佝僂病無疑.

宋錢乙 (1078－85) 小兒直訣內記有小兒龜胸,龜背,行遲等症,其言曰:

> '龜胸龜背者,由兒生於風,客於脊,入於骨髓,致成龜背. 若肺熱脹滿,攻於胸膈,即成龜胸'.

又云:

> '行遲: 長大不行,行則脚軟也'.

此種龜胸,龜背,及行遲三病,古人已知與骨之發育有關. 除上述兩書外,明萬氏片玉心書亦云:

> '龜胸者其胸高腫,狀如龜樣,此肺熱也'.

又云:

> '行遲者,何也? 蓋骨乃髓之所養,血氣不充,則髓不滿骨,故弱軟不能行. 此由腎與肝俱虛得之. 蓋肝主筋,筋弱而不能早行,腎主骨,骨弱而不堅,加味地黃丸主之'.

至於治法,大概皆用補藥,最著者如地黃丸等,但皆無效. 如王肯堂幼科證治準繩載聖惠方有云:

'坐兒稍早,爲客風吹脊,風氣達髓,使背高如龜,雖有藥方,多成痼疾'.

又云: '龜背在百日內不治' 是則明言其不能治矣.

對於預防法,大概不外使兒晚坐起,不受風,乳兒之前捏去宿乳熱乳等,其不合實際,甚爲明顯.

甲狀腺腫或瘿

甲狀腺腫在西洋甚早即有記載. 第一世紀 Pliny the Elder 及 Juvenal 曾記述 Alps 山之甲狀腺腫流行. 在中國,則漢以前已有記載. 如說文曰: 瘿頸瘤也. 莊子曰: '闉跂離無脤甕盎大瘿'. 可見甲狀腺腫爲人類極早之疾患.

病原　關於病原之推測,歐人初認由飲雪水所致. 近來始知與飲水內缺少碘有關. 我國古人對此病之推測,大概不外下列二種:

1. 水土　因此病與地域有顯然的關係,故古人往往認爲水土與此病有關. 例如:

a. 山海經曰: '天目之山,有草如荣,名曰杜衡,食之能令人瘿'.

b. 博物志曰: '山居之民多瘿'.

c. 巢氏病源卷三十一曰: '飲沙水,沙隨氣入於脈,搏頸下而成之. 初作與瘿核相似,而當頸下也. 皮寬不急重,捉重然是也'. 又養生方云: '諸山水黑土中出泉流者,不可久居,常食令人作瘿病'.

d. 稽叔夜養生論云: '頸如險而瘿,水土使之然也'.

e. 小品: '瘿病者,始作與瘿核相似,其瘿病喜當頸下,當中央,不偏兩邊也. 乃不急膇然,則是瘿也. 中國人息氣結瘿者,但重膇無核也. 長安及襄陽蠻人,其飲沙水喜瘿,有核瘰瘰耳,無根浮動在皮中. 其地婦人患之腎氣實,沙石性合於腎,則令腎實,故病癭也. 北方婦人飲沙水者,產乳甚難,非針不出,是以比家有不救者,良由此也'.

由上述數例,吾人可知古人已推定癭與"山居""飲沙水""食菜"有關,果然歸納來說,則稽叔夜所謂水土使之然者,頗可代表此派主張.

2. 憂恚氣結說: 此派主張癭乃氣結所成. 例如:

巢氏病源卷三十一 '癭者,由憂恚氣結所生'.

又卷五十 '氣癭之狀,頸下皮寬內結,突起,脑脑然亦漸長大,氣結所成也. 小兒哸未止,因以乳飲之,食氣喘逆,不得消散,故結聚成癭也'.

此種學說本出於臆造,反博得多人之信仰,宋元以後,醫家幾皆信而不疑. 例如陳無擇三因方,朱震亨心法,李梴醫學入門等皆認癭爲氣結所致,故通稱之爲癭氣.

古人雖極早已能認出癭病,但在另一方面,則不能與瘤分別,故癭,瘤在醫書上常爲不能分開之名辭. 正如古時歐人不能分別癭與頸部結核性淋巴腺相同. 例如李梴醫學入門謂:

'舊分五癭六瘤,惟薛立齋止言五瘤,蓋癭瘤本共一種,皆痰氣結成,惟形有大小及生頭項徧身之殊耳'.

又云:

'癭瘤所以兩名者,以癭形似櫻桃,一逕腫大,似櫻桃症皮而寬不急,原因憂恚所生,故又曰癭氣,今之所謂癭瘟者是也'.

由上可知古人之意,癭,瘤同由氣結所致,故云二病本同. 其所不同者,則所居之地位而已.

分類　巢氏病源卷三十一曾按形狀及病原分爲三種,卽血癭,息肉癭及氣癭. 唐孫思邈千金方便有五癭,氣癭,癆癭,土癭(或稱泥癭),憂癭五種. 宋陳無擇撰三因,雖亦云五癭,但與千金不同. 其規定之定義爲:

'堅硬不可移者,名曰石癭;皮色不變者,名曰肉癭;筋脈露結者,名曰筋癭;赤脈交結者,名曰血癭;隨憂愁消長者,名曰氣癭'.

　　此種分類,顯然係按表面形態而區分,自無價值可言. 但嗣後一般中醫所謂之五癭,均遵三因方所載而無變更.

　　治法　1170 Roger of Palermo 氏曾用燒海草及海綿治此病. D. Marine 氏於 1821 始用碘治療北美之甲狀腺腫,結果甚佳. 我國極早卽知應用含碘海產物以防癭及治癭,例如葛洪(281—361 A. D.)肘後備一方載有海藻酒方,乃療頸下卒結囊漸大欲成癭者,茲舉其方如下:

海藻一斤去鹹　　　清酒二升

　　　上二味以絹袋盛海藻,酒漬,春夏二月,一服二合,稍稍含咽之,日三,酒盡,更以酒二升漬飲之如前.

　　治癭方藥,幾皆不離海產物,如昆布,海藻,海蛤,牡蠣等. 按外臺療癭方共三十六內含昆布,海藻者達二十七,可見唐代以前已知普遍應用含碘植物以治此病.

　　其次乃灸法,千金方以後之醫書已少記載,此當由于該法無療效之故.

　　至於手術法,當第一世紀之初 Celsus (25 B. C.—A. D. 56)已倡手術之說. 至十一世紀,始有試行之者. 若甲狀腺切除術,則西元 1867 年始克完成,但仍多死亡. 在中國漢魏時,曾經多人試用,因當時外科幼稚,往往發生危險,故後來割治癭瘤者漸少. 茲舉魏略賈逵事,可見當時割治者甚多.

　　　魏略曰: '賈逵前在宏農與校尉爭公事,不得理,乃發憤生癭,後所病稍大,自啓欲割之. 太祖惜逵恐其不活,敎謝主簿,吾聞十人割癭,九人死. 逵尤行其意,而癭愈大'.

結　　論

1. 中國文獻記述各種營養缺乏病,除壞血病外,較之歐人皆甚早,由此可以推定古代中國普通人之膳食,所含營養素已不充分.

2. 雀盲在第七世紀之初,已有記載,並用豬肝等治療.

3. 第四世紀之初,患脚氣者漸多,但僅限於長江流域. 第七世紀以後,患者最爲普遍,北方之人,亦有患者,因之發見穀白皮防治脚氣法.

4. 佝僂病在中國醫書上,就其症狀分爲齒不生,顱顋不合,龜胸,龜背,行遲等. 最初記載之書,爲巢氏病源,約在第七世紀.

5. 西元前三世紀已知有甲狀腺腫,西元四世紀已知用海藻治療. 至第七世紀,一般醫師皆知利用含碘植物治療.

6. 中國人患營養缺乏病,雖甚早,甚多,並能治療之,但不知其眞正原因,故無預防之法. 是以現在患之者仍甚多.

參 考 書

Barnett Sure: Vitamins in Health and Disease, 1933.

C. L. Kao: Infantile Beriberi in Shanghai, Chinese Med. Jour., *50*, 4.

F. H. Garrison: History of Medicine, 1924.

Graham Lusk: Nutrition, 1933.

Leonard Findlay: Rickets, A Short History of Some Common Diseases, 1934.

R. Rutson James: History of Ophthalmology, 1933.

Sir Humphrey Rolleston: Endocrine Disorders, A Short History of Some Common Diseases, 1934.

Wong and Wu: History of Chinese Medicine, 1932.

吳　　憲：　營養槪論,民國十八年.

馬弼德與伊博恩：　中國治昏盲藥之營養治療上的價值,中國生理雜誌第十卷第二期.

巢　元　方：　巢氏諸病源候總論卷 18,28,31,48 及 50.

孫　思　邈：　千金方卷 5,6,7,及 24.

孫　思　邈：　千金翼卷 11.

孫　思　邈：　銀海精微.

王　　燾：　外臺秘要方卷 21,23 及 36.

葆　光　道　人：　眼科龍木論卷 21 及 22.

虞　　搏：　醫學正傳.

王　肯　堂：　幼科證治準繩卷 9 及 10.

李　昉　等：　太平御覽,卷 701,166,及 373.

陳　布　雷　等：　圖書集成,醫部彙考,卷 189—192,415—417.

中 國 之 鼠 疫 病 史

伍　連　德

於研究中國古代傳染病史時,每使人憶及朱司法富雷非氏 (Josephus Flavius 西曆三七至九十五年?)之言:'死前之情形, 各不相同;亦不知究爲何病'.　此語於中國,較之在歐洲,更爲適 用.

欲研究鼠疫之歷史,由表面觀之,最佳莫如中國.　蓋中國有 數千年之記錄,可供參考,所惜者,中國之古籍,亦如歐洲之記錄,語 多含糊而不確鑿,關於流行病所致之災害,與制止方法之記錄雖 多,但均稱其暴發爲'疫';至其眞象若何,頗鮮述及.

戈登將軍(C. A. Gordon)於一八八四年時,擇古今圖書集成 所載之瘟疫病流行記錄,譯成英文.　其時代爲西曆紀元前二二 四年,至西曆一六四四年,復爲增益至一八八三年者.　茲分述鼠 疫病在古籍之記錄,及今時之考據如後:

(甲)　中國古籍關於鼠疫之記錄

內經及其他多數古籍中,對於霍亂,曾多有論述;然於鼠疫,或 其相似之病,則並未提及;僅於病源中述及惡核一病曰:

　　' 惡核者,內裏忽有核累累如梅李,小如豆粒,皮肉燥痛,左右 走身中,卒然而起 ……,不卽治,毒入腹,頃悶惡寒,卽殺人 ……,';千 金方且言此病:　'多起嶺表,中土鮮有,'.

又瘟疫論述疙瘩瘟曰:

　　' 病遍於一方,延門闔戶,衆人相同.　緩者朝發夕死,急者頃

中华医学杂志（二）

刻而亡'.

日本昔時對於鼠疫,混稱曰疫. 自北里氏之始譯作 '百始篤'. 今我國有稱之爲陪斯武者. 然據著者之意見,仍稱鼠疫爲妥也.

國醫名宿余伯陶先生,著有鼠疫抉微一書. 關於是病精義闡發詳盡,茲擇要轉錄如下:

洪雅存江北詩話曰: '趙州師道南,今望江令師範之子也. 生有異才,年未三十卒. 其遺詩名天愚集,頗有新意……. 時趙州有怪鼠,白日入人家,即伏地嘔血死. 人染其氣,無不立殞者. 道南賦鼠死行一篇,奇險怪偉,爲集中之冠. 不數日,道南亦以怪鼠死,奇矣'. 師道南之鼠死行曰: '東死鼠,西死鼠,人見死鼠如見虎. 鼠死不幾日,人死如圻堵. 晝死人,莫問數;日色慘淡愁雲罷. 三人行,未十步,多忽死,兩人橫歧路. 夜死人,不敢哭,疫神吐氣燈搖綠;須臾風起燈忽無,人鬼尸棺暗同屋. 烏啼不斷,犬泣時聞,人含鬼色,鬼奪人神. 白日逢人多是鬼,黃昏遇鬼反疑人. 人死滿地人煙倒,人骨漸被風吹老. 田禾無人收,官租向誰考? 我欲騎天龍,上天府,呼天公,灑天漿,散天乳,酥透九原千丈土,地下人人都活歸;黃泉化作回春雨'.

又俞四園筆記曰:

'同治之初,滇中大亂. 賊所到之處,殺人如麻,白骨飛野. 通都大邑,悉成邱墟. 亂定之後,孑遺之民,稍稍復集. 掃除肉骼,經營苫蓋,時則又有大疫. 疫之將作,其家之鼠,無故自斃;或在牆壁中,或在承塵上;人不及見,久而腐爛;人聞其臭,鮮不疾者. 病者皆驟然而起,身上先填起一小塊,堅硬如石,顏色微紅,捫之極痛;旋身熱譫語,或逾日死,或即日死. 諸醫束手,不能處方. 有以刀割去之者,然此處甫割,彼處復起. 其活者,千百中一二而已. 疫起鄉間,延及城市. 一家有病者,則其左右十數家,即遷移避之;路於道者無算,然卒不能免也;甚至闔門同盡,比戶皆空,小村落中,絕無人煙'.

該書李平書君之序中有云:

中华医学杂志（二）

'予嘗光緒甲午年,需次廣東,初見斯病. 其時省垣醫生,鮮知其病所由來,但名曰核症,而無從考其核之所由起. 或從溫治,或從涼治,十死八九. 是年穗垣內外,死於是疫者,十餘萬人. 乙丙兩年,斯疫盛於香港. 惠州戊戌,粵省亦作甚厲. 始知此病由此鼠之氣,盡傳於人,於是家家捕鼠,幾至搜掘無遺;然傷人已亦數萬. 余友山陰董君,一家上下慘死九人,不逾五日也……. 迨庚子辛丑,由潮州汕頭而至福州'.

另序中又有宣統二年,秋冬間鼠疫發於滬北之記述.

病情鼠疫推原曰:

'病家於地板下得死鼠無算,始知疫從地氣而來. 鼠先染疫而死,死鼠穢氣熏人,感之卽病'.

又探源說曰:

'信哉此地氣,非天氣也. 何者? 同一邑也,城市者死,山林者免焉. 同一宅也,泥地黑濕者死;舖甎築灰者免焉. 暗室蔽風者死;居廛居樓者免焉'.

避疫說——吳子存鼠疫治法云:

避之之法,當無事時,庭堂房屋,洒掃光明;廚房溝渠,整理潔淨;房間窗戶,通風透氣;凡黑濕處,切勿居住;聞近鄰有鼠死,卽要時時照察;埋鼠時掩鼻韜面,勿觸其氣……;疫勢稍急,卽宜趨避得大樹下陰涼當風處爲妙,或泛舟水上尤妙;否則居近水當風處亦佳. 雷廉十餘年,凡船戶及蛋家(卽漁戶棚),從無犯此症者,可知也'.

（乙）　近　時　之　考　據

雖記錄中罕有論及臨證現象,但吾人仍可將此項傳染病之各種症狀,與其廣佈之表現,分爲二類. 較大一類,多爲戰爭饑荒水災後之暴發. 據近來之經驗而言,大概爲斑疹傷寒與回歸熱.

（A）與公認之大流行,同時發生;

（B）其發生之地,以後成爲屢有鼠疫流行,或地方性鼠疫區域.

　　關於(A)種者,吾人可考'黑死'疫猖獗時,中國受害亦甚劇.斯時始有渺茫報告,傳至歐洲. 且中國亦如印度,經多數著作家,謂為流行之產地. 此種人烟稠密之國,所以引起史家注目之故,或並非因其地為大流行之起點,實因其死亡之多也. (伍連德一九二三)'黑死'發現於中國,在由其共同發源地之中亞侵入歐洲之前,抑在其後,實為疑問. 海克氏(Hecker)謂鼠疫於一三三三年或較早時已盛行於中國;而克雷頓氏 Creighton (一八九一)則謂在一三五二年. 海克氏言死亡約一千三百萬人,其數似為過大.

　　關於(B)種者,吾人對於蒙古及山西之瘟疫,須特加注意.其一六四四年,山西東南部潞安(今改長治)之流行,實關重要;蓋所記載者,非僅有'患者之項或臂上生硬塊為凝血',且有'有時突然吐血而亡'之語. 以上之記錄,據著者所知,實為中國鼠疫記載論及肺疫症狀之最古者也.

　　由歷史之記錄,可知自一六四四年之後,非僅無鼠疫暴發之正確記述;卽所謂為'瘟疫'者,亦完全不見. 據吾人之意,此種事實,亦如西方,均因該時之鼠疫,多被遏止於其地方病之中心區;其後亦如西方;此種傳染病復發現於一新而未為料及之方向,逐漸前進,至華南海岸,而入廣州香港;於是與世界多處有關連之香港,亦如古代之培魯司木(Pelusium)與君士坦丁,成為散佈中心,並且直接或間接傳染於全世界焉.

雲　　南

　　廣州香港先期之疫,係由西方之雲南所侵入,固無疑義. 但因此卽視該省為地方病區,吾人實不能贊同;蓋迄今三十餘年間,除一疑似報告外(索略氏(Ram Lall Sircan)於其一九〇八年之騰越健康報告中,謂雖未聞腺疫發見於該地之事……,時有鼠疫劇烈流行於距該城西三百里之永昌. 此說或爲傳言而非確實). 此病決未發見於雲南之境內. 以上事實,及以下之早期報告,均可證明雲南非地方病區.

　　由列表可知自一一六五年起,雲南曾發生瘟疫多次;但其詳情不得而知. 米秀氏(Michoud)首於一八九四年,對此問題,從事敍述. 渠謂一六一七年時,鼠疫或已見於該地;惟此說究不可靠,且所言曾遇類似鼠疫病之耶教人士,爲康熙帝所遣派,實不可能;蓋康熙一朝,始於一六六二年,遠在彼時之後也.

　　師道南染疫而死之事,及其所作之鼠死行,已述及於前矣.

　　西籍海關官員羅希氏(Rocher),爲首先之近世西方觀察者. 氏於一八六〇年後,曾遍遊雲南全省;其關於鼠疫經驗之論述,萬派德氏(Patrick Manson)頗認爲重要;曾將其全文譯出. 試引如下:

　　　　'據各區著名人士之意見,該病似由緬甸傳入. 其傳入之時,則甚難斷言. 一般學者,及多數民衆,均謂該省之中部與東部,於一八五五年,回彊反亂之前,無鼠疫發生. 亦有謂曾於該時數年前發見於省西之大理府者,其時日則無從確定. 如爲事實,定係輕微;否則何以鄰近地方,竟未波及? 自戰爭起後,乃遍佈全省,而大肆殘害焉'.

　　其後,羅希氏復至雲南,乃信鼠疫首先於一八四〇年於該省西區,已存在甚久;但未猖獗耳. 巴波氏(Baber一八七八年),亦贊成此說;氏曾與各羅斯汾納(Grosvenor)之宣教團,旅行雲南西區. 由大理府至騰越,沿途由中國之官員及法國之教士,如汾納神甫(Father Fenonil)等探集消息;彼等皆住於怒江流域或其附近之地,對於該病存在鼠類與人羣之事,甚爲熟知.

　　由此而論,鼠疫於回彊叛亂之前,雖未猖獗;但已存在於雲南西區之說(據米秀氏之發見),則斷無疑義. 氏謂:

'所有之記述,均使痒子病(當地人稱鼠疫爲痒子病)之來
源,神秘難解. 如謂該病發源於木地,則甚難置信,且由以前雲南
之繁盛狀況而言,與痒子病發生之需要情形,實不相容;故與該流
行病存在已久之說不合. 蓋該流行病如果存在,則地方之昌盛
富庶,定受極大之影響'.

吾人以現今關於鼠疫之知識,觀察此問趨,則不但須贊成米
秀氏之意見,謂雲南並非尋常所謂地方病區;且亦不甚明瞭該病
於向東進展時,如何傳至該處. 羅希氏謂由緬甸傳入,而米秀氏
(一八九四年)及米勒氏(Mueller 一九〇〇)則信由西藏傳入.
總之,該項傳染,定如中國官員之見解,由中亞地方病區,藉旅行隊
而傳入;雖存留於雲南西部之鼠類中,並時有引起人類之暴疾,而
燎原之燃料,實由回疆叛亂之變遷而來.

據天主教教士之記錄,此病於一八六六年,侵入雲南省城,居
民死亡過半. 羅希氏曾描寫該病於一八七一至七三年傳染之
途徑. 謂該時之流行,起於播稻之時,約在西曆五六月後,乃大肆
蹂躪;於夏季多雨之時,該流行雖仍進展,但其勢較輕;自雨季後至
年終,復大肆猖獗.

據羅希氏所製之圖(見於萬派德氏之報告,及辛博森氏之
鼠疫論中`,被侵襲之地,有思茅及蒙自,思茅直接受染於普弭渡,
此處羅希氏謂爲一八七一年暴發之起點. 其後於一八八九年,
蒙自設立海關稅務司,海波氏(Happer)謂該城已受鼠疫災害多年.
該處附近之荒田,爲該病猖獗之由. 以後之海關報告中,曾述及
鼠與該病有關. 流行起始之時爲五月,適在肥料移去之後也.

海關醫報中,關於蒙自鼠疫之報告,首由米秀氏記述,其言已
見於前. 氏又謂因染疫死者之多,蒙自平原之五分之一,竟成爲
墳地. 且於一八九三年,又謂該病非維依然猖獗於雲南,且擴張
至龍州及其他廣西城市多處,此點於討論北海鼠疫後,將再論之.

北　　海

北海爲廣東南部之港口,係由粤商開闢,其時遠在一八五二年. 首先述及北海之鼠疫者,似爲英國海軍醫官林志氏（A. R. Lynch ）（ H. M. S. Mosquito), 其一八七九年之報告,見於羅德各立夫氏（Mettem Radcliffe) 所著之東方鼠疫進行錄中(一八八〇). 附有一圖,示此病由北海入雲南之途徑. 北海海關醫官羅利氏（J. H. Lowry), 於一八八二年,曾作一確定之記錄,謂: '余於此處所見之流行,似與從前見者不同,十五年前始行發見,其後則隔期一發……'.

兹將早時之暴疾約略列左:

一八六七年. 似爲鼠疫初起期. 據保勒氏(Dyer Ball)之意見,謂由該時以後,此病每年發見,但不劇烈耳.

一八七一至七七年. 每年春季,此病發見香港. 海關副稅務司喀克氏 T. E. Cocker, 於一八七一年,曾見劇烈暴發染病死者,非僅鼠類,且有豬牛等（辛博森氏). 其後最劇烈之暴發,似見於一八七七年.

一八八二年. 羅利氏又見一劇烈暴發. 據海關十週年報告,該病首先發見於欽州(在西方六十英里),次見於廉州（距北海十二英里）,最末乃見於北海. 起於三月末,逐漸減輕,至六月秒始息;於廉州則至八月始息. 羅利氏推測北海之死亡數,在二萬五千居民中,約有四五千人之譜. 該次流行之時期,及其前期,均有獸疫發見（發見該病之屋內,均有鼠逃出穴外,死於地上. 羅利氏曾剖檢多頭,發見器官充血,亦有肝臟腫大等變化. 但用顯微鏡檢驗,並無具體發見).

一八八三年. 北海無疫,廉州有暴發. 於五六月時較劇,七月退減,死亡確數不知. 但於鄉村中,或不少也.

　　一八八四年. 羅利氏謂: '於春季天氣轉暖之時,見癧子(卽腺疫)之暴發. 首見一病例於三月初,六月之第二星期,流行已完全止息. 余信死亡數目,不逾五百人;蓋余每週詢棺材商店,其總數爲三七一人,加以無棺而掩埋之兒童,其數當在一百之譜,至中國人記錄之死亡數目,則每每過高云'.

　　一八八五年. 廉州有數例,北海未曾發見.

　　關於該疫如何傳至北海之問題. 羅利氏謂:

　　　　'該處與雲南之通商,固始於一八七〇年之前;但以輸入之貨物而論,不似有傳帶該病之可能'.

　　關於此問題,辛博森氏謂雲南至北海之路,遠且難行 (二地距離約三千里,分四十八站). 雲南輸出之產物,以鉛及雅片爲大宗;輸入者則爲棉織品;故渠以爲此病並非藉商務之途徑而傳佈. 其理由爲 '當一八六六年,鼠疫流行於雲南府之際,該時適有戰爭,居民死者十分之一. 由雲南歸囘之軍隊,有去北海者,翌歲該處遂發生此病'.

　　辛博森氏之言論,固堪注意. 但須知雲南及沿海之暴發,尙有較早之報告. 關於此點,麥克竇納勒氏 (Macdonald 一八九九) 曾搜集有興趣之事實. 記錄如下:

　　　　'已逝世之裴賓(Chouzy)主教,曾留於中國四十年之久. 常語余謂於一八九四年,鼠疫發見於廣州,且前若干年,每年均有鼠疫發見於西江之南寧,與桂縣. 由當地探詢所得,且使余相信自一八八四年鉅大水災之後,每年中均有數例腺疫,患者發見於梧州'.

　　恩德窩氏 (Underwood 一八八七年) 謂:

　　　　'由所述之症狀,可知與鼠疫相似之疾病,於秋季時曾盛行於江西南部之數區內. 其詳情不得而知'.

　　距一八九四年愈近,則鼠疫向東散佈之趨勢愈爲明顯. 吾人曾引米引氏之記述,謂於一八九三年時,此病非但猖獗於雲南,且亦延及東南. 此種侵襲,似亦見於昔時. 賽倫氏（Thoulon 一八九九年）謂於一八八〇年有一猛烈之流行,發見於廉城,居民四千人中,死者一千人. 渠又稱於一八九一年,該處及龍州,有一較輕之流行. 地內氏（Sharp Deane 一八九〇）謂龍州曾於一八九〇年三月時被襲. 並謂該病 '發源於雲南,經百色城及廣西南寧與太平之轄境,而至龍州'. 以上所述,可證實裴賚主教之記述.

　　羅氏（Bruce Law 一九〇〇）述及一八八九年龍州之暴發,並謂於一年後,該病發見於北海及廣州間沿岸之烏涌(?). 於一八九一年,見於廉州之高橋;根據報告,死者以數千計. 於一八九二年三四月時,腺疫發見於距北海東一百英里安鋪附近之區,居民死者甚多. 地內氏由當地之天主教教士處得有以下之報告: '腺疫爲該地附近一小區之地方病. 分散病例,終年可見;但有時春季間,該病乃流行,彼時惟一避免之法,卽爲離開該區,直至大雨降後之時'.

　　西門氏於一八九三年與一八九四年,復於龍州發見鼠疫. 渠信此病乃由雲南傳入廉城之兵營;復由該處傳至龍州,首先染患者爲兵士. 於一八九四年,業已停止十年之久,鼠疫乃又暴發於北海,及其附近之地,時期在四月至六月之間,爲害甚鉅.

廣　　　州

　　由上所述,可知鼠疫之於廣州,愈趨愈盛,故此城於一八九四年時,確被此病侵入一說,實不足驚異. 惟亦如北海,無從確定此項傳染如何至廣州耳. 林尼氏（Rennie 一八九四）以爲由北海經陸路而傳至. 其理如下:

　　'如有海道傳至廣州,則香港與北海距離較近,且有直接之交通,而暴發之見,且較廣州遲緩二月,實可異也'.

腺疫暴發於人烟稠密之地,亦如屢見之例,常無由確知. 最先患者發病之時,據威勒司氏(Wales 一八九四年)之記錄. 謂:

'該地新聞紙,於三月一日,發表暴發之第一次公告;並言官府下令清除街道,蓋因有非常疾病盛行云云'.

以上記述,示該流行於二月末時,已甚猖獗. 內勒司 (Niles) 醫師(一八九四年)於一八九四年一月十六日,曾被召視王將軍兒婦之疾. 據言所患者,爲一癎;渠於鼠蹊發見一疼痛之腫脹,體溫一〇四·八度,脉搏一六〇,並有瘀斑疹,患者後竟痊愈.

廣州之流行,以五月間爲最盛,七月末幾全不見. 然散發病例,仍有死亡,數目不詳. 觀察家有推測居民總數約一百五十萬人中,死者爲十萬人;但此數似乎過高,約以七萬人爲較近. 廣州附近區病案之報告,似亦過高.

香 港

香港距人烟稠密之廣州,僅八十英里,交通頻繁,其染受疫病,乃不能避免之事. 疫病每於五月發見,流行時間之久,與廣州同. 威勒司氏謂:

'此種巧合,實爲奇異;蓋香港曾施行嚴格之預防,而廣州則似絲毫未設法制止其散佈與前進也'.

香港所用之方法,以吾人現今眼光觀之,表面上雖似甚爲認眞(參考希溫氏 Millatt Severn 一九二五年),實際上或且能限制死亡率(官方報告之死亡數目二五五〇,似乎過低. 希溫氏謂於一八〇四年,該處居民,遠無今日之衆多. 染此病而死者,或逾五千人). 但對於流行之時間,並不能發生任何影響,蓋所用之方法,與病源之鼠無關也. 於昔雲南發生鼠疫之時,中國人已知鼠之死亡,與人類鼠疫之關係. 此種知識,並未喪失,可以一八九四年廣州暴發時,或其後不久之記述而證明之. 內勒司氏 (一八九

中华医学杂志（二）

四年）言廣州有一中國官員,曾以私財收買死鼠,每頭制錢十文,一月之間集獲三萬五千餘頭. 林尼氏利用此項材料,曾盡力解剖,除不適用者外,發見肺底充血者占百分之四十,腺腫（但遠不及人類腺腫之明顯）占百分之九十. 渠乃設問曰:'此病在人體與獸類,是否相同? 又細菌檢驗,能否確定此病之存在? 若然,則吾人卽須確認此種齧齒動物,爲由陸路運輸此病至遠處之主要媒介矣'.

據耶耳辛氏(Versin)日記之選錄,經拉革蘭知氏（Lagrange 一九二六）所援引者,耶氏確曾發見鼠疫於香港之鼠中. 因渠於一八九四年六月二十三日,曾作記錄如下: '余搜尋並發見微生物於死鼠之屍體中,爲數甚多'.

此種努力,與羅利氏於一八八二年在北海之工作,均甚可讚揚. 不意多數醫者,對於歸咎鼠類之證據,竟極端懷疑. 如勞森氏(Lewson)於其（一八九四年）香港暴發之公告中（一八九五年）有云: '對於鼠類之傳染病見於人類疫病流行前之問題,已過於重視矣'.

香港之除鼠,始於一九〇一年(布朗氏 Brown 一九一三年). 密勒特奇溫氏曾曰: '多數之首先觀察者,似仍堅持腺疫爲一種原發性腸胃傳染病之意見'.

對於以上之謬論,署理衞生醫官比爾斯氏（W. W. Pearse）曾力加糾正. 於其一九〇四年之報告中,竭力反對以上之謬論,及其草率試驗.

確定流行病源,係由鼠類及蚤類侵擾該項齧齒動物之證明,雖賴印度之研究,但其實在之基礎,則樹立於香港所發見之鼠疫桿菌也. 此非常之發見,自與北里氏及耶耳辛氏二人有關（米近尼叩夫氏（Metchnikoff）於一八九七年時已謂'耶耳辛氏經辛苦之研究,於困難情形之下,發見鼠疫桿菌. 北里氏亦單獨得同樣之結果'). 但首功究應歸諸何人,已成爲一爭論之問題. 最近於一九二六年,耶耳辛氏之助手拉革蘭知氏,因一不審慎之評論,見於近時刊行之論文. 乃重行討論如下之事實,其大要如下:

北里氏偕大山氏及其他職員,於一八九四年六月十二日,抵香港二日後(六月十四日),渠乃起始工作. 大山氏行一屍體剖檢時,於腺腫及屍體之臟腑中,發見多數桿菌,但因該屍體剖檢,係行於死後十一小時,故氏對於該微生物之特性,甚爲懷疑而於同日由一有腋腺腫患者之手指血中,發見包圍之桿菌,形似雞霍亂之桿菌.

氏之桿菌,經培養並接種之後,乃知實驗室之動物,除鴿子外,餘均爲所殺死,於器官內現多數桿菌. 在刊載於八月二十五日出版 Lancet 之一通訊中,氏曾論及一桿狀物,首尾圓形,並爲兩端染色,渠對於該菌是否爲革蘭氏染色法所除色之問題,置而未論,但見有輕微動力. 其後於一八九八年,非惟復述該項之論見,且指明該桿菌爲革蘭氏陽性;並謂該菌與耶耳辛氏之桿菌不同.

耶耳辛氏於一八九四年六月十五日抵香港. 初時未得允許行屍體剖檢,經設法後,於六月二十日起始,由死屍身上割除腺體,用此材料,製備塗布標本,培養物與動物試驗,均獲見甚小之桿狀物,首尾圓形,輕微著色(呂弗流氏藍),氏於常年發表該桿菌之準確解說,與鼠疫桿菌之特性,完全符合.

按上述之事實,可確信北里氏於六月十四日所見者,定爲鼠疫桿菌. 蓋因頗難置信,有任何他種微生物,能於有腺腫患者手指之血中,如是之顯明也. 爲將於次章討論之故,以後所工作之桿菌,是否能動之問題,可無庸討論. 然由氏發見其菌爲革蘭氏陽性之事實而觀,已明白證明其與鼠疫桿菌不同矣. 其培養所由來之原料中,甚似含有鼠疫桿菌,及革蘭氏陽性微生物（？肺炎球菌）兩種,後者之生長超過前者.

耶耳辛氏或竟因於初時未得許可實行屍體剖檢,而僅能用腺腫工作之故,方獲得顯示一切鼠疫桿菌特性之純粹培養物.故依吾人之結論(伍連德一九三二年),關於此生物之首先記述,屬諸北里氏,而以最初之詳細準確解說,歸於耶耳辛氏焉.

華南之續進散佈

關於一八九四年後,鼠疫於華南及由華南繼續前進之情形,所有可述者,卽該病之在廣西,與在雲南同（該處最後之證實暴發,於一九〇一年,見於蒙自）. 堅持並未長久. 吾人所知之最後流行,爲龍州及梧州,均在一九〇一年. 然應須注意者,由海關醫官蘭達非克氏（D. B. Randall Vickers 梧州一九一六年）之短註而論,有一劇烈流行於一九一四年,見於肇慶.

北海爲鼠疫首先傳到之粵省港口. 該處流行,繼續發見,直至一九〇二年,且復見於一九一〇至一九一五年. 於一九〇三至一九〇九年之似若絕跡,想係缺乏記錄之故. 吾人所得關於北海之最近報告,爲一九二五年之報告.

由本章後之第二表,可知強度不同之暴發,繼續見於香港,終年不停,直至一九二三年. 其後則僅見散發病例於一九二八至一九二九年間.

關於廣州之消息,吾人所有者,較不完全. 但指明該病幾乎終年復發,直至一九一六年. 其後一九二三年及一九二五年,復有暴發. 研究鼠疫病史者,均甚知香港藉其世界航行交通關係,而有散佈疫病之危險. 但在早時未予注意,對於船隻在離港,或達到目的地時,並未加以限制,僅有之例外,卽中國本部重要港口於初時已由海關醫生,及當局努力遏止傳染之輸入. 惟因僅限於輪船船員,旅客之檢驗,及將患者隔離於臨時醫院,有時常無效果;於是鼠疫乃漸襲其他數處港口焉.

汕頭於一八九四年受染,其病繼續繁滋,直至一九一六年以後,始無記錄可得. 以外更有二處,卽廣東省之澳門及海南島.於一八九五年被襲受染. 該二地之暴發,最末見於記錄者,爲一九一二年之暴發;但須注意者,關於澳門之消息,並不完全.

由上述不完全之事實,欲作結論,固應極端審愼;然可確言者,卽廣東省之暴發,大約限於港口與岸後附近之地. 該病似於一九一五年起始退減,十年後,流行完全止熄.

福　建

今請論福建省之狀況. 其重要之港口廈門與福州,於一八九四與一九〇一年時,分別被侵. 其後福州僅有一九〇三年與一九一四年之確定暴發二次. 而昔時廈門之記錄,雖或亦不完全,似與廣東港口同例,顯示時常暴發,直至一九一七年. 此外於一九三一年,有一劇烈流行(患者一千六七百人)見於石碼與漳州. 一九三三年,於同安見一小暴發. 以上數處,均位於廈門附近之陸地.

關於福建內地鼠疫中心區之早時消息,雖顯然不甚完全;但可見其重要者二項: (一)所有可用之記錄,均示明係舊疫之再發;或繼續散佈,並非近今之發見. (二)所有之病竈,均鄰近江河;因該省無散佈鼠疫重要媒介之鐵路;故水道(沙船)交通,對於傳播,自占重要也.

早年漳浦之暴發,曾經普利司頓麥克司威氏 Preston Maxwell 詳爲敍述(一九〇二). 渠示明一八九九年五月之小流行,與一九〇一年四月至六月之劇烈暴發以前,於一八九四至一八九八年間,均有鼠疫先期發見. 於位在傳染進入可能三條途徑之前地方,前已述及水路交通,與先期散佈,甚為重要. 漳浦亦極似於同一情形下被侵.

　　另一鼠疫病竈,見於福建西南之地方. 在永定與上杭境內,鄰近南流,入廣東境之汀江. 賴氏為引人注意一九一九年該處鼠疫之猖獗,乃謂該病自一九一二年即已存在.

　　該境之西北,為位於雁石溪上（即九龍江之流至廈門附近入海）之龍巖. 該處於一九三四年五六月時,發見散發鼠疫患者;並於一九三五年,見一劇烈暴發,於三月時起於邊境,五月中乃傳至城內,延至九月之第一星期,死者達三百餘人.

　　再次為金溪之永春. 該處於一九〇五及一九一五至一六年時,曾有流行.

　　除永定與上杭或為例外. 上述各區,其最初傳染,均由廈門而來. 延平位於福建省之北部,其他被染或經福州. 蓋此城位於閩江,而閩江於福州之東入海也. 延平早時之報告,（一九二三年）謂此病殺人非常之多. 據最近之消息,有一劇烈之腺疫暴發,見於此區. 其時為一九三四至三五年之秋冬間. 總之由福州北至延平之區域,可謂時受鼠疫之害.

　　此病由廣州與香港向北散佈;雖止於廣東與福建,但亦有例外. 南滿之營口,於一八九九年,已藉船舶交通,而被傳染. 於其後數年中,鼠疫復現於營口,及其附近之地. 此外可記述者,為唐山（距天津三小時之火車路）礦區. 於一九〇八年,亦經船舶輸入,而有暴發. 曾經詳為研究,已視為免疫多時之上海,或於同年受染,當時於鼠中發見疫病,該傳染繼續存在十年之久;致有人類患者,及小暴發多次. （參閱第三表）

　　於終結以上記述之前,似宜論及上述暴發之季節案例,與人類患者之種例.

南 方 情 形 之 概 要

關於雲南,廣西,廣東,福建,鼠疫季節之論料,可撮要如下:

區　　　城	鼠 疫 發 生 之 季 節	附　　　　　錄
蒙　　　自	五月至九月,六月最盛.	一八九五年之流行,起於七月初.
海　　　南	二月至八月.	
龍州及其境地	起於三月至五月,止於六月.	
梧　　　州	起於三(四)月,止於七八月.	
北海及其境地	起於三四月,盛於四五六月,止於七八月.	一八九九年之流行,起二月;一九〇七年之流行,起於八月初,約一月之久.
澳門與喇叭島	起於(三)四月,盛於五月,止於六月七月.	
廣　　　州	起於一至四月間,盛於五月,止於七八月(至九月者甚罕見).	
汕頭及境地	起於三(四)五月,盛於四(五)六月,止於七八月.	一八九五年之流行,起於二月,止於六月.
廈　　　門	起於三(四)五月(在此時期之前後甚少),盛於六七月止於七八九月(再後則罕見).	
福　　　州	起於四月止於十月.	僅有一九〇二年暴發之論料,爲完全.

(注意: 表中有〔 〕者爲通常初起盛行或終止之月份)

　　於評論上表之價值時,須留意者,即表中之論料,乃根據各該區域所見之暴發次數而定,並非絕對準確. 其所示者,不過爲該流行病之狀況. 至於散發病例,見於暴發期之前後者,則每爲一般觀察者所不察. 此種事實,可以香港爲證,因較爲準確之調查;乃得知人類鼠疫在該埠幾終年存在也(參閱第二表).

　　香港之鼠疫,亦多流行於春季之初(二月至四月之間),盛於五六月,而於八月間退減. 其於九月間退減者,則甚罕見. 是以華南鼠疫之節季,可謂始於初春,止於暑夏;罕有延至秋季者.

　　今將唐山及營口之暴發列下,以資比較其發病之節季

區　城	鼠疫發生之季節	附　　　註
唐　山	一九〇八年，由八月末至十一月抄．	
營　口	一八九九年，由七月至十一月，以八月爲最盛．	隨後於十二月發生肺疫兩起．
又	一九〇一至二年八月至一月．	
又	一九〇二年九月．	
又	一九〇三年八月此年抄．	
又	一九〇五年十月至十一月．	
又	一九〇六年至七月十一月至一月．	
又	一九〇七年七月至十月．	

　　觀上表可知暴發多起秋季或夏末，且每延至寒冷之時，而與華南之鼠疫節季適相反也。

<h3 style="text-align:center">上　　海</h3>

　　上海方面所有輕微之暴發，其節季約與華北者同．人類鼠疫常盛於年末之三月間；然亦有顯著之例外，如一九一一年患者三十餘例，盡在七八月間；又一九一三年六月間，曾有小暴發，故上海之鼠疫節季，與其他理位置相同，界於南北之間者也，

中华医学杂志（二）

中 國 眼 科 之 外 科 手 術

齊魯大學醫學院眼科系

陳　耀　真

考中國眼科,發達較晚,隋代醫書,始有目病. 漢以前未有專門眼科之說. 唐宋元明,醫書所載,始有眼科;則中國眼科學之發靱,當在唐宋. 閱唐孫思邈千金方,王燾外台祕要,宋楊士瀛直指方,審視瑤函,張氏醫通諸書,對於眼科之病理,病狀,診斷,治藥,著述甚詳. 且於眼科之外科手述,亦有針割鈎烙之法. 但中國眼科之外科手術,究始於何時,是否中國所發明,或由歐西流入,尚無確實之考證,誠頗感興趣而值得研究者也.

目經大成——嘉慶,戊寅,慎齋,魏定國鑒定——對於中國眼科之外科手術,所用針割,鈎烙之器,其製造及用法,記述頗詳,並附有圖式,茲攝影于下:

針 割 鈎 烙 用 法

金 針 凡 遇 內 障 瞳 神 反 背 用 之
刀 遇 努 肉 攀 睛 及 蜆 肉 用 之
劃 爲 椒 瘡 粟 瘡 及 瞼 外 生 瘡 俱 用 之
鈎 割 努 肉 攀 睛 幫 刀 用 之
烙 宜 殘 風 眩 風 用 之
三 枝 針 爲 急 症 開 導 放 血 用 之
夾 惟 拳 毛 倒 睫 用 之

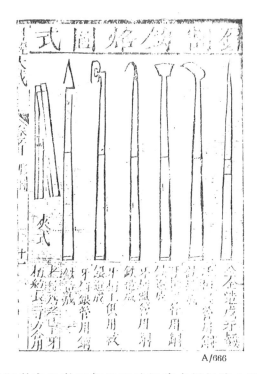

A/666

中國眼科之外科手術,發明於何時,或係何時由歐西流入,漫無詳證;但散布於各書之記載,屢有所見,茲特搜集數則於下:

晉書　景王嬰孩時有目疾,宣王令華陀治之,出眼瞳,割去疾而納之傅藥.

涅槃經　有盲人詣良醫,醫者卽以金鎞刮其眼膜,使復明.

宋鑑　宋顯仁后失明,廣募醫療,莫之能治. 後有道士入宮,將金針一撥,左目頓明,后喜,請更治其右.

唐高宗上苦頭重,目不能視,召侍醫秦鳴鶴診之,請刺頭出血,可愈;太后不欲. 上疾愈,怒曰: "此可斬也. 乃欲於天子頭刺血". 上曰: "但刺之,未必不佳". 乃刺二穴. 上曰: "吾目似明矣". 后舉手加額曰: "天賜也". 自負綵緞百疋,以賜鳴鶴.

方伎傳. 陳明遠醫十年,周漢卿爲翻睛亂翳,歘然辨五色.

太平廣記. 崔堯封有甥李言吉者,目生小瘡,漸長大如鴨卵,其根如弦,恆壓其目不能開,堯封患之,飲之酒,令醉,割去之,言吉不覺.

神仙通鑑 有一人,眉間生瘤,癢極. 陀曰:"內有飛物". 人皆笑之. 陀以刀割開,一黃雀飛去.

張氏醫通 飛疇治畫師吳文王母,年五十四,失明數年,諸治罔効. 余偶見之,曰:"此內障眼,可以復明,何棄之也"? 曰:"向來力能給藥,治而不靈,今縱有仙術可囘,力莫支也". 予曰:"無汝費,但右眼之翳尙嫩,遲半載可撥". 遂先與鍼左眼. 鍼入,撥時其翳下而珠尙不清;封後,因與磁硃九七日,開封視物模糊;又與皂莢丸,服而漸明. 其後自執鄙見,謂一眼復明,已出望外,若命犯帶疾而全療之,與壽有阻. 遂不欲更治右眼,雖是知足,亦誠愚矣.

又治孫搗,年七十,茹素五十餘年,內障失明四載,余用金鍼先鍼左眼,進鍼時外膜有血,鍼入微有膏出,觀者駭然. 余於膏血中進鍼,撥去瞖障;次鍼右眼,出鍼兩眼俱明,遂與封固. 用黑豆包緊鎮眼. 因向來肝虛多淚,是夕淚濕豆脹,不敢寬放,致右眼痛而作嘔;明晨告余,令稍寬其緊,先以烏梅止其嘔,用六味丸調服,以補其肝,遂痛止安穀. 至七日開封,其右眼因嘔而瞖復上,侵掩瞳神之半,視物已灼然矣.

以上均散見諸書,尤以張氏醫通,對於鍼撥內障,頗爲詳盡;且證例甚多,上述不過舉其一二. 再醫者配用假眼,亦爲眼科手術之一,中國舊書,當有此類記載,茲附錄於下:

吳越備史 唐立武選,以擊毬較其能否置鐵鉤於毬仗以相擊. 周寶嘗與此選,爲鐵鉤所摘一目睛失,寶取睛吞之;復擊毬,獲頭簪. 遂授涇原救賜木睛以代之. 一日晨起漱,木睛墜水,棄之. (註) 木睛莫知何木,置目中無所礙,視之如真睛矣.

太平御覽　唐崔嘏失一目,以珠代之. 施肩吾嘲之曰: "二十九人及第,五十七眼看花".

彙苑詳註　陶穀夢人,以二丸藥換雙眼. 後相者曰: "貴人骨氣,奈二只鬼眼. 以此不至大位".

則假眼之在中國,起於何時,亦一有趣味之問題也. 著者草作是篇,漫無程序,因工作羈身,無暇整理;閱書不多,更難有詳盡之搜求. 尚望讀者進而教之. 二五. 七. 十五書於濟南

中华医学杂志（二）

我國傳來印度眼科術之史的考察

周　濟

（一）　印度眼科術之譯品

由印度傳入中國之學術,總稱爲五明論:　卽內明論,聲明論,因明論,工巧明論,醫方明論是也. 此五明論在吠陀時代（西紀前 1500）已樹立胚胎之基礎,不久醫方明卽與聲明,工巧明等學術獨立而相對峙. 而印度古代疾病之病名,計有一百一種,合爲四百四病[1];其治療之方法,專用巫醫之祈禱符咒等術以爲功. 從禳災明論所載一部分之醫藥情形觀之,仍未脫離原始的巫醫形態;是故,雖質的方面無若何可述,然量的方面業已博得希臘之贊揚. 迄西紀後之闍羅迦集（Charaka Lamhita）及妙聞集（Lu'sruta Lambita ）兩醫典出世,印度醫學已漸趨於完整之域;觀書中所載內科,外科,眼科,解剖等部,皆有驚人之論述,故此時代實爲印度醫學登峯造極的時期[2].

我國關於五明論之傳入,遠在漢末時代;因佛教之東漸,僧侶亦隨將印度醫藥齎來,如東漢末之安世高,卽爲譯經而兼傳印度醫學者. 高僧傳（卷一）雒陽安淸傳云:

安淸字世高,安息國王正后之太子也……外國典籍,及七曜五行,醫方異術,乃至鳥獸之聲,無不綜達.

以後如曇柯迦羅,鳩摩羅什等,皆洞曉五明諸論[3];而以唐義

註（1）三國吳王黃龍二年（232）竺律炎及支越共譯之佛說佛醫經.
註（2）祝枕江乳房及其他. 印度的醫學 P. 4.
註（3）高僧傳卷一曇柯迦羅傳,卷二鳩摩羅什傳.

淨介紹印度醫學用力最勤[4]．　至於五明論典籍之傳入,據長房錄載北朝時那跋陀羅譯有五明論合一卷,此爲我國有五明論譯品之嚆矢．其書內容計聲論,醫方論,工巧論,咒術論,符印論五部;至唐之開元錄,已列入佚本內,則可見此書早已不傳於世間矣．據最近陳竺同先生之研究,自漢以迄南北朝,由印度傳入醫方明之譯品,計有二十八種[5],是故吾人不難推測當時所受印度醫學影響之情形．今且就傳入之眼科譯品而言,東晉時已有線索可覩,如竺曇無蘭所譯之佛說咒目經一卷[6],卽爲我國傳入眼科譯品之最早者．計咒文共四十餘字,似爲婆羅門之一種咒語,而頗與義淨所譯之佛說能淨一切眼疾病陀羅尼經相同;惟前書所咒祇限於目痛,後書則對於眼垢,風垢,黃病,痰病以及三焦病,皆可消除．然以上二書,始終對於我國眼科尙無若何影響,故未逐深論．今就有關我國眼科數種譯品列之如下,併爲考訂如次．

謝道人天竺經　　　　　　　外臺祕要

龍樹菩薩眼經一卷　　　　　日本現在書目錄

龍樹眼論一卷　　　　　　　崇文總目

謝道人之天竺經,乃據王燾外臺祕要卷二十一所引錄．王氏於"天竺經論眼序一首"下注云:

隴上道人撰．俗姓謝,住齊州,於西國胡僧處授．此處所謂"於西國胡僧處授",以理推之,顯是西國胡僧口述經文,而由謝道人手譯．蓋唐時僑居中國之印度僧侶如雲集[7],其能諳中國語文而從事譯經者,除少數名僧外,均多求助於僑居中國之印度俗人或中國僧人．如唐中宗景龍四年（710）所譯成之根本說

註(4) 同註二 P. 7—9.
註(5) 漢魏南北朝外來的醫術與藥物的考證．嶺南學報創刊號 P. 67.
註(6) 日本縮刷大藏經寒帙中.
註(7) 楊衒之洛陽伽藍記卷四永明寺條云: ''時佛法經象盛於洛陽,異國沙門,咸來輻輳……百國沙門,三千餘人,西域遠者,乃至大秦國''.

一切有部尼陀耶,即有印度俗人參加其事[8],而明朝久居中國之西洋利瑪竇,其大部分書籍皆經過徐光啓之修改[9],其他當亦類是也. 至於"眼將節謹慎法一首"中所引千金翼一段,頗有疑義. 其原文亡:

宜服補肝丸. 出千金翼第十卷,十五味在此卷下也[10].

此蓋因鏤版者誤爲大字,以至注文與原文相混. 校勘原書之尙德按此節云:

出字以下十五字,疑當細書.

此節不獨當爲註文,恐文中尙有脫誤. 其全文下註云:

此法中文自疑未全,別季校[11].

今檢閱外臺所引天竺經全文,不當有此類文句夾雜於中. 若云文中不應有"四大""五行"之名詞併立,此蓋隋唐譯經人時有之一種取巧筆法,如梁慧皎撰安世高傳,即云其精曉"七曜五行",故不足以爲據. 是天竺經爲謝道人譯,蓋無可疑;則其書大概成於西紀 752 年以前也.

龍樹菩薩眼經一卷,見於日本藤原佐世之現在書目錄. 此目錄成於寬平年中 (889—898),約當我國唐昭宗時代. 是此書流傳彼國,當在隋唐之間,其爲隋唐間人所譯傳者,蓋無可疑. 然吾頗疑此書或即朝鮮國醫方類聚所引之龍樹菩薩眼論同爲一書,以經與論在書志中時有混同之處,如唐藝文志醫方類所載神仙服食經,日本現在書目錄經即作方,諸如此類不勝枚舉. 據多紀元堅於醫方類聚所輯龍樹菩薩眼論一卷之跋云:

世傳龍樹王菩薩能療眼疾,故往往假託以神其書,史志著錄,亦頗爲緐. 今如是書,文辭雅古,與外臺祕要謝道人論相出入.

註(8)桑原騭藏著何健民譯隋唐時代西域人華化攷. 文哲季刊五卷三號 P. 679—680.
註(9)明史卷三百二十六意大里亞傳.
註(10)外臺祕要卷二十一.
註(11)外臺祕要卷二十一眼將節謹慎法.

而證治之法,鍼鑱之術,其精微非彼所及. 又有波斯之法,與漢士
用藥不同等語,則或是隋唐間人傳錄夷法者矣(12).

又白香山之病眼詩云:

案上漫鋪龍樹論,盒中虛撚決明丸(13).

可見其爲隋唐間譯品,蓋無可疑. 崇文總目所載龍樹眼論
一卷,元堅氏謂卽一書,此說甚是. 按我國書名簡稱,多由在行文
上便利而來,如神農本草經簡稱爲本草經,或本經,龍樹菩薩或稱
爲龍樹王菩薩,或簡稱爲龍樹或龍樹大士. 又如上引白香山之
病眼詩,因欲行文便利,將龍樹眼論作龍樹論,石決明丸作決明丸,
諸此不一而足,故不可執一而抹煞其餘. 或云此書乃僞託龍樹
以神其名,此又爲似是而非之論,要之我國自秦火之後,雖漢晉人
士孜孜以僞託名人爲上業,如本草經之僞託神農,內經之僞託黃
帝,此蓋爲吾人所深悉者;若云此書亦是僞託,則實難信從. 今有
三點,可以證之,據元堅氏跋云:

且觀其篇第,函蓋備具,非出零殘之餘者(14).

書之爲完整者一也. 據醫賸底野迦條引龍樹菩薩眼論之
摩頂膏方,云底野迦(鴉片)能療眼疾(15),此種驚人之治療法,爲僞
託者所難想象者二也. 龍樹菩薩爲印度有名之眼科醫生(16),
必有專書遺留後世,證其所撰大智度論辨五種眼(17),此書爲菩
薩遺著,亦意中事,三也. 有此三點,必非僞託也. 因是吾人對於
書志中所云龍樹菩薩眼經,龍樹菩薩眼論,龍樹眼論,龍樹論等,其
名雖不一,其實爲一書,是可得而明矣.

吾人如此,對於宋元以後書志所引載之龍木論,祕傳眼科龍

註(12)醫籍考卷四龍樹眼論引 P. 680.
註(13)全唐詩卷十六白居易二十四.
註(14)同一一十二註.
註(15)樂葂氏醫賸卷下底野迦條.
註(16)Watters; on Yuang Chwang, P. 206.
註(17)鳩摩羅什譯大智度論卷三十三.

木總論,眼科龍木論等書 (18), 當有一說之必要. 以吾之推想,宋元後出現之龍木論,與龍樹論當是一書. 據劉昉之幼幼新書云:

> 此(龍木)論莫所從出,世言龍木王菩薩之書(19).

今檢查佛書,印度祇有龍樹王菩薩,無龍木王菩薩,此事甚爲明顯. 其所以將樹改木,蓋避宋英宗嫌諱,以致誤認爲二書. 陳垣氏史諱舉例云:

> 四庫全書禮記義疏證,根樣注,羅氏,枳椇子,一名木蜜,說本古今注. 枳椇子一名樹蜜,而木蜜則生南方,別是一種. 羅頤宋人,避英宗嫌諱,改樹爲木,遂與木蜜相混(20).

據此龍樹論是因避諱而改作龍木論也明矣. 元胤氏醫籍攷對此尚未說及,而與其他書志認爲二書者同. 其於祕傳眼科龍木總論下按云:

> 按是書方論,與聖濟總錄,幼幼新書所援相符……第九第十四卷辨論藥性,蓋後人就其舊本,演以成編者也. 狩谷披齋(望之)嘗藏有一本,寫手精善,古香可愛;云是應永中所鈔者. 考應永卽明洪武季年,據此,當是宋元間人所編矣(21).

元胤氏雖知其經過宋元人之編改,終不知編改之原因何在,所謂智者千慮,必有一失也. 由是以言,則龍樹論之改題,當在宋英宗時代矣.

綜觀以上所論,傳入印度眼科術之譯品數有數種,然其影響於我國眼科術之最深者,當推龍樹菩薩眼論,次爲謝道人之天竺經;其他佛書所載,實無影響之可言也.

註(18)見引於醫籍考 P. 680~681.
註(19)醫籍考龍木論條引.
註(20)燕京學報四期 P. 555.
註(21)醫籍考卷四 P. 680.

（二）　中國眼科學上之理學的影響

我國眼科學漢前未有以專門名世者,惟史記扁鵲傳有"耳目痺醫"之言. 迄晉一代,於眼科治療法上尚無有特効之方藥,大多數專以修養爲功. 如范寧嘗苦目病,就張湛求良方,湛因是答之曰:

> 省讀書一,減思慮二,專視內三,簡外觀四,早起五,夜早眠六.
> 凡六物熬以神火,下以氣節,蘊於胸中七日,然後納諸方寸,修之一時,近能數其睫,長能視籬之餘,長服不已,非但明目,且亦延年(22).

隋志載張湛撰養生要集十卷 (23),據此,湛爲當代養生家之一,可無置疑. 是以此處答范寧目疾之治療,云注重修養較方藥爲善,此非當時眼科治療術窮乏以至無方藥之地步,實以其研究養生有素之故耳. 隋巢氏病源候論出,首立眼科一類,述各種症候,計三十八論;所編雖出自心得,然實未脫靈素之範圍. 而所指之病原,所謂因五藏六府發生變化之論,其實是指病候,從不知病原作何解也. 迄盛唐之季,我國眼科學之理學突然猛進,有似一日千里,推求其源,蓋因外來影響之所致. 如唐孫思邈(581—682?)之千金方,卽將目疾之病原分爲十六種,而此又未出飲食及器械刺戟之範圍,要之已略具雛形矣. 千金方(卷六)目病第一云:

> 生食五辛,接熱飲食,熱食麵食,飲酒不已,房室無節,極目遠視,數看日月,夜視星火,夜讀細書,月下看書,抄寫多年,雕鏤細作,博奕不休,久處煙火,泣淚過多,刺頭出血過多(23).

又唐初李諫議近效方亦有相似之論,其論目病五忌云:

> 凡目疾,不問少長男女等,所忌有五: 一,房室. 二,麵酒. 三,

註(22)晉書卷七五張湛傳.
註(23)此書今已佚亡,日本丹波雅忠之醫略抄,錦所藤以文之遐年要抄,丹波行長之衛生祕要抄,(以上見續翠書類從第三十一冊上)及丹波康賴之醫心方均有引錄.

目衝風冷霜雪,向日遠視. 四,哭泣嗔怒. 五,終身不吃生五辛(24).

兩書所言,大致相同;而與張堪所說,則全然兩樣. 蓋一爲固有的,一爲參有外來的,故不可一概而論. 然則又何以知之? 此觀其對於飲食上之注意,便知完全承襲佛家思想. 據廖溫仁支那中世醫學史引龍樹菩薩論云:

> 凡所患者,或因過食五辛,多啖炙博物麵餅之食,飲酒過度,房事無節,極目遠視,數看日月,夜讀細字,月下觀書(25).

三書思想之吻合,實足使人疑惑. 今檢千金方及近効方所載各種目疾治療,中多胡方胡法,如千金方之治雀目咒,顯是印度波羅門療法之一種,後有專論,茲不申說. 至於所云忌“生食五辛”,或“過食五辛”,或“終身不吃生五辛”,此是佛家最大戒律. 考我國漢前無此名詞,漢後道家所云五辛,乃竊取佛家語;源用成俗,昧其由來,世人遂以爲及道家所創,殊不知原是佛家之思想也(26). 此類演變思想,線索甚爲明顯,吾人不難推求其源;如五輪八廓之論,則其來源暗昧,於考證上頗多棘手,蓋以其完全脫離原來之形態也. 今不厭求煩試論之如下.

按五輪八廓之說,起於隋唐,成於宋,盛於元明,爲眼科解剖學上理學之最重要者. 雖此說源於隋唐之佛書,然未爲唐代醫籍所引用,至宋改編龍樹眼論後,始略具雛形,迄元明,其說方論釋全備. 明傅仁宇眼科審視瑤函之論五輪八廓云:

> 經云: 五臟六腑之精氣,皆上注於目,而爲之睛. 睛之窠爲眼,骨之精爲瞳子,筋之精爲黑眼,血之精爲絡,………此眼具五藏六府也. 後世五輪八廓之說,蓋本諸此(27).

然五輪八廓所本者何? 卽五行五卦也. 太玄真人進還睛

註(24)外臺祕要卷二十一.
註(25)支那中世醫學史 P. 109.按此文未載出處,擬是醫方類聚中之文.
註(26)拙著鄭煜華先生的素問真僞年代考評. 中西醫藥 2, 1. P. 33—35.
註(27)審視瑤函卷首太極陰陽動靜致腐例. (三讓堂本).

九表文云:

> 眼有五輪,外應五行,………五輪者: 風血肉氣水. 八廓者:
> 天地水火風雷山澤(28).

五輪應五行,五行為中國原有之學說;其所解釋之"風血肉氣水",則為中國病理學上所罕聞. 據唐義淨敍述印度古代醫術,本有"八品"(29),其併加以說明云:

> 斯之八術,先為八部. 近日有人,略為一夾. 五天之地,咸悉遵修. 但令解者,無不食祿. 由是西國大貴醫人,筵重高客,為無殺害,自益濟他(30).

則所謂五輪八廓,或卽據五天(31),八術之名,本地水火風之實,演變而成五輪八廓之論歟? 此雖為大胆之推測,但吾人不可忽略廖溫仁之更大胆的斷論矣. 其言云.

> 印度及中國同為世界開化較早之民族,而兩國古代之醫學既經混合,此前節已詳論之. 是故,中國之眼科學亦必經過混合之階段: 卽一為固有的,一為印度傳入的;如五行論卽中國的,五輪八廓論卽印度的(32).

此據之推測是否正確姑置不論;但較此而更顯著者,如明哀學淵祕傳眼科七十二證全書所載之歌訣云:

> 內障二十有四般,醫師會者要推究,
> 妙藥投時須靈效,金鍼一撥日當空.

審視瑤函亦有,唯文字稍異. 若不知龍木論中亦載有此歌訣,則茫然不知其本矣. 龍木論云:

> 名字區形分十六,龍師聖者會推窮,
> 炙藥這回難得效,金針一撥日常空(33).

註(28)審視瑤函卷五.
註(29)唐義淨南海寄歸內法傳卷二十七.
註(30)同上.
註(31)五天竺之簡卽.
註(32)支那中世醫學史第五章支那中世外國醫學之輸入 P. 112.
註(33)同三十一註 P. 110.

　　此種竊取改頭換面之事,如聲學之切韻,天文學之九執曆,皆屢見不一見. 至於祕傳眼科七十二證全書,審視瑤函,銀海精微,眼論準的歌等所載內障及外障之手術法,全用歌訣體,此亦受印度影響之所致. 據 Herschberg 氏云: 古代印度之醫學,全以詩歌口授;蓋詩歌有韻律,易於背誦. 故在文字未普遍,印刷未發邁之時,其文化全賴有韻律之詩歌以得保存,故直至紀元後始由闍羅迦及妙聞二氏編輯而成書也[34].

　　除上所述,此外如眼科之七十六證,瞳孔,虹彩,角膜,神水等,均與印度之眼科術吻合,此廖溫仁氏已詳論之 [35],故不一一重贅. 茲就中國眼科治療法上所受之影響,臚列如下.

(三) 中國眼科學上之治療學的影響

　　自隋煬帝好勤遠略,遣裴矩使張掖,掌西域,招致諸胡,啗以厚利,於是外人競以趨附中國為榮. 迨盛唐一代,尤以寬大為懷,不計種族,一律等視. 故唐天子不特為中國之君王,亦為塞外諸族及西域諸國之大君主,其天可漢之號,普聞於世界之窮鄉僻壤中. 以故,世界各國民,近則日本,暹羅,高麗,遠則中亞細亞,印度,波斯等國民,其移住或來仕者,為數不少 [36]. 吾人若輕視此等外來異族,則我國傳來印度眼科術之事蹟,便無從確知. 今就元開所撰唐大和尚東征傳載 [37],謂廣州有婆羅門,波斯,崑崙等舶停於江中,不知其數;並載有香藥珍寶,堆積如山. 而獅子,大石,骨唐,白蠻,赤蠻等國,往來居住者,種類頗多. 則前時商賈僧侶之衆,可以想知. 即以本書主人翁之鑑眞和尚而言,其在未東渡日本之前,天

　　　註(34)同三十二註 P. 112.
　　　註(35)同三十二註 P. 109—112.
　　　註(36)馮承鈞唐代華化蕃胡考. 東方雜誌 27, 17. P. 65—82.
　　　註(37)日本羣書類從第四輯卷六九.

寶七年（748）於嶺南韶州（38）嘗受胡醫治療眼疾．開元敘此事
云：

> 時和上頻經炎熱，眼光暗昧，爰有胡人，言能治目，遂加療治．

　　此處所謂胡人，究爲他國醫，抑印度醫？　雖難判定，證之以後
結論，當是印度醫無疑．　蓋唐代外國眼科醫生之衆，幾與清季西
洋眼科醫生之僑居澳門廣州者相等（39），而唐代文集小說贊揚
其術者，其例之多，舉不勝舉．　觀王燾外臺祕要眼科類（卷二十
一）所收載各方，雖已達一百五十餘首，但其中以胡方胡法居多，
是我國眼科治療學之在唐代，雖在進步程度，而猶較印度遜色，此
爲不可遮瞞之事實耳．

　　我國傳入印度眼科之治療法，其中最堪吾人注目者，厥爲靑
肓之療法．　據日本丹波康賴醫心方治目淸肓條引眼經云：

> 今觀容狀，眼形不異；催正常眼中央小瞳子裏，乃有靉靆作靑
> 白色．　色不（辨）人物，猶見三光，知晝知夜．　　如此者，名曰靑肓．
> 此宜用金錍，決之一針，便蓄然若雲開見日也（40）．

　　眼經一書，屢見醫心方，而歷代書志皆未載錄，一時僅不知其
出所．　後檢外臺祕要，始知其稱爲眼經者，卽王燾所引謝道人之
天竺經．　惟外臺之文稍異，茲錄之如下：

> 今觀容狀，眼形不異．　催正常眼中央小珠子裏，乃有其障作
> 靑白色；雖不辨物，猶知明暗三光，知晝知夜，如此之者，名作腦流靑
> 肓．　眼未患時，忽覺眼前時是飛蠅黑子，逐眼上下來去，此宜用金
> 錍，決一針之後，蓄若開雲而見白日（41）．

　　醫心方爲幕府傳抄本，其中文字頗多僞異，雖經多紀元堅等
據半井氏殘本校勘，然脫誤尤所難免．　如腦流靑肓作靑肓，金錍
作金錍，失原意甚遠，常以外臺爲正．　所謂錍者，爲婦人箆髮之一

註(38)今廣東省嶺南道曲江縣．
註(39)賙菁新醫東漸史之研究，中西醫藥二卷五，六期．
註(40)醫心方第五（日本古典全集縮影本）．
註(41)外臺祕要卷二十一出眼疾候．

種,用金屬製成,可刮眼膜,故曰金箆. 亦有不用金屬者,想是不能刮膜,祇能點罯藥末,如外臺引近效方療眼中一切諸疾盲醫方云:

> 右十二味,草石藥合搗,篩唯以紛……每欲著,以兩米許硬,和少許蜜,稀搗如熟麵,以箆子頭分罯兩眼眥(42).

其形狀若何? 各書均未載錄,故有否金屬及非金屬二種,此完全推想之詞. 至於宋後各種眼書中不載有金箆一法,凡盲醫等證皆用金針,以金箆有作金鈚,或金鉾者,蓋誤寫而為金針歟? 觀上節所引龍木論之“金針一撥日當空”,觀之,其撥與刮之字意甚近,為後人誤寫或改易,蓋未可知. 要之金箆與金針相隔之程度,必不甚遠,此吾人可以深信者也.

然金箆刮眼術屬中國法抑印度法? 此本文所最注重之一點. 考金箆術為唐代詩人歌詠者甚夥,有似現今西醫之注射針,無人不知其法之用. 最早被唐代詩人歌詠者,為盛唐時之杜甫. 其謁方公上方詩云:

> 金鈚空刮眼,鏡象未離銓(43).

晚唐李商隱和孫朴韋蟾孔雀詠詩中有云:

> 約眉憐翠羽,刮膜(亦作目)想金箆(44).

又涅槃經云:

> 有盲人諧良醫,卽以金箆刮其眼膜(45).

是佛書中亦有此項記事,其為印度傳入之一種眼科治療法,必無可疑. 上引白香山之病眼詩云:

> 眼藏損傷來已久,病根牢固去應難;醫師盡勸先停酒,道侶多教早罷官. 案上謾鋪龍樹論,盒中虛撚決明丸;人間方藥應無益,爭得金箆試刮看(46).

註(42)外臺祕要卷二十一-眼闇令明方一十四首引.
註(43)全唐詩卷八杜甫五.
註(44)同上卷二十李商隱一.
註(45)涅槃經卷三.
註(46)全唐詩卷十六白居易二十四.

白香山之病眼詩本有二首,此下首也;其上首中有"藥力微茫佛力賒"之句,可知佛力實勝於藥力也. 又劉禹錫之贈眼科醫波羅門僧詩云:

> 三秋傷望眼,終日哭途窮;兩目今先暗,中年似老翁. 看朱漸成碧,羞日不禁風;師有金篦術,如何爲發矇(47).

由是觀之,白香山及劉禹錫之目疾,皆爲波羅門僧施用金篦術所治愈,故均以詩記之. 是印度眼科醫生之有在中國內地開業,事實頗爲顯著;則治療鑑眞之胡人,亦爲印度眼科醫生,當意中事. 卽今廣州及敝處長沙,猶有印度眼科醫數處,生意之興隆,爲該地中西醫所不及. 其治療中尚間有襲用奇異方法,功效特驗,所以顧客絡繹不絕. 惟此關於現今社會醫學之前途頗多不利,極望於衞生當局加以注意者也.

金篦術爲印度傳入眼科治療法之一種,已無可疑. 而此中尚有一種燻煙劑之塗傅眼瞽法,亦爲印度所傳入. 據外臺引西晉崔知悌纂要方(48)療三五十年眼赤幷胎赤方云:

> 右七味. 穿一坑,其形如瓶,口小裏大,燒使乾. 別開一小風孔,以前藥幷艾等一重重布著坑內,狀如灸炷,以火燒之,將前所磨銅器以蓋坑口,煙盡,傅眼瞽瘖上,胎赤三十五十年者,不過三兩日瘥(49).

方下王燾注曰:

> 西域法,太常丞呂才道效.

又下引必效方主眼赤久胎赤方之"安艾著火,合銅鏇鑼於上"一法,范行準先生以爲:

此藥方法,大致與崔氏相同,當亦爲西域法(50).

註(47)全唐詩卷十三劉禹錫五.
註(48)崔知悌纂要方. 世人咸認唐初作品,據范行準先生考證不特是西晉時物,而崔知悌乃崔知拂之訛. 見中西醫藥二卷四期 P. 270—274.
註(49)外臺祕要卷二十一胎赤久方引.
註(50)同四八註 P. 271.

中华医学杂志（二）

考西域一詞,雖始見於前漢,然其所示範圍,實甚模糊. 大底在漢武帝以前,包括玉門（今甘肅安西府敦煌縣西百六十里),陽關（今敦煌縣西南約百四十里),西及葱嶺之地（今天山南路一帶). 其後因政治關係,西域之範圍亦漸擴大,如今之撒馬耳干與俄屬土耳其斯坦,以及印度之一部份;更進而至西伯利亞,波斯,小亞細亞一帶,最後全部印度亦通稱西域. 是王氏之所謂西域,當已包括印度;以銅鋖鑼亦爲塞外之物(51),更可證此法當是印度傳入必無可疑也.

此外就千金方之治雀目術一法推求,亦顯爲印度傳入眼科治療法之一種. 其文曰:

> 令雀盲人至黃昏時,看雀宿處,打令驚起雀飛. 乃呪曰:"紫公紫公,我還汝盲,汝還我明". 如此日日瞑三過作之,眼卽明,曾試有驗(52).

呪本爲巫醫之一種手段,印度在吠陀時代卽以盛行;我國祝由科雖亦有此種呪術,然難免無外來之成分夾雜在內. 但我國眼科中所有之符咒等法,根本已非國貨,如銀海精微所載開金針法之觀音呪(53),卽是顯明之例. 更有證者,"曾試有驗"下注云:

> 肘後云:删繁載支太醫法.

此所謂支太醫者,大底爲大月支國人. 唐智昇開元釋教經卷二云:

> (支謙)大月支人也,祖父法度以漢靈帝世,率國人數百歸化,拜率善中郎將.

據桑原隲藏博士之研究,在漢季以迄隋唐移居我國之外國人,其國籍可以姓氏第一字鑑別之,如安世高知爲安息國人,梁功

註(51)同四十八註 P. 271.

註(52)千金方卷六目病第一.（日本金澤文庫本).

註(53)銀外情徵題孫思邈撰,當是元明人所僞託,見四庫全書提要卷.

臣之康絢,及北齊胡小兒之康阿馱知爲康國人 (54),皆可以此推
求其國籍. 又如新唐書藝文志載米遂撰明堂論一卷,雖其事蹟
無考,由米姓推之,大致亦係出身米國 (Maymurgh 卽秣賀). 故支
太醫當係大月支(大月氏)國人,蓋無可疑. 吾人因是可以下一
結論: 我國眼科學上之治療法 (包括物理的及心理的),其所
以有如此迅速的進步,大多數皆直接承襲印度眼科治療學之所
致也.

(四)　中國眼科學上之藥劑學的影響

我國生藥之產量,以植物爲大宗,觀古代生藥寶庫之神農本
草經,植物佔全數三分之二,故曰本草. 而漢張仲景傷寒論所載
各方,悉以植物爲主,對於礦物之使用,其量實甚稀少. 而礦物在
藥劑上使用,世界各國,以埃及人最早 (55),印度人亦愛用礦物之
各種金屬及其鹽類;金屬如硫黃,砒石,硼砂,明礬,硅酸等;鹽類如蘇
打,食鹽等,在早期印度醫學中卽已作爲內外藥之用 (56). 然我
國醫學除眼科及外科之外,其他各科均少用及. 而外科所用,大
致以軟膏劑爲夥,作內服劑者,則甚稀少. 獨眼科一門不然,不特
內外劑均用,其量之衆,實所罕見,據吾所統計唐代以前眼書中用
石決明一味,計四十五種方劑中,有三十七用,而此中又以唐代之
千金方及翼方佔多數. 是故,吾人不能忽略此等現象,當推求其
源委以明實事之所在也.

我國旣已傳入印度眼科術之典籍,思想,治療等等,方劑學勢
必亦同傳來,此自然之理,固不待論. 除上已言之數種胡方外,茲
再考證數方如下,以見一切. 據外臺引延年祕錄令目明方云:

註(54)同第八註五卷四期.
註(55)Charlston 氏世界藥學史 P. 4.
註(56)祝慰江乳房及其他. 印度的醫學 P. 17.

濾療香,取黍米一粒,內目眥中,當有水出,幷目中瞀瞀然,引風出狀,卽明之候也。………以申時傅藥者,爲其目至日下便溟溟暗如有物,卽以藥,內中淚出,以熱(熱?)帛拭之,以水洗訖,便豁然明也。此香以單主百病,服之益人,勝石乳也。本云是外國用之,明目甚驗,天竺沉香中出之(57)。

"本云是外國用之",雖未指定何國,要係胡方,蓋無可疑。

在隋唐時,眼科藥劑學中又發見一種鹽綠之點眼藥,此實爲魏晉時眼科方劑中所無者也。以鹽綠爲點眼藥之事,方書中最早著錄者,昉於孫思邈之千金翼方,其赤眼方云:

　　杏仁脂,鹽綠,印成鹽(58)。

又治赤眼方云:

　　石膽,蕤仁,鹽綠,細辛,生腽肭(59)。

今檢外臺目病類(卷二一)引張文仲方一見,延年祕錄一見,近效方三見,此外別無載錄。然鹽綠所見引用於唐代方書中,而數量極少,是爲新發見之一種藥品,可以想知。則其產地在何?當有推求之必要,據近效方療眼中一切諸疾盲瞖天行風冷熱胎赤淚出常漠漠不多見物唯不療晴破餘悉主之方云:

　　石膽,波斯鹽綠,眞石鹽,硼砂,秦皮,蕤仁,烏賊魚骨,細辛,馬蹄決明,松丹,黃連。右十二味草石藥合擣,篩唯以粉,仍以重絹羅重篩訖,以白蜜於火上微煖,去上沫,取下,清者和之作塊,更擣千許,以油膩紙裹之。亦取瓷瓶子盛貯,勿使見風,可得多年不敗(60)。

據其文下段云,將藥用筋子頭分置兩眼中。筋子爲印度傳來之法,前節已曾論之。至於所云以油膩紙裹之之膩字,尙德按疑是蠟字。其實此油蠟紙卽是油蠟紙之異名,近效方可以爲證也,其據兵部侍郎盧英所傅之療眼中一切疾靑盲瞖者天行風赤

註(57)外臺祕要卷二十一眼闇令明引。
註(58)千金翼卷十一眼病第三。
註(59)同上。
註(60)外臺祕要卷二十一眼闇令明引。

無端忽不見物悉主之方有云:

右十一味,擣散及研,避風煑,以白蜜錬,使浮和訖,於臼中更擣五千杵,以油臘紙重裹之(61).

尚德按油臘當作油蠟是也.據此,前方之油臈紙,卽此方之油臘紙,不過名之不同耳.此種裹藥之油蠟紙,想亦外來方法,今無暇深考,可參閱范行準先生之古代中西醫藥之關係一文,其中對於蠟在藥劑學上應用之歷史,論述甚詳(62).茲再就方中波斯鹽綠之產地加以說明,隋志波斯傳云:

波斯國,都達水之西蘇藺城,卽條支之故地.………土多……鹽綠……(63).

據各種本草無鹽綠之名,惟唐本草新附有綠鹽一條,云是"以光明鹽,硇砂,赤銅錆,釀之爲塊.綠色眞者,出焉耆國水中(64)".是綠鹽而非鹽綠也.然則,政和本草綠鹽條引八世紀之海藥本草云:波斯國亦產此物(65),以此推之,鹽綠之名必爲唐本草所改易,是無可疑.然千金方治眼暗赤冷淚方中之波斯鹽,想是一物,蓋隋志波斯傳未言其國有產鹽之載錄,故此可視爲初用所致(66),其名遂與翼方不同.至於硇砂,新脩本草云是西戎所產(67).此西戎想是唐置之羈縻州,在今新疆吐魯番境.按吐魯番之通中國,始於唐貞觀十五年(641)吐番國王雙贊思甘棠(Srom-tsan Gambo)之娶文成公主;當時赴印度之玄明僧,其往返卽經此道.故本草圖經云:

此藥近出唐世(68).

註(61)外臺祕要眼雜療方引.
註(62)中西醫藥二卷三期 P. 239—258.
註(63)隋志卷八十三.
註(64)新修本草卷四(纂喜樓从書本)
註(65)政和本草卷四
註(66)千金方卷六上目病第一祇此一見,故較翼方爲早.
註(67)同六四註卷五.
註(68)重修政和證類本草卷五硇砂條引.

則此藥之傳入我國,當在唐太宗貞觀年間;而近效一方,其爲
胡方,自不待言矣.

五 結 論

中國爲世界之古國,又係大國,是故自漢代隨外國人往來之
頻繁,遂將外國文化傳入中國. 而中國各朝代中外國人之來仕
或移住最多者,當首推唐代,雖塞北或海東以及南徼之外國人,亦
復不尠,然從文化上觀之,並不甚重要也. 所可注意者,莫若西域
人;蓋西域人所傳之文化,大都係印度及伊蘭文化,但伊蘭實不若
印度文化之久而且深. 據十一世紀中葉之 Hafiv el gharb 氏云,
中國人中研究印度天文學,醫學,藝學,及其他種種學藝者,爲數不
尠 (69). 由此證之,以上所研究之事實,並非虛造,而實有其事.
是故,闡明此種影響正是中國醫學史中最爲重要之一科,然在闡
明之時,必須棄除自豪與獨斷,須以公平慎重研究之. 惟著者對
於印度眼科術之輸入史研究至少,不過平日關於此項材料稍事
留意而已. 昨因范引準先生囑余爲王吉民先生主編之中華醫
學雜誌醫史專號撰文,乃於臨時搜集數十種書報,匆匆草成此文,
了無當意;而疎忽錯誤,自所難免,若大雅匡其不逮,則幸甚矣.

　　　　　　　　　　二五,七,一六. 寫於滬上一新

註(69)Schiefer; Relations des Musulmans avec les Chinois, P. 9.

中　國　眼　鏡　的　歷　史

來生(C. P. Rakusen)著　梅晉良譯

"輔助目力的玻璃鏡片,是在何時,何地和何等情形之下發明的"?

這個問題,是漢尼斯博士（Dr. Charles K. Haynes）在眼鏡的假說與考證（"Spectacles—Legendary and Historical"）一篇專文中提出的。 這篇專論,曾於一九三一年五月在美國紐約賓雪佛尼亞驗光學會（New York-Pennsylvania Academy of Optometry）中宣讀,並在美國驗光雜誌第九卷（"American Journal of Optometry", Vol. 9）上發表. 漢尼斯博士所提出的問題,雖是關於 "玻璃鏡片",但從他的全文中看來,除了玻璃鏡片之外,其他各種的鏡片,也包括在內. 漢尼斯博士說:

"鏡片的起源,是個很有興趣的問題;因之就有人下手考證古史,要確定最初知道用鏡片來輔助目力者,究是中國人呢,抑是高加索種人. 一九二九年十月間,倫敦泰晤士報(London Times)上有一篇萊士墨生(O. D. Rasmussen)所著的文字,其中有一段說: '我從事於這個問題的考證,已有二十年之久了;處在一個眼科和光學專家的地位,我對於這個問題的中國方面,確有相當的明瞭'". 漢尼斯又聲稱萊士墨生曾說, "中國古時對於光學,毫無所知;其所以知道用眼鏡,純粹是由於偶然的試驗和全恩經驗而得的方法".

倫敦泰晤士報上的那篇文字,作者並未見過,但萊士墨生博士有古代的中國眼鏡（"Old Chinese Spectacles"）一書——一九一五年出版——我是拜讀過的;觀其主張,似乎與漢尼斯博士所述

927

有所不同. 萊士墨生在那本書中說:

"在斷定首先使用眼鏡的功勞應屬於誰之時,我們須把眼鏡的功用分成兩部分: 一是配光,一是治病".

萊士墨生引證了孔子與拙工的故事（詳後文）之後又說:

"根據以上的紀載,則晶鏡在孔子時代——西曆紀元前五百五十一至四百七十九年——已被用為治病之物,是無疑的了;甚或再早一些,亦未可知. 但用晶鏡輔助視力之事,則到西曆紀元第十三世紀,方可考查. 第一個可靠的證據是馬克波羅(Marco Polo)的紀載,日期是在元朝忽必烈年間——西曆紀元一千二百六十至一千三百六十八年. 他說那時有年老的人戴眼鏡閱讀小字. 第二處真確的考據是關於眼鏡的價值,時在明朝——紀元後一千三百六十八至一千六百四十四年——說由一個中國紳士用一匹良馬換一副眼鏡 據此想來,當時的眼鏡並不甚貴,因為馬價很賤,一匹良馬也不過值得二十兩銀子之譜,依歐戰前的匯價,約在美金十二元左右.

"至於先用眼鏡的,究竟是西方或是東方,我們必須匯集所有的考據和實情,然後方能加以懸斷. 在元朝之時,中國的交通,並不便利,人民當然也不甚願意離家遠遊;在這樣的情形之下,眼鏡之用,旣已普遍到能被一個外來的旅行者注意的地步,我們就可由推測而知眼鏡之用的開始,一定還在許多年數之前. 當時國內的方言,極為複雜,據有的人說,竟有五百種以上;這種情形,完全是因各區之間缺乏來往和彼此的關係所致. 無論什麼物件或什麼思想,能在西曆紀元一千二百六十至一千三百六十八年之時已得大衆普遍的採用,我們敢決言其在幾十年之前早已有人採用了. 中國向為文化昌盛的國家,印刷術的發明,在中國為最早,中國的人民,亦多具勤懇用功的習性;而同時他們讀書所有的光綫,卻是如此的缺乏,往往屋內空氣汙塞,白天祇有一窗一門的光亮,晚間則靠油燈或蠟炬——凡此種種情況,至少都足以使我們相信目力缺憾的補救,在中國早已有其需要了. 旣是他們以前曾受過眼鏡的益處,我們可以推想他們當然也會用眼鏡來補救因用力過度而受損的目光.

"羅吉倍根（Roger Bacon）所著偉大的作品（"Opus Majus"）一書的年代——西曆紀元一千二百六十八年——較意大利人阿瑪底（Armati the Italian）的年代約早十七年;所提到的,是關於驗光之科學在歐洲的發明. 但馬克波羅在西曆紀元一千二百六十年所述的,是說眼鏡在中國那時已很普遍,老年人用以閱讀細小的字;足證此時之前很久,眼鏡在中國就已有了. 照此看來,鏡片的發明,無論在配光或治病的方面,都以中國為先. 觀乎這一切的情形,無論從歷史上或從學理上來講,我都可以毫不遲疑的把這個首先發明眼鏡的榮譽歸諸中國人".

漢尼斯博士在他的論文中也引用作者的話說:

"在一九三〇年的紐約驗光協會年鑑（1930 Year Book of the New York State Optometric Association）內,上海來生博士（Dr. Charlesworth P. Rakusen）有一篇專文,題為'中國的光學',（"Optics in China"）文中有云: '在上海的公共租界和其他通商口岸之外的中國各處……我們能見本地配眼鏡的人,在那裏兜攬生意,那種情形,恰與千百年前無異. 他們的技術和製造的方法,大都秘而不宣,祇由父親傳給兒子,世代相英.

"'據最早到中國來的馬克波羅的記錄,眼鏡的使用,當以中國為最早,實在的年代,猶在馬克波羅到中國——西曆紀元一千二百六十年——之前. 那時有中國配眼鏡的人,用水晶製鏡片,但不用玻璃. 粗塊的水晶,在中國很多地方都有,每塊約有十吋長,二吋寬,四至七吋厚;顏色普通計有三種: 白色,墨色,茶色. 中國人認為這各種的水晶都有醫藥上的功用;尤其是茶晶,一般人都以為其中含有藥水的'".

再看漢尼斯的論文,有一段說:

"約在三年之前,芒得利而地方麥克吉耳大學院的傑司脫中華考察藏書室 （The Gest Chinese Research Library of McGill University in Montreal),自北平某私人處獲得一部初版的中國最古印刷的百科全書,名為欽定古今圖書集成(譯音——Chin Ting Ku

Chin Du Shu Chi Cheng),其中包含的材料,約可超過大英百科全書第十四版本三倍或四倍;編纂這部書的時間,自一六八六年起,共費四十年的光陰;全書分成五千本,外加目錄二十本,重約二噸. 在這樣一部偉大的書中,想來總應當有一些關於眼鏡在中國發明的考據吧! 但經我寫信到麥克吉耳大學圖書館去詢問之後,回信却說他們以前也曾接到過同樣的要求,但不能供給這種材料. 此後我又調查那個'同樣的要求'是由誰發的,並且他可曾獲得什麼關於這個問題的線索,但結果仍無所得.

此書在美國華盛頓國會藏書樓(Congressional Library)中,也有一部,祇是翻印本. 經我去信向該樓中國文學組胡邁爾君詢問(Arthur W. Hummel)回信摘錄如下: '

"'漢尼斯博士所要我們查考的中國百科全書,並未予我們以什麼證據說玻璃或眼鏡是由黃種人而不由白種人發明的. 非但如此,書中且明明的說玻璃是由西方從印度傳來的. 有一處說約在西曆紀元九百五十四年時,西方進貢到中國來的物件中,有玻璃一物. 按中國的玻璃,在此時之前已有,但幾乎完全是西方運來的. 中文''玻璃''兩字的音,無疑的也是取諸外國——大概是波斯文. 英文 Polish (音泡立熙,光澤或油漆之意)一字,想亦肇端於此. 勞弗博士 (Dr. Berthold Laufer) 所著中國和印度之取火鏡片 (Burning Lenses of China and India) 一書中,已明示鏡片是由西方到印度,由印度再到中國的'.

"我又去與支加哥考古博物院商討此事,他們也提起勞弗的中國與印度的取火鏡片那本書. 當時美國買不到這本書,後來寫信到荷蘭利登 (Leiden, Holland) 一家書坊,總購得一本".

"勞弗說: '古時晶鏡之用,在無論什麼地方祇有一種用途,——光學的取火. 這個方法,不見在世界上任何原始的民族,祇限於佔居於地中海兩岸程度高深的國家和印度及中國等人民'.

"哈夫 (W. Hough) 在一八九〇年對華盛頓國立博物院所作關於古時取火方法的報告文中,也符合勞弗的話,說在古時文化先進的國家中,那些道士和煉金的人知道用這個方法取‘純潔的火’而守爲神秘之術.

"縱觀以上,我們似乎可以斷言鏡片最初的功用就是取火,而且當時祇有地中海兩旁程度較高的國家,和印度中國等民族有這知識. 明白了這一點,再去考查古時文明之邦使用取火鏡片的紀載,就可以發覺,能被引用來證明當時有人知道利用這種火鏡來輔助目力的證據,是何等的稀少. 同時我們也能從這些紀載和參考物中看出中國最先發明眼鏡之說,並無確實的證據.

"勞弗又說一八四五年時,萊亞特(Layard)在尼尼微城址亞述王阿歇爾那珊巴珥(Ashur-Yasir-Pol)——西曆紀元前八八五至八六○年——的宮中,掘得一片一面平一面凸的水晶,直徑一吋半,成影點四吋半;形狀與我們現有的取火鏡片相似,不過比較粗糙些,想來那片水晶,也是取火用的. 但即便是古時的亞述人和巴比倫人有過這種智能,日後也定是失傳無疑,因爲後來的希伯來人和埃及人,都不知眼鏡爲何物.

"潑林南(Pliny)在自然歷史("Natural History")——西曆紀元二十三至七十九年之間寫的——一書中論水晶的一章上提到取火玻璃說:‘我發覺醫學書上說水晶球對着陽光置放,是燒灼人體的最有用之物’. 這裏確實的提到醫生之用鏡片,但仍沒有說有什麼人用鏡片來作增補目力之用. 中國醫生也有把鏡片作如是用的,但年代還在這以後很久.

漢尼斯又引用勞弗書中的一段說:

"‘古人就這樣採用光學鏡片來作醫學上燒灼人體之用;同時在宗教方面,也有人用以引取聖火. 此外也有人提到西尼加一書上(Seneca)說‘細微模糊的字跡,若用貯水的玻璃球來看,就可以看得很大很清楚’. 可知古人也有用鏡片來放大物體的. 蘭沁(Lessing)卻很習巧又很充分的證明從球體放大到鏡片放大,其間在知識方面,還有很大的一步要跨,並且古人所解物體放大的原因,是在玻璃球中的水而不在玻璃的圓形. 再說西尼加書上的一段話,無非是著書者個人的一次經驗而已,並無什麼關於眼鏡或放大鏡的考證在.

"在旁貝伊(Pompeii),腦拉(Nola),和梽因茲(Maintz)等處,曾有人掘得古代的鏡片,經馬瓜脫(G. Marquart)認爲是放大鏡;但這種說法,並無可靠的根據. 在這裏,我們不妨來把引火玻璃的進步情形探討一下;就可知道中國對於鏡片的簡單型式和種類,也要到後許多年代才懂得,當然决不能在那時使用眼鏡或創出什麼關於眼鏡的傳說.

"又有一位中國的作者稱鏡片爲水晶——水的結晶".

"底米雷(Demely)在中國之寶石彫工一書(Laperdiaries Chinois)中有云: '中國人和印度人祇知道用鏡片取火,却從未有過用鏡片來顯大物體的事'. 李時珍又謂紅的水晶是引火的,而白的水晶則可以水火同引.

"中國人對於水晶石的性質,像一般古人一樣有兩種說法:一說是水的結晶 (因其形狀如冰) 另一說則是火的結晶,因爲用鋼敲打水晶,可以見火,且把水晶對着日光,可以引火".

"西曆紀元前第一世紀時的達沃多拉斯昔科勒司(Diodorus Siculus)認爲水晶是極純潔的水,被陽光的强大之力硬化而成的.

我們再看勞弗的著作上所引唐書,就見到在西曆紀元六百四十一年,印度的馬加達(Magadha)把火鏡拿到中國朝廷去進貢,這種火鏡,出在印度的堪許米而(Kashmir)地方. 勞弗說:

"著名的取經者玄奘在西曆紀元六百四十六年寫的覺書中,也提到這話.

"此外還有別的引證可以確定引火的鏡片是印度出產的,到西曆紀元第七世紀的初葉纔傳入中國. 所以我們可以說中國在這時之前對於鏡片的最簡單的性質和功用,實是毫無所知,並且無論什麼關於鏡片 (不是鏡子) 的傳說,决不會在此之前發生的.

"作者已說明中國初知引火鏡片,是在第七世紀. 此時以前只有印度人用的. 亞剌伯人侵略印度,是在紀八世紀,故鏡片的知識,決不是由亞剌伯傳入印度的.

"讀者當能注意,在此之前,我們從未見過什麼引證,說有那一種程度高深的民族知道用鏡片來輔助視力的——祗有中國的傳說中,有這種暗示.

"傳說中最古的是寫在孔子的書中——西曆紀元前五百年左右. 據說孔子給了他的一個工人一副眼鏡. 但我們不要忘記,當時有人用龜殼製成'眼鏡'的架子戴在臉上,因覺人部以爲龜殼的架子是能治病的. 上面已說過當時中國人對於鏡片最簡單的式型尚不明瞭,又焉能在這種架邊之內酌上鏡片來助視覺呢? 至少我們可說那種'眼鏡',是爲裝飾或由宗敎上的意義而戴的;雖然有時有鏡片裝在那種龜殼的架子中,却也不能證明有誰知道那種鏡片有改正視覺錯誤之功,或視覺的缺憾能用藥物之外的東西來補足. 所以,東方的人雖曾用過鑲有透明物體的架子,他們却並無以此輔助或糾正目力的意思;因之把發明眼鏡的榮譽給他們,似乎不甚合理".

論到這一點萊士墨生在他的書中說:

"孔子與拙工的事,是有一部分眞確的. 據說孔子把一雙鞋子放在拙工店裏叫他修理;過了幾天去看,鞋子仍未修好——因爲那匠人眼目不好,不能工作. 其緣故是孔子走了之後,他與妻子爭吵,被妻子將紅辣藏散在眼中,就患結膜炎. 孔子見他痛苦之狀,就爲之診治,又給他一副眼鏡. 診治的結果非常圓滿,不但炎狀全消,而且他原來的斜視,也似乎改正了. 但他的妻子一見丈夫的眼目直了,就從此不願睬他;因她所嫁的,是個斜視的人,而這個人,是不斜視的. 可是拙工大約是很有見識的人,他不管妻子的疑惑,仍戴着他的眼鏡,因而大得安適".

敍述這件事的人所說孔子的眼鏡把拙工以前斜視的眼睛糾正一語,可說是完全出於他自己的幻想. 姑不論拙工的眼睛後來曾否被糾正,但說那種糾正是眼鏡之功,並無什麼確定的證據. 而且依這件事的各方面情形看來,這種說法也不能成立.

那拙工的眼睛,當然是向來斜視的,同時我們也知道他的一個眼睛所遭遇的事. 若說另一個眼幾乎可以立時有平均的視力,這是個無考慮之必要的問題. 孔子診視了他的結膜炎而後把眼鏡給他,這就足證明孔子的用意了. 當時的人猶以爲水晶有藥物的功用,再說他們對於角柱鏡(Prismatic)的功用等項,毫無應用的知識;則所謂眼鏡糾正斜視之說,實是絕對的不能成立. 既是孔子在拙工患結膜炎之時把眼鏡給了他,足證當時孔子的用意,實亦純在治療的方面. 至於拙工之眼恢復常態一事,或是偶然之事,或因突然的震激等情,亦未可知;但無論如何,這件事的各方面情形,都不符於孔子那副眼鏡有糾正視覺之功的一說. 中國人都以爲水晶中含有藥水,故孔子之把眼鏡給予拙工,其用意亦不過治病而已.

萊士墨生最後又說:

　　"中國人到如今仍主張戴用棕色或黑色的水晶鏡片,以爲那種保護目光的性質就足以直接的治愈目疾. 當然,不使強烈的光照射發腫或畏光的眼睛,是有益的,但那非科學化的腦經,一感到衰弱或有病之眼因遮光而得的舒適,就極易歸功於遮光鏡中的'藥水'".

我們再看漢尼斯的論文:

　　"引火鏡片之初入中國,時在西曆紀元後第七世紀. 如果那聰明的中國人在西曆紀元前五百年時,已知道用眼鏡來輔助目力,則在這一千二百年內,中國人豈不會更研究並發展這種幸福到世界的別處麼? 孔子之後二百年,秦始皇下令焚書,把所有的書籍——文學,哲學,歷史,詩詞——一併燒毀,並處許多書生以極刑. 此後約一百年——紀元前一百四十五年——有人在孔子老家的壁間發現他的史經一部;但在這部書內,並無一處提到眼鏡或鏡片輔助目力之說".

在這裏,我們可以參看亞靈登博士(Dr. E. E. Arrington)所

著驗光史（History of Optometry）第一章緒言中的一段,與上文對
比:

"無疑的,眼鏡在西曆紀元之前很久就有人戴用了. 據中
國傳說——這種傳說也許是真確的——有一個官,姓氏已不詳了,在
西曆紀元之前很久的某日,偶然從一塊玻璃中看書,覺得比較平
時更清楚. 他又試驗多次,用了玻璃看字,又不用玻璃看字,終於
決定用玻璃能幫助目力. 當然他不知道那玻璃如何或為什麼
能助目光,但這就可說是發明遠視眼鏡的先聲. 還有一個傳說,
大概也是確實的,是說羅馬王尼羅（Nero）從一塊凹面的玉中觀
看他的戰士——這是近視眼鏡發明的先聲".

我們再囘讀漢尼斯的著作:

"據中國古時的傳說,幾千年前中國一座聖山上有一個人,
名叫巧桌（譯音）;最初的眼鏡,是他用神仙所給他的水晶,用神河
的沙磨光,用山溪中神龜的背殼鑲邊而製成的. 這種神山上的
奇鏡,戴上了可以作奇事: 黑暗之中,可以見物,又可以看到未來
之事,和地下祕藏的財寶. 但有一天,巧桌在這奇鏡中竟看見自
己的死日已近;到了那日,他果然死了. 這種神話,就成了中國一
切製造眼鏡之事的背景;於是眼鏡就常與許多的神怪之說攙在
一起".

論到以上之各段,中華醫學會醫史委員會主席王吉民博士
在寫給作者的一封信中說: "漢尼斯博士的論文中所用許多
的引證,可惜未曾註明來源或中文的考據. 因之其中的大半,我
們就無從查明證實. 諸如孔子授鏡療疾和巧桌用神仙水晶造
鏡等事,不知他是從什麼書上查來的. 這些引證,如能在頁底註
明來源,就便於考查了".

漢尼斯往下又說:

"據古人的傳說,龜是一種神聖之物,用牠的殼來做鏡邊,戴
了可使人延壽添福. 用水晶或石英或其他運幸之石製成的鏡
片,據古人說,更能增進戴用者的健康和福壽,又能治愈各種目疾,

而且這種眼鏡,也是高尚階級和知識的徵號。諸如此類根據古代迷信的觀念和風俗,幾乎在今日的中國還有。從禮貌方面講,一個人對別人談話時戴着眼鏡,是失禮的事;尤其是在審判的官長之前,不除眼鏡,是極不尊敬的舉動。然而審判官自己,則常把眼鏡戴上——不一定是爲利視,乃是爲尊嚴''。

在這裏,我們也不妨提出這位作者在一九三六年正月份的光學評閱雜誌 (Optical Journal and Review) (紐約) 上發表的一篇報告:

　''因禮貌的關係,戴眼鏡的中國人到了朋友或貴人之前必須除去眼鏡。就在不久之前,我們還聽見中國傳來的消息說有一位縣官罰了幾個新聞記者,因爲他們在他面前,未去眼鏡''。

關於上述的話,上海英文大美晚報袁仁倫君在一九三五年九月十九的報上說:

　''眼鏡初入中國,時在明朝——第十四世紀。戴眼鏡之風,最初起於中國西部,大槪是西藏,西藏的眼鏡,據云是取法於歐西來的外人。

　''漢前的淮南子一書上有云:　'欲知遠近而不能,教之以金目',據說'金目'就是眼鏡,但也沒有一定的證據可以確定這事。明代並無戴眼鏡之風,待至滿清入關,纔有年老的中國人用眼鏡以助目力。那時的眼鏡,統稱'老光鏡'或老年人的眼鏡;年輕的人,無論目光如何失常,戴的人很少。

　''戴着眼鏡站在尊長或官長面前,是謂大不敬。見官的時候,無論眼光如何壞,必須把眼鏡除下。在王上,高官,長輩,和神道之前,都不可戴眼鏡,以示尊敬;卽在朋友面前,若要表示客氣,也不應戴眼鏡。

　''一個目力有缺憾的小官,就因這個風俗吃了虧。他是一個小知縣;某日去拜謁兩江總督。但因爲去了眼鏡,幾乎完全瞎了眼,他就在離總督座前還有一百多碼之地跪下,在方磚地上磕頭了。旁邊有人告訴他應當再走前九十碼再磕頭——告訴他的人,得了一百兩銀子的酬報!

　　"這位縣知事向前走,只是方向錯了. 走到了他所以爲距總督還有十碼之地,他重又跪下;但全堂的人,不禁哄然大笑,原來有一個被押到總督面前受審的匪徒,知縣竟去跪在他面前"!

袁君又說:

　　"有人說眼鏡是馬克波羅(Marco Polo)遊歷時由東方帶回歐洲的. 但也有人說中國之用眼鏡,是從古時的羅馬,希臘和亞剌伯,或僑居於開封府的猶太民族那裏學來的. 不過這一種說法,似乎不能充分的成立;因爲據云古時的羅馬和希臘人雖有引火鏡之用,但對於眼鏡,却不知道的".

我們再來回讀漢尼斯博士的論文:

　　"有幾條結論,是容易看出的. 眼鏡一物,雖普通人都以爲是始於中國,但未有可靠的證據證明此事. 中國人自己也承認他們所有用玻璃引火的知識,是從印度來的. 至於引火玻璃之發明,則自當以希臘爲最早,時在阿里斯多芬尼司(Aristophanes)著雲霧一書之時——西曆紀元前四百廿三年——此點已爲大衆所公認. 此項知識,大概從希臘傳至羅馬帝國的東亞之部,又從那裏在第四至第六世紀之間傳到印度,到第七世紀之初,就達於中國.

　　"知道用玻璃或水晶鏡片放在陽光之下能收集光力而得火,這是發明眼鏡的第一步. 我們已確實的知道希臘知道用玻璃鏡片取火,比中國人要早幾百年. 中國人在第七世紀之前,既尚未有這種初步的學識,又何以能造出輔助目力的眼鏡呢?

　　"從第七世紀直到馬克波羅報告中國人戴眼鏡助目力之時(約西曆紀元一千二百六十年),我們並未見在此期間有什麼證據證明眼鏡是中國人自己製造或研究出來的. 當時經商西方的路已開了;而輔助目光的眼鏡在十三世紀之時歐洲已有了——下文將提及此點. 所以,眼鏡之不在中國自製而由歐洲傳入,實是極可能的事. 中國的書籍中並不將發明眼鏡之功歸於本國之人,則反面的證據自可斷定此功不屬於中國了.

"關於中國所信晶鏡有治病之功的一點,這裏還有另一種有趣的解釋。本文先曾提及來生醫生 (Dr. C. P. Rakusen) 所述中國人相信水晶有醫藥治病之能的一段,據云中文'茶晶'兩字的意義,就是'含有藥水的水晶'。水晶的天然狀態,原是透明潔淨而毫無滯澤的,用以照物,可以洞見其眞態而不致變形。我們現在都知道無論什麼透明之物,能放在眼前而減除閃光的,就可使視線格外清楚。從這一點,我們就可知道中國人拿了一塊水晶或茶晶照物,因減除了閃光而得更清楚的見到物體,就自然的說其中有藥力的功用了。所有中國人發明眼鏡之類的傳說和神話或者就是從此而來的。然而這種發見,決不能算爲眼科上的成就;正如現今一副遮日光眼鏡,不能算爲糾正目光的眼鏡一樣。

"在這篇論文中,作者已致力於證明首先用眼鏡輔助目力的功勳,不能歸給中國人。那末最先使用眼鏡的,究竟是誰,並在什麼時候呢?

"在西曆紀元的頭上一千二百年中,我們在無論什麼文字中找不出有論到當時人知道用器具來輔助視力的紀載。玻璃是有人知道的,並且用的很普遍。光學的基本知識也有了,因爲鏡子和引火以及燒灼皮膚的鏡片早已有人用了。但用玻璃片或水晶輔助視覺之事,卽或有人發明,這發明的人也未將此事記下,或守着祕密而不肯訴人。這種情形——如果眞有的話——我們當也不難明瞭;因爲在那時候,這一類的發明,每易被視爲'妖術'("Black Magic"),行使的人,就有被處死刑的危險。號稱'科學之父'的羅吉倍根(Roger Bacon)——西曆紀元一二一四至一二九四年——爲了著作和提倡科學的發明,曾屢被監禁,計坐牢的時候,共有二十二年——佔他一生光陰的三分之一。據說倍根知道凸鏡,且是記錄並提到凹鏡的第一個人,但關於利用凹鏡糾正目光之事,則未見提及;直到後來,歷史上說敎皇利亞第十 (Pope Leo X)——(一四七二至一五二一年)用凹鏡掩目,這是最早的記載了。弗羅倫稜 (Florence) 的披弟宮中 (Pitti Palace) 賴菲而 (Raphael) 所繪的一幅油畫上,明顯的繪出利亞第十手中拿一個凹的單鏡——畫中的反光且把鏡的凹度示得很明''.

除了漢尼斯博士所引用作者在一九三〇年紐約光學年鑑(1930 N. Y. Optometric Year Book) 發表的論文之外,作者在一九三四年的年鑑上也有關於這同一題目的論文發表;其中有云:

　　''逼查各書搜羅線索之後,作者發見約翰遜博士(Dr. Johnson)在他的中國練金術之研究(''Study of Chinese Alchemy'') 一書中說: '由中國和羅馬的著作者所給予我們的見證看來,中國和羅馬帝國的通商,遠在西曆紀元之前;此後的幾百年間,兩國彼此的營業漸次加增,以致水陸兩路都被使用。 當然,兩國既有來往,除了物質的交換,還有意見和學識的交換。 我們可以確實證明中國在西曆紀元前第三世紀時,已有練金術的知識,到西紀元第三至第五世紀,這種知識,就首先發現在亞力山大里亞(Alexandria)。 我們由此可以測定中國的練金術必是從通商的路上傳到亞力山大里亞的. 再說亞力山大里亞的練金術——不管它的來源是何處——是由阿剌伯人在回教入寇西班牙時帶入歐洲西部的,這是歷史所載的事實. 我們知道練金術在西曆紀元之前在中國就有了,但一千五百多年之後,在歐洲又盛行起來'.照樣,中國對於眼鏡的學識在歐洲之前,亦非不可能之事。 像詹姆司萊基(James Legge)的中國文藝(''Chinese Classics'')上說: '帝堯——西曆紀元前二千三百年——之時,曾命兩個天文家計算日月星辰的行動與形象,測量黃道十二宮的距離,使人民得知四時節期''.

　　查威萊博士(Herbert Chatley D. Sc.)在一九三五年正月號的中華雜誌(China Journal)所發表的再誌中國古代天文學(''Further Notes on Ancient Chinese Astronomy'')一文中說: ''在很古的時候,中國的聖賢和長官對於天文就感到絕大的興趣.………第一頁較為可靠的關於天文事項的文書,是在西曆紀元前一百年.………在未受歐洲影響之前,中國天文學的高峯,當以元朝為最盛.………那時中國的天文學家,得了回教和猶太天文學家的襄助,且將西曆紀元一〇五〇年時建造在開封府的宋代儀器加以改良''.

作者未能證明古時的天文家有否用過玻璃鏡片;但查脫萊博士提及開封府的猶太天文家就令人想起懷特 (Rev. W. C. White)牧師在一九三五年亞洲雜誌 (Asia Magazine, 1935) 所發表的中國猶太人 (Chinese Jews) 一文中的話了: "關於河南省城開封府最後一羣中國猶太人的種種發見,足以予我們以不少證據,使我們相信在這個時期的初葉,中國和羅馬東方之間所有的貿易,其最重要的媒介,大概就是以色列人".

懷特牧師也提起許多發見的古物,如刻字的石碑等類,上面註明希伯來 (Hebrew) 教曾在漢朝傳入中國(西曆紀元前二百零六年至紀元二百二十年間), 和猶太人在十二世紀僑居開封府之事. 至於天文一題,萊士墨生博士說: "中國有一位王帝用鏡片觀星象之說,是遠東漢文學者所不能證實的. 堯王朝中的羲與和兩位天文家並未用鏡,祇用自己的眼目觀日月星辰的起落而已. 後來這兩個人,因爲未能預測西曆紀元前二一八五年秋季的日蝕,遂被王帝斬首".

北平著名精通中國掌故的福開森博士(Dr. John C. Ferguson)在寫給作者的一封信中說:

　　'' 我們可以斷定古時中國的天文家並未用過什麼儀器;所以我們不能在這方面找出中國用鏡的起源. 元朝的天文家,雖受了阿剌伯學識的影響,却也未有什麼地方提到他們曾用鏡片;我們祇知道他們能造儀器來測量天象的距離和時間.

　　'' 勞弗博士預備要寫關於中國和印度的鏡片那篇論文之時,我們曾在信中和當面先事討論過其中的問題,我未能找到任何論中國古時曾用鏡片的形跡. 據我所能發見的,眼鏡初用在中國,祇爲遮眼而不爲助增目力;這是我當時的感覺,現在仍覺得如此. 那時的眼鏡,是有色的水晶所製,故能遮掩或減少太陽的

耀光．此種眼鏡,原名隱鏈,據云是明代由馬剌甲（Malacca）傳
入．後來人們始用眼鏡助增目力時,其鏡是水晶而非玻璃製成
的''．

漢尼斯博士說：

　　''希爾博士（Dr. E. Hill）在一九一四年弟廿三卷的眼科實
錄(Ophthalmic Record, Vol. 23. 1914)上有云：據說在西曆紀元前二
千二百八十三年之時,中國有一位王帝就用鏡片觀看星象．勞
弗則謂這是不可能是事因製造鏡片的原料,玻璃或水晶,當時在
中國絕無人知道,故在此時決無人能造出鏡片．再說中國人也
無自認能製造鏡片之說．關於此點,中國最古的歷史書經上曾
有記載,提及帝舜從事研究天文之事．據云他曾用一件玉製的
儀器,惟未說其形狀和大小等項,但無論如何,這件玉製的儀器,質
既堅硬,性又不透明,若說是與鏡片相類,實令人難以深信．

　　''西曆紀元四百八十五年時,周宣王──西曆紀元前八二七
至七八二年──古墓中發現玉鏡一面,墓的附近,又發現其他可製
鏡子的石頭．據勞弗所說,西曆紀元前一百廿二年死的中國哲
學家和煉丹術家劉安（譯音 Liu Ngan）曾說過'鏡子（Mirror）向
陽則生火'的一句話．這位劉安曾多次提到鏡子（Mirrors）,但
他和當時的同儕都未說到鏡片（Lenses）,蓋因中國人要到西曆
紀元第七世紀,方知鏡片為何物．

　　''引火的迴光鏡是希臘人所知道的．猶克立特（Euclid）
約在西曆紀元前三百年之時曾在他的著作中提到過此事．亞
基米底斯（Alchimedes）據說曾在西曆紀元前二百十四年用這種
迴光引火鏡燒毀羅馬在西拉哥司（Syracuse）的海軍;這大概是無
稽之談．在答賴登（Dryden）所譯的（''Plutarch's Lives''）一書卷一
第一百廿七頁論努馬（Numa）生平事略的一段上有云：'努馬
是司管竈神（Vestal Virgins）供祀和燃火的──如果偶然火熄,則再
燃之時亦用陽光中純粹無玷的火──通常都用凹鏡（Mirror）得
來──用平常的火,卽謂之不誠'．但這裏並未提及那取火的鏡子
是何物所製．

　　"欲辨明中國所用鏡子 (Mirrors) 與鏡片 (Lenses) 名稱的糾纏，可核查‘火珠’這個名字的初用．唐書(西曆紀元六一八至九〇六年)最先道及此物，謂由一種馬萊或墨格里姎 (Malayan or Megrito) 民族而來的．此種民族，稱爲玀察 (Lo-cha 譯音)，對於他們一定的地點，各學者意見未能一致，但大致可確定在馬萊半島，中國的東南，近爪哇之處．勞弗博士這樣說："他們的地方(玀察)出產火珠極多，最大的約有鷄蛋大，形圓而色白(漢尼斯註所謂白卽無色之意)，射光數尺．置於陽光中，卽能發火點燃灼膚的器具"．從這裏看來，火珠原來就是凸鏡，大槪是水晶或石英所製，專爲醫藥上灼膚之用．

　　"再查究羅察人民有否充分的學識來製造此種凸鏡，我們可參考一八八三年著名人類學家曼恩 (E. H. Mann) 的話；他說玀察人並不知道水晶或石英能代火石取火，所以火鏡大約不是他們所造的．

　　"勞弗博士又提及冰鏡說："用冰斲成凸鏡之形，也可取火"．中國做過這樣的事．但勞弗相信這决不是由於自然的視察或光學的研究——中國人從未發展這種能力——乃是因爲先有外國的水晶鏡傳入，而後中國因爲相信水晶和冰同爲水的結晶，能生同樣效果，又因水晶稀少，遂來作這用冰代替水晶的試驗．

萊士墨生博士說:

　　"吾人無從證明古時中國人曾用鏡片作顯微鏡上或天文儀器方面之用．顯微鏡在往昔的中國是絕對無人知道的，致於天文學則大都以迷信的占星術爲範圍，西曆紀元前二五五至二〇六年之間，秦始皇下令將所有關於文學和科學的書籍全行燒毀；但凡剩下的記載，論及古代的天文，似乎都指着那種渺茫的占星術而言．當時觀星象的方法和所有種種奇怪的名稱及推論，全足以顯明中國在天文的研究方面，連最簡單的器具也沒有．有了一架望遠鏡，就不會同時又有那種對於天文的見解"．

著名的中國掌故學者查脫萊博士 (Herbert Chatley D. Sc.)

在寫給作者的一封信上說:

　　"據我看來,胡邁爾 (Hummel) 的話,也許是很對的. 約翰通
煉金術之說,未免可疑,且過於憑恃猜測. 中國在漢朝 (西曆紀
元前第一世紀) 時與西方有過一些接觸,到唐朝,則接觸很多了.
萊基 (Legge) 關於堯帝的話,是孔子時代傳出的,年代約在西曆紀
元前一千年. 所云西曆紀元前二千三百年一說,全屬無稽之談.
中國天文家到了西曆紀元第十三世紀時,還未見有用光學鏡頭
的. 金屬製的引火鏡,恐在隋朝時就有人用了".

　　王吉民醫師在寫給作者的一封信中對於這個問題,曾作大
概的評語說:

　　"據吾人之所知,中國最初提到眼鏡,是在西曆紀元前第三
世紀. 所用的名稱是'金目'. 但我們不能就藉此微弱的證據
說這就是現代的眼鏡. 無疑的,眼鏡大概是在宋朝時代由西方
流入中國,而非中國自行發明之物. 玻璃,水晶,鏡片等物的發明,
自當較此早得多,這一點是不成問題的".

　　王博士的又一封信上說:

　　"我也承認首先用眼鏡為糾正目光之具的功勞,不能歸給
中國. 除了淮南子上所載'金目'這一端可疑的考證之外,中
國的學者都一致的宣稱眼鏡是西方傳來的. 我找不到一處證
據說眼鏡是我們本國發明的. 寄了上一封信給你之後,我又找
到了一些關於此點的材料,謹以附上. 其中大意,是說最先把眼
鏡帶進中國的,不是天主教的耶穌會教士 (Jesuits). 作者且引
用宋代和明代幾位作家的語句,以證明在耶穌會教士到中國之
前很久,中國早就有眼鏡了.

　　"至於利用鏡片,玻璃,或水晶作助增目力之外的其他用處,
則又是一個問題了. 中國典籍中關於這方面有很多的記載,恕
我現今不能詳述".

　　王博士信中所附的材料,謹照錄於下:

　　"眼鏡初入中國,名曰'靉靆'惟一鏡之貴,價准匹馬,今則

三五分可得. 然不過山東米汁燒料;玻璃者貴矣,水晶尤貴. 水晶之墨色者,貴至七八金,餘值以漸而減;眞讀書之一助也.

"西洋天主教人,神奇其說,謂自萬曆年中,彼教入中國始有者,非也. 偶見吳飽翁詩集中,有謝屠公送西域眼鏡篇曰:'眼鏡從何來,異者不可詰. 圓與萊錢同,淨與雲母匹;又若台星然,兩比半天出. 持之近眼框,偏宜對書帙. 蠅頭璃細字,明瑩類椽筆. 余生抱書淫,視短苦目疾;及茲佐史曹,文案夕未畢. 太守定知我,投贈不待乞. 一朝忽得此,舊疾頓覺失. 謝却撤雲霄,生白舒虛室. 扁鵲見五臟,未必有奇術.

"隨身或得此,遂使目光溢. 世傳婆離明,雙睛不能沒,千年黃壤間,化此值百鎰'".

"觀此,鏡之形模畢具,………所云産西域………當在弘治正德(明前)間,彼時中國久有此鏡矣,何待天主教始能造也"?

留青日札中又有關於眼鏡來源的記述如左:

"提學副司潮陽林公,有二物,大如錢形,質薄而透明,如硝子石,如琉璃,色如雲母. 每目力昏倦,不辨細書,以此掩目,精神不散,筆畫倍明. 中用綾絹聯之縛於腦後. 人皆不識,舉以問余,余曰此靉靆也,出於西域滿剌國. 或問公,曰得自南海胡賈.

"張芳公洲雜錄云:宣廟賜胡宗伯物卽此. 以金相輪廓而衍之,爲柄柅制其末,合則爲一,彼則爲二,如市肆中等盒子. 又孫參政景章亦有一具,云以良馬易得於西域.

"靉靆乃穩雲貌;言如輕雲之籠日月,不掩其明也. 若作曖曃亦可".

關於眼鏡得自西域之說,我們不妨引萊土墨生的話在下面:

"在中國西部山嶺和高原多雪之處,行旅之人,每苦強烈的風將雨雪和冰片向他臉上打來. 當地的人,多用聲牛的長毛織成眼罩,以防風雪". 台維司少校(Major H. R. Davies)在一九〇九年所出印度與揚子之間的連接——雲南一書中說"西藏人常用馬鬃所製的密網避風雪,遇有中國商人帶來的眼鏡,他們就爭相購買".

　　蒙王吉民博士,披得斯博士與別位之助,給了作者不少有價值的考證,現在列舉幾端於后:

　　正字通——"靉靆,眼鏡也"（西曆紀元一三五二至一六四六年)"

　　辭源——"靉靆,眼鏡之別名;以玻璃片或水晶為之,所以助目力者.　相傳出自西域,明時始行中國".

　　洞天清錄——"靉靆,老人不辨細書,以此掩目則明".　（西曆紀元九六〇至一〇九〇年).

　　淮南子——"欲知遠近而不能,教之以金目"（西曆紀元前二〇九至二二〇年）有好幾位評詮家說"金目即今人所用之眼鏡".

東南日報於本年四月二日載有下列一篇文字:

　　"關於眼鏡:眼鏡何時始流傳於中國,前人詩文中罕有言及此者,余惟見蘇坡詩話中有如下之一段記載:'眼鏡之製,不知何自.　梁四公紀載扶南(今暹羅)大舶從西天竺國來賣碧玻璃鏡,然非施於眼也.　惜方輿勝覽(宋)稱滿刺加國出靉靆鏡,老人不辨細書,掩目則明,戒嘗櫝輿於此;然前賢題詠闕如'.

　　"'明吳寬家藏集,始有謝屨公送眼鏡詩,意者流傳中國有明中葉耶'?　可見斯物雖微,顧亦不易考證也.

　　"戴眼鏡之風,至清季乃大盛行.　郭文濱氏之醒睡錄筆記,言之甚詳,其言云:　'眼鏡之設,原為年老或短視者用之;行遠路,亦可避風塵,人巧濟天工之窮也.　乃近日紈絝子弟,以此炫耀,嘗於尊長前作瞇睨之狀,而京師宦習尤多'.　郭氏,同治間人也".

此外,又有關於眼鏡之二掌故,並見前書.　其一云:

　　'乾隆間,大考翰詹,詩題賦得眼鏡,得多字,咸舖張眼鏡妙處;惟阮文端公元作獨旨,有句云:　四目何須此,重瞳豈俟他,欲窮千里遠,尚隔一層多.　擢置第一.'

其二云:

　　"國初有李公時修者,骨骾士也,赴任請訓,奏對畢,復泥首曰:

中华医学杂志（二）

臣另有奏. 上問何事,對曰: 臣少孤,幼承母教,宣讀書立品,盡忠報國. 臣拜別時,母囑曰: 兒入覲,務睹聖顏,歸爲我言. 臣今仰視,懼犯天顏;不視,有違母命,臣不敢欺. 上笑曰: 許爾諦視. 又奏曰: 臣短視,非近光不能. 上曰: 有眼鏡乎? 對曰: 有. 命近御座,取鏡視之,卽謝恩而出,一時傳爲佳話''.

在本篇論文所用許多友人供給作者的材料中,有上所述的吳匏翁詩集中的一段是常爲人所引用,經大衆公認爲眞確的.

去年九月廿四日上海晨報上有一篇文字如下:

''我們架在鼻端的眼鏡,最初的發明者是誰? 究竟是由歐洲傳入到中國來的,抑係從我們遠東古國輸往西方的呢?

''現在這個考證問題,在美國已引起熱烈的爭論,因其與中國有關,也引起上海中外人士的討論興趣,在開始作有系統的研究考證了. 但截至今日爲止,還不曾獲得最後的斷語. 美國最有名的光學博士漢尼斯氏 (Dr. Charles King Haynes) 爲了考證這個問題,最近出版了一本專書來討論這個問題. 但據旅華多年,對中國文化極有研究的光學專家來生氏 (Dr. C. P. Rakusen) (上海)考證,謂中國眼鏡之發明,並不後於西歐,舉出許多史實. 可是最重要的一點: 眼鏡旣是中國人發明,那末發明者是誰,而發明的時期,又是在那個朝代呢? 則仍有待於中國博學宏識之士,墾拓古有文獻來爲之引證懸斷了.

''現在美國紐約眼鏡學會及光學會,對於這個問題,正在熱烈地討論着. 他們正十二分虔誠地希望中國方面能提供各種文獻史實來解決這個世界人士未曾解決的問題哩''.

''九六老人馬相伯先生對於這個問題也曾經寫過一篇鐘錶來自外國考. 他先說: ' 滬濱曩時鐘錶店,常懸一黑袍人像: 有人謂是利瑪竇,因他來中國傳教,曾經將自鳴鐘進貢,算是開創中國鐘錶業的始祖'. ……''又有別位提出證據說眼鏡之用,自明代始;此說與利瑪竇傳入之說相合. 這樣看來,眼鏡確非中國發明的了.

946

"據援鶉堂筆記載：'淮南子泰族篇,欲知遠近而不能,敎之以金目則快射. 注：金目,深目,疑卽今之眼鏡'. 淮南子一書是漢朝淮南王劉安所撰,如果所疑的金目卽是眼鏡的話,則眼鏡在中國漢代已有,並非傳自西歐……".

"眼鏡古時亦名'靉靆'. 觀乎張自烈撰的正字通：'靉靆,眼鏡也'一句可爲證明. ……宋朝祝穆撰的方輿勝略書上有'滿剌加國出靉靆'一句,是則可以斷定在宋朝時候,民間已流行着'靉靆'殆無疑義. 滿剌加或卽今之南洋羣島的Malacca地處島國".

上錄的一篇晨報上的文字,起意袁仁倫君所寫的連續幾篇文字;而袁君之寫他那幾篇文字,則肇端於作者的一封信. 袁君把作者的信發表之後,又寫道：(一九三五年九月廿三日)"自從收到來生醫師的信,作者就在自己有限的參考書中從事搜羅材料. 在提及此事的兩本書中,都說眼鏡似非中國人所發明;有一處且說第一副到中國來的眼鏡,或係滿剌加所出. 作者擬於明日再來詳細討論此事;讀者對此問題如有高見,儻請賜敎".

次日——九月廿四日——袁君又寫道：

"關於眼鏡的掌故,中國的參考書眞如刑事偵查處所存犯人的指印,各不相同. 在康熙字典上,靉靆有三處考證：

"第一是明代的正治通,說明'靉靆'卽眼鏡".

"第二是洞天清錄,說'老人不辨細書,以之掩目則明'. 附註又說'元人小言靉靆出西域譌作(靆),非'. 至於靉靆出自西域之說究竟是否眞確,編康熙字典的人也沒有說.

"洞天清錄是宋朝——(西曆紀元九六○至一二七六年)趙希鵠所撰,書中多論及古時愿,琴,筆,古硯,古石,瓶,以及他美術之物

"第三個參考出自方輿勝略. 這部書也是宋代之物,專論中國及附近之處的地理風景. 其中有云：'滿剌加國出靉靆'. 這一句話,令人一望而知兩件事實：一,眼鏡初入中國,時在宋朝——或更早亦未可知——但不在明朝;二,眼鏡的出處是在滿剌加而不在西域.

"'但關於第二點,又發生了令人可疑之處. 靉靆又可作玳瑁——龜殼——解,不一定是玳瑁鑲架的眼鏡. 滿剌加為近海之處,書中所云滿剌加國出靉靆,或許是出玳瑁而不是出眼鏡!

"'除了康熙字典之外,商務印書館出版的辭源也有解釋,註文如下: '靉靆,眼鏡之別名,以玻璃鏡或水晶為之,所以助目力者. 相傳出自西域,明時始行於中國'.

"'那本書上又說: '據援鶉堂(筆名,作者眞名未詳)所寫,淮南子泰族篇上有這樣的一句: '欲知遠近而不能,敎之以金目則快射'. 其下有註道: '金目,疑卽今之眼鏡''".

到九月廿六日,袁君又寫一篇說:

"'關於中國眼鏡的掌故,有一位九十五歲的老人馬相伯先生曾給我們以有趣味的貢獻. 馬君現任徐家匯,與天主敎關係甚密. 兩年前,馬君著了一本書,書中引用清乾隆(一七三六至一七九四年)趙甌北的詩鈔,說眼鏡是一四二六至一四三五年間,中國明朝時代傳入中國的.

"'這位趙詩人論及初用眼鏡時的情景說: '相傳宣德(一四二六至一四三五)年,來自番舶艁,內府賜老臣,貴值笙金價. 初本嵌玻璃,薄若紙新研. 中土遞仿造,水晶亦流亞. 始識創物智,不盡出華夏''.

"'從這幾句詩中,我們可以看出兩種說法: 一,眼鏡是舶來品. 二,中國初次仿造,是用水晶代玻璃的. 但有一點,仍待查明:馬克波羅在一二六〇年時來遊中國;如果這個趙詩人的話是準確的,則何以在第一副眼鏡尚未傳入中國之前二百多年,馬克波羅就看見中國人戴眼鏡了呢''?

關於上述的種種引證,袁仁倫君在寫給作者的一封信中說:

"'王吉民博士的一篇文字,據我看來與伍連德博士助手所寫的無甚差別. 這篇文字的引證,出於研山齋雜記;研山齋雜記的作者,至今未詳,但一般人相信是清代治學者孫宗(譯音),他所辯論的,是說眼鏡並非如天主敎敎士所稱在神宗萬歷年(民國紀元前三百三十九年)間初入中國的. 文中所提著謝屠公送眼鏡詩的吳匏翁,我在所藏有限的參考中书示能查明他是誰。但那首詩,定是明朝初葉時寫的,足證當時中國有人用眼鏡;我在以前的一篇文字中,也曾提及此端。詩中又有'聞之西域雇'一句,按西域卽中國西部之舊稱,包括新疆,西藏,甘肅三省之地。這個考據也是古的,商務書館出版的辭源,也註明此事。

"研山齋雜記的眼鏡考中,也引用明代留靑日札一書中提用著者友人用眼鏡之事的一段"。

蒙全國海港檢疫管理處處長伍連德博士和北平華文學校校長披得斯博士(Dr. W. B. Pettus, President of the College of Chinese Studies)之惠,作者得以搜集許多可貴的參考和筆記史料。其中有經披得斯君之助而獲的如左:

"玻瓈鏡: 梁四公記。扶南(古國名,今之邏羅國)大舶,從西天竺國來,賣碧玻瓈,內外皎潔,置五色物於其前,向明視之,不見其實"。(西曆紀元五〇二至五五四年)——以上見圖書集成經濟彙編,食貨典第三百三十三卷。

"望遠鏡: 明神宗時,西洋人利瑪竇等入中國,精於天文曆算之學,登微闡奧,運算制器,前此未嘗有也"。(西曆紀元一五七三至一六一九年)——以上見明史二十五天文志。

"囘光鏡與大遠鏡: 候失勒(Hosera),生乾隆時,欲測天,自造囘光鏡,又製大遠鏡,成於乾隆五十四年"。(西曆紀元一七八九年)。

"羅斯伯(Rosseba)亦造大遠鏡,較前尤精,結於道光二十二年"。(一八四二年)——以上兩條見時務通考卷一第二頁。

"伍連德博士在寫給作者的一封信上說:''我曾在北平披得斯君的藏古室中親見過漢代墓中掘出的玻璃"。

關於古代玻璃的考證,麼萊司各脫(Murray Scott)在一九三五年九月號的鮑熙郎勃雜誌(Bausch & Lomb Magazine)上撰文說道:

"人類最早的實業,就是製造玻窰。由墳塋中和古城內掘出的標本,使我們可以具相當準確性的斷言,有些是西曆紀元五

千年前之物. 當西曆紀元前一千五百年之時,製玻璃的事業,在
埃及已頗具規模了. 據歷史的記錄,製玻璃的技術,初由敍利亞
工匠帶入埃及,再由埃及,隨勝利的軍隊傳入歐洲別處.

　　"基督教興起之時,製玻璃的技藝就傳入了羅馬;又從羅馬
及於君司坦丁堡和威尼斯,最後乃至西歐. 在有一個時期內,威
尼斯成了唯一製造玻璃的城;又因管理嚴密,得以把這個超越的
地位維持了多年. 威尼斯的玻璃,專以製成妝飾品或美術物件
者為貴,大概只有富貴之家能享用. 有人曾從旁貝依(Pompeii)
遺址掘出的屋宇上發見鑲玻璃的窗戶,這是用玻璃製窗戶最早
的證據".

貝克(H. C. Back)在古代埃及與東亞一書中有云:

　　"據我們現在所知道的,凡是眞在西曆紀元前一千年以上
的玻璃,都是釉(Glaze)或光磁(Faience)——兩種的原料是一樣的.

　　"埃及巴特利亞朝代,製釉最盛;光磁則至少在西曆紀元前
四千年時就有了.

　　"在西曆紀元前一千五百年時,玻璃已略有製造的了,但這
種的標本很少;考古家列出廿八件,但有幾塊的眞實性尚有可疑
之處. 在證據方面最重要的一塊,是米所波大米(Mesopotamia)
的阿波沙格利痕(Abu Shakrein)發見的,其年代當在西曆紀元前
二千七百至二千六百之間. 據形狀看來,這塊玻璃大概是蓄備
作彫刻或重鑄之用的. 這塊玻璃,旣出工匠之手,就足為玻璃工
廠存在的最早證據.

　　"法蘭克福脫博士(Dr. Frankfort)在米所波大米的推而阿
瑪(Tell Ahmer, Mesopotamia)找到的一個玻璃圓管,是西曆紀元前
二千六百年右左之時的古物. 除了柏林博物院中的玻璃珠,這
要算最古的玻璃了. 但這兩件玻璃古物,都是很强的證據證明
米所波大米是玻璃的起源之處".

　　一九二九年二月號的美國光學雜誌(American Journal of
Optometry) 上,曾發表一篇論文,題為玻璃的進化,蒙漢尼斯君把
自己的筆記示我;中有文曰:

"潑林南 (Pliny 生於西曆紀元廿三年,死於七十九年) 說玻璃是非尼基人發明的;緣非尼基人把熱鍋放在一塊天然炭酸蘇打上面,遂發見炭酸蘇打因熱度之力與沙土凝合而成玻璃.

"現有最古的玻璃,是埃及所出的,其上並鑴有年號. 倫敦博物院中,有一個藍色暗體玻璃所鑄的小獅頭,色澤極佳,為特洛泛底 (Signor Drovetti) 在涕比斯 (Thebes) 發見的. 其下有象形文字所鑴諾安坦夫第四 (Nuantef IV) 的名號;據藍浦塞司 (Lepsius) 的年表,其年代是在西曆紀元前二四二三至二三八〇年之間,或距今四千三百多年前.

"在古代的記錄之中,最有趣味的,是關於發明玻璃的記錄.當時所用製造的方法等等,都載得很準確. 在這方面,最值得注意的,是英國博物院的發見. 他們從那布 (Nabw) 神廟的藏書樓中發見的古碑所刻文字,對於溶化玻璃的方法,都有很詳細的說明. 這些碑文,還是新近譯出的. 先是人只知道這碑文所記,是關於化學的事,但現在已有人能繙譯楔形文字,纔知碑是亞述所出,年代約在西曆紀元前的第七世紀. 其上所有製造玻璃的說明,是非常透澈而智巧的.

"現在所有的最古的鏡片,是亨利萊亞特 (Sir Henry Layard) 在古尼尼微遺址發見的一塊一面平一面凸的鏡片. 此片為晶石所成,直徑為一吋半,但並非全圓,有的地方直徑一吋六分,有的地方一吋四分;厚二分;成影點四吋. 但這塊晶石,究是中國抑巴西所產,仍是一個問題. 在十九世紀時,最貴的鏡片是巴西晶石磨成的,因其特別明淨. 在這以前的鏡片,則係煙濁色的鑽石 Berillus 所磨成. 德文 Parillen 和後來的 Brillen 兩字,都是這一個字的變化.

"在十四和十五世紀之時,人們只知道凸鏡;凹鏡到十六世紀之初纔有人用. 相傳敎皇利亞第十 (Leo X)(一四七五至一五二一年) 是很近視的. 他自己說"用了眼鏡,我可以比旁人視物更清楚. 一五一七年時,畫家賴菲而 (Raphael) 所繪在弗羅倫稜 (Florence) 的披第宮 (Pitti Palace) 中的利亞第十之像,又描出

中华医学杂志（二）

他左手拿着一塊圓鏡,鏡的凹度,由反光顯得很明''.

但這一端關於凹鏡與十六世紀的引證,與一九三五年十一月號倫敦光學雜誌的一篇論文相比,則又不相符合. 倫敦光學雜誌的那篇文字說:

"英國光學會藏書樓中最老的一本書,是古版的卜克漢(Peckham)所著的論文'Perspectiva'一書. 這書是十三世紀寫的,於一五〇四年在立拍捷(Leipzig)出版. 在堪浦立脫之前的光學研究,都要以這本書爲根據. 卜克漢是天主教的一個法蘭西司根(Franciscan)僧侶,卒於一二九二年,時身居肯脫勃來大主教之職. 他的著作,大部以阿剌伯諸作家爲依據,他本身對於光學最大的貢獻是描寫凹鏡的反射面;以前未有人提到過凹鏡''.

在這裏,我們不妨引出上海字林西報轉載倫敦晨報最近的一篇文字:

"倫敦大學色立格門博士(Dr. C. G. Seligman)由英國昔而客斯脫(Silchester)和中國洛陽兩地發現的玻璃串珠而證明西方在西曆紀元前五百至三百年之間,已在中國受其影響.

"一般人都以爲東亞的文化是亙古悠久的,而西方不過是文化上的'暴發戶'. 但色立格門博士已證明中國和埃及在上述時期內所有的玻璃項珠,在樣式和化學的成分方面,幾乎完全相同,致吾人儘可信其爲西方同一廠中的出品.

"據色立格門博士對倫敦晨報記者的談話,這些串球共有廿種化學成分(有幾種不過是渣滓而已),但據現在化學分析家技能所及,這些串球的成分各個都相同的.

"可知西方在這時——西曆紀元前五百年——的經商足跡,已達地球的一半. 在紀元前的第三世紀,中國人就從西方的教師那裏學得造玻璃之法,到紀元後一百年時,他們就開始仿造品質較通的西方藍色與綠色的項珠. 每顆珠的眼,都是深凹的,但中國所仿造的,其眼很淺.

"還有一個可以注意之點,就是古代的中國玻璃與歐西玻璃,

可用一種很簡易的方法識別．中國古時的玻璃所含的鑛鉛,約
達百分之二十;而歐西製的玻璃,在最近的五十年來,纔有此成分.

"色立格門博士又說:'據魏朝的歷史,製玻璃之術是西
曆紀元第五世紀時傳到中國的．那末我們就能把玻璃傳入中
國的年代推後一千年光景'".

"貢獻這種奇異資料的玻璃珠,爲色立格門博士和貝克君
所有．分析者是禮查依博士(Dr. P. D. Ritchie),所用的儀器是分
光器(Spectroscope)".

北平協和醫院眼科部畢華德醫師(Dr. H. T. Pi)在一九二
八年十月號的中華醫學雜誌上曾發表中國眼鏡史一文,茲錄其
一部份如下:

"取火的方法有三種:一用木,二用陽光,三用燧石;最後的
一種方法,在現今內地偏僻之處仍可見之．但此三法之外,還有
一物名叫火齊珠,也曾被特作取火之用．考秦代的記事——西元
前一一〇七至三七六(譯者按:"Chin"想係Chow周之誤);和魏
——西元前四〇三至三一〇——之張揖廣雅,以及宋——西元九六
〇至一一二七——之丁度集韻,火齊珠一物,產於西天竺國(印度),
後又發見其實雲母同,一如玻璃．依此物之名稱與功用論,可知
其與現今之雙凸鏡無異,但想必纔有柄架,以便取火或顯大物體
之用．或謂火齊珠卽現代眼鏡的開始,亦近情理.

"據歷傳所記,漢高祖——西元前二〇九年——丞相陳平渡江
到楚地之時,手下水兵疑其有金目．淮南——西元前二〇九至
二二〇——書上說用金目者須先受'教'而後方可辨遠近．金
目定是現今的眼鏡,或至少有眼鏡相同的功用.

"無疑的,眼鏡起初必是雲母,水晶,琉璃,玻璃等透明物體所製;因
爲這些物體早就發明,並經取作各種較爲普通之用．周朝派二
十位官員司管'六玉',但未提及雲母或水晶之類,可見當時還未
有人用水晶等透明物體．九百年後——西元前四〇三——到魏朝
之時,記錄上說某處宮中的庭柱和器具皆爲水晶所製．西元前
二百九十年時,漢高祖入咸陽宮,見有一面長方的鏡子,約四呎×

五呎九吋,其内人形倒置. 照此想來,這面鏡子當是凹鏡,而爲水晶雲母一類之物所製. 是則水晶和雲母必是在周和秦——西元前一七六六至二〇二年——之間經人開始採用的. 但製金目所用的材料,究竟是否雲母和水晶,或除了金目之外,曾否有人在此時以別種方式利用水晶和雲母作眼鏡一類的物件,亦甚難以斷言. 祇是我們都知道從前的眼鏡,大都是晶石所製. 晶石有無色與有色兩種: 無色者極爲透明,明淨如水,且較玻璃堅硬而光潔;有色的晶石,則中含別種礦質,因而就有各種顏色. 除了製眼鏡,有色與無色水晶還可以用作彫刻圖章,字畫,和各種妝飾品. 白的水晶,大概是專爲製造花鏡——老光眼鏡——的. 其他各種有色水晶,如茶晶,墨晶,紫水晶,髮晶,水泡晶,則爲製造養目鏡以保護目光的. 自從明末至清亡,茶晶和墨晶的眼鏡多爲官僚所用;尤其是紹興師爺,常喜用有色眼鏡,使訴訟者識不透他們的眞態度和面部的表情''.

"順便,我們不妨來注意一下當時水晶的來源. 據山海經所載,各種水玉産自堂庭諸山和畢山帝苑的水流中. 十洲記上說水晶出自崑崙山. 漢代古文書中,又謂水晶産在哀牢——今之雲南西部. 廣志則說水晶爲黃支國産品''.

宋朝——西元九六〇至一〇九〇——趙希鵠洞天清錄上說老人不辨細書,用靉靆掩目則明. 明朝——西元一三五二至一六四六——張自烈正字通說靉靆卽是眼鏡. 元明小說和方輿勝略上常說靉靆——卽鏡的別名——是土耳其司坦和蘇門答臘運入中國的. 從這些歷史的紀載看來,我們可說老人戴眼鏡之風,一定是宋朝——西元九六〇至一〇九〇年——之間盛行的 但眼鏡由土耳其司坦或蘇門答臘流入中國之說,則不一定可信,因爲從各方面看來,或許更西之處亦有眼鏡運來一說,較屬可能.

我們已經知道各色的琉璃和透明的玻璃,在西元前二百〇九年的西漢時已有人能製造了. 酉陽雜俎一書上說漢高祖斬白蛇所用的劍,是盛在一隻精美的盒中的;這隻盒上嵌有九種玉石,共計五色;玉石都是透明的,可以望見盒中的寶劍. 漢代古書

上又說武帝——西元前一四〇至八六年——因酷愛異寶奇物,特造
使至'海市玻璃'去辦材料造樓;樓的門窗須用琉璃製成,求其
透明,使室內可以見到外面.

　　'' 據吾人所能確定的,玻璃是羅馬運入中國的. 中文的史
傳上且載明玻璃是哀牢產的,哀牢這塊地方,就在當時中國與西
方諸國和印度通商的大道上. 歐洲與印度通商,還在羅馬開國
之前;中國在漢代由印度方知道有羅馬. 所以中國歷史上說玻
璃是哀牢輸入的. 大概是羅馬城或羅馬帝國別處把玻璃由水
路或陸路運到哀牢,再由哀牢運入中國. 派克(Parker)和赫斯
(Hirth)的調查和魏書的記載都說羅馬國出的琉璃有九種顏色,
計有深紅,白,黑,黃,青,紫,磲白,紅,寺蓮. 元中則謂羅馬國出產五種
玻璃,其中尤以紅色者爲佳品.

　　'' 後來玻璃亦有在中國製造的,但出自外國人之手. 太武
帝時——西元四二四至四五二年,有一商人自印度到中國來,承造
五色玻璃,用山中之大石爲材料,所出的物品,與西方運入的玻璃
無異. 此時並有大屋一所,全用玻璃造成,屋內可容一百多人.
此屋非常透明,人皆謂是神仙所造. 從此以後,玻璃就不甚名貴
了. 玻璃旣成了通常價廉之物,就有人取作眼鏡之用了.

　　'' 總結一句,周朝——西元前一一〇七至三一〇年——時就有
火齊珠一物;漢朝——西元前二二〇至二〇九年——淮南子上就提
到金目. 眼鏡——或至少放大鏡——定是周,秦,和漢——西元前一
七六六至一四〇年——時代開始的. 老人戴眼鏡之事,宋朝——西
元九六〇年——已略有提及,至元明——四元一二七九至一三六八
年——而更盛''.

　　台維司(John Francis Davis Esq. F. R. S. Ci)所著中國地勢民
情概要(The Chinese; A General Description of the Empire of China and
Its Inhabitants)二卷第二百廿一頁上有一段關於眼鏡和中國人的
發明能力的紋論道: '' 歐洲人士所認爲現代的三大發明——印
刷術,火藥,磁針——全由中國發明的,這句話似乎頗有可信之理由.
雖則在這些器具的應用和切實的學理方面,我們已超過了他們

很遠;但中國人仍能證明他們所有首先發明的功勞. 這些證據,是凡不具成見的人所不得不承認的. 我們應得承認這些器具的知識,漸由東方於營業的路上輸向西方,經過小亞細亞或紅海. 印刷術在十世紀時已通行在中國,這是毫無可疑的.

"中國人的天才,實使他們自身和普世的人受惠不淺. 英國使館中喬治史堂登 (George Staunton) 曾記及此事. 他說:'有兩個中國人把那送給中國王帝的兩件偉大玻璃掛燈拆下,要換一個地位. 他們一塊一塊的拆,又在很短的時間內裝攏,毫無困難和錯誤. 這兩件燈,共有細小的另物好幾千件,而他們又從未見過此物. 又有一件星宿型的外罩玻璃,因裝運破碎,須得配上一塊. 英國使館的機師用金鋼鑽要截一塊渾圓相合的玻璃配上,但未成功;不料被一個中國人配得非常合適. 他不肯說明所用的是什麼方法,但據說他是用了一塊尖頭的鐵燒紅而使玻璃按樣分裂的.

"我們可以引出許例子證明中國人往往能在不可提摸之中,無意的發明極有用之物. 但也有的時候,他們是借光於歐西教士之指導. 就像鏡片一物,中國人對於光學和鏡片的形式和作用毫無所知,而居然也能用凹凸之鏡或水晶來輔助目力. 他們所有的眼鏡是很粗陋的,但用水晶作原料,又用鋼玉磨成,亦能供應全國之需. 在廣東,他們有時也溶化歐洲來的破玻璃. 如果我們要說眼鏡有那一方面是他們自己發明的,那只有去注意到他們眼鏡的奇怪的式樣和大小以及鑲法戴法了".

萊士墨生博士說:

"據某繙譯中國文學的學者說,中國人發覺光波之理,比歐洲最早的雷尼得斯卡底斯 (Rene Descartes) 還要早好幾百年 中國的文字和語言,其應用和解說甚為廣泛;因為缺乏專門的名詞,中國的歷史家也是沒有適當的工具來表白他們的思想. 於是在科學的學理方面,就呈非常浮泛含糊之象. 故此科學的介紹,全在乎繙譯者對於他自己的文字和人民習俗背景之認識,以及他對於所繙科學學理和名詞的熟悉. 要求這種兩全的資格,

在東亞的文字上是很少很少的;同時我們也只得權且接受那唯
一的替代,直至有能說英文的科學家,能給我以關於他們所研究
專門科學的繙譯''.

以上不過是作者在中國從事眼科工作二十多年內所搜集
關於中國眼鏡的許多材料中的一部份.　這篇文字的目的,無非
是要使讀者對這問題發生興趣而作更深切的考察.

友人中有許多與作者一樣覺得在中國古書之中,一定有許
多與這個題目有重大關係的材料.

作者還在從事撰輯一本書,如有惠賜高見或材料,無任歡迎;
採用時自當聲明致謝.

新醫來華後之醫學文獻

魯德馨　　張錫五

　　新醫之來華,始自何時,雖不可考,但據載籍所及,在十八世紀之末,已有荷蘭及英國醫士在廣州澳門等處開業行醫. 惟其時醫士亦僅開業行醫而已,對於新醫學之譯述與介紹,尚未見有確切之記載. 其將新醫學著述成書,譯餉華人者,當首推英醫士皮爾遜(Alexander Pearson)及斯當頓(George Staunton)二氏. 皮氏於 1815 年著種痘奇法一書,由斯氏譯成華文. 其後皮氏之生徒南海邱浩川又將其親承謦欬於皮氏者輯成一書,名引痘略,於 1817 年（嘉慶二十二年）刊刻行世. 斯蓋新醫學流傳中國之始,亦卽中國新醫學文獻之起點. 其後 1847 年 T. T. Devan 氏著 The Beginner's First Book 一書,華英文對照,內容爲解剖學名詞,疾病及藥物表,醫學用語等等.

　　其以介紹新醫爲目的,作有系統的譯述而成書甚多者,則自合信(Benj. Hobson),嘉約翰 (J. G. Kerr) 兩氏始.

　　合信氏於 1848 年創設金利埠醫院繼於 1857 年至上海,設立仁濟醫館,臨症之暇,輒從事於譯書事業,其譯成之書計有:

　　全體新論 (An Outline of Anatomy and Physiology 1851 年).

　　西醫略論 (First Lines of the Practice of Surgery in the West, 1857 年).

　　內科新說 (Practice of Medicine and Materia Medica, 1858 年).

　　婦嬰新說 (Treatise on Midwifery and Diseases of Children, 1858 年).

　　Medical Vocabulary (1858 年).

合氏旋因事去華,繼其後者爲廣州博濟醫院嘉約翰氏.

嘉約翰氏譯書工作起始於 1859 年,截至 1886 年爲止,共譯成醫書二十餘種,其重要者爲:

化學初階四卷 (The Principles of Chemistry, 1871).

西藥略釋四卷 (Manual of Materia Medica, 1871).

裹扎新篇一卷 (Essentials of Bandaging, 1872).

皮膚新篇一卷 (Manual of Cutaneous Diseases, 1874).

內科闡微一卷 (Manual of Symptomatology, 1874).

花柳指迷一卷 (Treatise of Syphilis, 1875).

眼科撮要一卷 (Manual of Eye Diseases, 1880).

西醫新報 (Western Healing News, 1880).

割症全書七卷 (Manual of Operative Surgery, 1881).

炎症一卷 (Treatise of Inflammation, 1881).

熱症一卷 (Treatise of Fevers, 1881).

衞生要旨一卷 (Treatise of Hygiene 1883).

內科全書六卷 (Manual of Theory and Practice of Medicine, 1883).

體用十章四卷 (Manual of Physiology, Huxley and Youmans', 1884).

同時華人方面有尹端模其人者,爲博濟醫院助理醫師,受合信嘉約翰二氏之感勤,亦努力譯述醫學書,截至 1894 年爲止,共譯成體質窮源一卷,醫理略述二卷,病理撮要二卷,兒科撮要二卷及胎產舉要二卷,計五種. 此外尚有病症名目,西藥名目,割腹理法,熱病論及化審撮要五種,亦爲博濟醫院譯本,其時代較後,惟出自何人手筆,則無從查考矣.

其在 1888 年以前,以華文刊行大宗醫書者尚有 J. Dudgeon 及 John Fryer 兩氏. J. Dudgeon 氏之書目如下:

全體通考十六卷.

全體功用.

身體骨骼部位臟腑血脈全圖一卷.

西醫舉隅二卷 (Miscellaneous Medical Essays).

英國官藥方 (Squire's Companion to the British Pharmacopoeia).

Tract on the Cure of the Opium Habit.

Sheets (1) On Vaccination (2) On the Opium Vice and Cure,(Several).

　　　(3) On the Pai Yao Fen (白藥粉) etc., etc.

A Medical Vocabulary 六卷.

　　　　John Fryer 氏之書目如下:

儒門醫學四卷 (Handbook of Medicine, 1876 年).

化學衛生論二卷 (The Chemistry of Common Life, 1880 年).

西藥大成藥品中西名目表一卷 (Vocabulary of Names of Ma-
　　　teria Medica, etc., 1886 年).

西藥大成六卷 (Materia Medica and Therapeutics, 1887 年).

英國洗冤錄二卷 (Forensic Medicine, 1888 年).

顯脈表論一卷 (Handbook of the Sphygmograph, 1888 年).

身體須知一卷 (Outlines of Anatomy and Physiology, 1888 年).

　　　同時尚有其他書籍多種,按其刊行之先後,彙列如下:

藥性總攷一卷 (Contributions to Chinese Materia Medica, 1876 年,
　　　F. Porter Smith).

全體闡微四卷 (Anatomy, 1878 年, D. W. Osgood).

全體闡微六卷 (Anatomy, 1880 年, D. W. Osgood).

Opium Smoking (1884 年, D. Hill, G. John and Dudgeon).

List of many Medicines in Chinese and Japanese (1884 年, W. N.
　　　Whitney).

全體圖說 (Anatomy and Physiology, 1886 年, A. K. Johnston and Douthwaite).

Vocabulary of Diseases in English and Chinese （1887 年, Canton Hospital).

眼科撮要一卷 (The Eye and its Diseases, 1887 年, Douthwaite).

臨陣傷科便覽四卷 (Instructions for the Medical Department of the British Army, 1887 年).

內科理法八卷 (The Physician's Vade Mecum, 1888 年, Hooper and V. P. Suvoong).

Lessons in Physiology for the Young (1888 年, Porter).

其在二十世紀之初出版者,另有 1903 年杭州廣濟醫局出版之西醫外科理法二卷 (英醫梅滕更譯著), 1904 年,福州美部公會出版之體學新編三卷 (H. T. Whitney 譯) 及西醫產科新法等等.

以上各種書籍之編譯,幾皆為各個人之單獨行動,故譯成之書,多偏於某某數科目,對於整個的醫學未能有平均之發展,且所用之名詞,彼此互異,印刷與裝訂之式樣,亦各各不同,在新醫學史上祇能稱為萌芽時代.

新醫學編譯事業之有團體組織而作有系統的進行者,則始於中國博醫會. 中國博醫會於 1890 年成立一名詞委員會,嗣於 1905 年又成立一編譯委員會,迨後兩委員會合併而由高似蘭博士 (P. B. Cousland) 任主編幹事; 1926 年復改為出版委員會,至 1932 年秋始與中華醫學會合併,直至現在.

總計歷年來博醫會出版之書籍,現時為多數學校所採用者共有五十餘種,茲分類詳列如下:

醫 學 字 典 類

醫學辭彙（English-Chinese Medical Lexicon）魯德馨,孟合理編
　　　　（此書近已由教育部頒行暫作標準）

漢英醫藥辭典（Chinese-English Medical Dictionary）劉汝剛編

基 礎 醫 學 類

格氏系統解剖學（Gray: Anatomy）應樂仁譯

孔氏實地解剖學（全三册）（Cunningham Practical Anatomy）魯
　　德馨譯,紀立生校. 新版全三册

人體標誌（Rawling: Landmarks and Surface Marking）

路氏組織學（Lewis and Stohr: Histology）施爾德譯

胎生學引階（Reese: Vertebrate Embryology）丁立成譯

哈氏生理學（Halliburton: Physiology）易文士,啓眞道等譯

實驗生理學（Experimental Physiology）啓眞道,易文士編

康氏生物化學（Cameron: Biochemistry）李纘文譯

浮氏生物化學實驗本（Folin: Biological Chemistry）陳覆恩,
　　江淸譯

秦氏細菌學（Zinssei: Bacteriology）余潤,李濤等譯

細菌學檢查法　林宗揚著,李濤譯

史氏病理學（Stengel: Pathology）孟合理譯

實用病理組織學（Pathological Histology）侯寶璋編,慕如賓
　　繪圖

藥 物 與 治 療 學 類

藥物詳要（Bruce and Dilling: Materia Medica）于光元,阮其煜

譯；黃貽清,孟合理校

西藥概論 (Materia Medica Epitome, Based on U. S. Pharmacopoeia)
　　江清譯

藥科學撮要 (Materia Medica, Tables and Notes) 伊博恩編

西藥擇要 (A. M. A. Council on Pharmary: Useful Drugs) 江清,
　　黃貽清譯

製藥學要領 (Fundamentals of Pharmacy) 米玉士編

艾古二氏實驗藥理學 (Edmunds and Cushny: Experimental
　　Pharmacology) 于光元譯

賀氏療學 (Hare: Therapeutics) 盈亨利譯,魯德馨校

伊氏毒理學 (Manual of Toxicology) 伊博恩編

診　斷　學　類

內科臨症方法 (Hutchison and Hunter: Clinical Methods, Medical
　　Case-Taking and Physical Diagnosis) 孔美格,孟合理譯

實驗診斷：　體液學部 (Stitt: Blood Work and Body Fluids)
　　江清譯

實驗診斷：　細菌學部 (Stitt: Practical Bacter'ology) 孟合理譯

實驗診斷：　寄生蟲學部 (Stitt: Animal Parasitology) 施爾德譯

梅毒診斷試驗法 (S. Cochran: Wassermann and Precipitation Test
　　for Syphilis) 孟合理譯

梅毒診斷英文本 (In English Test)

X 光線引階 (Introduction to X-rays) 蘇達立等編

各　科　用　書

歐氏內科學 (Osler and McCrae: Principles and Practice of Med-

icine; with New Appendix）高似蘭譯,黃貽清修
　　校

　　附錄（單行本）Appendix to Osler's Medicine

惠嘉二氏內科要覽（Wheeler and Jack: Handbook of Medicine）
　　　　孟合理等譯

精神病簡述（Younger: Insanity in Every Day Practice）朱我農
　　　　譯

羅卡爾氏外科學（Rose and Carless: Surgery）新版應樂仁譯

簡易外科學（Gwynne Williams: Minor Surgery and Bandaging）
　　　　張霽譯

骨折新療法之概要（Outline of New Treatment of Fractures）
　　　　　孟合理譯

局部麻法入門（Introduction to Local Anesthesia）魏亨利,孟合
　　　　理編

外科記錄法（Saint: Surgical Note-taking）張霽譯

葛氏婦科全書（Graves: Gynecology）魯德馨等譯

近世產科學（Eden and Holland: Manual of Midwifery）魯德馨
　　　　譯

伊氏產科學附錄（Evans: Obstetrics; Appendix Alone）蓋美瑞
　　　　編,魯德馨譯

豪侯乳嬰及小兒科（Holt and Howland: Diseases of Infancy and
　　　　　Childhood）紀立生,孟合理譯

皮膚病彙編（A Text-book of Diseases of the Skin）海貝殖等編

男子花柳病新編（The Venereal Diseases: Surgeon-General, U. S.
　　　　　A. Army）單惠泉譯

梅毒詳論（Syphilis）海貝殖編

薄氏耳鼻咽喉科 (Porter: Diseases of the Throat, Nose and Ear)
于光元譯

梅氏眼科學 (May: Diseases of the Eye) 李清茂等譯

屈光學(附配鏡方法) (Thorington: Refraction) 新版畢德華譯

物理療法 (Nunn: A Text-Book of Physiotherapy) 恩薇露編,應
樂仁校

衛 生 學 類

羅氏衛生學 (Rosenau: Preventive Medicine) 胡宣明黃貽清譯

公衆衛生學 (Leslie: Hygiene and Public Health)

法 醫 及 倫 理

基氏法醫學 (Giffen: Medical Jurisprudence)

美醫家道德主義條例 (A. M. Asoc: Medical Ethics, English and
Chinese) 盈亨利編譯

救 護 及 通 俗 用 書

應急療法 (British Red Cross Society: First-Aid Manual) 魯德馨
等譯

繃帶纏法 (Hopkins: The Roller Bandage) 富馬利譯

醫學用語簡易讀本 (Easy Chinese Medical Reader for Language
Students) 孟合理編

育兒指南 (Care and Feeding of Infants and Children) 史安納編
並印行醫院紀錄單及實驗室回報單十五種各科大致均備.
所有流行各書,大致每種於三五年後必改版一次,以期適合

時宜.

其現時尚在編譯及印刷中者,則有: 德溥二氏病理學,台氏內科集要,邁魏二氏外科手術學,人體寄生蟲學,滕氏耳鼻咽喉科,外科診斷學藥理學等七種. 又醫學辭彙補遺及眼科附錄,婦科附錄,亦均在編製中.

此外博醫會報則創刊於 1887 年,當時年出四期; 1905 年改爲兩月刊,年出六期;至 1932 年復改月刊,迄於今茲.

至於現時已經停止印行者尚有多種,例如赫氏解剖學,嘉氏內科學,傅氏眼科學卞勞婦科學,皮膚證治,……等等. 又前者護病書籍,如護病要術,護病新編等,亦由該會出版,迨中華護士學會正式成立,乃改由護士會自行辦理矣.

總之,以往之博醫會,對於中國新醫學界曾有極大之貢獻,現時歸併於中華醫學會,仍本其素志,更擬爲中國新醫學界繼續盡力,此則不能不感佩博醫會當事諸公熱忱毅力之不可及也.

博醫會除自身編譯醫書審查名詞外,復於民國四年集合江蘇省教育會,中華醫學會及中華民國醫藥學會,組織一醫學名詞審查會. 每次開會,預先函請教育部派代表參加. 至民國七年七月召集第四次會議時,應各學術團體之請,擴大範圍,改組爲科學名詞審查會. 國內學術團體加入者漸增,於是除審查醫學名詞外,兼及理化數動植礦各科之名詞. 現由科學名詞審查會出版者,有: 醫學名詞彙編,及動植物名詞彙編兩種 (均魯德馨編). 其已審查之理化數學名詞,尚在整理中.

若夫以個人之資力,發行醫學書籍至一百餘種之多者,則有無錫丁福保氏. 丁氏書起自 1908 年 (光緒三十四年),迄於 1933 年,大部分譯自東籍,篇幅簡短,行文流暢,雖不合醫學校之用,但頗爲中醫及一般普通社會所歡迎. 迄今雖成明日黃花,其於新醫學知識之播散,却不無相當之功績.

1918 年間有所謂丁巳學會之團體,發行一種丁巳學會醫學講義錄,內容分二十二門,凡普通之醫學科目,大體皆備,每月出兩册,共二十四册,於一年內出完.

現時通行之醫書,除中華醫學會（包括前博醫會）出版者外,要以商務印書館出版爲最多,其重要之書目如下:

解剖學提綱	湯爾和譯
生理學	蔡翹編
病理總論	周威,洪式閭編
病理各論	洪式閭編譯
病原學	余澐編
近世病原微生物及免疫學	湯爾和譯
實用細菌學	姜白民編
藥理學	余雲岫譯
內科全書	汪尊美等編
近世小兒科學	程翰章譯
診斷學	湯爾和譯
外科總論	葛成勛,孫柳溪譯
實用外科手術	汪于岡譯
近世婦人科學	湯爾和譯
學校衛生概要	李廷安編
近世法醫學	上官悟塵編

由同仁會發行者爲數亦不少,舉其重要者約有下列若干種:

解剖學	張方慶譯
生理學	周頌聲,閻德潤譯

組織學	沈恭譯
內科學	蹇先器等譯
外科學（總論）	時振麟譯
外科學（各論）	李祖蔚譯
皮膚及性病學	蹇先器譯
藥理學	劉懋淳譯
局部麻醉	楊蔚孫譯
產科學	張方慶譯
產科手術學	瞿紹衡譯
兒科學	周頌聲,馮啓亞譯
眼科學	石錫祜譯

　　由衛生署頒布及發行者:

中華藥典

公共衛生學　　　　　　　余瀎譯

　　由其他書店學術團體及個人發行者,約有下列數種:

解剖生理學	Lyon Fulton 譯	廣學書局出版
實用調劑及處方	劉步淸著	劉步淸出版
西藥配製大全	潘經著	學術研究會出版
生理及病理胎產學	楊元吉著	楊元吉出版
兒童傳染病	高鋘朗編	
近代小兒科學	尹莘農編	大東書局出版
最新花柳病診斷及	姚伯麟譯	改進與醫學雜誌
治療法		社出版

　　至於醫學雜誌,以1880年嘉約翰之西醫新報(季刊)爲最早;至1887年而有博醫會報,已詳述於前。 到1914年中華醫學雜誌產生,初爲兩月刊,中英文各半册合訂,嗣於1932年與博醫會報合

併,中文部與英文部各自單獨裝訂,仍爲兩月刊;至 1934 年改爲月刊. 此外現時發行之醫學雜誌尙有中國生理學雜誌,法醫月刊,醫事彙刊,新醫藥月刊,國立上海醫學院季刊,同濟醫學季刊,醫藥導報,康健雜誌,診療醫報,同仁醫學,廣濟醫刊,東亞醫報,麻風季刊,等等.

　　自 1928 年國民政府統一全國,對於各種事業竭力推進,醫學事業當然亦在推進之列. 爰於 1929 年教育衞生兩部聯合組織醫學教育委員會,討論醫學教育改進事宜. 至 1935 年該會改組,並併入護士及助產兩教育委員會後,工作乃積極進行,除編訂醫學院校教材大綱,暫行課目表及設備標準外,並成立編審委員會,從事編審醫學圖書. 按照編審委員會審查圖書規則,非按照教育部頒布之課目表設備標準及教材大綱編著,並經審查合格之圖書,不得作正式教科書. 根據該會本年第一次編審委員會議之報告,特約編輯之書籍已完成者,有生理學實習指導,組織學實習大綱,及內科診療須知等書. 正在進行編輯中之書籍有: 公共衞生學,內科學,公共衞生護士學,及助產士產科學等.

　　1932 年教育部將原有編審處擴大組織,改爲國立編譯舘,除審查中小學教科書外,復從事於科學名詞之搜集與審查. 關於醫學部分之名詞已經審定公布者有藥學,精神病理學,細菌及免疫學之名詞;已脫稿尙待公布者,有解剖學及寄生蟲學之名詞. 其餘各科目名詞,亦在陸續進行中.

　　茲將全文總括如下:

　　1. 我國新醫學文獻,起始於十九世紀之初,英人皮爾遜氏之種痘奇法及南海邱浩川之引痘略兩書,實爲其權輿.

　　2. 自此時起,直至十九世紀終了爲止,由西國旅華醫士及華人編譯成書者約有六十種,中以廣州博濟醫院合信氏嘉約翰氏及華人尹端模氏出版之書籍爲多．惟其時之編譯多爲各個人之獨立行動，並無組織與計劃，可謂猶在萌芽時代．

3. 自二十世紀開始至 1929 年教育部醫學教育委員會成立以前爲止，關於編譯醫書之團體組織，漸次成立，其中以中國博醫會居首，出版之書亦逐年加多，迄今猶在繼續努力中．

4. 自 1932 年政府設立國立編譯館，1935 年教育部醫學教育委員會改組以後，政府注重醫藥事業，提倡用中文教學，與學術團體合作，組織編審委員會，延聘專家，從事編著各種醫學圖書，並審定譯名，可謂已入政府機關與學術團體共同努力醫藥事業之時期矣．

本篇只舉學術機關及團體或個人之有系統的編譯醫學書籍者述之，其他若私人或書局出版之小册，流傳不廣或作通俗用者，因限於篇幅，概不列入．

中國新醫受難史序論

陶　熾　孫

（上海東南醫學院醫學史教室）

　　如果把自然科學在史的觀點上面看起來,那麼因爲史學是人類社會的科學,所以史實免不了要經文化史觀的濾過. 在研究我國醫學史的途上,記述古代史實,或者倒可以比較忠於事實;但到了近世醫學,卽使要忠實地限制於史實,於不知不覺中便已經在他自己的立場上加以整理或批評. 這也並不是不好,因爲史學是用不到像自然科學的一元地把他規定的. 研究古代史以外,特別在我國,新醫入中國之後,襃雜的社會位置,和國際的影響,形成我國近世醫學的一個特殊發展. 我想把中國近世醫史研究一下,不但有史的興趣,也會給我們許多社會學的指示. 所以我相信,向這一個方向開拓,也不是完全沒有意義的. 因爲我在上海東南醫學院擔任醫學史講席,所以把蒐集這方面的史料,爲該教室的暫時的研究題目. 下文也是這裏面的一部分.

一. 目 的 及 範 圍

　　古代的地球上面,人類繁殖不很多,到處有各種不同的人類及其文化,所以對於同一的事象,會有不同的方法或解釋,不過到了現代,世界上的人類多起來了,住滿了,而因爲交通便利,文化成爲相互貫通. 所以不管那一個系統的文化,只要是便利的話,我們就採用它,倘若是舊式的不合理方法,不管他是什麼可寶貴的國粹,我們也要把他廢棄. 其次,成爲文化根幹的,要算是自然科學,自然科學的研究,會把人類和自然的關係漸漸闡明,不過自然科學從來沒有過一個完全（Complete）,它研究到那兒就停在那兒的,所以現在的自然科學,依舊還沒有把"物質究竟是什麼","生命究竟是從那兒來的","宇宙的境界上是怎樣"等等問題加以解決. 醫學是應用自然科學的學問,所以醫學也不能離開自然科學原來的性質,到現在還不是"完全"的（我們不會治療癌病,不會消滅結核病,不會接已截斷了的脚,不會長生不老）. 人類有一個原始科學,那個科學是古代哲學的嫡兒,他的裏面,有兩個互相不可容的東西,一個是自然科學,一個是對於"完全"的願望,這兩個東西是互相混淆着的.

從上面可得兩個要點:

(甲) 人類的文化現在已經打破國界,學術可以採用其最好的,最合理的,而把含有錯誤或沒有發達希望,或發達遲慢的屏棄.

(乙) 自然科學有理論與實驗的根據,在一步一步的前進,所以應用自然科學的醫學是沒有錯誤的. 不過他在現在還不"完全". 我國古來以挽救個人生命爲醫的本職,這當然是醫的願望,但是却並不是他必須達到的任務.

在這個前提之下,我們研究或實行醫學的人,是要一步一步把這個學術推向前去. 在進步的路徑上,在研究方面會有研究上的困難,現在暫不提他. 在實踐醫學上,要有兩個困難,便是:

(1) 新研究實施開頭的實驗;

(2) 施行醫療時,不能滿足病人的願望（卽迅速而完全的治療）.

對於前者,我們現時先用動物實驗,次用特別狀態下的實驗.

(譬如 Jenner 試種痘於自己兒子, Pettenkofer 服 Cholera 菌,許多寄生蟲學者自己服蟲卵或其幼蟲等)。　第二項的困難,大都是醫生在他的範圍以內施行醫術,可是病人不能理解,不能寬容.

　　這種困難,可以說就是:

　　　1. 世界各處不同文化互相觝觸而生的困難（中西醫的衝突）.

　　　2. 新研究試驗的困難.

　　　3. 防遏醫學或衛生行政上的困難.

　　　4. 治療醫學施行上的困難（開業醫生不受信任或被搗亂）.

　　而我們現在想討論的,便是第四項的事件.

　　治療醫學施行上的困難,一部分在於醫術方面,例如見血液要生畏懼的人,不易把他們行手術,所以我們發明少見血少痛苦的方法來補救;一部分由於病人和醫師知識相差得很多的緣故.病人對於醫學愈加不明瞭,那麼他們對於醫家愈加不能寬容;我國如果古來沒有醫術,或者遝好一點,因為有了舊式醫生的影響,對於新醫也要用舊醫來解釋,要用舊醫的慣例來模律新醫,因而發生了許多困難.　這些困難,可分為下面四種:

　　　1. 醫生或醫院被搗亂.

　　　2. 政治上或行政上壓迫（例如醫師課稅之類）及不保護（不保護善性醫生,因此有不良醫生的蔓延）.

　　　3. 被中傷或惡意宣傳.

　　　4. 因為治療病人結果不好,家族會出來責問（訴訟在內）.

　　這類困難,在一種新事業創始的時候,是避免不了的.　我們如果把新醫輸入中國後關於這四項的史料蒐集起來,一定可以從這裏面找出一個重要的結論. 這種材料,我們可以把他叫做中國新醫受難史了.

二. 理 論 的 考 察

（a）醫行爲和責任　醫行爲並不一定要關聯於自然科學,常人也往往會做醫行爲,譬如看見某人在發熱,就勸他吃金鷄納霜,見人手破了,就用繃帶裏好. 不過現在我們已經把他規範於一定的人,卽醫師手中了. 所以,醫行爲不但在人的方面,卽使是他的內容,也會隨了醫學的進步而有變動.

從羅馬法以來,我們發見了人對於行爲應負責任,那麼醫師對於醫行爲是要負責任的. 可是他的醫行爲是從他的學識和經驗中來的,所以他並不對於醫行爲的結果負責任. 所以國家要檢定醫師的能力;不這樣,那麼能力薄弱的,只能夠負擔他淺小範圍內的責任（醫生對於盲腸炎用了冰袋而生凍傷要負責任,常人勸人用冰袋而凍傷,不必負責任）.

其次,醫生對於醫行爲的結果不負責任（醫生切斷了足並不須賠義足之資,也不構成傷害之罪）,只要他的醫療工作不錯,那麼他並不要管結果如何,也不要預言毛病能夠好不能夠好.

不過,醫師的醫行爲是他們和病人間私的契約,這上面是沒有很清楚的條文的. 病人普通先相信這個醫生是很有能力,能夠醫好他的毛病;在醫生方面却說不出醫療結果一定可以有什麼成績. 所以要訂定一個條文是沒有用的. 往往在手術以前要病人或家屬寫一個保證書,意思是卽使因手術而死,也並不要醫師負責任. 不過如過醫生有醫行爲的過失,那麼這種保證書也不會減消醫生的責任. 在這種情形下,倘若病人和社會對於醫術的信賴很高,理解很深,醫生的一般水準也高的話,那麼醫生和病家的糾紛,自然可以減少;否則,這樣糾紛是無窮盡的. 一般說起來,醫學不發達的地方,病家常常把醫生認爲有"著手成春"的本事,若是著手並不成春,那麼漸漸不信任了結果就感情疎隔,攻擊醫生了. 這不外是非科學的原始感情在作祟着.

醫生既然在私法契約下醫病,他們應有解約的自由,但他們如過有過失,那麼應當負賠償的責任. 醫學在現代既然不是完全的,所以不能夠訂立一種像土木工程樣的私的契約. 凡是"包醫"之類,都是一種欺騙手段,而且帶點賭博性我們要把他擯斥的. 醫學的應用,完全靠醫生的技術,現在醫生的自由競爭是不成功的,因爲這種自由競爭,並不會有公正鑑定人,和土木工程不同,常常最壞的醫生却會得到勝利. 所以我們要把醫行爲規範到共同的團體行爲裏面. 現在我們已經把衞生行政官吏的防疫工作,和國家官吏的治療工作,認爲沒有私法責任(爲了檢疫而隔離,並不賠償損害),假如我們把這種特權給與共同團體,那麼共同團體內常然要對於這種醫療工作盡其全力,如果有過失的時候,常然要有切實而迅速的解決辦法,如醫生的免職,再教育,醫師證書的取消及停止,及國家賠償等.

（b）古代的醫律　　醫學不進步的時代,治療工作對於人體的傷害行爲很少,並不開刀,不用麻藥,不用劇藥,不用注射的方法. 所以醫行爲並沒有許多變更病狀之能力的,醫生唯一的能力,就是對症療法,所以醫生沒有一個不研究對症速効之藥,所以有"藥到立愈,著手成春"之句. 如過對症不好,那就是庸醫.

那麼醫生既然沒有變更病狀,使他變壞的能力,也沒有使他變好的能力. 可是病狀如果好了些,因爲醫生病人都在願望病能卽好,那麼這便是醫生之功;可是病人忽然死去,那麼這是醫生對症不好;要他對症好而他弄不好,那是他的責任了. 最倒霉的便是正在吃藥,病人忽死. 所以一般醫生怕到了不得,就常有處方上題"請另請高明",及病重就不開方藥等情形的發生.

在唐律,醫生誤殺病人要處徒刑二年,如有過誤,要杖六十.明清律也差不多,過失致人死者,可令賠償,并停開業. 不用本方而治療,以竊盜論罪,因而死者,斬.

從這個法律,我們可以看出他們都在保護醫生的醫行為行使,也在規定須照醫學本方施行的. 什麼叫做本方,那便是當時醫界認為妥當的處置. 我們現時對於白喉病人注射白喉血清等類就是.

(c)不作為　我們看見病人在生盲腸炎,我們有義務要勸他開刀的,如果不這樣,那麼就已經犯了不作為的罪. 看了病人快要死去的時候,不做適當處置,掉頭便走那是沒有盡他應盡的義務. 因為不作為而使病人死亡,醫生是有責任的.

從這個觀點看起來,後面所例示的19案件中,除了難產身死,子宮癌身死之外,17件都是醫生在很積極作為的. 如果不注射白喉血清,不搭腿,不割脫腸,不割盲腸,不割橫痃,不注射猩紅熱血清,那麼這些案件都不致發生.

要之,現下許多醫學同道,犯了不作為過失的很多,這是社會的壓迫,和古醫律的影響. 古醫律,凡有不良結果,卽來斷定此間定有不法行為,這是古代的法律感情,也是個原始感情. 醫師對於他的醫行為有責任,對於他的醫行為不能明確地預料的結果,却不負責任的.

當然,養成不作為過失的,是現代社會,病家對於醫生的責備常常很苛刻的,這使得醫生不能不害怕,於是乎覺得他的能力恐怕不夠,他的不作為愈加利害起來.

(d)醫術上的錯誤　醫師是個人,人是免不掉要有錯誤的,

不過在醫行為上,醫師在他的教育時代,應訓練成一個具有相當
注意力和習慣的. 在他們的注意範圍內,也很容易發生許多錯
誤,為簡單起見,把他列舉如下:

甲. 技術方面

　　1. 切開時錯誤——不應切開的結核膿瘍把他切開了.

　　2. 把鑷子,紗布遺留在腹腔裏面.

　　3. 把血管割錯,因此大出血而死.

　　4. 注射時針斷在組織內.

　　5. 在細菌很多的地方行手術,因此化膿.

　　6. 注射靜脈時漏在外面.

　　7. X光線火傷.

　　8. 用全身悶藥,忘去把他停止.

　　9. 手術間不準備好蠟燭,電燈熄了.

　　10. 整形手術不妙.

乙. 道德方面

　　1. 飲酒吃煙而手術.

　　2. 明知自己不會而勉強去做.

　　3. 中傷前醫,故意用不同的藥劑.

丙. 不作為.

　　1. 知道應令送醫院而不送.

　　2. 應令消毒,而怕病人討厭,所以不說,因此傳染許多人.

上面所記的各種錯誤例,立刻就斷為過失,那還是不夠的;如
果醫生憑他的知識經驗和努力,還會把一個寒性膿瘍斷為熱性
膿瘍而切開了,那麼他並沒有過失行為. 大手術間,紗布為了腸
的蠕動而不見,嘗有判例謂非過失. 因為要送醫院一定會在一
星期的道途上死亡,因此自行手術,亦無過失. 如上所述,都要看

這種錯誤行爲之間,有沒有過失行爲,才可以決定的,判斷這中間的責任所在,當然不是僅只靠了常識就可以的.

（e）*病家的訴訟*　病家訴訟醫生的原因,大概有下述各種:

1. 自己或自己的近親者受了傷害或死亡,精神上興奮的結果,失了冷靜觀察能力的緣故.

2. 起初對於醫生很有信仰,因爲有信仰,一心一意希望病好,忽然病不能好,因此感情破裂.

3. 醫生有錯誤,病家有相當公正的批判力,因此訴訟.

4. 病家只看到結果,以爲人死,人傷,或修兔唇修關節等不能達到他所預料的好,因此而責備.

5. 聽醫師同業間的相互中傷,急信醫師應負責任.

6. 醫生如被認爲錯誤過失,影響其營業不少,因此可以挾此意圖敲詐.

病家的報復行爲,我們並不認爲有什麼價值,不過病家因爲發見醫生有錯誤,把他加以指摘,因此法官在這錯誤中發見過失,藉此可以矯正共同團體生活上的過失,那是很合理的.不過,法官有沒有能力把錯誤中的過失找出來,那却是個疑問.當然法官所具有的能力,是豐富的常識,不過自然科學發達到現在的地步,醫學已經不像古醫似的可以用常識來判斷,那麼要判定是否錯誤,要找尋有無過失,絕對不是法官的任務;所以西歐已早就有鑑定人之職務,而且常以最高學府的人來執行這種任務的.

三.　近時醫師被訟史料

民國十九年到二十四年,共有訟案19次,如下:

民國十九年（1930）

1. 江西普仁醫院　注射白喉血清後身死

民國二十年（1931）

2. 江蘇省立醫院　試搖腿手術後強直不能行動

民國二十二年（1932）

3. 連江福音醫院　割脫腸後身死

4. 合肥基督醫院　腦膜炎用過期血清

5. 尚賢堂婦孺醫院　難產身死

6. 中德產科醫院　痢疾身死

民國二十三年（1934）

7. Engel 醫師　手術不美觀

8. 南通樂仁醫院　腦膜炎針斷身死

9. 南京中央醫院　盲腸炎手術後死

10. 上海紅十字會醫院　傷寒送院後死

11. 尚賢堂婦孺醫院　產後發熱而死

12. 蕪湖鐘壽芝醫院　肺炎身死

13. 林惠貞醫師　以死因歸於處方不好

14. 南昌省立醫專　手術橫痃身死

15. 宿縣民愛醫院　猩紅熱注射血清後死

16. 南昌醫院　鼻瘤手術身死

17. 冼家齊醫師　治瘤身死

民國二十四年（1935）

18. 北平協和醫院　子宮癌身死（責備不早手術）

19. 胡惠德醫師　治痢疾

這些案件內,統計患者生死如下:

死亡　　　　　　　　　　　　　　17

行動不自由　　　　　　　　　　　1

不美觀　　　　　　　　　　　　　1

病類如下：

外科手術（盲腸炎，橫痃，鼻瘤，脫腸）　　　4

外科未手術（子宮癌，瘤）　　　2

整形外科（關節，乳房）　　　2

傳染病（腦膜炎2，痢疾2，白喉，傷寒，猩紅熱各1）7

肺炎　　　1

產科　　　2

內科　　　1

　　在此地我們看見這些案件，大都在病人不幸死亡時發生（注重於結果，因有結果，故而找原因）．　其次多在外科或傳染病產科等變化急速的病類發生（結果容易發生，變化生得快而多），所以我們曉得各案件多注意於結果之發生．

　　其次，我們一看這些案件，看見滿紙都是非科學的矛盾，我們在下面姑且把各例列舉證實一下．

　　（a）不解死因而判斷有過失　病人生感冒而喉痛，注射白喉血清五千單位，不數刻卽身死．　因此被告"圖利注射血清，故意殺人，復加殘忍行爲"．　初審被判處罪金理由是："對於病人平日身體如何，不加注意，貿然從事，被告雖非故意，但揆其情節，被告於業務上應注意而不注意"．　高等法院再來把他加重一些："倉皇失措，知病人之弱軀，與血清不能混合（！），按白喉症其最劇烈者二十四小時可致命，該病人患病與打針時期，相距不過四五小時之久，而打針後又不過幾十分鐘卽死，其非病死已屬無疑"．

　　按這件原告，似乎要主張用錯藥劑的，不過後來血清無毒的事體證明了，因此才找到病人體弱．至於高等法院，更進一步論血清不能混合於弱體，二十四小時致命爲最劇，四五小時反以致命,既非病死乃是變死的三項來把他合理化了. 滿紙都是非科學的判斷,而至於眞正死因,却一句話都沒有提及.

(b) 手術台上或手術舉後的死亡　這類有三起,兩起是光用麻藥;一起是手術完畢的. 這種死亡的死因很難解決,並且很複雜. 因爲手術是加於人體的重大傷害沒有一個手術不攜帶危險性的,對於這種手術後身死,醫學上已經是個困難的事體;當然普通醫師很難把他解決. 他們當然沒有本事預先知道病人是特異質或者要生猝衰(Shock),將來醫學發達,或者會有相當解決. 原始醫學中,也有氣死嚇死,急死憤死之類. 對於手術上的發生了這種事件,當然不僅僅是病人,醫師和醫學都引爲遺憾的. 法官只看見病人死的結果,就想用常識來找到死亡的原因,是不可靠而不可能的,有時或者和某一醫師商量,或者這個醫師想了許多不得要領,而說出"打到血管是能中毒"這一類的話時,那麼這個命題,很快的就要被法官引用了.

從共同團體生活說起來,我們有一個原則,那便是文化上有用的東西,雖有僅少量的危險,也把他施行（汽車很快,所以往往衝死人,不過我們並不廢去）,我們因爲要救千百人的盲腸炎,所以冒了危險而勸用手術,是對的.

(c) 主觀地主張過失　法官往往主觀地知道醫生錯誤,可是找不到理由,那麼他們往往很辛苦地去找尋,例如說,"因曾同時注射××,用近極量,影響呼吸,中樞中毒,移時身死". 不知極量者,是一個界限,他的眞意義是: "用過極量,雖還不一定致死,但須留心而用"的意思. 現在就把用近極量乃會中毒一句來斷定去了. 或者說是"惟人有特異質者甚少",這種辯論更是苦極了,我們因爲特異質很少,且難診斷,因此不能管特異質人,爲社會全體,犧牲他們而手術的. 至於: "施用全身麻藥,不到一句鐘,以致斷氣身死,謂非由於過失,其誰能信 ". 等到用這種修辭來斷罪,法官也算太素朴了,這也無非是原始感情,也是結果論.

(d) 民事訴訟一例　舉一個附帶民事訴訟例,原告要求撫慰金二萬二千元,殯葬費六千四百元,死者權利喪失三萬八千四百元,死者配偶生活上需要八千四百元就是. 法院把他改成殯葬二千元,撫慰共三千元. 這種數量不很引起我們史家之注意;在這裏面,有一個可注意者,就是原告自己發表在獲得此款項時,把他散用的方法,他說: 此項損害賠償之款,除以一部分爲故人等設一紀念慈善醫院外,餘款或以若干捐助獄犯衣糧藥品,或以一部分散給貧民寒冬衣米或其他公益事件,決不自留分毫,不過藉此以懲貧婪而儆其餘耳. 他在這裏面明白表明他是報復主義. 至於究竟自己不留分毫,那誰管得着他.

(e) 歸納　從這些史料看起來,我們可以總括的說:

a) 病家訴訟,多是從報復主義做出發點,且並不檢查醫師的過失,連錯誤也不注意,只從結果,妄加判斷,欲以定罪.

b) 法官對於病人所得的"結果",大都有下意識的原始感情,對醫師也有下意識中的原始感情,因此多爲主觀的裁定.

c) 舊式醫理及檢驗方法瀰漫着,除法醫研究所等一二正確鑑定之外,多數在靠不正確的資料. 表示新醫凡是訴訟所關之處,都在對另一個世界談話.

d) 新式醫的鑑定,如解剖之類,未必能絕對眞實,這個惡影響的萌芽已可看出,凡是此種案件,如有學理精深的人出來鑑定,那麽眞相當然可以立卽明白;同時有學理精深人出來幫助妄作訴訟者,那也是很容易陷人於罪的,試觀各醫訟,大都沒有好好把眞正醫理討論,沒有一個不是在羅織雜言之中過去的.

四. 中國新醫受難史序論

　　凡是一個新學術,在其初創時代,沒有一個不受社會壓迫的.如果這個學術是完全初創,或者完全是個海外輸入,倒也比較容易被接受;外科手術我國本來不發達,所以有所謂西醫適宜于治外科病的論調. 可是如果在這國內原有類似的學術,那麼新學術常須經過一番衝突後才能進來. 新醫的輸入中國,也免不了這個情形.

　　西醫初到中國,因為外國醫師們很鄭重地注意於不要生糾紛,因此信用也漸漸好了,許多人求診中醫而不治,然後就西人,那麼就死也總算可以無怨了. 從此教會醫漸漸普及,國人對於他們,雖不給予助力,但也並不壓迫. 因為洋人醫師,並不和中醫爭飯吃,也不口頭妨害,也不作反宣傳的緣故.

　　當然許多洋人,都有他們的異常的保護者,也就是所謂治外法權. 卽使醫療的"結果"不好,也可以不要負責任,那麼病人就算死,也不能訴訟.

　　到了民國初葉,國人自己創辦醫學校了,從此中西醫生有了接觸,中醫直接感到了威脅,因而開始來抵抗,西醫雖有登記等方法,但也並沒有什麼保護,而在中醫時代,責任卽以結果論為中心(醫生要醫好病,才可算醫術好,不幸病不好,那是醫生的錯誤).同時對於醫生的錯誤,要以報復主義來對付,那麼"結果"要找錯誤,"錯誤"要找過失,"過失"要找罪科,找罪罰,那麼就來責備醫生個人,或訴諸法庭. 因為從前的新醫治療,是被教會醫包辦的,自己卽使有什麼意見也不敢發表. 現在因為國人的醫師逐漸增多. 有了懷疑的地方却要把他討論了. 為達這種目的,最容易的方法,就是訴諸法庭. 可是新醫的理論複雜,現時新醫學的醫

師又產生得還很少．僅只靠一般常識,是不能把他理解的． 於
是仍然用浸潤得很深的中醫的理論來君臨新醫于法庭之上.
新醫的真正受難從此開始．

　　不幸,我國新醫的產生,有各種系統,醫院的徒弟式教育也有,
國內醫校之外,還有外國留學,還有中西混淆的新式醫,相互間並
有連絡研究之途． 而國家保護也沒有像治外法權那樣的週到.
如果沒有國家的保護,醫業是要被內部比較惡劣的勢力來侵害
的,這種惡劣勢力的代表,當然就是舊式醫了.

　　如果囘顧一下歷年來的醫訟,以前並不怎麼樣多的,近年突
然增加了,這不外在表示人們都於新醫稍為有點認識,不過因為
瀰漫舊醫思想的緣故,不能把他理解,因此每個問題都要上法庭
了;上了法庭,除了空鬧一場,並不能幫助醫療進步,也得不到報復
的結果,不過這許多事却在反照着新醫的進展.

　　這些訟案,大部是莫明其妙的過去了,法官的討論,多不能把
握着案件的核心,徒然討論些枝葉問題,或者在作文字上的推究.
而所謂專門家的鑑定,也因為案件中學術的複雜性,及證據的消
滅,不能得到正確的結果． 近時有法醫研究所,中華醫學會有業
務保障委員會,這方面的工作已經有了進步,不過對於全國迅速
而有力的鑑定,還要待將來的努力.

　　總覽中國新醫的受難史可分為兩期:

　　初期(國民革命以前)

　　　1. 多關於外籍醫師,

　　　2. 醫院被搞亂.

　　後期(國民革命以後)

　　　1. 多關於國人新醫,

　　　2. 醫院搞亂少而訴訟多.

　　這樣,打開了醫訟之路,將來的醫訟案件,恐怕會愈來愈多的.
(1930 年 1 作, 1933 年 4 件, 1934 年 11 件, 1935 年 2 件, 1936 年迄六月 4
件),如果沒有公正批判的方法,那麽中西醫混淆,裁判沒有正鵠,
醫師的工作都要被驅入不作爲中去了.

　　共同團體中,頂要緊的是供給的普遍和物質的優良,所以我
們知道良質醫師的普遍的供給是頂要緊的;不這樣,良質醫師雜
在舊勢力中,就不容易有辦法的。 要熱心的訓練和指導醫師(
能由產生該醫師的機關來再教育最好),發見眞正錯誤時就把
他矯正起來,防止無味的訟事,禁止醫師陷入不作爲,且要排棄舊
思想,都是很要緊的工作.

　　中國新醫受難史不過是中國新醫史的一章,我們從這裏面
可以看出新醫在我國發達的途徑,分析内在的困難,用以解決其
未來的糾紛,也是新醫發達途徑中一個重要的任務.

2736

贈 醫 匾 額 攷

浙江郵政管理局局醫室

王 吉 民

　　吾國習俗相沿,凡病家愈後,每有以匾額持贈醫生,藉表謝悃者.攷此舉不知始於何時,無從稽攷,前曾遍詢各地名醫,並登東南日報,及光華雜誌徵求,關於此事之記載,迄今年餘,均無以應.邇者,於古今圖書集成醫部全錄醫術名流列傳之皇甫坦傳,有如下之記述云:'按宋史本傳,坦,蜀之夾江人,善醫術,紹興(1131–1162年)顯仁太后苦目疾,國醫不能療,詔募他醫,臨安守臣張,稱以坦聞,高宗召見,⋯⋯引至慈甯殿,治太后目疾立愈,帝喜厚賜之,一無所受,⋯⋯賜御書清靜二字額以名其菴,且繪其像禁中,⋯⋯'所謂賜御書匾額,意卽為贈醫匾額之濫觴歟? 查贈醫所用詞句,多屬褒獎,或稱其技藝之巧,或頌其心術之良,含意深切,頗具典故;著者對此,宿所留意,隨時將各地醫院診室所見者,抄錄摘記,所得已有三百餘條,茲為分門別類,考其出處,不敢詡為搜羅殆盡,惟集成而已矣,尚望同道有以補充之. 時民國二十五年秋芸心王吉民謹識.

(一) 人 名

　　贈醫匾額,以人名稱者,大概皆古之名醫,但所見以岐黃華扁為多,而用醫聖長沙張仲景名者甚尟,是殆撰寫者之駕輕就熟也耶?

岐黃再世 [1]　岐黃精蘊　岐黃聖手　岐伯遺風　術蓋岐黃

986

術擅岐黃　　　學蘊軒岐²　　越人再世³　　盧扁復生⁴　　盧扁一堂

學躋盧扁　　　術擅倉盧⁵　　術擅太倉　　術擅俞扁⁶　　桐雷競來⁷

扁鵲重生　　　術如扁鵲　　扁鵲重逢　　扁鵲又見　　重遇華扁⁸

醫法華扁　　　內扁外華　　怨扁軼華　　華陀再世　　華陀薪傳

華陀復活　　　華陀化身　　華陀再見　　元化復生⁹　　元化遺風

術邁華陀　　　今之華陀　　媲美華陀　　藝並華陀　　醫比華陀

術參元化　　　功侔元化　　功侔華陀　　猶昔華陀　　繼武華陀

和緩復起¹⁰　　和緩同功　　憲章和緩　　功商和緩　　術越緩

今世和緩　　　術宗和緩　　今之長沙¹¹　道廣長桑¹²　術侔長桑

功同呂祖¹³　**涪翁神技**¹⁴

1. 岐（岐伯），黃帝臣也，帝使伯嚐味草木，典主醫病，經方木草素問之書咸出焉'帝王世紀'。
黃（黃帝），五帝之一，咨岐伯而作內經'外紀'。
2. 軒（軒轅），黃帝軒轅氏之略稱'舊唐書'。
3. 越人（扁鵲），姓秦氏名越人'史記扁鵲傳'。
4. 盧（盧醫），扁鵲家於盧，因命之曰盧醫'史記正義'季梁得疾，其子謁三醫，一曰矯氏，二曰俞氏，三曰盧氏'列子力命篇'。
5. 倉（倉公），即淳於意，漢時人'史記倉公列傳'。
6. 俞（俞跗），黃帝臣'史記'或謂俞柎，中古之醫者，'說苑'或即俞氏，見盧氏條。
7. 桐（桐君），黃帝臣，帝命巫彭桐君處方餌，而人得以盡年。'帝王外紀'。
雷（雷公），黃帝臣，從黃帝受醫術。'素問著至要論'。
8. 華（華佗），字元化，漢時人，'後漢書方術傳'。
9. 元化（即華佗），見8。
10. 和（醫和），緩（醫緩），春秋時人。'左傳'。
11. 長沙（張機），字仲景，建安中官長沙太守'清陸九芝撰傳'。
12. 長桑（長桑君），授禁方與扁鵲'史記'。
13. 呂祖（洞賓），唐京兆人'辭源'。
14. 涪翁，著針經，常漁於涪水，故名'後漢書'。

（二）良　醫

晉侯病，求醫於秦，秦使醫緩為之，未至，公夢疾為二豎子曰：

中华医学杂志（二）

彼良醫也,懼傷我,焉逃之,其一曰,居肓之上,膏之下,若我何,醫至曰,疾不可爲也,在肓之上,膏之下,攻之不可,達之不及,藥不至焉,不可爲也,公曰,良醫也（左傳）.

良醫愛極	二豎逃形	洞明腠理	洞知癥結	
起我膏肓	如見肺肝	良醫折肱[15]	起我沉疴	沉疴頓愈
施仁造福	全人骨肉	完我骨肉	還我自由	解除病苦
化險爲夷	化危爲安	霍然病愈	病除誌感	感同再造
免我殘疾	淪肌浹髓	去我舊染	喜占勿藥[16]	造福無量
免人疾苦	立頑起懦	挽回造化	博施濟衆[17]	養命之源
救苦救難	醫界泰斗	醫界名星	醫界翹楚	醫林魁首
卓爾良醫	海外奇方	聲名洋溢	名震坤輿	起　廢
名震全球	譽滿全球	名不虛傳	造福一方	閭苑齊名
當世神醫	濟世實多	靈素精參	金丹濟世	壽人壽世
藥到病除	辟鴆授芝	病榻福星	是良醫也	深荷栽培
道在濟衆	苦海慈航	恩同再造	神醫活衆	神藥果靈
奏效如神	其效如神	玉我於成	良醫濟世	福我同胞
度諸苦厄	拯離苦海	救命大王	子惠元元	挽回造化
代天宣化	學道愛人	活人無算	大德深恩	道脈仁源
燮理坤元	病夫救星	見垣一方[18]	海國醫宗	萬家生佛
萬家甘雨	是大方家	人壽保險	澤沾時雨	志在濟人
慈惠及人	效如桴鼓			

15. 三折肱爲良醫'左傳'.
16. 无妄之疾,勿藥有喜'易經'.
17. 子貢曰,如有博施於民,而能濟衆,何如,可謂仁乎'論語'.
18. 扁鵲飮藥三十日,洞見垣一方人'史記扁鵲傳'.

（三）　良　相

不爲良相,則爲良醫(范仲淹),　良醫等於良相(陸贄),
是良相也　功侔良相　功侔相業　功齊相國　功同良相
等於良相

(四)　功　德

事有成效曰功,功德爲佛語;功者指其行之善,德者指其心之
善(辭源).　太上有立德,其次有立功,其次立言,雖久不廢,此之謂
不朽.　立德謂創制垂法,博施濟衆;立功謂拯厄除難,力濟於時
(左傳).

功同造化	功同再造	功勝提攜	功補造化	功奪造化
功能壽世	功且刻骨	功足銘心	功勒人身	功在濟世
功儔煉石	功能濟衆	功德無量	功成不朽	功居第一
功媲金壯	功著延年	功勝金丹	功不遺思	功銘心版
功效孔昭	功耀萬方	功傳普渡	功深妙術	功除百病
續命之孔	克奏膚功	全體見功	立德立功	累仁積功
內外見功	婦孺頌功	愈見大功	復見神功	一服見功
頌德歌功	燮理同功	治國同功	有十全功	廣結仁功
霍然論功	一手成功	保乃成功	去疾奇功	繼絕之功
明誠以功	名顯於功	堯舜同功	不疾其功	不病其功
去害爲功	何患無功	化險爲功	全是鴻功	方信神功

(五)　仁　術

人所以爲人之理也,愛人無私者謂之仁.　術,技術也(辭源).
是乃仁術也(孟子).

仁心聖手　仁心濟世　仁心神術　存心濟世　婆心濟世

仁心良術　佛心仙手　得心應手　文公心術　神存心手
菩薩心腸　心靈手妙　心存利濟　割股存心[19]　仁者之心
莫非婆心　其菩提心　是爲仁者　乘愛醫人　胞與爲懷
濟世爲懷　痌瘰在抱[20]　亦聖亦仁　術贊天功　術參化育
術精愛篤　術精德茂　技精功偉　神乎其技　以技拯人
神　技　　神術療生　奇術仁心　仁術濟世　儒術天心
仙術佛心　學術湛深　仁術神術　神樞玉術　莫傳祕術
操活人術　活人奇術　仁心仁術　療生仁術　仁心奇術
仁　術　　奇　術　　神　術　　妙　術　　是乃仁術
富有仙術　復生妙術

19. 割股,孝子懼親病之不愈,割己股肉以餧之也 '宋史'.
20. 痌瘰乃身(書經),痌,痛也,瘰,病也.

(六) 再 生

烏古孫澤初知興化軍,繼改軍爲路,授擇行總管府事民迎候道,左曰,是曩昔再生父母也(元史);再造,猶再生也,(辭源).

再　生　回　生　回　天　起死回生　惠我更生
救我更生　普濟羣生　春風又生　救我重生　道濟羣生
補救民生　同慶更生　妙術長生　術妙回生　愛欲其生
妙術復生　恩感再生　各遂其生　幸獲再生　化化生生
絕處逢生　德並好生　生生不已　生佛咸傳　生民永賴
生活多多　生人無算　生育同恩　生我父母　生存永感
生我同胞　生機活潑　生命可託　生發無窮　生智爲上
生發無邊　生澤咸沾　生齒日繁　生若風吹　生道使民
生人骨肉　生性濟人　生也荷恩　生也未晚　人生再造
資生儕類　再生之德

（七）靑　囊

有郭公者,客居河東,精於卜筮,璞從之受業,公以靑囊中書九卷與之,由是遂洞五行,天文,卜筮之術（晉書郭璞傳）,後人以靑囊爲祕傳,遂以祕傳之書曰靑囊. 三國志謂華陀在獄,有一獄卒,姓吳,人咸稱爲吳押獄. 此人每日以酒食供華陀,陀感其恩,乃告曰'我今將死,恨有靑囊書未傳於世,感公厚意,無可爲報,我修一書,公可遣人送與吾家,取靑囊書來贈公,以繼吾術'.

靑囊濟世　　靑囊春暖　　術擅靑囊　　囊傳祕笈

（八）回　春

春日萬物有生意,今以喻醫術之高明曰妙手回春（續辭源）.

回　　春	妙手回春	藥到回春	大地回春	着手回春
胞與同春	海天同春	指下生春	術擅陽春	着手成春
有脚陽春	玉壺賣春	若遇陽春	春到人間	春生廣廈
春回海上	春滿冰廬	春風廣被	春光普及	春風又生
春機勃勃	春澤咸霑	春膏溥遍	春氣迎人	春風敷霑
海外春來	海外春回	寰海春生	如曝春暉	坐我春風
疊荄春生	壺中春滿	如登春壺	德若春生	長春有術

（九）國　手

國手者,藝能冠絕一國者之稱,唐人詩句多詠之（辭源）. 又史記有上醫醫國,其次醫人句,言國手者,尊之爲上醫也.

國　　手	佛　　手	醫中國手	是醫國手	果然國手
造化在手	得心應手	折肱妙手	熱腸聖手	補手聖手
神存心手	佛心仙手	國手無雙	佛手仙技	佛手婆心

聖手仁心　　雙手囘天　　一手和成　　鐵腕慈心　　手援馳譽

手挽沉痾　　手澤長存

（十）上　　池

　　長桑君出懷中藥,予扁鵲飲是以上池水（史記扁鵲傳）,上池水者,雨水之未至地也. 如承露及竹木上取之,以和藥者.

　　上池祕術　　上池醫聖　　曾飲上池　　飲上池水

（十一）杏　　林

　　董奉,字君異,侯官人,精醫,漢吳先主時,奉居豫章廬山,不種田,日爲人治病,亦不取錢,重病愈,使栽杏五株,輕者一株,如此數年,竟得十萬餘株,鬱然成林,杏熟易穀,以振貧乏（神仙傳）.

　　杏林春暖　　杏林望重　　杏林分蔭　　杏林醫相　　杏林華嶽

　　杏林居士　　杏種成林　　杏林深處　　杏林濟美　　杏林春台

　　廬山種杏　　治懷董杏　　醫林聖手

（十二）橘　　井

　　橘井,在湖南郴縣東,蘇仙公白母曰,某受命當仙,明年天下疫疾,井水一升,橘葉一枚,可以療一人. 來年果有疫,求母療之. 無不愈者（神仙傳）. 按今人以橘井名書匾額者,通常在藥肆見之贈醫者蓋寡.

　　橘井馳名　　橘葉療人　　橘井泉香　　橘井名高　　橘井流甘

（十三）外　　科

　　今之贈外科醫匾額,類書華陀再世,蓋以華佗精刀圭術也,見人名條.

神乎其技	刀圭奏效	丹汞活人	功同刮骨	以技拯人
折肱妙手	行無窒礙	每步不忘	剖肝有法	刀圭如神
掃毒聖手	醫術國手	激濁揚清	聖妙神功	瘠毒良醫
手段靈敏	外科聖手	五官奏效		

（十四）　齒　科

每飯不忘	易牙妙手	齒頰重芳	增我食欲	津津樂道
快我朵頤	不留闊根	后稷同心	式食庶幾	口澤長留
口碑載道	功超喉舌	不畏反唇	含章可慶	惠同推食
術妙茹芬				

（十五）　眼　科

撥我雪翳	瞽目重明	重見天日	豁然開朗	金針撥霧
重見光明	眼目重光	澤流銀海 [21]	振　瞶	重　光
光　明	不憂肓	醫眼之冠	眼科高手	能脫翳膜
田樹尚在	明察秋毫 [22]	免我楂竹	朗潤清華	能開瞽目
保全視線	眼科名醫	金鎞刮目	大放光明	眸子瞭焉 [23]
銀海生春	皆大光明	放先滅暗	還我光明	宣明駐景
撥雲見日	功深振瞶	日月重光	開瞽振瞶	即時還明
放大光明	神而明之	使人昭昭	彭明較著	明德新民 [24]
大明結始	復我光明	明　明　德	昭若發矇	六孔之昭
明明在上	日月並明	功成光復	高明柔光	不愧高明
以廣眼界	明其不明	不染一塵	美目盼分 [25]	多見多聞
日月代明	智者不惑	打倒迷信	清明之氣	壺中日月
光復功高	去人障礙	既明且哲		

993

21. 瀛奎律髓引王安石之說,謂道書以眼爲銀海. 蘇軾詩,光搖
　　銀海眩生花.
22. 明足以察秋毫之末'孟子'.
23. 胸中正則眸子瞭焉'孟子'.
24. 大學之道,在明明德在新民'大學'.
2. 美目盼兮'詩經'.

（十六）鼻　　科

玉準名醫　　息息相通　　正氣待人　　使氣無餒　　養氣功高
可容鼾睡　　不患齁嚔

（十七）鍼　　科

技擅九鍼　　神鍼濟世　　針砭腠理　　法精鍼石　　銳意濟人
仁入人深　　億則屢中　　切中竅要　　藥石同功　　聰明過人
精細入神　　射以觀德　　挹注功高　　摩鍊功深　　錐囊故智
注意衞生　　引伸觸類　　文理密察　　理直氣壯　　直道事人
達人立人　　俯注神漿　　神鍼法灸

（十八）婦　　科

燮理坤元　　德溥廣生　　保全母子　　婦孺救星　　大德曰生
婦科奇驗

（十九）兒　　科

心存保赤　　慈愛同欽　　如保赤子[26]　心誠保赤　　幼　　　幼[27]
幼科妙手　　保赤同仁　　理精保赤　　赤子丹台　　婦孺蒙庥

26. 如保赤子,心誠求之'孟子'.
27. 幼吾幼,以及人之幼'孟子'.

本 會 消 息

本會編譯部最近出版再版各書

上海池浜路四十一號中華醫學會售書部總經售

（一）**惠嘉二氏內科要覽**（Wheeler and Jack:　Handbook of Medicine）　自英文第九版編譯；爲簡潔扼要之內科珍本,由孟合理醫師及國立上海醫學院同人合譯.　全書六百四十餘頁,插圖三十一幀,布面精裝.　每部定價國幣伍圓.

（二）**細菌學檢查法**　北平協和醫學院林宗揚教授編,李濤醫師譯.　全編共分九章；關於細菌檢查之通則,器具之處置,培養基試劑及染料之製備,試驗動物之管理,各種細菌黴菌以及血清等之檢查,皆經一一闡述.　全書二百餘頁,布面精裝袖珍本,每冊定價國幣壹圓.

（三）**孔氏實地解剖學**（Cunningham's:　Practical Anatomy）茲又經原譯者魯德馨先生修訂再版,全書共分三卷,精裝.　卷一論上肢下肢,卷二論胸部腹部,卷三論頭頸及腦.　標題明顯,全書一千四百頁,附圖五百一十餘幀,精裝三厚冊,合售國幣拾貳圓.

（四）**哈氏生理學**（Halliburton's:　Physiology）　此書由生理學教授易文士陳延炳兩先生增訂.　除於本文略加修正外,並將近年生理學上之新知,編爲附錄,附於各該章章末.　全書六百零四頁,附圖一百九十三幀,色圖兩張,布面精裝.　每部仍售國幣伍圓伍角.

　　再者,凡本會會員向本會售書部訂購本會出版之書籍圖表槪照原價九折計算之優待辦法,茲定二十五年十二月三十一日爲截止期.此外如藥科及醫藥用具等,本會亦無不樂爲本會會員服務,直接向出產各廠整購代售,並較市價爲廉,附此聲明.

中 華 醫 學 會 信 箱

　　廣西來函　　廣西省政府,現擬聘請本國籍醫師一人,以留美學生爲最合格,俎任徵菌工作,製造漿液與菌苗,月薪二百元(廣西通用貨幣).　應徵者,請投函中華醫學會第一〇〇九號信箱可也.

　　保定來函　　保定河北省立醫學院,現擬聘請耳鼻喉科外科醫師一位,俎任耳鼻喉科主任職務,除臨診工作外,須兼任敎科(中文講授).　有意應徵者,請投函中華醫學會第一〇一一號信箱可也.

　　保定來函　　河北省立醫學院,現擬聘請女醫師一位,敎授產科學及婦科學(中文講授).應徵者,請投函中華醫學會第一〇一二號信箱.

　　天津來函　　天津婦嬰醫院,現需內外科女醫師一位,須有相當經驗.　應徵者,請開具履歷,投函中華醫學會第一〇一四號信箱.

　　廣州來函　　廣州孫逸仙醫學院,現擬聘解剖學系主任一位,俎任敎課及硏究工作,待遇優良.　應徵者,請投函中華醫學會第一〇一五號信箱可也.

　　重慶來函　　四川重慶寬仁醫院,擬聘女醫師一位,俎任產科及婦科醫務.　有意應聘者,請投函中華醫學會第一〇一六號信箱可也.

　　重慶來函　　重慶寬仁醫院,現擬徵求見習醫士一,二名.　應徵者,請投函中華醫學會第一〇一七號信箱轉交.

　　鐳錠出售　　茲有十至十二毫鐳錠出售,每毫售價十五磅十先令.　欲購者,請投函中華醫學會第一〇一九號信箱,以便接洽.

　　常州來函　　江蘇常州武進醫院耳鼻喉科部,現需醫師一位.　有意應徵者,請投函中華醫學會第一〇二〇號信箱可也.

　　定縣來函　　河北定縣救世軍醫院,現需外籍醫師一位,俎任院長職務.　有意應聘者,請投函中華醫學會第一〇二一號信箱.

　　南昌來函　　南昌席鳳療養院,現擬聘駐院醫師一位、應徵者,請投函中華醫學會第一〇二二號信箱.

廣西來函　　廣西省政府,現擬聘請醫師一位,擔任麻風工作。應徵者,請投函中華醫學會第一〇二三號信箱可也.

海南島來函　　海南嘉積美國長老會基督醫院,現需醫師一位,須有相當經驗,並須以能操國語或粵語者爲合格. 有意應徵者,請投函上海池派路四十一號中華醫學會第一〇二四號信箱.

成都來函　　四川成都,華西協合大學醫科及齒科學院,現擬請病理學教授一位,須有教授病理解剖學之經驗,並須曾在國外著名病理學家指導下從事實驗工作. 如曾在政府公共衛生事業方面從事實驗工作者,尤爲合格. 年俸國幣四千元,房金及旅費自理. 授課時用國語. 有意應徵者,請投函中華醫學會第一〇二八號信箱可也.

漢口來函　　漢口普愛醫院,現擬聘華籍基督徒女醫師一位,擔任產科及婦科醫務. 本年九月一日起就職. 月薪八十元以上,赴漢川實由院方籌任. 服務滿十二個月後,給假一月,薪金照付. 有意應聘者,請投函中華醫學會第一〇三〇號信箱.

奉化來函　　浙江奉化漢口武嶽醫院,現擬聘青年醫師一位,尤以女醫師爲最相宜,擔任助理醫師職務,並在武嶽學校擔任衛生教科,月薪最初六十元. 如係未婚,可供住宿. 如能在九月二十日就職尤佳. 有意應聘者,請投函中華醫學會第一〇三二號信箱可也.

漢口來函　　漢口協和醫院,現擬聘助理外科醫師一位. 須有腹部外科經驗,應徵者,請投函中華醫學會第一〇三三號信箱,並須附寄證明文件抄本.

蘇州來函　　蘇州伯雨醫院,現需駐院醫師一位. 有意應聘者,請投函中華醫學會第一〇三四號信箱可也.

定縣來函　　定縣救世軍醫院,現擬聘能操英語之醫師一位. 應徵者,請投函中華醫學會第一〇三五號信箱.

德州來函　　山東德州衛氏博濟醫院,現擬聘女醫師一位,須甲等醫學院畢業,如有二年以上之經驗尤佳. 薪金視經驗而定. 有意應徵者,請投函中華醫學會第一〇三六號信箱可也.

杭州來函　　杭州廣濟醫院,現擬聘駐院醫師一位,任期一年. 有意應聘者,請投函中華醫學會第一〇三七號信箱.

汕頭來函　　汕頭益世醫院,現擬聘青年華籍基督徒醫師(男性)一位, 担任校醫及公共衛生工作. 特遇優良. 有意應聘者,請投函中華醫學會第一〇三八號信箱.

漢口來函　　平漢鐵路醫院,現擬聘內科醫師一位. 月薪自一百二十元起. 應聘者,請投函中華醫學會第一〇三九號信箱可也.

台州來函　　浙江台州普濟醫院,現擬增聘基督徒醫師一位. 該院共有病床約百只,設備完全. 有意應聘者,請投函中華醫學會第一〇四〇號信箱可也.

上海來函　　仁濟醫院,現擬聘駐院外科女醫師一位,擔任婦孺外科病室及門診處與產科病室及門診處主任職務. 國籍不拘. 待遇視資格經驗而定. 應聘者,請投函中華醫學會第一〇四一號信箱可也.

　　徵　求　茲徵求病人坐車一輛, 願出相當價格. 有願割讓者, 請投函中華醫學會第一〇四二號信箱, 以便接洽.

　　福州來函　福州基督教協和醫院內科部, 現擬聘住院男醫師一位. 本年十二月底開始服務. 薪金視資格與經驗而定. 有意應聘者, 請投函中華醫學會第一〇四三號信箱可也.

　　鄭州來函　新設教會醫院, 現需內科男醫師一位. 應聘者, 請投函中華醫學會第一〇四四號信箱.

　　鄭州來函　新設教會醫院, 在擬聘女醫師一位, 擔任產科, 婦科, 及小兒科醫務. 有意應聘者, 請投函中華醫學會第一〇四五號信箱.

　　桂林來函　教會醫院, 現需新自學校畢業之男醫師一位. 應聘者, 請投函中華醫學會第一〇四六號信箱.

　　桂林來函　教會醫院, 現需學校畢業之護士一位, 須對於產科及實驗室之工作有特別訓練者. 應聘者, 請投函中華醫學會第一〇四七號信箱可也.

蘇邁爾獎學金捐款

蘇邁爾獎學金捐款截至目前止, 收到捐款如下:

以前所收捐款總敷 ……………………………………………	581.00 元
顏福慶 (Dr. F. C. Yen) ………………………………………	10.00
Dr. D. B. Cater ………………………………………………	5.00
Dr. E. C. Wilford ……………………………………………	20.00
王錫熾 (Dr. S. T. Wang) ……………………………………	25.00
Dr. Stanley Hoyte ……………………………………………	30.00
Dr. M. L. James ………………………………………………	10.00
倪葆春 (Dr. P. C. Nyi) ………………………………………	25.00
繆衛康 (Dr. W. K. Miau) ……………………………………	10.00
Dr. Joffick ……………………………………………………	10.00
Dr. Birt ………………………………………………………	20.00
翁之龍 (Dr. T. L. Ong) ………………………………………	20.00
陳翼恩 (Dr. F. E. Chen) ……………………………………	4.00
Dr. A. D. Ludlow ……………………………………………	5.00
Dr. F. R. Dieunide …………………………………………	10.00
黃　鐘 (Dr. C. Huang) ………………………………………	5.00
馮潤發 (Dr. Y. F. Fung) ……………………………………	10.00
Dr. S. D. Sturton ……………………………………… ••• …	5.00
Dr. F. R. Craddock …………………………………………	10.00
劉賦強 (Dr. H. C. Liu) ………………………………………	1.00

金 縉 (Dr. C. Chin)	…　…　…　…	5.00
Dr. W. S. Flowers	…　…　…　…	5.00
Dr. H. H. Loucks	…　…　…　…	20.00
胡惠德 (Dr. Arthur W. Woo)	…　…　…　…	25.00
Dr. W. I. Gerrard	…　…　…　…	15.00
劉瑞恆 (Dr. J. Heng Liu)	…　…　…　…	20.00
犖德馨 (Dr. T. C. Leo)	…　…　…　…	5.00
金寶善 (Dr. P. Z. King)	…　…　…　…	10.00
Dr. J. H. Daniels	…　…　…　…	5.00

總計　926.00元

中華醫學會通告

為修正會章之投票結果事

逕啟者根據民國二十四年十一月六日第三屆大會第四次會務會議之決議，將本會會章提交理事會，經組織修改會章委員會加以修改，並經全體理事之修正通過後，本年七月一日用通訊方法寄請本會全體會員投票，作最後之決定。其投票結果如下：

至截止日，共接到三百二十票，其中三百零八票為可決票，十二票為建議票。按本會未經修改之會章第十三條云"……如總投票數在三百以上，並投同意票者有三分之二，該表決對於全體會員為有效……"。

依上項投票結果，總幹事故宣佈本會修正會章自卽日起卽當認為正式之會章，並為本會之定案。

至修正之會章，業已付印，印行後卽分寄會員會友會侶，各人一份。特此通告。

中華醫學會總幹事牛惠生啟

二十五年十月十五日

今後支會會費擬由總會撥付

本會理事會鑒於各地支會徵收支會會費一節,為避免與總會會費引起混淆起見,乃建議補救之辦法二項如下:

(一) 凡總會會員,均得為支會會員 (如所在地點有支會之設立者)。

(二) 支會不另徵收支會會費,惟總會得發給各支會補助費以每一支會會員每年國幣一元計算。

上項辦法,當經決議,並由總幹事負責徵詢各地支會之同意。根據理事會決議,各該支會將其現有會章修正後,於明年一月一日起實行。

中華醫學會停徵舊中華醫學雜誌

本會自徵求舊中華醫學雜誌以來,蒙各會員熱心應徵,曷勝感激。 現已齊備,以後應徵者,恕不致酬。 若此後再有需要時,當另作徵求也。

中華醫學會祕書處啟

十月十九日

中华医学杂志（二）

國內醫事衛生消息

行政院通過甄別醫師辦法

衛生署爲鄭重考驗醫師，特組織醫師甄別委員會，並訂定醫師甄別辦法，茲呈行政院會議通過，茲錄甄別辦法如次：

第一條　在考試院未舉行醫師考試以前，關於不合醫師暫行條例第三條第一，二兩款規定資格之醫師，依本辦法之規定行之.

第二條　醫師甄別，由衛生署指派或延聘醫學專家九人，組織醫師甄別委員會辦理之；前項委員會章程另定之.

第三條　醫師甄別舉行日期，由衛生署定之，並於三個月前登報通告.

第四條　醫師甄別在首都舉行，但有分區舉行必要時，得分區舉行之.

第五條　凡應醫師甄別者，應繳驗證明資歷及籍貫之文件，最近四寸半身去帽正面相片三張，詳細履歷書一紙，及甄別費二十五元，並預繳甄別證書印花稅費二元.

第六條　凡年在二十五歲以上之中華民國人民，具有左列各款資歷之一者，得應醫師甄別：（一）在未經立案之醫學校修業四年以上，且在本辦法未頒行以前畢業者；（二）在醫院學習醫學五年以上，且在本辦法未頒行以前開業，經所在地之該管官署發給行醫執照或證明文件者.

第七條　醫師甄別就左列各科目以筆試或口試行之（其中內科，外科，眼科及產婦科四門，並應臨床試驗），但經醫師甄別委員會審查認爲確有醫師相當之資歷者，得免試一部或全部. （一）解剖學（組織學在內），（二）生理學（醫化學在內），（三）病理學（病理解剖學細菌學法醫學在內），（四）衛生學，（五）內科學（精神病學，兒科學在內），（六）外科學（耳鼻咽喉科學，皮膚病學，花柳病學在內），（七）眼科學，（八）婦科學，產科學.

第八條　甄別合格者,由衛生署發給甄別證書.

第九條　領得甄別證書者,仍應依照醫師暫行條例第五條之規定,請領醫師證書.

第十條　本辦法自公布之日施行.

皖省設立衛生院

皖省公共衛生設備,極感缺乏,民衆體格,因無由促進健全;而年來之死於各項傳染病者,更不知凡幾.今秋蕪湖,巢縣,當塗,無爲等縣,相繼發生疫癘,死亡人口,竟達一千餘名,省縣兩方,均束手無策,於是不得不請求中央衛生機關,派醫前往施救,然因區域遼闊,防治仍屬難周,省府考慮之下,爲積極實施公共衛生,健全國民體格,並養成衛生人員起見,決設安徽省立衛生院,由民政教育兩廳會擬組織規程,提請省府第五百七十五次常會議決通過.茲將該項組織規程,覔錄於次:

第一條　本省爲積極實施公共衛生,健全國民體格,養成衛生人員起見,特設立衛生院一所,定名爲安徽省立衛生院.

第二條　本院設於省會.

第三條　本院設委員七人,其中以一人爲主任委員,均由民教兩廳遴選,呈請省府委任之.

第四條　主任委員兼任院長,總理院務,下設總務,醫務,衛生三股,各設股長一人,協助院長辦理院務,由院長遴請民教兩廳會委之.

第五條　各股掌理事務如下:(一)醫務股:辦理一切治療事宜(二)衛生股:辦理一切衛生事宜(三)總務股:辦理本院文牘,庶務,會計等一切事宜.

第六條　本院設醫師,護士,助產士衛生輔道員事務員各若干人,藥劑師化驗師護士長各一人,均由院長委任,受院長及主管股之指導,助理院務.

第七條　本院辦事細則及預算另訂之.

第八條　本規程自省政府公佈之日施行.

中華護士學會十三屆全國代表大會

中華護士學會十三屆全國代表大會,於十月一日,假首都金陵大學禮堂行開幕禮. 會期凡一周. 到會者有馬市長,中央黨部代表沈沛霖,教育部代表鍾道贊,衛生署代長金寶善,軍醫署梅副署長,暨該會理事長言潘景芝女士,副理事長劉幹卿女士,施錫恩女士,總幹事信寶珠女士,總幹事田粹勘女士,與各地出席代表及中西來賓計三百餘人. 逐日主席,均由言潘景芝女士擔任. 重要之決議案,摘錄如下:

1. 中華護士會應設中華護士師資訓練班.

2. 組織中華護士會救護委員會.

3. 推選委員,辦理國大選舉競選事宜,該委會定名為"中華護士學會國民代表大會競選委員會".

本屆大會新監理事會委員名單:

監事委員: 言潘景芝　施德芬　伍哲英　施錫恩　候補監事委員: 羅王雅芳

理事會委員: 林斯馨(理事長)　劉幹卿　徐藹珠(副理事長)黃中　漢樂克　劉效智　陳朱碧輝　候補理事委員: 鳳美貞,祝淑懽.

中華護士會上海聯合護士師資講習班招生簡章

中華護士會,為增廣護士進修及應社會之需要,特聯合上海護士學校,如中山醫院護士學校,婦孺醫院協和護士學校,上海市立醫院市立護士學校,設立護士師資講習班,以本會指定教育部登記之護士學校及醫事機關,為實習處所.

(一) 宗旨: 以造就凡已畢業之護士研究教學方法護病技能及護士行政等,預備護士學校之教員,醫院護士長及監理員等各項之領袖人才為宗旨.

(二) 資格: (一)凡正式護士學校之畢業生由各醫院護士學校或衛生機關保送或志願投考經本班入學試驗及格者為限. (二)精通國語及有教學經驗者為合格.

(三) 入學試驗: 分健康檢查,筆試,口試,三項,凡健康檢查合格者始得參與筆試及口試. 筆試分國文,護病學,護士倫理學,細菌學,智力測驗四門.

中华医学杂志（二）

　　（四）保送手續：　保送機關應先將該生學業及實習之成績,詳細填寫送至本講習班,經本委員會審查合格者,卽依照入學試驗項目,由本會委託機關負責舉行考試,考試後,經本委員會審定及格錄取者,分別通知入學.

　　（五）報名日期及訓練期限：　本班每年招考一次,報名日期自卽日起至十一月十五日止,開學日期,自十二月一日起至八月底止. 以上每班共計訓練九個月. 報名費一元,錄取與否,槪不退還.

　　（六）訓練課目：　醫院行政原理(1)病室管理法(2)醫院經濟(3)醫院行政護士教學原理,護病學教學法,護病史,護士職業問題,衛生教學法,營養學,社會學及社會問題,教育心理學,精神衛生學,教育原理,醫院或課室實習,非常時期護士教育.

　　（七）試讀：　入學後五星期爲試讀期,如有學生學力不及,性格不適宜者,於試讀期滿得令其退學.

　　（八）費用：　學費不收,膳宿雜費每人每月十五元,須於入學時一次繳清.

　　（九）本章程如有未盡事宜,得隨時修改之.

　　報名處　　暫借上海海格路紅十字會第一醫院

上海市衞生試驗所近訊

　　上海市衞生試驗所之創辦,還在十一年之前. 當時經費旣絀,規模亦小. 僅占屋四間(在南市),辦理一切工作. 迨民十六年,上海市政府正式成立,試驗在該時乃撥歸衞生局管理. 設備方面,仍祇細菌檢驗室及化驗室各一. 至民十七,始遷入今之虬江路廣東路地址. 此地房屋較大,設備亦逐步擴充. 經費方面,本極困難;幸有檢驗費,製售痘苗及抗原體各項收入,始得彌補不足.

　　建築新所經過：　前年,華僑胡文虎氏歸國,參觀今之衞生試驗所,認爲若不設法擴充,不足爲全市衞生保障,當卽捐助國幣十一萬元,充建築新所之用.

　　新廈內部分配：　計有鋼骨水泥四層正屋一所,牛隻隔離處一宅,牛隻種痘處一宅,小動物豢養所一宅,洗滌室及貯藏室一宅. 現除上

中国近现代中医药期刊续编·第一辑

列大小五宅已完竣外,另有容五十人之職員宿舍,不久亦可完工.

　　工作分類: 該所現在之工作,分總務、細菌檢驗、製造、化驗等四部.

　　將來發展: 據該所負責人談,謂將來尚擬建築一偉大之製藥廠,製造各種藥品,供醫界之採用云.

防癆會近訊

　　舉辦兒童衛生畫展: 中國防癆協會自發行健康畫報以來,各校兒童,紛起訂閱,確爲兒童衛生之恩物. 茲該會爲擴大宣傳,促進兒童深刻認識防癆之重要性起見,爰特發起舉辦全國兒童衛生圖畫展覽會,定於期年元旦開幕. 該會作品,完全向全國兒童方面徵集,聘請專家評判,擇其最優者,分別給獎,以資鼓勵. 茲將該會徵求圖畫辦法照錄如下:(一)徵求全國兒童圖畫,如人體各部解剖、健康常識、衛生習慣、癆病預防及各種細菌習性、動物、飛禽和昆蟲,於對人類的害處等,以衛生題材爲限.(二)圖畫用單色及彩色均可,須有詳細的說明,惟鉛筆畫不收.(三)投稿須寫明本人姓名、地址,並須蓋本人圖章,以便日後核對領獎.(四)截止期十一月底.(五)二十六年一月一日舉行展覽會,即席敦聘專家評判,獎額前十名屆時專函通告,懇本人原有圖章函件領獎. 應徵圖稿逕寄上海愛文義路池浜路三十三號健康畫報社收.

　　驅癆運動: 爲促進全上海居民注意防癆起見,特定本月十日下午一時舉行驅癆運動,雇用汽車九輛,上繫各種醫療模型,編成行列,由音樂隊前導,童子軍維持秩序,分發新編之防癆三字經,自池浜路會所出發,遊行全市. 遊行汽車模型列,經排定如下:第一號爲中國人之病態,第二號爲中國癆病猖獗之情形,第三號第四號均爲癆病之預防,第五號爲吐痰及減痰方法,第六號爲患癆者應注意事項,第七號爲癆病猛於虎,第八號爲癆病的歸宿,第九號爲防癆如救火,均寓意警惕,發人猛省.

　　防癆工作之推進: 爲實施防癆工作,於九月舉辦防癆X光集團檢查,地點在南市第一診療所,以事關早期診斷及公共健康,各界參與者十分踴躍,可見社會人士已注意及於預防的醫學,實爲民族保健前途之曙光. 本市醫院,如滬太,同德,亦均相繼舉辦;教育局且通令各學校,凡教職員及學生,每年應用 X 光檢查肺部健康一次,俾可從事於早期豫防,實爲急切之需要.

籌備舉行年會: 該會爲更新工作起見,特根據會議決定,於本月二十日下午二時假座八仙橋青年會舉行會員年會,報告數年來工作經過情形,討論重要提案,並改選理監事,昨據該會發言人謂,該會個人團體機關等會員,共有一千名以上,召集大會,顏需時日,此次大會日期,雖已決定,惟屆時如有不及,會期或將展緩云.

上海市火葬場明春可落成

上海市自發起火葬場以來,進行尚屬順利. 茲據該場籌建委員伍連德談,火葬場經上海市長吳鐵城氏發起籌建以來,預定建築費爲四萬元,除市府撥給二萬元外,其餘二萬元由各籌建委員竭責籌集. 關於火葬場場地,亦經市府在江灣撥地二十畝,一切進行因有市府協助,極爲順利. 伍氏繼謂火葬爲最衛生最經濟之葬法,我國古時即已有之,惜後良法漸廢,演成遍地攻墓之情形,不僅於衛生觀瞻有妨礙,而全國良田爲攻墓佔去者,達十一分之一,其間接影響人民食糧,國家經濟,至爲鉅大. 至現在盛行火葬之國家,計有日本,暹邏,緬甸,印度,爪哇等國. 即以日本而論,每年用火葬之尸體,一百人中佔五十強;惟日本對於火葬體係以煤氣爲燃料,費用較大,故上海火葬爲火葬壚,現由德國工程師設計,擬改用柴油,大約每焚一屍體,費時祇需一小時,所燃柴油費,亦祇國幣八角之譜,且能安置三具屍體同時焚化. 伍氏末謂: 上海同仁輔元堂與普善山莊每年收殮屍體達六萬具,費於是項屍體殮埋,姑以需費三元而言,已達十八萬元,一旦如改用火葬,不僅是項糜費大可節省,而有用土地,免爲所佔. 伍氏最後謂: 屍體火葬後,約有三磅骨灰遺剩,儘可用器封儲供養,爲子孫對其親屬奉祀之具,不愈於現在流行之神主乎云. 又悉上海火葬場,預定明年春間可建築竣事云.

中國紅十字會救護訓練班開辦

中國紅十字會救護委員會舉辦之救護訓練班,已於十月十二日

正式開辦．入班受訓者，頗形踴躍．該會救護訓練班,預定分爲: (甲)
戰時外科學,(乙)實地護病學,(丙)簡易實驗診斷學(丁)簡易藥劑學,(戊)
毒氣學,(己)擔架學等六組,惟前日開班者,尚僅實地護病學與毒氣學
兩組．實地護病學由童慶民女士任教授,毒氣組由鄭蘭華任教授．
毒氣組開班受訓人數,達四十餘人,受訓日期爲星期一與星期二,時間
八時至九時;實地護病組受訓日期,爲每星期一至五日,時間上午十時
至十二時．前日開班受訓人數,計六十餘人,據該會馮君談: 擔架組
亦卽將開辦．至其餘各組,因須略諳醫學智識故報名人數尚少,開辦
尚有待云．

各地流行病猖獗

今年夏間,由於預防之充分,眞性霍亂竟得幸免,但入秋後,瘧疾,痢
疾,傷寒及其他流行病,甚形猖獗,茲分誌各地流行情形如下:

蘇省惡瘧之蔓延: 蘇省江南北各縣,入秋以來,發生惡性瘧疾,流
行甚劇,最近江南方面．如鎮江,句容,儀徵,金壇,丹陽,高淳,武進,無錫,溧
陽等縣,江北如通,如,高,寶,各縣,疫氛極熾;鄉區尤甚．每縣罹疫人數,平
均在五六萬以上．死亡率亦極大,估計各該縣受疫人口,總數將達百
萬人左右．其他各縣,現亦逐漸發現,省廳方面及衞生當局,正籌謀積
極防治．茲將調查所得各情,彙誌如次:

蔓延情形: 此項疫病,流行甚劇,入秋後,卽有少數發現．至最近
止,已呈報到省請求救濟者,有鎮江,句容,儀徵,金壇,丹陽,高淳,南通,如臯
等縣．餘如武進,江陰嘉定,高郵,寶應等縣,疫病亦頗劇烈．江南方面,
以句容,鎮江,等縣爲最劇．句容二區,全區罹疫者,已有五萬餘人．鎮
江方面,估計罹疫者有三千餘,鄉區尤烈;江北以通,如疫氛爲最烈．如
臯一縣患此疫者,總計共約五萬餘人．死亡已達五千餘人．照保甲
調查,一甲之內,至少有牛數住戶罹此症,每保之中,通扯死三十餘人．

死亡估計: 此疫發生之後,大牛係在鄉間,且甚少有人注意,罹疫
多係鄉農．交通不便,無法就醫;且缺乏衞生常識,以此病爲普通疾病,
不加注意,且因農村經濟破產,大牛無力就醫,故病者無數,死亡相繼,平
均以罹疫二十八死亡一人．死計其亡率,當在四五萬人左右．死亡

之人,類以勞貧苦困者居多;死亡之地域,則以鄉村居多.

防治一斑: 蘇民廳前據各縣呈報到省後,頃已通令各該縣,速聯合當地衛生機關,及各醫師等,組織防疫隊. 購辦治癘藥品,分往各鄉區治療. 并令一面向民衆宣傳防癘常識. 現鎮江,丹陽,南通,如皋,等防疫隊,均已組織成功,已先後出發治療. 全國經委會衛生實驗處,撥發蘇省之奎甯丸廿萬粒,民廳昨已派員赴京領取,俟領到後,卽分發各該縣應用. 省立醫院方面亦派員赴滬購辦大批藥品備用. 查防治此類病疫,尚不若急性傳染病之棘手,倘醫藥能充分應付,患者能積極求治,則此項蔓延可怖之惡性癘,當可於相當期內撲滅淨盡也.

平江及酉芷: 湘東平江,及湘西芷江兩縣,入秋以來,瘟疫流行甚慘. 死亡相繼,疫勢日漸嚴重. 查平連年遭受匪禍,刧後災黎,謀生不暇,現又繼之以疫癘,症狀奇劇一發卽死. 已由東北兩鄉,漸延全縣. 每日死亡,平均約有三十人. 頃據平江縣府呈報疫勢情形,略謂,平江縣屬第五區自民十五以來,十載之間,被共匪燒殺,敷不勝計,民廿三年秋穫成熟之後,疾疫流行,人民死亡,共計八百餘名. 民廿四年春,疾病漸減,死亡亦少. 迄秋收之際,疫癘復作,是年死亡人民,計達七百有奇. 而今年入秋以來,較前去兩年尤甚,瘟疫大作,病勢繁雜,如傷寒,瘧疾,痢疾,頭痛,發燒等症,及無名急症. 每一人輒患數種病症,勢如衆斧伐孤樹. 稽人民致死之由,或以病急不及醫藥,或無良好醫藥致誤,或無力醫治,坐以就斃者,或盡假貸之門,不克續獲醫藥費,以盡調治者. 有自刃自縊自溺舉家服毒以死者;或舉家患病,呻吟床褥,不克自行購藥炊爨;而隣人亦病,難以代任其事. 秋禾成熟,亦均糜爛田間,無人收割,一月之間,第四保死亡一百三十餘人,第五保一百五十餘人少壯佔全敷十分之九.

中华医学杂志（二）

醫 史 特 輯

西 譯 中 醫 典 籍 重 攷

王 吉 民

　　著者於此題,曾在中華醫學雜誌第十四卷第二期（1928年4月）發表一文,略述已譯之醫籍四五種,迄今轉瞬已八載有餘. 此數年中,當必有新發見者,似有重攷之必要;且年來外人對於吾國醫藥,更爲注意,每函詢有無是項譯著可供參攷,而國內同道,亦有欲介紹中醫要籍於歐美者,第不知何書已經譯就,或正在譯述中,往返詢問,彼此徵攷,頻感周折. 著者有鑒於此,爲免除譯述者或需求者重覆查詢及耗費精力起見,爰特再度攷證,報告如後,尚望讀者中有關於是項消息者,隨時指示.

　　醫林改錯: 二卷　清,王清任著　道光庚寅年刊行

　　德貞氏 (J. Dudgeon) 曾將卷上一部份譯出,並加評註,分二次刊登博醫會報. 取題 “ 一個近代的中國解剖學家 ” (A Modern Chinese Anatomist). 其已譯之各節如下:

　　1. 醫林改錯序

　　2. 會厭左氣門右氣門衞總管榮總管氣府血府記

　　3. 津門津管遮食總提瓏管出水道記

　　　以上三節爲第一篇,刊於1893年博醫會報第7卷第245面.

　　1. 腦髓說

　2. 氣血合脈說

　3. 心脾不生血說

　4. 方敍

　以上四節爲第二篇,刊於1894年博醫會報第8卷第1面.

　頃據長沙湘雅醫學院格林醫師 (P. F. Greene) 來函,謂數年前曾將其序文及上卷譯就. 希望在最近之將來,能完成其工作. 未知格君有見德貞氏之文否.

　銀海精微: 二卷　唐,孫思邈原輯

　北平協和醫學院眼科系畢華德醫師,除卷下藥方外,曾將全書譯出,刊載於 1931 年中華醫學雜誌第 17 卷第 1 期眼科專號,其英文題爲: A Resume of an ancient Chinese Treatise on Ophthalmology (Yin Hai Ching Wei).

　壽世編: 許保德氏 (F. Hübotter) 已譯德文, 1913 年在柏林刊行

　達生篇: 二卷　清,韓齊居士著　1915 年印行

　北平協和醫學院馬士敦醫師 (J. P. Maxwell) 及劉醫師同譯. 其英文題爲 A Chinese Household Manual of Obstetrics,刊登於美國醫史雜誌第 5 卷 3 期, 1923 年出版,係選譯該書中各要論.

　難經: 一卷　扁鵲撰

　前柏林大學醫史副教授許保德氏 (F. Hübotter) 已譯成德文,刊於其所著之 '中華醫學' 第 195 至 238 面,自爲一章. 該書德名 Die Chinesische Medizin. 1929 年,在德國利錫出版.

脈訣：　四卷　　高陽生著　　明,張世賢編

　　此書有法英德三種譯本. 法譯最早. 譯者為一神父,名夏斐 (P. Hervieu),文載在都哈爾德 (Du Halde) 所編之 '中國史地年事政治記錄' 書中 (Description géographique, historique, Chronologique, Politique de l'Empire de la Chine). 於 1735 年在法巴黎首次刊行. 譯者以此為王叔和之脈經,誤也. 英文本係由法書轉譯,共有二種: 一為卜羅氏 (E. Brookes) 譯,計四中册, 1736 年出版,不甚完備,且乏精彩;一為克非氏 (Caves) 刊印,共二大册,初版在 1738 年,再版在 1741 年. 德譯係許保德氏手筆,刊於 '中華醫學' 第 239 至 272 面. 德氏盛稱夏斐法譯本之眞確.

　　瀕湖脈學：　一卷　　明,李時珍著

　　許保德譯,刊於 ' 中國醫學 ' 第 179 至 193 面.

　　洗寃錄：　三卷　　宋,宋慈撰

　　譯者為著名中國學者,劍橋大學東方文化教授英人嘉爾斯 (H. A. Giles). 嘉氏前充中國領事. 1873 年在寧波時,因見官廳驗屍輒攜帶洗寃錄,遂引起研究興趣,并翻譯之. 初分期刊載於中國評論 (China Review),時為 1875 年. 迨 1924 年,乃將全書重刊於英國皇家醫學會雜誌 (Proceedings of the Royal Society of Medicine) 第 17 卷 59 至 107 面醫史論文欄,始得窺其全豹. 此書譯筆暢達;論意確當,洵佳搆也.

　　嘉氏譯文單行本,後於英國 John Bale, Sons & Danielsson Ltd 印行. 計 50 面. 上海別發書店 (Kelly and Walsh) 寄售.

　　此書亦有荷譯本,為地吉烈氏 (De Grijs) 所譯. 1863 年刊於拍打威 Verhandelingen Van Het Bataviasch Genootschap Van Kunsten en

Wetenschapen, 雜誌第 30 卷. 法文有節譯本,刊於 1779 年巴黎'中國歷史藝術學科雜誌' Memoires concernant l'histoire, les sciences, les arts, les Moeurs, les usages, etc.. des Chinols. 第 421 至 440 面.

醫宗金鑑:

成都華西協合大學醫牙學院院長馬爾氏 (W. R. Morse), 已譯外科金鑑 16 卷, 尚未刊行.

產育保慶集:　二卷　宋, 李師聖等編.

北平協和醫學院婦產科教授馬士敦 (J. P. Maxwell) 曾選譯登於英國婦科雜誌 (The Journal of Obstetrics and Gynaecology of the British Empire) 34 卷第 3 期, 1927 年出版. 攷產育保慶集卷上共計二十一論, 已譯者第一至十八, 未譯者僅十九至二十一三論而已. 卷下計方六十二, 僅擇大要譯出.

飲食正膳:　三卷　元, 忽思慧撰

上海雷斯德研究院生理學系侯祥川醫師, 於 1936 年起已開始翻譯.

史記扁鵲傳:

許保德氏已譯成德文, 載在 Archiv fur Geschischte die Medizin, Band vii, Haft 2. 1913 年在德國利錫出版.

史記倉公華陀傳:

許保德氏已譯德文, 1925 年在東京'東方自然科學雜誌'刊載 (Mitteilungen der Dutschen Gesellschaft Für Natur-und Völkerkunde

Ostasiens. Band XXI, Teil A.).

本草綱目: 五十二卷　　明,李時珍著

已譯者有卷 1 至卷 2 節譯;卷 8 至 37,卷 43 及卷 47 至卷 52 全譯. 故全書 52 卷,已譯者共 39 卷,未譯者僅 13 卷. 欲知詳細,請參閱拙著 '英譯本草綱目攷',刊於中華醫學雜誌第 21 卷第 10 期 1167 面至 1170 面. 民國 24 年 10 月出版.

黃帝內經:

馬素氏花柳病學 (Marshall's Syphlilology) 云: '據達比理氏 (Dabry) 謂梅毒最早發現,實在中國. 蓋紀元前 2,367 年,黃帝著內經曾述及梅毒之症,此書由達氏譯成法文云'. 查達氏確有中國醫藥論一書 (La Medecine chez les Chinois),於 1863 年刊行. 此書是否將內經全部直譯,因未寓目,無由斷定;但視其書名,顯然非內經之譯本,或者該書引譯內經某一節,亦未可知. 是馬素氏頗有筆誤之疑也.

又毛景義中西醫話載: '放泰西之醫術,其始本於羅馬,羅馬人漢尼巴潛入中國,得內經素問等書. 歸國專心致志力學,十有餘年,而後醫名鵲起. 各國人聞風響往,咸執贄受業於其門'.

此節毫無根據,跡近滑稽. 蓋略讀西洋史者,僉知漢尼巴向未漫遊東亞,何由獲得內經諸書,且彼乃名將,不諳醫理;卽得之,亦無從迻譯也.

廣州孫逸仙醫學院院長黃雯醫師,頗有意翻譯此書. 據聞已譯成二章. 而鄙人於數年前,亦曾譯有上古天真論一章. 無如俗務縈身,執筆無時,因而中輟. 同道中亦有繼起者乎?

此外尚有數種,因未見原書,不得其詳,僅錄如後待考.

1. 嘉力森世界醫史 (Garrison; History of Medicine, The Pulse-lore

of Chang Ke, Translated by August Pfizmaier) 載 '張機脈學', 費司門
拿譯, 1866 年刊印.

2. 許保德 '中國醫人傳及醫籍攷' (A Guide through the Laby-
rinth of Chinese Medical Writers and Medical Writinggs.) 第二十一頁
云: 王叔和脈經, 已譯成德文. 但未言何處刊行.

3. 都哈爾德 ' 中國史地年事政治紀錄 ', 載長生一書, 已譯
法文.

胡　方　考

范　行　準

（一）概　說

中國方書,在一班舊醫之心目中,雖一藥一方,無不認爲五千年來薪傳不墜之國粹;爲欲保存此等國粹,自不得不排除外來醫學;於是遂激起新舊醫之爭. 不知此等國粹,早已混入異族之血液,無論在藥物及治療上,均混有異族血液之成分;所以"國醫"二字,根本動搖;若居今日猶以"國醫"自豪,實自忘其本也.

文化本屬富有移動性之物,凡事無移動卽無進步,中國醫學,若非古代中西文化之移動接觸,吾恐三百六十五種本草之神農本草經,一百一十三方之傷寒論,在漢季尙難出世也.

際茲政府容納國醫,國醫亦以爲復與有望之時,而余獨爲此煞風景之舉,毋乃掃興? 然余本意則不然,蓋中國昔日醫家,可接受外來醫學,以成今日所謂國醫,而今日之國醫,何獨不可接受現代新醫,以爲他日之國醫乎? 夫食而不報,已爲世之傻人,更何可自我而劃,不求進步也?

所謂"胡方",國醫所未見未聞者,而實際上則使用已久,今本篇所取材料,確從國粹之醫的古籍而來,自非余虛造杜撰也.

胡,是古人別中國本部而言,以現在之疆域言,容有未妥. 然本題旣標明屬於歷史性質,固十分恰當也. 章太炎先生對胡之解釋云:

胡,本東胡. 久之而稱匈奴者,亦謂之胡;久之而稱西域者,亦謂之胡(中華民國解,太炎文錄初編別錄卷一).

古之東胡,原指今日遼寧朝鮮諸地,惟其地本無文化,多由中夏移植於彼,故於本文中略之可也. 今胡方考所探究之範疇,固在章氏所指出之胡的範圍內,而獨偏於西域者,以我國文化,受西來之影響甚深. 今以醫學一端而論,所受影響,實超過其他藝術之上. 余年來對於是項問題,較為留意,先後草成外藥輸入史,中國古代外族醫家考,古代中西醫藥之關係等,今復草成此文,略為認此類舊骸骨為國粹者,作一清醒之提示,亦稍彌前作之缺漏也.

胡方,是別於中國原來之漢方而言,此問題從前除宋鄭樵通志卷六十九藝文略中根據隋書經籍志錄,龍樹菩薩藥方等十一部為胡方門外,似未有人注意,國醫更僅知沿用而不過問也. 本來所謂醫方之"方",是包括藥方,法術,技術等;凡足為療病之法者,皆可稱之為方;我國方書,自古即以藥方,法術,技術等為本體. 此不僅中國古方書為然,在西歷一千八百七十二年 (清同治十一年)德國之埃及學者 George Ehers 氏從阿剌伯人購得之 The Ehers Papyrus 草紙書 (是紀元前十六世紀之寫本,現存紐約首府博物館埃及學部. 此不過一部份,尚有同性質之草紙書四份分藏各國),此古埃及之醫方,內有咒術,有魔法,有藥方有手術 (參世界藥學史第一章 P3;又古埃及的外科醫學,江紹原譯,刊貢獻第三期);足為吾說之證. 然後來一般人之觀念,以為方即藥方;法術,技術不在其列,唐蘇鶚蘇氏演義云:

　　　又曰,方,類也. 易曰,''方以類聚,居者必求其類''. 夫以藥
　　術為方者,亦以同類之物成乎方也 (坊係,蘇氏演義卷上).

其實方本作法字,術字解,蘇氏之 "以同類之藥成乎方也",乃指組織醫方之方法而言. 在神權時代,治病以法術,名此治病法術為方. 方劑之術,起自單味藥;在神權時代巫醫所用單味藥,固以法術視之,以單味藥與符術等量齊觀,為屢見之事也.

中國漢前方書已佚,其賴以流傳者,張仲景方而已,此書所輯者,幾全爲藥術之方;其可歸於法術之類者,惟燒褪散一方而已.就仲景方以探求上古醫方面目,決難窺得眞相,若從後仲景方而出世之魏晉以來方書研究之,反足助長吾人認識醫學上之眞面目,因此類方書,頗多收集原始時代及民間通行應用之方術也,而民間應用方術,最能保留原始時代之眞面目. 以其未受五行陰陽說之毒,及文人修改也.

自魏晉迄隋,流傳完整之醫籍,足供吾人之研究者甚少,除隋巢元方病源候總論一書外,幾無所有(今流傳之肘後方乃後人從隋唐醫書中所輯者);不僅在許多不完整之魏晉隋唐方書中,探出許多原始時代之醫術,且探出此等方書中有許多外來方術,其混合情形,一如種族上華胡血統之互混.

外來醫術之傳入,除戰爭外,厥爲宗教,商業,旅行等爲其媒介;其情形自亦與其他藝術之傳入中國無異;至其中西交通途徑,已數述於前次諸論文,茲不復贅.

胡方在西漢時代,已有傳入,惟當時所傳者,僅係法術方面之咒術,且此咒術,屬於匈奴者. 蓋西漢時代,雖已與西域交通,但在交通史上無匈奴之早,此可稱爲胡方傳入中國之醞釀期. 自魏晉迄隋唐,爲胡方傳入中國之全盛期;唐後迄宋,爲胡方傳入中國之消化期. 自後雖元代崛起漠北,以其文化落後,祇有吸收中夏文化之力量,於醫學亦然;況隋唐以來,中國藥術之方的組織,已臻完全,而胡方在中國,已有飽和之感(此爲比較的而言,非謂胡方至宋後已絕跡也),無須再事吸收. 蓋胡方至宋後,已成強弩之末,入於中衰期矣. 然就胡方在中國醫學上之影響而言,此退入中衰期,實亦中國醫學上變換面目之時代也.

（二）　胡方在中國之勃興與中衰

醞釀期之胡方,厥爲胡巫所用之咒術. 抱朴子云:

> 越人救虢太子於既殯,胡巫活氣絕之蘇武. (至理,抱朴子內篇卷五).

　胡巫在漢時已甚活動,武帝末年巫蠱之禍,即有此項胡巫參加 (漢書江充傳). 惟此項胡巫,皆是匈奴人,在中國爲人治病之例,作者至今尚未尋出證明. 然匈奴素爲中國邊圉之患,其徙居中原腹部者,亦實繁有徒. 則安得謂前漢時代,無胡巫在中國爲人治病乎? 惟中國巫醫有否效胡語爲人治病,此則書缺有間,不敢妄斷. 若視此時期爲胡方醞釀期,要非臆測也.

　西漢以前,爲邊圉之大患者,莫匈奴若. 然自王莽末年,四夷內侵,以暴力爲雄,披髮左衽之羌種,最爲猖獗;計自建武九年 (西紀三三年) 以來,幾無年不爲邊疆之患,當時政府亦覺以西羌之寇,最難削平. 故至和帝永元十三年 (西紀一〇一年) 臨廛相曹鳳上言曰:

> 西戎爲害,前世所患,臣不能紀古,且以近事言之: 自建武以來,其犯法者,常從燒當種起,所以然者,以其居大小榆谷,土地肥美,又近塞內諸種,易以爲非,難以攻伐. 南得鍾存,以席其衆,北阻大河,因以爲固,又有西海魚鹽之利. 緣山濱水,以廣田畜,故能强大,常雄諸種;恃其槌勇,招誘羌胡……(西羌傳,後漢書卷一百十七).

後漢書又云:

> 自羌叛十餘年間,兵連師老,不暫寧息;軍旅之費,轉運委輸,用二百四十餘億,府帑空竭,延及內郡;邊民死者,不可勝數;并涼二州,遂至虛耗. ……(西羌傳,後漢書卷一百十七).

又曰:

> 自永和羌叛,十餘年間,費用八十餘億. (全上)

至東漢末年,寇亂仍未定. 晉書曰:

> 靈帝末,羌胡大擾定襄,雲中,五原,朔方,上郡等五郡. (地理志,
> 晉書卷十四).

不想以"揭木爲兵,負柴爲械"(范曄語)之羌胡,竟慓悍如是,使當時政府,疲於奔命,每年用軍費至二千四百萬之餘或八百萬餘府帑之鉅,此種數目,任當時不可謂非驚人. 然據曹鳳上表之言,其土地肥美,富魚鹽之利,似非無文化者. 又以古之地理上而言,西羌介於今日陝西,甘肅之間,後來甘肅省西北之寧夏,新疆,青海,康藏之一部份亦包括於內. 我國西方文化,多由彼等之手傳來. 以醫方而言,西羌亦曾有羌方傳入中夏,東晉姚秦時罽賓人佛陀耶舍 Buddhayasas 在四世紀末葉,來我廣州,姚爽曾出羌方五萬言試背誦無誤,衆服其強記. 梁僧佑高僧傳云:

> 佛陀耶舍,此云覺名(明),罽賓人,婆羅門種,世事外道. ……
> 耶舍先誦曇無德律,(隋費長房歷代三寶紀卷八作先誦四分律),
> 僞司隸校尉姚爽請令出之,疑其遺謬,乃試耶舍誦羌籍藥方可五
> 萬言,經一日(大藏經致字六,歷代三寶紀作經二日覆),乃執文覆
> 之,不誤一字,衆服其強記. (佛陀耶舍傳,高僧傳卷二)

考耶舍於誦曇無德律(部) Dnarmagupta 在晉安帝義熙六年(四一〇),即後秦姚興弘始十二年也(耶舍所譯四分律亦即是年譯出). 姚氏世爲西羌燒當種之雄,興於晉安帝三年(三九九),稱王爲弘始元年,建都長安,奄有今日陝西,甘肅,河南三省. 此羌籍藥方,當係姚氏攜入中原者. 當時民間必亦有用之. 惜此類羌方,至今流傳甚少,僅唐甄權古今錄驗錄有'西州續命湯'一方可考(千金要方卷八,外臺祕要卷十四引),此當是羌籍藥方. 西羌古之三厄,即今燉煌縣界;燉煌爲中西文化交換機紐,此種藥方之由燉煌傳入,恰如古曲從涼州傳入者相類,宋王灼碧雞漫志云:

> 蔡絛詩話云: 出唐人西域記,龜茲國王與臣庶知樂者於大
> 山間,聽風水擊均節成音,後翻入中國;如伊州,甘州,涼州皆自龜茲

致．　此說近之,但不及霓裳．予謂涼州定從西涼來,若伊與甘自龜茲致,而龜茲聽風水造諧曲皆未可知．(霓裳羽衣曲,碧雞漫志卷三)．

王灼據唐史諸書斷霓裳羽衣曲爲西涼創作,而非龜茲傳入,說頗正確,然由龜茲傳入邊地,復由邊地傳入中原,不可謂無其事．故蔡絛之說,亦可爲外樂傳入之印證也．

西涼州之不能斷爲從龜茲致,亦猶西州續命湯不能斷爲西域傳入者相似;然西州續命湯一方之爲"羌籍藥方",則無可疑;吾人更不能謂耶舍所誦羌籍藥方全爲西羌所固有者;在東晉初,中夏文化,早已及於四夷,西羌當亦受吾文化之輸灌．而西域文化,從東來者,亦颺如潮浪澎湃,過天山南北路,越怱嶺而入文化交流之咽喉——燉煌．復由燉煌而灌漑全國,所以姚秦時已有羌籍藥方五萬言,其爲中西文化媾合後之產兒,蓋無可疑．則此五萬言羌籍藥方中之有許多羌方,尤可想見也．

其實六朝以來,外來藥方,尚不僅此五萬言之羌籍藥方,按隋書卷三十五經籍志已有如許胡方:

雜戎狄方一卷,宋武帝撰．(出梁七錄)

摩訶出胡國方十卷,摩訶沙門撰．(出梁七錄)

龍樹菩薩藥方四卷．(出隋志)

西域諸仙所說藥方二十三卷,目一卷,本二十五卷．(出隋志)

香山仙人藥方十卷．(出隋志)

西域婆羅仙人方三卷．(出隋志)

西域名醫所集要方四卷,本二十卷．(出隋志)

婆羅門諸仙藥方二十卷．(出隋志)

婆羅門藥方五卷．(出隋志)

耆婆所述仙人命論方二卷,目一卷，本三卷．(出隋志)

乾陀利治鬼方十卷．(出隋志)

新錄乾陀利治鬼方四卷．本五卷,闕．(出隋志)

龍樹菩薩和香法二卷. （注）（出隋志）

　　（注）　按歷代三寶記第九云：‘‘龍樹菩薩和香方一卷,

　　　　　　（原注：‘‘凡十五法’’)梁武帝世中天竺國三藏法

　　　　　　師勒那摩提,或云婆提,魏言寶意(譯)’’. 則隋志言

　　　　　　二卷實一卷之誤.

龍樹菩薩養性方一卷. （出隋志）

上計百十八卷,實際上決不止此數. 內中宋武帝撰雜戎狄方,性質當與羌籍藥方相類,此百十八卷胡方在六世紀前已入中國,且已被普遍應用. 此類胡方,多爲婆羅門教與佛教徒傳入,自南北朝至隋,可稱爲胡方輸入之全盛期. 當時醫家,且間有摹擬胡方治病,方書則華夷之方並錄;至唐後經籍中所收方書,已無是項大量胡方專書矣. 原因由於在此數百年中,因摹擬胡方而漸見華化,復經唐孫思邈千金要方及翼方,王燾外臺祕要諸書,將許多胡方改編（此許多改編之胡方,多是間接由本國醫家方書中所編入者）. 然自受宋代理學影響,此散見二書之胡方,漸不爲世人注意;因宋人溺於玄說,復好逞意立方,將千金諸書中之胡方,亦多以己意竄改. 如傳屍方之吃力迦丸本爲波斯方,但局方已改名爲蘇合香丸,藥味亦多改變;向之胡方已被消化矣.

此逞意立方劑之伏流,至金元而卒然暴發,張潔古首唱“運氣不齊,古今異軌,古方新病,不相能也. 自爲家法”(金史本傳),對古方作一極大破壞;李東垣朱丹溪輩,復汲其流,偏於一說,朱氏亦謂“操古方以治今病,其勢不能以盡合”（丹溪翁傳,戴良九靈山房全集卷十）,對古方作第二次之破壞. 於是人各爲師,胡方與古方,遂同遭其否塞之運矣.

（三）　胡　方　傳　入　事　略

自六朝以來,傳入胡方之主角,爲婆羅門教徒,佛教徒;在晉宋

時代,多奉耆婆(亦作耆域)爲大醫. 據耶舍譯之四分律藏,耆婆曾爲釋迦治水病(見四分律藏卷三十九),則耆婆爲中國周景王至敬王時代之人,與扁鵲適爲同時. 印度人奉耆婆爲大醫,一如中國人之崇奉扁鵲,此亦可耐人尋味之事也.

更可耐人尋味者,中國醫家往往好托名扁鵲;彼西來僧侶,亦恆托名耆婆以炫其術;更有不少中國人托名耆婆而傳者. 隋書經籍志所收耆婆方書,亦恰如後人依托扁鵲方書無異. 考耆婆醫術繼承婆羅門,即後來佛敎僧侶醫術,亦拾婆羅門之緒餘而已. 故印度中世紀醫術,實際上僅有婆羅門一脈,因婆羅門時代,爲印度醫學之黃金時代,而婆羅門醫術,又爲吠陀時代醫術之繼承者. 當我國兩晉南北朝三方鼎峙,正印度婆羅門醫術傳入極盛時代,因其時婆羅門僧與佛敎徒在中國最爲活躍也. 故在六朝以前,中國所接受之印度醫術,亦即婆羅門醫術;唐後漸衰. 自西紀十世紀後,印度已接受阿剌伯醫術,而我中國則在隋唐以來,與阿剌伯在海上交通大開,所以接受印度醫術之風,漸見衰熄;即有所接受,亦無異間接從印度接受之,大部分爲直接受諸阿剌伯也. 惟南北朝時,中國亦有直接接受阿剌伯醫學者.

在六朝時代,托名耆婆以傳醫術者,決非少數;隋志除耆婆所述仙人命論方三卷外,又有五藏論五卷,不署撰人;新唐書經籍志作一卷;宋史經籍志王堯臣崇文總目均署耆婆五藏論一卷,則隋志作五卷,當是一卷之誤. 丹波元胤醫籍考云:

> 按醫方類聚所載五藏論,篇首生育說,與陳氏婦人良方所引同,其藥名之部,及五常之體,其文體殆類雷公炮炙論序,體製古朴,似非唐以後之書也. 且有黃帝爲醫王,耆婆童子,妙述千端. 又裏四大五常,假合成身等語,則所謂托名於耆婆三藏者,而崇文總目所載是也. (藏象,醫籍考卷十五)

據日本黑因源次博士在支那學第七卷第四期所發表之中

央亞細亞出土醫書四種一文,中有一種卽焉婆五藏論殘卷一卷
(詳周濟雅片的歷史,中西醫藥二卷一號 P. 26—27.),則唐前已有
五藏論署名耆婆矣.

又據朝鮮醫方類聚引五藏論有云:

> 神方千卷,藥名八百,中黃丸能差千病,底野迦善除萬病.(底
> 野迦,醫瞪卷下引).

中黃丸何藥作成,仰卽五藏論中之黃靑白消石? 無考. 底
野迦卽今鴉片. 讀此文之文體,似頁近炮炙論者. 然千金翼方
有引耆婆醫方論,此書疑卽五藏論也. 按千金翼方云:

> 論曰,黃靑白消石,是百藥之王,能殺諸蟲,可以長生;出自烏場
> 國,採無時. 此方出耆婆醫方論,治疾風品中. 黃力三歲譯,後演
> 七卷. 治風品法云. 服藥時先令服長壽延年符大驗;蕩除身中
> 五臟六腑,淤滯惡氣皆出盡. ……耆婆治惡病第三,千金翼方卷
> 二十一).

醫方論卷數若干,孫氏雖未注出. 但云"演七卷",則此書原
僅一卷,亦未可知. 論中有云:'蕩除身中五藏六腑,淤滯惡氣皆
出盡' 似亦近於五藏論中語. 黃力不知何許人,無考;然謂黃力
三歲能譯出醫方論,語近誇誕. 要之醫方論一書,爲五六世紀傳
入之書,或無可疑也.

至論中之黃靑白三種消石,恐卽今之消石(芒消?)也. 翼
方中亦論之曰:

> 黃消石出龍窟,其狀有三種,一種(者)黃消石,二者靑滑石,三
> 者白消石. 其形如鹽雩體,濾燒之似曲蠐;見鹽爲水. 消石眞者
> 燒煉皆融,眞僞可知. ……出在烏場國,石孔中自然流出,氣至惡
> 大臭,蜂蛇飛蟲皆宗(?)之. ……此靑消石體狀也. 如何世間
> 膠漆,成時亦如陳蜜,亦如鷁傅,少必枯;體澤又似塵汙脂蜜. 氣味
> 至惡(耆婆治惡病第三,翼方卷二十一).

今藥鋪中亦有用朴硝煉爲玄明粉,凝時爲透明體之冰塊狀,

及經風又化爲白粉如霜雪;故一名風化硝,頗近白消石. 又另有馬牙硝,呈靑色狀,似爲靑消,而朴硝則多黃色者,亦類上文所言黃消石. 凡此皆作者所目驗,然氣味並不至惡大臭,爲可疑也. 或者其產地如翼方所言耳.

宋姚寬對此藥亦曾作詳細討論,但亦未確定爲何物;其西溪叢語有云:

昇玄子伏汞圖,有試烏場消石法云,其色淸,取白石英,炙令熱,將點上便消入石中,道書言出烏場國,能消金石爲水,服之盡得長生. 其石出處,氣極穢惡. 飛鳥不能過其上,人或單服從之過,身上諸蟲靈化爲水,而得長生矣. 形若鵝管者佳. 狐剛子粉圖云,靑消石一名北帝玄珠,又三十六水方,化曾靑方: 用正消石. 觀此,則今世間謂之消石,似非正也. 藥名隱訣云,自古傳消石,能化一切金石爲水者,服乃長生. 不聞所生之處,徒有其名,而與無無異. 近代陶隱居撰本草,古言朴消是消石之朴. 又言芒消與石脾合煮,成爲眞消石. 石脾無復識者. 尋其事由,殊爲乖僻,則消石有正,有贋,信矣. 然經謂消石,天地至神之物,陶言今無正名,亦未爲全失. 今圖經引梁隋間方書,謂雖非眞石,其功效旣相近,亦可通用,則今世所用者或可也. ……(西溪叢語卷下)

按陶氏名醫別錄亦言消石爲 "天地至神之物,能化十二種石. 一名芒消";又云,"生西羌,採無時"(政和本草卷三引). 功效與醫方論相近. 叢語所引伏汞圖,及伏汞圖轉引之狐剛子粉圖,(隋志有狐剛子萬金訣二卷,葛仙翁撰),三十六水方,藥名隱訣等,皆是道家化煉之書,已有用烏場國消石,則晉宋以來之道家,視此物已甚珍祕矣. 然自證類本草以迄本草綱目諸家本草,擷拾極富,不知引千金翼方之醫方論爲證;亦昧於名物之本源也.

五藏論,伏汞圖,道書等皆云: 消石出烏場國,則非今日醫家通用之消石可知. 按烏場國卽漢書烏托,晉鳩摩羅什譯大金孔

雀王經之烏纏,苻秦,曇摩,雅提增益阿含經作烏仗,梁寶唱名僧傳
之憂長(參佛遊天竺記考釋 P.49),大唐西域記(卷三)之烏伏那,
及卷十之烏荼,新唐書(卷二二一上)之烏萇(佛遊天竺記同),烏
伏那,惟宋雲行紀作烏場(漢魏叢書本洛陽伽藍記卷五作烏萇),
位於北印度,爲古北印度一種族之王國,在西紀五三年間極盛,文
化素稱發達. 其國亦極閑咒術. 按宋雲行紀云:

　　昔有商人止宿池側,值龍忿怒,咒殺商人. 盤陀王聞之,捨位
　與子,向烏場國學婆羅門咒,四年之中,盡得其術. (宋雲行紀,按卽
　今洛陽伽藍記卷五一卷是也)

宋雲在烏場國患病時,亦得婆羅門咒而愈,行紀又曰:

　　宋雲遠在絕域,因屬此芳景,歸懷之思,彌軫中腸,途動舊疹;綢
　綿經月,得婆羅門咒,然後平善.

大唐西域記亦曰:

　　人性怯懦,俗情譎詭,好學不切,禁咒爲業. ……深閑咒術,禁
　御惡龍. (烏伏那國,大唐西域記卷三)

新唐書曰:

　　人柔詐,善禁咒術. 烏萇國傳,(新唐書卷二二一上)

則烏場國確爲一咒術國家也. 更證前述耆婆醫方論之長
壽延年符之說,及近效方(外臺卷三十)婆羅門僧療大風疾方
中所用硝石,則三種消石治大麻風方,其爲烏場國之婆羅門僧傳
入無疑. 雖然諸書所言烏場國爲信仰大乘之國家,其實亦本爲
婆羅門教之大本營,文獻通考四裔考云:

　　烏萇國在脉彌南,北有葱嶺,南至天竺,婆羅門胡爲其上族;婆
　羅門多解天文吉凶之敬,其主動則訪決焉. (烏萇,文獻通考卷
　三三八).

可證也. 所謂耆婆醫方論,亦卽婆羅門之醫學也. 此胡方
傳入中國之可考者一.

據方書所載,中印度之摩揭陀國亦有胡方傳入;按千金翼方服菖蒲方下云:

> 天竺(印度)摩揭陀國,王舍城邑陀寺三藏法師跋摩米帝,以大業八年(西紀六一二)與突厥使主(下疑奪字)至武德六年(六二三)七月二十三日,爲洛州大德護法師淨土寺主矩師筆譯出(養生服餌,千金翼方卷十二)

此亦必是婆羅門醫方,按摩揭陀即佛遊天竺記之摩竭提 Magadha,摩竭提國初見於吳譯瑞應本起經,三國佚名譯有摩竭王經,大智度論作摩伽陀,西域記卷八摩揭陀下,正此等名稱之訛,華嚴經音義卷一,則謂呼名致異,然其意義,大略不殊 (參佛遊天竺記考釋P.92)。 按摩揭陀之首都王舍城,據大唐西域記云:

> 逮無憂王,遷都波吒釐城,以王舍城施婆羅門,故今城中,無復凡民,惟婆羅門,減千家耳.(摩揭陀國下,大唐西域記卷九).

摩揭陀國之王舍城雖爲佛之故居 (按亦耆婆之産地),但以文化而言,幾全是婆羅門之文化,故可說服菖蒲方亦是婆羅門醫方也. 此胡方傳入中國之可考者二.

在唐開元中,婆羅門醫方,亦續有傳入,宋蘇頌本草圖經引王紹顏續傳信方云:

> 謹按續傳信方敘茅山(山,當是仙之誤)云: ''主五勞七傷,明目益筋力,宣而復補;本西域道人所傳. 開元元年(西紀七一三)婆羅門僧進此藥,明皇服之有効;當時禁方不傳. 天寶之亂,方書流散上都,不空三藏始得此方,傳與李勉司徒,路嗣恭尚書,齊杭給事,張達封襲射服之,皆得力;路公久服金石無効,其得此藥,其益百倍. 齊給事守緒雲曰,少氣力,風癢時作,服之遂愈. 八九月時採得,竹刀子括去黑皮,切如豆粒,米泔浸兩宿,晒乾,搗篩,熟蜜丸如梧子. 每旦空肚酒飲,任使下二十丸,禁食牛乳及黑牛肉,大減藥力也'', 續傳信方係唐筠州刺史王顏 (按證類本草卷十三海桐皮下作王紹顏) 所著,皆因國書編錄其方,當時盛行,故今江南但呼

此藥爲婆羅門參．（山茅,證類本草卷十一）

宋吳曾能改齋漫錄亦云：

> 按本草注仙茅方云,明皇服鍾乳不効,謂元婆羅門僧進仙茅藥,服之有効．（仙茅,能改齋漫錄卷十五）

然今政和證類本草無明皇因服鍾乳不效之語,要之自天寶以後,仙茅一方,已襯奪占據數百年鍾乳方之勢力,蓋無可疑,故蘇東坡有"枉將鍾乳敵仙茅"句（見東坡謝王澤州寄長松詩）,益可證也． 至續傳信方中所說之不空,亦本北印度婆羅門族,梵名阿目佉跋折羅（Amogharajra）,事狀詳宋高僧傳卷一,趙遷廣智不空三藏行狀． 因此不空金剛與胡方之傳播,亦不無關係,此胡方之可考者三．

開元七年（七一七）罽賓國亦遣使獻祕方奇藥,新唐書云：

> 罽賓國……開元七年遣使獻天文及秘方奇藥．（罽賓傳,新唐書卷二二一上）

罽賓國遣使來獻我國之祕方奇藥,恐亦因"當時禁方不傳"之例而失傳． 此胡方傳入我國之可考者四．

以上四則,除第四則是否爲婆羅門醫方,抑阿剌伯醫方,因無從查考內容,不能確定外,其餘三則皆屬婆羅門醫方． 本來婆羅門醫僧,在唐時甚爲活動,其行爲極似秦皇漢武時之方士,各挾"長年方"之術,數惑唐時諸帝,以博厚祿,故唐時之長生藥,甚爲流行． 如趙翼廿二史劄記卷十九唐諸帝多餌丹藥條,皆根據舊唐書之史實,極言服食金石之害． 茲摘錄有關本題者如下：

> 及唐諸帝,又惑于其說,而以身試之,貞觀二十二年（六四八）使方士那羅邇婆娑于金颷門,造延年之藥（原注：舊唐書本紀）． 高士廉卒,太宗將臨其喪,房玄齡以帝餌藥石,不宜臨喪,抗疏切諫（原注：士廉傳）,是太宗實餌其藥也． 其後高宗將餌胡僧盧伽阿多之藥,郝處俊諫曰,"先帝令胡僧那羅邇婆娑,依其本國舊方

中华医学杂志（二）

合長生藥,徵求靈藥異石,歷年而成;先帝服之無効. 大漸之際,高
醫束手,迄致不救''（原注: 憲宗本紀）. 是太宗之崩,實由於服
丹藥也.

趙翼又曰: "統計唐代服丹藥者六君". 此六君中作俑之
太宗,及踵武之高宗所服者,皆婆羅門藥. 按段成式西陽雜俎云:

王玄策俘中天竺王阿羅那順以詣闕,繼得術士那羅邇（一
有婆字）婆 言,壽二百歲,太宗奇之,館於金颷門內造延年藥,令兵部
尚書崔敦禮監主之(醫,酉陽雜俎卷七. 又可参新唐書西域傳上
天竺國條).

那羅邇娑婆之至中國,爲貞觀二十二年（六四八）事. 是
太宗所服者,確爲婆羅門藥. 後來太宗因製長生仙藥,又遣那羅
邇娑婆至國內各地及赴印度蒐集材料（Chavannes; Memeir Sur
Religieux Eminents etc. p, 21.見桑原隲藏隋唐時代西域人華化考
引）. 至高宗所服,亦是婆羅門藥. 按宋錢易南部新書云:

總章中（六六八——六六九）,天子服婆羅門藥,郝處俊諫曰,修
短有命,未聞萬乘之主,輕服蕃夷之藥. （南部新書,甲）

總章是高宗年號,是盧伽阿多是婆羅門僧無疑. 太宗時之
那羅邇婆娑,亦是婆羅門僧也. 郝處俊謂那羅邇婆娑依本國舊
方合長生藥,其方今無可考. 唐時多服鍾乳石,當時士大皆愛服
之,以家多鍾乳爲榮. （如"鍾乳三千兩,金釵十二行"皆喻其多
也. 又太宗時高季輔因指陳時政得失,帝賜以鍾乳一兩,時人榮
之,蓋魏晉服散之風,至唐初猶在也）. 然那羅邇婆娑所合,亦必
非單純藥味,觀其"徵求異藥靈石,歷年而成",可知矣. 又按高宗
時確亦迷信胡藥,如中印度之僧人布如烏伐邪（Pungopaya）（此
云福生）,本擬來華（挾大小乘經律論等一千五百餘部）繙譯經
典,不料爲玄奘所擯,故高宗於顯慶元年（六五六）,勅其往崑崙諸
國（卽今南海諸國）探取異藥（事見續高僧傳五,本傳）. 義淨有

"求上藥於西郊"(南海寄歸內法傳三),亦指此事也. 斯亦高宗好異方藥餌之證.

上文所述,皆爲有年代可稽之婆羅門醫方傳入情形. 茲略言從波斯阿剌伯輸入之醫方. 外臺祕要引千金療惡毒腫,或著陰卵,或偏著一邊疼急攣痛,牽入(入字據外臺卷三十七增)少腹,不可忍;一宿殺人方:

> 茴香苗(外臺卷卅七作草). 右一味擣取汁,飲一升. 日三四服,其滓以貼腫上,冬中根亦可用. 此外國神方,從永嘉(三〇七——三一二)以來,用之起死. 神効. (惡腫一切諸瘡腫方,外臺祕要卷三十).

是方永嘉以來已用,因外臺卷卅七癰疽發背證候等論幷法中亦載此方. 但元嘉亦另有作永嘉,明程敬通(衍道)云:

> 又按此方第三十七卷中亦引之,永嘉作元嘉. 永嘉晉懷帝年號,元嘉劉宋文帝年號,未詳孰是. 千金今本作永樂,尤誤. 永樂,明太宗年號.

據此,當作永嘉爲是. 蓋其初必先誤"永"爲"元",後又誤"嘉"爲"樂"也. 則知此方在三世紀末葉已從阿剌伯傳入. 此胡方傳入中國之可考者又一.

隋唐時代,亦有醫方從波斯(伊蘭)及大秦(東羅馬)傳入. 如千金翼方所收波斯方悖散湯云:

> 肥牛乳補虛破氣方: 牛乳三升　蓽撥半兩末之,綿裹. 右二味銅器中取三升水和乳合煎,取三升空肚頓服之. 日一二七日,除一切氣. 愼麵,猪,魚,雞,蒜,生冷. 張澹云波斯國及大秦甚重此法,謂之悖散湯. (養老食療,千金翼方卷十二).

按此悖散湯卽唐貞觀中張寶藏疏呈太宗之乳煎蓽撥方也. 唐薛用弱獨異記云:

> 太宗苦氣痢,下詔訪問;金吾張寶藏曾困此疾,卽具疏以乳煎蓽撥方,上服之立愈. ……其方卽用牛乳半斤,蓽撥三錢,同煎,減

半；空腹頓服．（此據內翰良方卷十引獨異記）

此方太平廣記卷一百四十六張寶藏條引廣異記,證類本草卷九蓽撥條引太宗實錄,及劉禹錫傳信方等書皆記之．事同而文有出入．此張寶藏卽治愈太宗而獲顯爵者．原來蓽撥一藥,生於波斯(本草拾遺,開寶本草及圖經．證類本草卷九引),摩伽陁(中印度),拂林(大秦)(酉陽雜俎卷十八)等處,適與張澹所云"波斯國及大秦甚重此法"之語合．而張澹或卽張寶藏之名也．審此,則乳煎蓽撥方確爲從阿剌伯傳入無疑．關於此方之來源,曾在拙著古代中西醫藥之關係(丁)藥劑學上的變動(下)中言之(中西醫藥二卷四期,總P.278—279),但其時竟忽略千金翼方中所示之悖散湯一方材料,致懸而未斷;得此當可下正確之結論也．此胡方傳入中國之可考者又二．

唐時在南海諸國亦有醫方傳入者,本草圖經云:

補骨脂生廣南諸州,及波斯國,今嶺外山阪多有之,不及番舶者佳．……或云胡韭子也．胡人呼婆固脂,故別名破故紙;今人多以胡桃合服．此法出於唐鄭相國自叙云:予爲嶺南節度,年七十有五,越地卑濕,傷於內外,衆疾俱作,寫氣衰絕．服乳石補益之藥,百端不應．元和七年(八一二),有訶陵國舶主李摩訶知予病狀,遂傳此方,并藥．予初疑而未服,經訶稽官固請,遂服之;經七八日而覺應驗．自爾常服,其功神效．十年(八一五)二月罷郡歸京,錄方傳之:破故紙十兩,淨,去皮洗過,擣篩令細;用胡桃瓤二十兩,湯浸去皮,細研如泥;卽入前末,更以好蜜和攪令勻如飴糖;盛於瓷器中．旦日以煖酒二合,調藥一匙服之,便以飯壓．如不飲酒人,以煖熟水調亦可．服彌久則延年益氣,悅心明目,補添筋骨．但禁食芸薹,羊血,餘無忌．此物本自外蕃,隨海舶而來,非中華所有;番人呼爲補骨鵄,訛訛爲破故紙也．續傳信方載其事,其義頗詳,故并錄之．(補骨脂,證類本草卷九)．

按訶陵國據法國伯希和(paul pelliot)考證,卽今之爪哇(交廣印度兩道考三—訶陵及葉調 P.87)，亦卽劉宋時所稱之闍婆，文獻通考 (卷三三二) 言"訶陵亦曰杜婆，曰闍婆，在南海中"可證也。然則諸家本草云破故紙生廣南諸州亦合矣。然終不能無疑訶陵舶主此方是否爪哇所始出，抑從波斯經爪哇人之手傳與中國？依愚見此方當是波斯方，而李摩訶或亦是波斯人，爲在南洋羣島營航業者。雖云訶陵國舶主，亦不能卽指爲訶陵國人。蓋當唐宋時代，海上航業，幾盡爲阿剌伯人所獨占也。至於補骨脂與胡桃產地亦以波斯最爲有名。又以李摩訶之姓而論，亦有波斯人之可疑，蓋波斯人在中國多姓李，如五代王蜀之李珣，原亦是波斯胡也。此胡方傳入中國之可考者又三。

唐後至宋以迄金元，中國方書中關於胡方記述甚少。其原因已如前文所說。但可信民間信仰胡方者，必仍不絕。惟元代政府，在衞生行政上頗任用回回人，其情形一如從前衞生部任用外人也，此爲中國衞生行政上任用外人之始。元史百官志太醫院中有任用回回人修製回回藥物及和劑：

> 廣惠司掌修製御用回回藥物及和劑，以療諸宿衞士及孤寒者。至元七年 (西紀一二七○)，始置提舉二員，大都上都回回藥物院二，掌回回藥事。

又愛薛傳云：

> 至元十年 (西紀一二七三)，改回回愛薛所立京師醫藥院，名廣惠司。(愛薛傳，元史卷一百三十四)

則廣惠司實相當於今日政府所立之中央醫院也。當時此等醫院皆歸回回醫掌握。愛薛據陳援菴先生考證爲希臘人：

> 蕭若瑟聖教史略，引馬可遊記曰："有掌崇福司大員赫西亞，是希臘聖而公會之人，因才智出衆，攉爲宰相，以功封晉伯。子五人，皆居顯職"(卷七)。所謂赫西亞，卽愛薛之異譯也。……(也里可溫人物之大概，元也里可溫考第五章)。

惟陳先生謂愛薛並非回回醫生,所言極是. 然當時確有也
里可溫人在廣惠司內服務者. 楊瑀山居新語云:

> 元統甲戌(二年卽酉紀一三三四)三月二十九日,瑀在內署
> 退食餘暇,廣惠司卿聶只兒(原注: 也里可溫人)言: 去歲在上
> 都,有剛哈剌咱慶王,今上皇姊之駙馬也. 忽得一證,偶墜馬,扶起,
> 則兩眼黑睛俱無,而舌出至胸,諸醫束手;聶司卿曰: ''我識此證'',
> 因以剪刀剪之,剪下之舌尚存,亦異證也. 廣惠司者,回回人隸焉.
> (山居新話卷一)

陶宗儀輟耕錄亦云:

> 長公主之駙馬,因墜馬得一奇疾,諸醫罔知所措,廣惠司卿聶
> 只耳,也里可溫人,嘗識此病,途以藥而愈;時元統癸酉 (元年卽一
> 三三三)也. (奇疾,輟耕錄卷九).

也里可溫卽今之基督教也,但後以名其國土,教國互用. 國
籍則多希臘,羅馬,波斯等國. 審此,則元代之胡方,固不限於回回
人矣,然回回人在元政府之衛生行政上,實握有最大權力;當時亦
必攜有大量胡方來華. 此不僅如上文元史百官志中之言可以
證明,卽當時亦有胡醫在中國撰集方書也. 如錢大昕補元史藝
文志載有薩德彌實(四庫全書改正爲沙圖穆蘇,今通行本從之),
瑞竹堂經驗方十五卷. 此書已佚,四庫全書從明永樂大典中輯
出釐爲五卷,後刊入當歸草堂醫學叢書中. 然檢其書,與中國一
般方書無異;蓋原書作者,爲官建昌太守時撰集也 (參四庫全書
提要卷一百四醫家類二). 今春余由故鄉來滬,道經杭州,因過
省立圖書館,該館藏有京師圖書館善本書室目錄,內有 " 回回藥
方三十六卷 ",不著撰人. 惜余困處滬濱,未能裹糧一遊故都,至
今之北京圖書館查閱;否則或有可珍之材料,供此文之參考也.

在十五世紀左右,一賜樂業教 (猶太教) 盛行中土,而以河南
開封爲其傳教之大本營;一賜樂業教中,有不少知醫者,據明孝宗

弘治二年(一四八九)署稱淸眞後人寧夏金瑛祥符金禮所立重建淸眞寺記碑中有云:

> 噫! 教道相傳,授受有自來矣. 出自天竺,奉命而來,有李,俺,艾,高,穆,趙,金,周,張,石,黃,李,聶,金,張,左,白七十姓等,進西洋布於宋;帝曰,"歸我中夏,遵守祖風,留遺汴梁". ……俺誠醫士,永樂十九年(一四二一)奉周府定王傳令,賜香重修淸眞寺,寺中奉大明皇帝萬萬歲牌. 永樂二十一年(一四二三)以奏聞有功,欽賜趙姓,授錦衣衛指揮,歷浙江都指揮僉事. ……(陳垣,開封一賜樂業敎考卷首引).

此修淸眞寺而獲賜皇族之姓之醫士俺誠,據陳援菴先生之說,謂俺誠必曾與普濟方編纂之任者:

> 次修於永樂十九年周定王. 周定王者,成祖母弟橚洪武中就藩開封,雅好醫術撰救荒本草八卷,普濟方四百二十六卷. ……傳令敎人醫士俺誠賜香重修木敎寺,寺中逢奉大明皇帝萬歲牌. 不知俺誠何以有德於橚也. 然誠同醫士,必與於普濟方編纂之任,可斷言者. ……(寺之沿革及康熙季年之景況開封一賜樂業敎考第七章).

普濟方坊間已不多見,惟四庫全書已著錄之. 弘治碑中所列李,俺等七十姓,雖云出自天竺,而據援菴先生所考,實卽猶太人. 又云,"然當囘敎據巴勒斯坦後,猶太人之散居於印度及中部亞細亞者,所在多有". 則俺誠當亦是猶太人,然不知俺誠是否爲弘治碑中宋時七十姓之俺姓後裔,如係宋時俺姓後裔,則至明已數百年,雖云猶太族,必早已華化矣. 故雖與於橚編纂普濟方事,恐與胡方已無若何關係矣,此可以瑞竹堂經驗方一書證明之. 雖然,以四百二十六卷之巨大方書,其間亦不無收有異域胡方也. 普濟方四庫旣著錄,則今之藏有四庫全書各大圖書館,必有其書,茲謹與囘囘藥方一書同時提出,與海內同志共誌之.

（四）　胡方與中國醫學之影響

上文所述,不過有年月可考者. 至方書中所收胡方,在千金要方,千金翼方,外臺祕要,及日本丹波宿禰康賴醫心方等書,均多採錄,約可分爲如下數種:

一　藥方

二　咒術

三　按摩

第一在藥方方面,阿剌伯藥方亦頗不少,本來在中世紀時代,印度與阿剌伯文化,已多混雜不分;然吾人今以醫方中所用之藥品產地而言,屬於阿剌伯之成分者爲多. 如崔知悌之阿魏安息香方,李諫議（？）近效方之訶梨勒散蓋此等方中所用之藥,皆爲波斯,東羅馬等地之原產. 惟在中世紀時代,阿剌伯之醫學甚爲進步,地理又與北印度相毗連,且兩處往來頻繁,而印度醫學在七八世紀以前,亦方興未艾;欲確定不移,區別某方爲印度,某方爲阿剌伯,已甚困難. 更兼我國醫家亦受西方醫學之影響,處方時往往喜用胡藥,於是孰爲確從西域傳入之方劑,益不可辨;無已,茲僅將方劑中所用西域藥品較多者準則之,製表如后:

<h3 align="center">胡　方　表</h3>

方　名	藥　　　　品	出　　處	國別
酪酥煎丸	酪酥,蜜,大青.	外臺祕要卷三引深師方.	印度
豌豆瘡方	眞波斯青黛.	外臺卷三引千金方.	波斯
木香湯方	青木香,丁香,薰陸香,白礬,麝香.	外臺卷三引千金方.	
阿魏散,丸	阿魏,安息香,蓽茇子,蕪荑.	外臺卷五(？)引集驗.	波斯
訶梨勒散	訶梨勒.	外臺卷六引近效廣濟嗽方同.	波斯
訶梨勒丸	訶梨勒,青木香,沙糖.	外臺卷七引廣濟.	波斯

方名	组成	出处	来源
久欬不差方	兔矢,胡桐律,硇砂.	外臺卷九引千金.	波斯
肺病…方	醍醐	外臺卷九引千金.	印度
氣上方	上酥,獨頭蒜,生薑汁.	外臺卷十引千金方.	印度
上氣咳方	杏仁,白蜜,牛酥.	外臺卷十引救急.	印度
安息香方	阿魏,牛乳,安息香.	外臺卷十三引崔氏.	波斯
吃力迦丸	吃力迦(白朮),光明砂,麝香,訶棃勒皮,香附子,沈香,青木香,丁子香,安息香,白檀香,蓽撥,犀角,薰陸香,蘇合香,龍腦香.	醫心方卷十三引廣濟方.	波斯
脚氣方	炎茱黄,木瓜.	外臺卷十八引文仲方.	高麗
牛膝三物散	硇砂,牛膝,細辛.	外臺卷十八引文仲方.	印度
脚氣方	好硫黄,牛乳.	外臺卷十九引肘後方.	印度
眼赤方	石鹽,人乳.	外臺卷廿一引肘後方.	印度
眼赤痛方	硝石.	外臺卷廿一引近效方.	印度
勃賜源乾曜眼方	生石鸎,朱砂,石鹽,芒硝,鹽綠,石決明礜仁,黄連,細辛,烏賊魚骨.	外臺卷廿一引近效方.	印度
眼赤胎赤方	生烏麻油,熟艾,杏仁,黄連,雞糞,鹽,亂頭髮.	外臺卷廿一引崔氏方.	印度
眼風赤久胎赤方	(熏熁劑)	外臺卷廿一引必效方.	印度
久患風赤方方	黄連,大棗,印成鹽.	外臺卷廿一引救急方.	印度
眼暴赤方	雞舌香,乾棗,黄連.	外臺卷廿一引必效方.	印度
目明方	瀘糜(?)香.	外臺卷廿一引延年.	印度
眼中一切諸疾方	石膽,波斯鹽綠,真石鹽,硇砂,秦皮,礜仁,烏賊魚骨,細辛,防風,馬締決明,鉛丹,黄連.	外臺卷廿一引近效方.	印度
又　　方	石膽,波斯鹽綠,石決明,烏賊魚骨鉛丹,細辛,瀘沙,礜仁,防風,秦皮,馬蹄決明.	外臺卷廿一引近效方.	印度
耳聾方	波律膏,楓木脂,(或以薰陸香,乳頭香代),松脂,巴豆,蠟.	外臺卷廿二引崔氏方.	波斯
菖蒲散	磁石,菖蒲,通草,薰陸香,杏仁,蓖麻子,松子.	外臺卷廿二引備急.	波斯
耳聾方	真崑崙青木香,胡麻油.	外臺卷廿二引必救.	波斯
齒疼方	附子,胡椒,蓽撥.	外臺卷廿二引養生方.	波斯
大五香湯	青木香,雞舌香,沈香,升麻,藿香,犀角,吳茱黄,桂心,雄黄,甘草,薰陸香,細辛.	外臺卷廿三引崔氏方.	波斯
五香湯	麝香,青木香,雞舌香,藿香,薰陸香,當歸,黄芩,升麻,芒硝,大黄.	外臺卷廿三引崔氏方.	波斯
五香丸	豆蔻子,丁香,藿香,白芷,青木香,當歸,桂心,零陵香,甘松香,香附子,檳榔.	外臺卷廿三引千金方又廿七引有異.	波斯
石灰散	青木香,棍香,丁香,薰陸香,陽起石,橘皮,礜石,石灰.	外臺卷廿三引千金方.	波斯
胡臭方	雞舌香方,藿香,青木香,胡粉.	外臺卷廿三引隱居居要驗方.	波斯
腋臭方	好硇砂,好白礬,密陀僧,醋酪,胡粉,金屑,鉛錫,生銅屑.	外臺卷廿三引必效.	波斯
連翹五香湯	連翹,射干,升麻,獨活,桑寄生,通草,大黄,丁香,青木香,沈香,薰陸香,麝香.	外臺卷廿四引千金方又廿七引俏弁.	波斯

五香湯	沈香,青木香,丁香,薰陸香,麝香.	外臺卷廿四引千金方.	波斯
墮馬內損方	厴藥.	外臺卷廿九引救急方.	波斯
甲疽方	屋上馬齒菜方,崑崙青木香,印成鹽,光明砂.	外臺卷廿九引救急方.	波斯
療大風方	硝石,生烏麻油.	外臺卷三十引近效.	印度
惡腫方	茴香苗.	外臺卷三十引千金方又廿一引此同	波斯
五香湯	麝香,青木香,雞舌香,薔香,薰陸香,當歸,黃芩,升廑,芒硝,大黃.	外臺卷三十引崔氏.	波斯
犀角湯	薰陸香,青木香,雞舌香,薔香,犀角,沈香,升廑.	外臺卷廿引崔氏	波斯
烏膏	烏麻油,黃丹,薰陸香,松脂,蠟.	外臺卷廿引崔氏.又廿一同.	波斯
硝石膏方	硝石,生麻油,好酥.	外臺卷廿引近效.	印度
五香丸	牛黃,犀角,升廑,沈香,薰陸香,當歸,青木香,挂心,麝香,雄黃,鬼箭翔,巴豆,訶梨勒皮,硃砂,檳榔仁,乾薑,吳茱萸,甘草,豆蔻,桃仁,大黃.	外臺卷廿引救急.	波斯
青木香丸	青木香,檳榔仁,芍藥,枳實,訶梨勒,挂心,大黃.	外臺卷廿一引必效.	波斯
五香散	沈香,丁香,麝香,薰陸香,鬼箭羽,當歸,豆蔻仁,牛黃,兕臼,橘皮,金牙,犀角,羖羊角,大黃,升廑,桔梗,桃仁,光明砂,安息香.	外臺卷廿一引崔氏.	波斯
蓮子草膏	蓮子草汁,生臼勝油,(麻油)生乳,甘草.	外臺卷廿一引近必效.	印度
阿魏藥煎方	阿魏,豆蔻仁,生薑,人參,甘草,鼈甲,藕汁,訶梨勒,牛膝,白蜜,地黃汁.	外臺卷廿一引廣濟方.	波斯
蒜煎方	剝了蒜,牛乳,牛膝.	外臺卷廿一引廣濟方.	印度
地黃煎	生地黃汁,甘草,豉心,蔥白,牛酥,藕汁,白蜜.	外臺卷廿一引廣濟方.	印度
一切石發方	胡豆.	外臺卷廿八.	波斯
耆婆湯	麻油,牛酥,蔥白,胡麻仁,豉,蜜,上酒.	外臺卷廿八.	印度
大蒜煎	蒜,牛乳,蓽茇,胡椒,乾薑,石蜜,阿魏,戎鹽,石菖蒲,木香,乾胡桃.	千金要方卷十七.	波斯
服菖蒲方	菖蒲酥.	千金翼方卷十二.	印度
耆婆湯	酥,生薑,薤白,酒,白蜜,油,椒,胡麻仁,橙,葉,豉,糟.	千金翼方卷十二.	印度
悖散湯	牛乳,蓽撥.	千金翼方卷十二.	波斯大秦
補虛勞方	羊肝肚腎心肺,胡椒,蓽撥,豉心,蔥白,犎牛酥.	千金翼方卷十二.	波斯
五勞七傷方	白羊頭蹄,胡椒,蓽撥,乾薑,蔥白,香豉.	千金翼方卷十二.	波斯
浾膏	生地黃汁,生烏,椒脂,薰陸香末,丁香末,黃丹,蠟.	千金翼方卷十六.	波斯
硫黃煎	硫黃,牛乳.	千金翼方卷十七.	印度
酥蜜煎	酥,白蜜,芒硝.	千金翼方卷十九.	印度
又　方	酥,蜜.	千金翼方卷十九.	印度
羊髓煎	羊髓,白蜜,甘草.	千金翼方卷十九.	印度
阿魏藥	阿魏藥.	千金翼方卷廿.	波斯
阿伽陀圓	紫檀,小柏,茜根,鬱金香,胡椒.	千金翼方卷廿一.	印度
阿魏雷丸散	阿魏,紫雷丸,雄黃,紫石英,朱砂,滑石,石膽,丹砂,蕤藋,白歛,犀角,斑貓,芫青,牛黃,紫礦.	千金翼方卷廿一.	印度

苦參消石酒	苦參,消石,好青酒.	千金翼方卷廿一.	印度
大白膏方	白芷,白朮,前胡,吳茱萸,芎藭,蜀椒,細辛,當歸,桂心,苦酒.	千金翼方卷廿一.	印度
大黑膏方	烏頭,芎藭,雄黃,胡粉,木防己,草庶,黃連,雌黃,藜蘆,礜石,烏仁,巴豆,黃柏,松脂,亂髮.	千金翼方卷廿一.	印度
浸湯方	桃,柳,葁蓉,藜蘆,烏頭,茵芋,丹參,楮葉,白羊體,柏葉,棗,大黃,鬼扇,桑甲,藁本,棗葉,松葉,吳茱萸,鹽.(按此方後尚有加藥十味,略.)	千金翼方卷廿一.	印度
又作酒法	茵芋,方頭,天雄,附子,蜀椒,防風,石南,乾薑,桂心,躑躅花,蓳草,甘草.	千金翼方卷廿一.	印度
天眞百搜丸	漳酒,丹砂,水銀,桂心,乾薑,藜蘆,烏頭,蜀椒,苦蒲,柏子人.	千金翼方卷廿一.	印度
治十種大癩方	茛菁,桂心,附子末,亞藘末,乾漆末,石榴末.	千金翼方卷廿一.	印度
治癩神驗方	松葉.	千金翼方卷廿一.	印度
耆婆大士方	紫石英,白茯苓,麥門冬,防風,芍藥,甘草.	千金翼方卷廿二.	印度
五香散	甲香,葉薩香,青木香,羚羊角,丁香,犀角,鼈甲,升麻,烏鳥,黃芩,黃柏,黃連,甘草,吳茱萸.	千金翼方卷廿四.	波斯
都梁香散	都梁香,紫苑,桂肉,人參,生竹茹,肉蓯蓉,於地黃.	醫心方卷十三引小品方.	波斯
金創血不止方	駏驉竭.	醫心方卷十八引廣利方.	波斯
蜘蛛咬方	羊乳.	醫心方卷十八引傳信方.	印度
沙虱毒方	麝香,大蒜,羊脂.	醫心方卷十八引極要方.	印度
補骨脂方	破固脂,胡桃,好蜜.	證類本草卷九引續傳信方.	波斯
威靈仙方	威靈仙.	證類本草卷十一引圖經.	新羅
仙茅方	仙茅.	證類本草卷十一引圖經.	印度
訶梨勒方	訶梨勒皮.	證類本草卷十四引集驗方.	波斯
金瘡藥	突厥白.	證類本草卷十四引開寶本草.	突厥

　　上表中胡方,所用之藥,亦有原產中國者,如人參,細辛之類;唐義淨南海寄歸內法傳卷三有云,"且如人參,茯苓,當歸,遠志,烏頭,附子,麻黃,細辛,若斯之流,神州上藥,察問西國,咸不見有".　然每方之用藥,確可引起我人注意之點：中國古方用藥,不外汗,吐,下,補等法.　然自魏晉以迄隋唐,胡藥胡方,不絕流入中土,每藥每方,皆須重新認識,不能苟且偷安;於是予中國方劑學上以新的衝刺,知舊日之汗,吐,下,補等法,已不能統馭;故至北齊徐之才出,遂擴充而爲"宣,通,補,洩,輕,重,濇,滑,燥,濕十種";此實中國方劑學上第一次革命,在當時不可謂非一種進步.　而此種革命之背景,實爲大量

中华医学杂志（二）

胡藥胡方之輸入也．然徐氏舉十劑之用藥,仍不外神農本草經,如曰"宣可去壅,生薑橘皮之屬是也．通可去滯,通草防己之屬是也……"．不過舉例本可簡略,故下有"之屬"二字括之,此吾人可斷定徐氏創十劑之說,決非偶然．惟自北朝以來,直至唐宋,關於十劑說無人闡揚,至金元劉完素,李東垣,張子和諸大家,始有注意之．然以五行解釋之恐非徐氏當年創十劑說之本意也．良法美意,終世不行,固我國方劑學之不幸．惟金元醫家對於古方之反動潔古雖自云"原於運氣";自橫製醫方,十劑亦必有一部份力量,蓋金元醫家,多依十劑說而立方也．如是吾人又可視金元醫家之物與,與胡藥胡方輸入有關係矣．

表中所列胡方,最可注意者,厥爲五香湯,五香丸,五香散諸方,往往同一方名,而用藥歧異;顯見其初傳入之五香散或湯,僅有一首,後因我國醫家,爲應付病勢起見,乃隨意加減,有用本國原有藥物．於是同一方名,內容各異,此亦我國醫家消化胡方經過中之痕跡,灼然可指者．其他在表中有此線索可尋者甚多．此等隨意加改胡方之結果,不僅使其"華化",且能使方劑數目增多,例如東漢張仲景傷寒論,僅有一百一十三方,連金匱要略一書,汰除雷同者外,實數恐亦不逾二百首．然自東漢建安以迄隋末,爲時不過四百年左右,醫方數量增加顯速;僅以隋志著錄之四海類聚方一書,已有二千六百卷,連隋煬帝勅撰四海類聚單要方三百卷,爲數近三千卷,所收醫方,當有數萬首．六朝時代醫方之富,爲自中國有醫史以來所無．雖合唐宋元明以來千餘年之方書,猶不及隋志所收者之半．無論論質論量,均非唐後醫學所能及;更非東漢張仲景之"傷寒論時代"能望其項背．中國各方面醫學,至六朝始燦然大備;故惟六朝醫學,始可稱爲中國醫學之黃金時代．至造成此黃金時代之因素,固有不少繼承前代之舊智識以爲基礎;而大半則多爲外來之新血液也.

再徵前表所收胡方,可分爲阿剌伯及印度兩派;阿剌伯醫方,以香燥之植物爲多,印度醫方則動物植物礦物雜用. 不過波斯與印度因地理與交通關係,此等藥物,兩處多互有者. 前表不過根據原產地略爲區別耳. 印度醫方後來在中國並無甚影響. 惟阿剌伯醫方,影響於中國醫學甚大;在北宋之局方時代,實爲阿剌伯系醫方所造成. 若以前表與太平惠民和劑局方相對照,當知吾言之不謬矣.

然遠溯阿剌伯之香藥方,實亦原於希伯來(猶太)民族. 舊約聖書出埃及記第三十四章第四十四五兩節有耶和華吩咐摩西用馨香之香料,和淨乳香加鹽,製成清淨聖潔之香事. 聖書中有引用原語 rakach,(希伯來語僅由子音而成,故現在以插入母音爲正確). 英譯爲 apothecary (藥劑師之意),現又譯爲 perfumer (香藥師之意) (參日譯本美國 Charlston 氏世界藥學史第一章 P14),相傳摩西爲紀元前一五七一————一四五一時人,則猶太在前十六世紀時已有香藥師,雖當時爲宗教上所用香藥,但用香藥之起始者,實不得不推猶太人矣.

說起香藥,在我國南北朝時代,曾風靡一時,歷隋唐而勿衰. 其原因實由當時社會之淫靡,在東晉奢侈絕世之石崇,卽廁內之侍傅,皆置甲煎粉,沉香汁,香囊等,致客如廁者以爲誤入寢室 (見世說新語卷六汰侈及注引語林). 又北齊顏之推有云:

> 梁朝全盛之時,貴遊子弟多無學術;至於諺云, "上車不落則著作,體中何如則祕書". 無不燻衣剃面,傅粉施朱,駕長簷車,跟高齒屐,坐棋子方褥憑班絲隱囊,列器玩於左右. 從容出入,望若神仙,明經求第,則顧人答策,三九公讌,則假手賦詩,當爾之時,亦快士也. 及亂離之後,朝市遷革,銓衡選舉,非復曩者之親;當路秉權,不見昔時之黨;求諸身而無所得,施之世而無所用. 被褐而喪珠,

失皮而露質,兀若枯木,泊若窮流,鹿獨戎馬之間,轉死溝壑之際;當爾之時,誠駑材也. (勉學,顏氏家訓卷三)

又云:

> 梁氏士大夫,皆尚褒衣博帶,大冠高屐,出則車輿,入則扶持,郊郭之內,無乘馬者;周宏正爲宣城王所愛,給一車,下馬常服御之,舉朝以爲放達;至乃尙書郎,乘馬乃糺劾之. 及侯景之亂,膚脆骨柔,不堪行步;體羸氣弱,不耐寒暑;坐死倉猝者往往而然. (涉務,顏氏家訓卷四).

卽其時上層社會之情形也. 蕭梁定都建康(南京),觀此南朝金粉之名,蓋非偶然矣. 顏氏所云"燻衣剃面,傅粉施朱",爲當日貴族士女誇耀門庭之日常工作 (按何宴傅粉,荀令熏香,男人燻衣傅粉,非始於梁也). 此等脂粉,恆求之外國,恰如今日一般摩登男女,非舶來品不用. 故南海諸地有香市之設 (見任昉述異記),而製合之香藥方,亦各由印度,波斯等處輸入. 修合此等香藥,亦爲當時醫家之責任,故千金要方,外臺祕要等書,尙占巨大篇幅爲之流傳. 在宋梁迄隋,且有香藥方之專書著作甚多. 今考隋書經籍志醫家類收有香藥方書多卷:

> 范曄上香方一卷. 見梁七錄.
>
> 雜香膏方一卷. 見梁七錄.
>
> 香方一卷. 宋明帝撰. 隋志.
>
> 雜香方五卷. 隋志.
>
> 龍菩藥樹和香法二卷. 隋志.

諸書久佚,僅范曄上(和)香方尙存一序. 而擄醫心方引有隋煬帝後宮香藥方多首. 是煬帝亦有香方著述也. 煬帝亦一窮極奢侈之帝王,竟一夜焚沈香二百餘乘,甲煎二百石之多:

> ……隋主每當除夜,(原注: 至及歲夜),殿前諸院,設火山數十,盡沈香木根也. 每一山焚沈香數車,火光暗則以甲煎沃之,焰起數丈,沈香甲煎之香,聞數千里,一夜之中,則用沈香二百餘乘.

甲煎二百石. ……——,隋煬帝,太平廣記卷二百三十六奢侈數引紀聞.

言或過甚,然其虛糜香物以享樂,固亦事實矣. 今復舉千金要方諸書列表如下:

香藥方表

方名	藥品	出處
甲煎脣脂	甘松香,艾納香,苜蓿香,芳香,藿香,零陵香,烏麻油,上沉香,雀頭香 蘇合香,白膠香,白檀香.丁香,麝香,甲香.	千金方卷六.
燒香澤法	沉香,甲香,丁香,麝香,檀香,蘇合香,薰陸香,白膠香,藿香,甘松,澤蘭.	千金方卷六.
鍊蠟合用煎法	蠟紫,草.	千金方卷六.
口脂方	熟朱,紫草末,丁香,麝香.	外臺卷卅二引千金翼.
脣脂法	蠟,羊脂,甲煎,紫草,硃砂.	外臺卷卅二引備急.
合口脂法	好熟硃砂,紫草,丁香,麝香末,口脂,沈香,五藥,上蘇合,麝香,甲香,白膠香,雀頭香 丁香,麝,○藿香,苜蓿香,零陵,茅,甘松香,胡麻香,蠟,細紫草.	外臺卷卅二引古今錄驗.
甲煎法	甲香,沈香,丁香.藿香,薰陸香,楓香膏,麝香,大棗.零陵香.甘松.	外臺卷卅二引千金翼.
甲煎合口脂方	蘭澤香,零陵香,甘松香,吳藿香,新壓烏麻油.○沈香,丁香,甲香,麝香,薰陸香,艾納,白膠香,蘇合香.	外臺卷卅二引崔氏.
造香油方	零陵香,藿香,沈香,小甲香,麝香,蘇合香.	外臺卷卅二引氏崔.
甲煎方	沈香,甲香,檀香,麝香,香附子,甘松香,蘇合香,白膠香,生麻油.	外臺卷卅二引古今錄驗.
又方	蠟,蜜,紫草.	外臺卷卅二引古今錄驗.
蔡尼甲煎方	沈香,丁香,䕡香,楓香,青木香,麝,大棗,肉甲香.	外臺祕要卷卅二
造燕脂法	準紫鏷,白皮,胡桐淚 波斯白石蜜.	外臺卷卅二引崔氏.

以上爲面部香藥方,下爲薰衣香藥方:

方名	藥品	出處
薰衣香方	零陵香,丁香,青桂皮,青木香,雞骨煎香 鬱金香,楓香,薰陸香,蘇合香,甘松香,甲香.沈水香,雀頭香,白檀香,安息香,艾納香,藿香,眞麝香.	千金方卷六.
又方	沈香,煎香,雀頭香,丁子香,藿香.	千金方卷六.
又方	藿陸香,沈香.檀香,兜婁婆香,煎香,甘松香,零陵香,藿香,丁香,枣䓖,苜蓿香.	千金方卷六.
濕香方	沈香,松甘香,檀香,雀頭香,雞骨煎香,甲香,零陵香,丁香,麝香 薰陸香.	千金方卷六.
又方	沈香,零陵香,煎香,麝香,丁子香,藿香,甲香,檀香.薰陸香,甘松香.	千金方卷六.
百和香	沈香,丁子香,雞骨香,兜婁婆香,甲香.香陸香.白檀香,熟捷香,炭末,零陵香,青木香,青桂皮,甘松香,白漸香,藿香,雀頭香,蘇合香,安息香,麝香,燕香.	千金方卷六.
又方	零陵香,藿香,苜蓿香,甘松香,白檀香,煎香,沈水香.	千金方卷六.

方名	組成	出處
又　方	藿香,丁香,松香,麝香,沈香,顏香.	千金方卷六.
薰衣香方	薰陸香,藿香,覽香,甲香,曾糖,青桂皮.	千金翼方卷五.
裛衣香方	沈香,苜蓿香,丁香,藿香,青木香,艾納香,雞舌香,雀腦香,麝香;白檀香,零陵香.	千金翼方卷五.
乾香方	丁香,麝香,白檀,沈香,零陵香,甘松香,藿香.	千金翼方卷五.
五香丸	丁香,藿香,零陵香,青木香,甘松香,桂心,白芷,當歸,香附子,檳榔,麝香.	千金翼方卷五.
十香丸	沉香,麝香,白檀香,青木香,零陵香,白芷,甘松香,藿香,細辛,芍藥,檳榔,豆蔻,香附子,丁香	千金翼方卷五.
香粉方	白附子,茯苓,白术,曰歛,白歛,白檀香,青木香,雞舌香,零陵香,丁香,藿香,麝香,麝香,粉英.	千金翼方卷五.
六味薰衣香方	沈香,麝香,蘇合香,丁香,甲香,白膠香.	外臺卷卅二引備急.
又　方	沈香,白檀香,麝香,丁香,蘇合香,甲香,薰陸香,甘松香.	外臺卷卅二引備急.
薰衣香方	沈水香,篗香,甲香,蘇合香,麝香,丁香,白檀香.	外臺卷卅二引備急.
裛衣香方	藿香,零陵香,甘松香,丁香.	外臺卷卅二引備急.
又　方	澤蘭香,甘松香,麝香,沈香,檀香,苜蓿香,零陵香,丁香	外臺卷卅二引備急.
又　方	麝香,蘇合香,鬱金香,沈香,甲香,吳白膠香,曾糖香.	外臺卷卅二引備急.

上表諸方,不過在千金,外臺中錄入,唐後方書,此類香方,已不多見;蓋又已另立專書,如宋洪芻之香譜,明周嘉冑之香乘. 香譜織仄不足言,而香乘之內容完美,殊足令人驚歎(按香乘卷十九薰佩之香,塗傅之香等條,均極博洽),談香事者無過於此. 然亦足見宋後香藥量輸入之可驚. 據宋王應麟玉海卷一百八十六有云:

海舶歲入,象,犀,珠寶,香藥之類,皇祐中(西歷一〇四九——一〇五三)五十三萬有餘;治平中(一〇六四——一〇六七)增十萬;中興歲入二百萬緡. (按宋朱彧萍洲可談卷二,亦有巨量香藥稅記載).

當北宋時海關稅收香藥之鉅,於此可見. 局方時代之所以適在此時成立,除前述原因外,實由於此等大量香藥之輸入有以促成之. 關於香藥輸入之歷史,別詳鄙著外藥輸入史的觀察第三章外藥輸入之驛站(此章已發表醫藥導報二卷三期).

此項香藥方原料,幾爲舶來品,然隋志已有龍樹菩薩和香法,則原方在當時亦有不少外來傳入者. 修合此項香藥,宋後多爲一班有閒階級之士大夫所爲. 但在六朝隋唐時代,則爲醫家兼掌,故知中國在此時代之醫家,及帝室御醫,曾兼爲香藥師也. 更知當時藥鋪,兼營此項化粧品,一如今日藥房之兼售雪花膏,花露水. 香藥師在醫史上,亦占重要之一頁,而往日學者,從未注意,無怪中國醫史之模糊難識也.

在法術方面,亦有不少從印度傳入之梵咒. 兹並舉數例於下:

古今錄驗禁蠍螫人法咒曰,繄(胡計反)梨乎俱尙蘇婆訶,……陰誦前咒七遍,一吐氣;得一百八遍,止. (蠍螫人,外臺祕要卷四十).

又千金翼方却鬼咒云:

'' 然摩,然摩,波悉諦蘇,若摩竭狀闍提. 若夢,若想,若聰明易解 ''. 常用此法去之. (服水,千金翼方卷十三)

療痔病經咒痔云:

怛姪他,阿闍帝,阿闍逮,室利鞞,室利鞾,室利鞾,麈羯失質三邊,跋都婆訶. (治諸痔方,醫心方卷七,古典全集木 P.712.)

大集陁羅尼經神咒咒難產云:

南无乾陁天與我咒句,知意戌吉,祇祇利利,祇羅針羅鉢多悉婆訶 (治產難方,醫心方卷廿三, P.2058.)

子母祕錄防產難咒云:

耆利闍羅,拔施羅,拔施耆利闍羅,河沙呵. (治產難方,醫心方卷廿三, P.2059.)

以上皆是一種純粹之梵咒. 但後來亦有雜入華言之梵咒者,新羅法師方服藥咒云:

南无東方藥師,瑠璃光佛,藥王上菩薩,耆婆醫王雪山童子惠施阿竭以療病者,邪氣消除,善神扶助;五藏和平,六府調順,七十萬脈,自然通張四時體健,壽命延長;行住坐臥,諸天衛護. 莎訶. (原注: 向東隅一遍乃服藥). (服藥頌,醫心方卷二,P.274—5.)

中华医学杂志（二）

子母祕錄產時貯水咒云：

南無三寶水，水在井中爲井水，水在河中爲河水，水在鹽中爲鹽水，水在腹中爲佛水．自知非眞水，莫當眞水！以淨持濁以正邪；日遊月煞，五十一將軍，青龍，白虎，朱雀，玄武，招搖天狗，軒轅女媛（媧），天吞地吞，懸尸陰肚，六甲六甲，禁諱十二神王，土府伏龍，各安所在，不得動靜，不得妄干，若有動靜，若有妄干，頭破作七分，身完不具．阿阿法法尼尼，阿羅毗羅，莫多梨婆地利，沙呵．（產婦禁水法，醫心方卷廿三，P. 2054—5.）

梵咒中之屢有華語，（道教語）亦猶胡方中之雜入華藥．此種梵咒胡方，爲中國醫學受外來醫家後所改擬者，我國醫家對於外來醫學蛻變中所遺之痕跡，亦正可藉此明白認識．

此外對於符術方面，中國亦有接受西方者，千金翼方卷廿一所引耆婆醫方論之延年符（千金翼方附有原符）佛頂心陀羅尼輕卷下附有難產符一道，想皆係胡場國之符也．東晉葛洪引鄭君（葛氏師）說謂"符出於老君"（抱朴子內篇卷十九遐覽），余意六朝道士有不少剽竊佛家之說據爲已有；陶弘景之眞誥，即其顯例（參胡適論學近著卷二陶弘景的眞誥考）．抱朴子有不少佛家氣息（參道教概論第一章道教之開創），其言符出於老君，固難置信，且疑六朝時之符術，有不少受婆羅門教之影響．而婆羅門教大本營在烏場國其地又爲印度，符咒之策源地也．

按摩術在南北朝以迄李唐，亦頗發達．唐六典及唐書百官志置有按摩師．但此術亦有從印度傳入．千金要方卷二十七按摩法第四下有自注云：

天竺國按摩，此是婆羅門法．（按下有轉錄此法文字，文長從略）．

觀孫氏所錄"婆羅門按摩法"與上文所錄"老子按摩法"相似；可知按摩術在六朝時已有印度傳入之事．按梁武帝時有天竺國達摩度海東來，卓錫嵩山少林寺，善拳術，今所傳易筋經雖不能確指爲達摩作,但其書亦有與按摩術相似之點。則按摩術在六朝時有從印度傳入之事,決非臆説也.

上文所言及之醫方,咒術,符術,按摩等,在我國方書固多已收入一書矣.

考印度在婆羅門教以前之吠陀時代,已成立"五明學".所謂五明者,卽內明,聲明,工巧明,因明,醫方明也;此爲內五明.而在晉人闕名撰之達祉高賢傳佛馱邪舍尊者傳注所言,及宇文周時代所傳入之五明論合,則爲外五明.按歷代三寶紀第十一有智賢等介紹中國五明論合一卷.其下有注云:

　　一聲論,二醫方論,三工巧論,四咒術論,五咒術論.周二年出.

並云:

　　右一卷,明帝世,波頭摩國三藏律師撰那跋陀羅,周言智賢,共闍那耶舍於長安舊城婆伽寺譯.耶舍崛多,闍崛多,闍那崛多,等傳譯.沙門智僊筆受.

唐釋智昇開元釋教錄卷七亦著此書,云,"本闕".則已佚矣.其言譯此書,較長房錄頗有出入.

　　沙門撰那跋陀羅,周云智賢.波頭摩國人.雖善達三藏,而偏精律部,以明帝二年戊寅,於長安舊城婆伽寺共闍那耶舍譯五明論一部,耶舍崛多,闍那舍等多傳譯,沙門智仙筆受……

此書所包含醫方明,咒術論,符印論等,適可證明印度有醫方,咒術,符術等傳入,而本文所言,更爲有據矣.智賢等傳譯之五明論至唐雖佚,但唐時印度之醫方明亦有由義淨介紹本國,其南海寄歸內法傳曰:

　　然西方五明論中,其醫明曰,"先當察聲色,然後行八醫,爲不解斯妙,求順反成逆".言八醫者,一論所有諸瘡.二論針刺首疾.三論身患.四論鬼瘴.五論惡揭陀藥.六論童子病.七論長年方.八論足身力.言瘡事兼內外,首疾但且在頭,齊咽以下名爲身患.鬼瘴謂是邪魅,惡揭陀遍治諸毒.童子始從胎至年十六.長年則延身久存,足力乃身體强健,斯之八術,先爲八部,

　近日有人略爲一夾,五天之地,咸悉遵修,但令解者無不食祿; 由是西國大貨醫人．雖重同客,爲無殺害,自徑濟他,於此醫明已用功學,由非正業,逡乃棄之．(先體病源,南海寄歸內法傳卷三．又可參看同卷進藥方法).

　觀此,不僅醫方明在唐時尚有傳入,且可知印度醫方明變遷之跡．義淨所言八醫,是屬印度壽命(Ayur)吠陀之八分科(Ashtanga)．壽命吠陀,屬於續吠陀(Seccondary)之一,可目爲阿闥婆吠陀(Atharva-vede)之補充．蓋阿闥婆吠陀爲印度最早之醫典也(參日本武田豐四郎印度古代文化,第七章,四種續吠陀).

　再內法傳所言惡揭陀藥,即八醫中,第六類之惡揭陀藥科論(Agad-tantra 解毒藥劑學之意)．千金翼方卷廿一所言之阿伽陀圓,翼方云阿伽陀圓主萬病,內亦有治諸熱瘴條．且此方於主治每病之下,均有禁食酒肉五辛之說 (按中醫服藥忌口之設,本此)．阿伽陀圓原是印度藥方,其音又與惡揭陀相同．則阿伽陀圓即惡揭陀中之解毒圓也．又童子二字,中國方書中稱之者甚少,惟新唐志有姚和眾童子祕訣二卷,及眾童延齡至寶方十卷,眾童諸家不解,因删去其實眾上奪姚和二字,童下奪一子字,應爲姚和眾童子延齡至寶方．觀八醫中有"六論童子病""七論長年方",則姚氏書名,即隱括此二術之名而成也．今姚氏二書雖佚,無考 (按惟證類本草尚時引姚和眾方)．再,前述隋志之乾陀利治鬼方,及新錄乾陀利治鬼方,即八醫中之鬼病明,或鬼病醫方明 (Bhuta-vidya),爲驅除因鬼憑而生諸病之醫方．耆婆所述仙人命論方,及龍樹菩薩養性方,即八醫中之長命藥科論 (Rasayana-tantra),爲關於 Badayana 藥之學科,即不老不死的靈藥之意．唐代諸帝所服婆羅門僧之藥皆屬之．總之,吾人研究六朝以迄隋唐以來之醫史,中國醫家受醫方明之影響,固多有其不可掩之史跡在;即本文所言,已有不少可以證明之矣．

中华医学杂志（二）

中　國　法　醫　學　簡　史

宋　大　仁

本　文　提　要

1. 秦之李悝,漢之蕭何,先後皆有律書傳世,在其刑事定讞之中,必有賞於檢驗者,此檢驗實爲法醫之嚆矢. 雖無法醫之名,而有法醫之實. 法醫學之歷史,甚亦可謂爲從人類有文化時代始.

2. 據前漢書薛宣傳及故唐律等書考之,我國之有法醫,自秦漢以來,已有明文可徵.

3. 西歐之法醫學處女作,實由 1601 年 Footunatu Fideli 氏始. 我國於石晉時代（？——955 年）和凝氏著疑獄集因相比較,我國檢驗書籍之刊行,遠在西歐六七百年前.

4. 古代檢驗方法,其文獻足徵,可賞吾人之研究材料者,當推宋淳祐七年 (1247) 宋慈著之洗冤錄.

5. 在中國法醫學上最令人注意之一題目,厥爲滴血辨親一問題——親權鑑定. 西人應用血型爲法醫學上之用,乃近三十年來之事,而我國在四五世紀,已有用此近乎血型行親權鑑定之法.

6. 唐時各府縣均置有醫學博士一人,掌理治療及檢驗. 宋代設作作掌理檢驗. 元明以來,沿川不替. 清代對件作,更訂定訓練與考試之法規.

7. 民國二十一年,司法行政部法醫研究所成立於眞茹. 該所除執行疑案檢務外,並培青法醫人才,招收研究員. 二十三年十二月第一次畢業者十七名,由司法行政部發給法醫師證書,爲我國有法醫師之始.

（一）　法醫學之起源及成立

中國古無法醫學之名,然而一個國家,必有所謂犯罪者,在智識未啓之民族,其犯罪之風,必甚於文明之社會,而法律亦從斯起矣. 昔皋陶爲士師,五刑有服,五服三就,五流有宅,五宅三居. 此爲我國傳說律法之始. 迨秦之李悝,漢之蕭何,先後皆有律書傳世. 然在其刑事定讞之中,必有資於檢驗者,此檢驗實爲法醫之嚆矢. 惜乎書缺有間,末由徵考其方法如何;是雖無法醫之名,而有法醫之實,固亦昭然可見也. 則法醫學之歷史,謂從人類有文化時代起,諒非溢量之說.

執行法醫之職者,從前多稱作作,然作作宋代始有其名. 古時法醫,恐已有專職任之. 按前漢書薛宣傳云.

　　　　遇人不以義而見疻者,與痏人之罪鈞,不直也.——卷八十三.

應劭注曰:

　　　　以杖手擊人,剝其皮膚腫起青黑而無創瘢者,律謂疻痏.

律卽漢律,是古已有檢驗之法,與律並行矣. 又按故唐律疏議云:

　　　　諸有詐病及死傷,受使檢驗不實者,各依所欺,減一等. 若實病死及傷,不以實驗者,以故入人罪論.——卷二十五詐僞.

疏議曰:

　　　　有詐病及死若傷,受使檢驗不以實,各以所欺減一等,卽上條詐疾病者,杖一百,檢驗不實,同詐妄減一等,杖九十.

審此,則凡病及死傷等而涉有法律之嫌疑者,皆須受檢驗,此執行檢驗之人,卽宋時之作作,今之法醫也. 考故唐律,非唐人始有之法律書,明柳贊序故唐律疏議曰:

　　　　故唐律十二篇,非唐始有是律也;自魏文侯以李悝爲師,造法經六篇,至漢蕭何定加三篇,總謂九章律,而律之根荄已見;曹魏作新律十八篇,晉賈充增損漢魏,爲二十篇,北齊後周或併苞其類,或因革其名. 所謂十二篇云者,裁正於唐. 而長孫無忌等十九人,承詔製疏,勒成一代之典,防範甚詳,節目甚簡,雖總歸之唐可也.

則故唐律一書,實秦漢以迄初唐國家所立律書之總集也.

而我國之有法醫師,自秦漢以來,已有明文可徵矣.

然以不知檢驗法如何,又無載籍可稽,欲在此法醫學未興,文獻不足徵之時代,作一正確之法醫學史,勢所不能;其文獻足徵,略可資吾人之假助者,其惟宋宋惠父之洗冤錄乎.

洗冤錄一書,成於宋淳祐七年(西紀一二四七). 此書以近代目光評估其價值,固多謬誤,然處於法醫學尚未發達之時代,其分門別類,至為詳審,因其書博採當時各家典籍,聚多人之經驗,不無可取之處. 徒以解剖生理之學未精,其部位見解,仍不脫舊醫之玄說. 致自南宋以迄明清,未能度越宋書,別有創見者,亦由我醫學之不能進步耳. 是此書支配吾國數百年來之法醫學地位,良非偶然矣. 此書凡近似親權鑑定(滴血法),犯罪搜索學(檢地法)傷害保險(保辜)等法檢制度,均大略粗具. 自後代有增改,至清乾隆三十五年(一七七〇)安徽增廉訪又奏發檢骨圖格,於法檢制度更備. 茲但舉滴血法一例言之.

(二) 可注意之古代親權鑑定

在中國法醫學史上最令人注意者,厥為滴血辨親. 考滴血辨親,卽今日以血型辨別親屬血統關係——親權鑑定. 洗冤錄有云:

> 父母骸骨在他處,子女欲相認,令以身上刺出血滴骨上,親生者則血入骨,非則否. 親子兄弟,自幼分離,欲相認識,難辨真偽;令各刺出血,滴一器之內,真則共凝為一,否則不凝也. ……——卷一滴血.

考核史事,滴血辨父子,梁時已有其事. 無冤錄云:

> 身體髮膚,受之父母;蓋子乃父之遺體,而生之者母也. 洗冤錄滴骨辨親法,謂如某甲稱有父母骸骨,認是親生男女,試令就身刺一兩點血,滴骸骨上,是親生則血沁入骨肉,否則不入;每以無所

取證爲疑,讀史預章王綜,梁武帝第二子也,綜母吳淑媛,在齊東昏宮得寵,及見幸於武帝,七月而生綜,宮中時疑之. 綜年十四五,恆夢一少年肥壯,自擊其首,如此非一,遂密問淑媛,語夢中形色顏類東昏,淑媛報之曰,汝七月日生,兒安得比諸皇子,幸勿洩;綜日夜泣泣於別室,歲時設席祠齊氏七廟及累徵行至典阿,拜齊明帝陵,然猶無以自信,聞俗說以生者血瀝死者骨,滲卽爲父子;綜乃私發齊東昏墓出其骨瀝血試之,旣有徵矣,在西州生次男月餘日,潛殺,旣瘞,夜遣人發取其骨,又試之驗. 以此觀之,則洗冤錄之說有自來矣. ——卷上,辨親生血屬.

古今事文類聚前集云:

唐王少玄,父隋末死亂兵,少玄年十歲,卽哀泣求尸,時野中白骨覆壓,或曰,以子血漬之滲者父骨也.

此爲父子可用滴血辨別之例.

仰山脞錄云:

洪武初,詩人丁鶴年,因兵亂後失母所在;悲慕深切,夜夢母告以葬墓所,卽其地求而得之,見母屍正中一齒如漆,復咬指滴血試之,良驗;遂改附父壙焉.

此爲母子可用滴血辨別之例. 丁鶴年回回人,爲元末詩人,深明醫藥,事母至孝,有丁孝子之稱. 其文集後人亦有稱之爲丁孝子集者.

吳謝丞會稽先醫傳云:

陳業字文理,業兄渡海傾命,時依止者五十六人,骨肉消爛,不可辨別;業仰皇天,誓后土曰:"聞親戚者,必有異焉",因割臂流血以洒骨上,應時受血,餘皆流去. (按類書薈要引此"受血"作"啟血").

此爲兄弟可用滴血辨別之例. 據此則後漢時已有滴血法矣. 然亦不無後人依託之嫌.

百家說林續編下云:

內訓明太后著. 秦范杞梁妻孟姜. 嫁三日,夫赴役長城,久不還,節已寒冷,姜遂棉衣,得信赴夫死。姜哭泣至長城,尋取夫骨,骸骨盈野無辨別;嚙指流血,酒驗之累累枯骨中,得血瀝試之不流者,收得之首得還鄉,至潼關,身疲力盡,因死;士人哀而葬之,造像立廟。

按郡國志云:

　　陝西西安府同官人孟姜,適范植僅三日,植赴役長城,姜送寒衣至城下,植已死,姜尋夫骨無辨,嚙血驗得之。

文字較內訓為簡略,內訓與郡國志,傳說各有異詞。此為夫婦可用滴血為辨別之例。此則秦時已有滴血法矣。想亦後人依託。然夫婦可用滴血識別,於理殊不可通,故清王明德讀律佩觿亦云:

　　又聞滴血之法,不獨子於父母,卽妻於夫亦然。或云,父於子,夫於妻,則或未然,靜思其理,蓋出乎胸,反乎胸。故其滴血必入,若父母於子;夫於妻,則倒行逆施矣。此其所以不驗歟?

孟姜千里尋夫,本為民間傳說,其云滴血認夫,亦後之好事者妄事增竄也。故夫妻不能以滴血辨別,前人已有言之者矣。

按血型之研究,乃近三十年來之事,有 Randshiver 氏者,以為各人之血液萬一不同,則常定能分類區別之,經許多學者之繼續研究,而定血型為四型後又根據遺傳法則,而制定四遺傳單位學說,近復有三遺傳單位學說,較前大有進步,甚有根據。

血型於血屬上之應用有如下例:

　　某甲女,私生子乙子,據甲女之供訴,丙男實為其身父,然丙男恐狙負教養費之故,而否認之;經醫者檢查此三人之血型,甲女為O型,乙子亦為O型,丙男則為AB型。根據血型遺傳之原則(古烔氏學說),AB型為O型結合,殆無生出O型子之可能,此時可斷定乙子之身父,當非丙男,必另有其身父在。丙男亦得免除對於乙子負狙教養費之責任矣。——董矧然血型,血型之應用。

然因人類血型,僅有四種同血型之人固多矣。故今日以血型判別是否確爲同血統親屬,時有錯誤. 然觀於前文,西人應用血型爲法醫學上之用,爲近數十年間之事,而中國在四五世紀已有用此近乎血型行親權鑑定之事,其歷史之久遠,固非西人所能及也. 惜乎徒守成法,不知改良,彼已日新月異,而吾猶一成不變,吾國學術類乎此者甚多,豈衹法醫學史上之一大缺陷乎. 然此滴血認親之法,雖近揣想臆測,亦足見當時親權鑑定法之情形也.

(三) 法 醫 之 沿 革

按吾國古時法醫,多以有醫學涵養之人主之,唐代各府縣均置有經學及醫學博士各一人,凡當地醫事行政及治療檢驗,統得參預. 是當時之檢驗,決非後來僅識之無,或目不識丁之仵作比.

然至宋後,各縣卽有仵作專掌檢驗之事. 凡法官蒞場檢驗,例須帶領仵作. 如洗冤錄云:

> 印官帶領仵作,……隨卽親督吏作,帶同兩造,齊至屍所,如法檢報. ……屍格挨次親手塡註,不得假手吏胥,切勿厭惡屍氣,高車遠離,香煙薰隔,任聽仵作喝報. 吏胥塡寫,以致匡重輕,減多增少. ……必細審視,各情輸服,方成信案,否則仵作吏胥,作奸舞文.——洗冤錄卷一檢驗總論.

可知宋時法官審判刑事,已不能離仵作,而仵作之名,至少在宋時已存在矣.

元明以來,沿用不替,至淸各縣仵作名額,因縣邑大小而有等差,且須考試者,按大淸會典云:

> 大縣額設仵作三名,中縣二名,小縣一名. 每名給發洗冤錄一本,選委明白書吏一人,與仵作逐細講解,務令通曉,該府州將所屬仵作,每年提考一次,其考試之法,卽令每人講解洗冤錄一節,明白則從優賞給;悖謬卽分別賞革,並將召募非人,解於稽察之州縣,分別查參. ——卷六百五十四.

又云:

> 州縣仵作缺額,不行募補,州縣官及各上司俱交部分別議處.倘不將仵作補足,因而私侵工食銀兩者,州縣官革職,提問該管上司,一并交部議處.

於此可見清代對於仵作之訓練與注重. 但其訓練仵作,以書吏為師資,書吏固非知醫學者,此亦中國法醫不能發達之一因也. 迨同治時,沈葆楨奏請解除仵作禁錮,賜椽吏出身而未果,至光緒宣統年間,於各省審判廳附設檢驗學習學所,而卒無人材,事又中輟.

自民國成立以來,邦國多事,百廢未興,至民國十三年北平醫學院派林幾赴德研究法醫,至十九年,該院首創法醫學教室,至民國十九年,司法行政部派孫達方於上海眞茹購地建屋,從事籌備,創設法醫研究所. 二十一年籌備完成,委林幾為所長. 該所任務,除執行疑案檢務外,並培育法醫人材,及招收醫師為研究員,至二十三年十二月第一次畢業,由司法行政部發給法醫師證書,派赴各省高等法院服務,是為我國有法醫師之始. 又同年教育部規定國內各大學及專門以上學校課目,法醫一門,列為醫科之必修科 (按民國二十三年以前各法科已有法醫一課),並法科之選科,於中國法醫學之教育,亦奠其基礎焉.

我國自有法醫師產生後,把持千有餘年之仵作,漸歸淘汰,將見廓清之期,為日不遠矣.

(四) 法醫文獻及著述表

法醫之學,我國在唐末五代初,已有專書;自茲以降,代有著述,其可考者,亦且數十種. 惜研究此學時間未久,於其歷史,亦多不明,茲搜集歷代關於此類文獻著述,刊為一表,使研究古代法醫史者獲一助焉.

疑獄集四卷　　石晉和凝及子㠓撰.
　　時代：　　?——九五五年(按今所傳者恐非原書)
　　版本：　　四庫全書本,通行本.
內恕錄　　宋無名氏　佚
平冤錄　　宋無名氏　吳氏刊本　格致叢書本
檢驗格目　　宋鄭興裔
　　時代：　　一一七四———一一八九年(按此格目或卽洗冤
　　　　　　　錄卷一之屍格)
洗冤錄五卷　　宋宋慈
　　時代：　　一二四七年
　　版本：　　四庫存目作二卷　岱南閣叢書本　吳氏刊本
　　　　　　　格致叢書本
無冤錄二卷　　元王與
　　時代：　　一三〇八年
　　版本：　　吳氏刊本　格致叢書本
補疑獄集六卷　　明張景
　　時代：　　?
　　版本：　　同疑獄集
檢骨圖格
洗冤錄彙編　　清曾恒齋
洗冤錄補　　清王明德
　　時代：　　一六七四年
洗冤錄集證　　清王又槐
洗冤錄補遺　　清李觀瀾
洗冤錄備考　　清李觀瀾
洗冤錄雜說
寶鑑篇　阮其新
石香祕錄一篇　　仲振族
作吏要言一卷　　葉氏
洗冤錄辨正　　瞿仲溶
洗冤錄解　　姚德豫
　　時代：　　一八三一年
　　以上各書多附刊於今通行本洗冤錄中,觀上列諸書,自清代
以來,幾莫不奉洗冤錄為圭臬. 僅略事補苴而已.

中国近现代中医药期刊续编·第一辑

中　國　醫　史　文　獻　索　引

浙江郵政管理局局醫室

王　吉　民

　　在今日之中國,欲研究一種專門學術,每苦參考書及文獻之缺乏,且前人已有同樣之研究,而後人往往未悉;或前人已有極好之心得,初不知也.　及至苦心鑽營,竭力研討之過程中,忽發覺先得我心者,斯時常必感相見之恨晚,則此項重複之工作,難免有多費寶貴光陰之憾.　年來稍有注意及此者,乃有各種書目之刊行,有文獻索引之創作,利便學者,嘉惠來茲,殊非淺鮮.　然於醫學,則尚未多見也.　有關於醫史者更尠.　編者久擬將所有見聞之醫史題材,編列索引,藉資稽攷,以事冗而未果.　今中華醫學雜誌有醫史專號之輯,倉卒中將庋藏醫籍及雜誌中有關醫史著作,分論文及圖書兩種,先作狹義之搜輯,以爲初稿;俟後有暇,當更爲廣義之收羅:舉凡人體生理之進化,藥物採用之源流,疫癘發生之時期及其蔓延之區域,疾病治療之演進,民間醫藥之迷信等等,固是醫史之範圍;而於食飲之烟酒物品,天時之氣候温度,人事之運動技藝,地勢之滄海桑田,一切有關醫史之參攷資料,皆應在索引之列.　又如英美德日諸外人之研攷中國醫史者,不乏其人,所發表之論述亦甚夥,皆須附列,以資借鏡.　如是繼續彙集發表,始足以供我同好之參攷;故本索引旣簡,且列述亦漫無系統,唯讀者鑒諒之.

　　又本資料之收集,及盤理之煩勞,多得董志仁先生助力,幷此申謝.

（甲）論　文

（1）醫　學　史

中國源流續釋	盧朋著	廣東醫藥雜誌	1：5	4,1927
醫學史講義導言	王潤民	中國醫學院院刊		6,1928
中國醫學史序	伍連德 陳邦賢	中西醫學報	9：5	5,1927
醫學史分類之研究	陳邦賢	中西醫學報	10：1	7,1927
新纂中國醫學史述略	張山雷	中醫世界	2：11	2,1930
中國之最近醫史	伍連德	東三省防疫事務處報告書	7	6,1932
我國醫學史編著之困難問題	張克成	新醫藥	3：2	2,1935
醫史學與醫學前途之關係	余雲岫	醫事公論	3：7	1,1936
醫學	（錄自醫膟）	山西醫學雜誌	：27	10,1925
中西醫學之沿革	俞鳳賓	中華醫學雜誌	2：1	1,1916
猶太之貴顯人物	謝誦穆	神州國醫學報	3：6	2,1935
西醫在中國之沿革	大公	廣西衛生旬刊	3：1	6,1935
古代中西醫藥之關係	范行準	中西醫藥	1：1	8,1935
新醫東漸史料	邵象伊	醫事公論	2：23	9,1935
研究中外醫藥關係史的日本文獻目錄抄	周濟	中西醫藥	1：3	11,1935
全國中西醫藥學校調查報告		中西醫藥	1：4	12,1935
新醫東漸史之研究	周濟	中西醫藥	2：4	4,1936
漢魏南北朝外來醫藥攷證	陳竺同	中西醫藥	3：6	6,1936
西醫入中國歷史攷	伍連德	東北防疫處報告	7	8,1931
撰述醫學史之我見	余雲岫	中華醫學雜誌醫史專號	22：11	11,1936
中國新醫受難史	陶熾孫	中華醫學雜誌醫史專號	22：11	11,1936

（2）　疾　病　史

牛痘入中國攷略	陳援菴	醫學衛生報	：7	2,1909
攷痘（忘食偶識之一）	黃勝白	同德醫學	4：3	8,1922

1278　　　　　　　中　華　醫　學　雜　誌

玟痘	佚　名	天德醫療新報	3：6	8,1929
關於天花傳入中國的歷史	陶熾孫	學藝雜誌	14：2	3,1935
痘疹源流玟	陳影鶴	杏林醫學月報	：80	10,1935
癩病	江祖韓	中西醫學報	：3	6,1910
中國麻瘋的簡史	麥雅谷	麻瘋季刊	3：1	3,1929
中國麻瘋之調查	傅樂仁	麻瘋季刊	3：1	3,1929
中國麻瘋之簡史	王吉民	麻瘋季刊	4：4	12,1930
說癘	佚　名	天德醫療新報	3：7	8,1929
說癘	黃勝白	醫藥學	6：12	12,1929
我國沙眼文獻集抄	呂鳳書	東方醫學雜誌	14：4	4,1936
鼠疫之歷史	李祥鱗	中西醫學報	：8	11,1910
肺癆病傳染之古說	陳撥菴	醫學衛生報	：8	4,1909
中華結核病變遷史	余雲岫	中華醫學雜誌	10：2	2,1924
花柳病之起源	梁培基	醫學衛生報	：8	4,1909
中國梅毒之起源	王吉民	中華醫學雜誌	9：1	1,1927
梅毒侵入中國玟證	陳邦賢	中西醫學報	9：2	2,1929
中國淋病流行之玟證	陳邦賢	中西醫學報	9：2	2,1929
中國淋病醫藥之第一例	余雲岫	醫藥評論	：25	1,1930
霍亂的歷史	黃勝白	同德醫學	1：5	1,1921
中國霍亂流行史略	伍連德	同仁醫學	8：4	4,1935
破傷風玟	黃勝白	同德醫學	3：3	2,1922
中國腳氣病流行史	陳邦賢	中西醫學報	9：1	1,1927
我國瘧疾玟	李　濤	中華醫學雜誌	18：3	6,1932
中國崩漏玟	李　濤	中華醫學雜誌	20：11	11,1934
國醫歷代微菌學之發明玟	羅燮元	現代中醫	2：1	1,1935
睡病玟	清　癯	神州國醫學報	2：2	10,1933

中國眼科學史	李　濤	山西醫學雜誌	：84	8,1935
中醫病名之研究	謝誦穆	中醫新生命	：14	10,1935
奔豚證攷證	趙公輔 傅仙坊	山西醫學雜誌	：86	12,1935
黑熱症攷證	耿鑑庭	山西醫學雜誌	：86	12,1935
主要傳染病流行於中國歷史	伯力士	東北防疫處報告	：7	8,1931
我國傳來印度眼科術之史的攷察	周　濟	中華醫學雜誌醫史專號	22：11	11,1936
中國鼠疫史	伍連德	中華醫學雜誌醫史專號	22：11	11,1936
中國眼科之外科手術	陳耀眞	中華醫學雜誌醫史專號	22：11	11,1936

（3）　藥　物　史

中國藥物起源的研究	章次公	醫光	1：1	11,1928
本草沿革（卽中國新本草圖誌自序）	趙燏黃	醫藥學	8：1	1,1931
歷代本草沿革史論	趙燏黃	社會醫報	：184	2,1933
中華本草歷代變遷史	曹炳章	中國出版月刊	2：4	1,1934
本草史略	莊時俊	鐵樵醫學月刊	1：1	1,1934
國藥之歷史觀與改進論	謝誦穆	神州國醫學報	2：10	6,1934
中國本草圖譜史略	章次公	中西醫藥	1：4	12,1935
中國古代化學之一般	盧良銘	醫藥學	5：7	7,1928
抱朴子中所說的仙藥	蕭淑軒	國醫評論	1：3	8,1933
中國古代的迷信的藥物	范天磬	新醫藥刊	：12	11,1933
葛洪以前之金丹史略	曹元宇	學藝雜誌	14：2	3,1935
鴉片史略	陳邦賢	中西醫學報	10：10	4,1930
中國鴉片歷史的攷察	汪企張	醫藥評論	：45	11,1930
鴉片使用之起源	周德輿譯	民國醫學誌	10：11	11,1932
吸食鴉片之起源	莊兆祥譯	通俗醫刊	：21	4,1933

1280　　　　　　　中　華　醫　學　雜　誌

鴉片的來源	殷 堯	廣濟醫刊	12：3	3,1935
中國鴉片攷	王世恭	東方醫藥雜誌	13：7	7,1935
鴉片輸入中國攷	徐頌周	中國新論	1：5	8,1935
鴉片輸出史略	雲 斯	醫藥導報	2：5	3,1936
茄科蒙藥史	黃鳴駒	醫藥學	4：9	9,1927
蒙汗藥攷	黃鳴駒	醫藥學	4：9	9,1927
關於醚輸入中國之史料		中華醫藥雜誌	21：9	9,1935
外藥輸入史的觀察	范天磬	醫藥導報	2：1	5,1935
漢唐以來外藥輸入的史料	范天磬	新醫藥刊	：17	4,1934
藥始於毒藥	黃勝白	同德醫藥	4：3	8,1922
闢神農嘗草之說	賴棟梁	中國醫學院院刊	：2	6,1929
國產藥物文獻之研究	余雲岫	診療醫報	3：2	11,1940
神農本草三品異同攷	余雲岫	社會醫報	：184	2,1933
媚藥攷	周大鐸	國醫評論	1：1	6,1933
古度攷	趙意空	山西醫學雜誌	：24	4,1925
古方權量攷	章太炎	上海國醫學院刊	：1	7,1929
古今藥劑權不同攷略	張山雷	湖北醫藥月刊	1：1	3,1935
章太炎古方權量攷補正	徐瀛芳	中醫新生命	：15	11,1935
胡方攷	范行準	中華醫學雜誌醫史特輯	22：12	12,1936

（4）　衛　生　史

疾病的古今觀	高思潛	紹興醫藥學報	11：4	4,1921
讀鄉黨衛生小紀	馬德基	山西醫藥雜誌	：14	8,1923
衛生集說	楊星垣	山西醫學雜誌	：24	4,1925
張栗庵先生存書		山西醫學雜誌	：29	2,1926
中國衛生行政沿革	方石珊	中華醫學雜誌	14：5	5,1928

近代衞生學史變遷談	陳方之	醫事彙刊	：4	8，1930
喪家舊習之防疫觀	夏以煌	中西醫藥	1：4	12，1935
中國古代生理衞生學說	袁善徵	中庸	1：8	12，1935
古今手巾攷	癡僧	新醫藥	4：1	1，1936
我國固有之防疫方法	李克蕙	中醫新生命	：19	4，1936
中國人常患的幾種營養不足病簡考	李濤	中華醫學雜誌醫史專號	22：11	11，1936

（5）書　目

答友人討論內經書	高思潛	三三醫報	1：19	2，1924
內經非軒歧所著攷	蔡伯里	醫林一諤	1：9	9，1931
難經引內經文有內經所不載攷	楊野鶴	醫林一諤	1：9	9，1931
素問眞僞年代攷	鄧煜華	杏林叢錄		3，1932
內經年代攷	暗然	醫學周刊集	6：1	6，1932
內經之哲學的檢討	楊則民	浙江中醫校友會刊	：6	9，1933
黃帝內經之研究	楊子良	現代中醫	2：1	1，1935
內經攷源	謝應三	光華醫學雜誌	2：12	10，1935
素問的年代攷群	周濟	中西醫藥	1：4	12，1935
難經之研究	秦伯未	中國醫學院院刊		6，1928
難經之眞僞	衞原	中醫新生命	：14	10，1935
中國歷代傷寒書沿革略史	曹炳章	中國出版月刊	2：4	1，1934
寧波訪求仲景遺書記	黃竹齋	醫界春秋	：96	12，1934
傷寒論攷	顧惕生	中醫新生命	：10	6，1935
歷代研究傷寒文獻的統計	周莎	中西醫藥	1：1	8，1935
金匱要略源流攷	謝功肅	醫林一諤	1：7	7，1931
洗寃錄略史	陳撥菴	醫學衞生報	：7	2，1909
辨書	黃勝白	同德醫學	3：3	2，1922

西譯中醫典籍攷	王吉民	中華醫學雜誌	14：2	3,1928
醫學大辭典攷正	楊華亭	醫林一諤	1：9	9 1931
數典忘祖的中國醫學大辭典	范天磬	國醫評論	1：2	7,1933
顧顋經札記	謝誦穆	神州國醫學報	2：6	2,1934
歷代醫學書目攷	曹炳章 董志仁	中國出版月刊	2：4	1,1934
病機氣宜保命集	謝誦穆	神州國醫學報	2：9	5 1934
研究中醫必讀之書	謝誦穆	中醫新生命	：4	12,1934
中醫僞書攷	衛原	中醫新生命	：10	6,1935
英譯本草綱目攷	王吉民	中華醫學雜誌	21：10	10,1935
素問巢氏病原	范行準	中西醫藥	1：2	10,1935
中國醫報調查表	王吉民	醫藥學	6：9	9,1929
中國醫藥月報調查	曹炳章	中國出版月刊	2：4	1,1934
中國醫藥期刊目錄	王吉民	中華醫學雜誌	20：1	1,1934
全國醫藥期刊調查記	中西醫藥社	中西醫藥	1：1	8,1935
新醫來華後之醫學文獻	魯德馨 張錫五	中華醫學雜誌醫史專號	22：11	11,1935
西譯中醫典籍重攷	王吉民	中華醫學雜誌醫史專號	22：12	11,1936
中國食療之古書	侯祥川	中華醫學雜誌醫史專號	22：11	11,1936
中國醫史文獻索引	王吉民	中華醫學雜誌醫史特輯	22：12	12,1936

（6）　名　醫　傳

高嘉淇	陳垣	光華醫事衛生雜誌	：2	9,1910
史學家之醫學	錢縉南	神州醫藥報	：9	2,1914
朱雅南傳略	嚴國政	中西醫學報	：10	1,1911
徐靈胎軼事	賈端甫	中西醫學報	：11	2,1911
李能謙傳	汪宗沂	中西醫學報	：11	2,1911

王漾酬傳	許承堯	中西醫學報	：15	6,1911
傅青主醫術遺聞（1）	楊伯城 趙意空	山西醫學雜誌	：1	6,1921
戴元禮記	王文恪	山西醫學雜誌	：6	4,1922
記王賓	王文恪	山西醫學雜誌	：6	4,1922
記盛啓東	王文恪	山西醫學雜誌	：6	4,1922
金子久軼事	費澤堯	山西醫學雜誌	：10	12,1922
葉香岩遺事	張儼若	山西醫學雜誌	：18	4,1923
韓康記	徐伯英	三三醫報	2：7	10,1924
陶弘景記	徐伯英	三三醫報	2：7	10,1924
孫思邈記	徐伯英	三三醫報	2：7	10,1924
記李士材	顧秀成	山西醫學雜誌	：21	10,1924
朱肱	包衡村	山西醫學雜誌	：23	2,1925
葛洪	包衡村	山西醫學雜誌	：23	2,1925
王繼	朱瑞軒	三三醫報	3：7	9,1925
張仲景姓名事蹟攷（1）	郭允叔	山西醫學雜誌	：27	2,1926
傅青主軼事（2）	張叔彭	三三醫報	3：24	3,1926
呂元膺論醫		山西醫學雜誌	：36	4,1927
程松崖軼事	汪覺遲	三三醫報	4：19	6,1928
醫鏡（名醫傳）	汪規犧	三三醫報	4：25	8,1928
記神農（1）	徐相任	中醫世界	1：2	8,1929
華佗原來是神話（1）	猷　先	醫學周刊集	5：0	1,1932
神農氏攷略（2）	清　瘟	神州國醫學報	1：10	6 1933
陳修園別傳（1）	吳去疾	神州國醫學報	2：4	12,1933
黃元御別傳	吳去疾	神州國醫學報	2：5	1,1934
劉雲山外傳	吳去疾	神州國醫學報	2：6	2,1934
趙蔡村小傳	吳去疾	神州國醫學報	2：6	2,1934

顧尙之別傳	張文虎	神州國醫學報	2：7	3，1934
毛祥麟自述		神州國醫學報	2：8	4，1934
李士材軼事	錄自墨餘錄	神州國醫學報	2：10	6，1934
費繩甫事略		神州國醫學報	2：11	7，1934
陳修園傳（2）	長樂縣志	神州國醫學報	2：12	8，1934
萬德華傳	陳蘭甫	神州國醫學報	2：3	11，1934
湯榮光佚事	錄自歸硯錄	神州國醫學報	3：4	12，1934
李炳勳	錄自普寧縣志	神州國醫學報	3：4	12，1934
李仁山	瑤史	神州國醫學報	3：4	12，1934
浦沛霖父子	錄自重慶堂隨筆	神州國醫學報	3：4	12，1934
陳勉亭	吳去疾	神州國醫學報	3：5	1，1935
倪咸初	毛達可	神州國醫學報	3：6	2，1935
何元長　何書田	錄自明齋小識	神州國醫學報	3：7	3，1935
中國古代外族醫家攷	范行準	社會醫藥	2：8	5，1935
張仲景特輯（2）		中醫新生命	：10	6 1935
華佗醫術傳自外國攷（2）	夏以煌	中西醫學	1：1	8，1935
許辛木家傳	譚獻	神州國醫學報	4：1	9，1935
喩嘉言軼事	吳去疾	神州國醫學報	4：5	1，1936
張仲景特輯（3）		國醫文獻	1：1	2，1936
陳修園（2）	謝誦穆	中醫新生命	：21	6，1936
孫思邈眞人傳	黃竹齋	醫界春秋	：115	7，1936

（7）其　他

釋醫院	陳垣	醫學衞生報	：7	2，1909
太醫院		中西醫學報	1：2	5，1910
中國歷代考醫與醫學制度	王吉民	廣濟醫報	5：1	2，1920

1286　　　　　中　華　醫　學　雜　誌

消息子,欲烟,導梃攷古(原題忘食偶識)	黃勝白	同德醫學	3：3	2,1922
肛門坐藥與水治法攷古	黃勝白	同德醫學	3：4	3,1922
中國醫語錄	王吉民	醫藥學	4：6	6,1927
鍼灸銅人攷	陳念喬	醫藥新聞	：156	6,1930
臟器療法之醫學史	胡　佛	衛生雜誌	：14	12,1933
中醫灌腸法攷	葉勁秋	光華醫學雜誌	1：3	1,1934
按摩的來源	蘇　湯	廣西衛生旬刊	2：26	1,1935
中國按摩術在醫學史上之地位	龔琧齋	光華醫學雜誌	3：7	5,1936
習見的民間療法醫理的攷察	夏蒼霖	日新治療	：15	9,1925
中國解剖學史料	陳　垣	光華醫事衛生雜誌	：4	11,1910
解剖病理史載之攷據	趙意空 楊伯城	山西醫學雜誌	：15	10,1923
天醫與藥王	董志仁	光華醫學雜誌	3：10	8,1936
中國解剖學源流論	李賦京	光華醫學雜誌	3：10	8,1936
中國法醫學簡史	宋大仁	中華醫學雜誌醫史特輯	22：12	12,1936
中國眼鏡攷	來　生	中華醫學雜誌醫史專號	22：11	11,1936
贈醫匾額攷	王吉民	中華醫學雜誌醫史專號	22：11	11,1936

（乙）圖　書

中國古無醫史之專著也．明李濂始撰有醫史十卷,今刊於四庫全書中,但亦僅存名醫傳之實,非近代所謂醫學之歷史也．然醫傳亦醫學史之一類,以醫傳書目攷證而成為專書者,實始於宋張季明之醫說,其書雖雜采說部有傷蕪雜,而尚不失為近似醫史之體例．後之以醫史名者有清王宏翰所撰之古今醫史,攷其實,亦名醫傳耳．故論述中國醫史之源流頗詳細而名符其實者,

以陳邦賢之中國醫學史爲創著,本篇探列已刊行之醫史專籍,而
醫傳醫目等亦附入焉.

名醫傳　宋史作歷代名醫錄　七卷　唐甘伯宗撰(佚)

　　　　自伏羲至唐凡一百二十人

醫說　宋張杲撰　十卷　中裝鉛印　上海文明書局重刊

繼醫說　明俞弁撰　十卷　中裝鉛印　上海文明書局重刊

醫史　明李濂撰　十卷　刊於四庫全書內

　　　　是編探錄古來名醫自左傳醫和以下迄元李杲見於史傳

　　　　者五十五人,又采諸家文集所載,自宋張擴以下迄於張養

　　　　正凡十人,其張機,王叔和,王冰,王履,戴元禮,葛應雷六人,則

　　　　濂爲之補傳.

醫史補傳　明王履撰

醫林史傳　明程伊撰　四卷

醫林外傳　明程伊撰　六卷

史傳拾遺　明程伊撰　一卷

古今醫史　清王宏翰撰　七卷　附續增古今醫史一卷

　　　　唐熙三十六年印行　多紀元胤醫籍攷謂未見,余得

　　　　四川李佛航君惠贈手抄本一部,計四冊八卷.

醫人傳　程雲鵬撰　一卷

醫傳書目　徐春甫撰　一卷(在古今醫統內)

歷代名醫傳略　日人法眼意安恬原撰　二卷　曹炳章補編三

　　　　卷　中國醫學大成第十三集　大東書局版出

醫術名流列傳　圖書集成醫部全錄　第五十九及六十冊

歷代名醫列傳　丁福保編　一冊　洋裝報紙　一百十一面

　　　　上海文明書局　定價五角　宣統元年印行

世界名醫傳略　許明齋輯著　四冊十卷　洋裝報紙　紹興醫

　　　　　藥學報社發行　定價一元一角　一九二〇年

　　　　　印行　自卷一至卷九爲中國名醫傳　卷十爲

　　　　　西洋名醫傳

醫林尙友錄　章巨膺編　一册　中裝連史紙　二百四十六頁

　　　　　上海章巨膺醫舍發行　定價一元二角　一九三

　　　　　六年印行

左氏秦和傳補註　張驥著　一卷　中裝連史紙　三十九頁

　　　　　成都義生堂發行　定價三角

史記扁鵲傳補註　張驥著　三卷　中裝連史紙　成都義生堂

　　　　　發行　定價一元

扁鵲傳割解　日人安藤維寅著　二卷

扁鵲傳正解　日人中蓙謙著　一卷

扁鵲倉公傳彙攷　日人丹波元向撰　二卷

醫宗仲景攷　日人平田篤胤著　一卷

浙江名醫傳略　曹炳章　三卷　上海大東書局印行　中國醫

　　　　　學大成第十三集醫史叢刊内

意醫紀歷　吳羣撰　一卷

中國藥物學史綱　何霜梅編　洋裝一册　九十八頁　上海中

　　　　　醫書局印行　定價五角　一九三〇年出版

漢藥研究綱要　　原名漢藥之知識　日人久保田晴光著　一

　　　　　卷　五十三面　世界書局皇漢醫學叢書之

　　　　　一第十四册一九三六年出版

中國醫學史　陳邦賢編　一册　中裝連史紙　一百二十頁

　　　　　上海醫學書局　定價一元六角　一九二〇年印

　　　　　行

國醫小史　秦伯未編　一册　洋裝報紙　四十五面　上海學

海書局　定價六角　一九二〇年印行

中國醫學史　盧朋著編　一册　洋裝報紙(杏林叢錄內)　廣州
　　　　　杏林醫學社出版　一九三二年印行

中國歷代醫學史略　張贊臣編　中裝連史紙　二十九頁　上
　　　　　海中國醫藥書局　定價六角　一九三三
　　　　　年印行

中國醫學史　陶熾孫編　一册　洋裝報紙　二三五面　上海
　　　　　東南醫學院出版部　定價一元　一九三三年印行

歷代醫學源流攷　毛景義著　中西醫話中卷五卷六　上海江
　　　　　東茂記書局印行

中國醫學源流論　謝利恆　一册　中裝連史紙　六十三頁
　　　　　上海澄齋醫社發行　定價一元　一九三五
　　　　　年印行

古今醫籍志　清王宏翰撰　出吳縣志及古今醫史本傳(未見)

醫籍攷　日人多紀元胤撰　八十卷　八册　一九三五年出版
　　　　此書係照富士川游家藏原稿抄寫影印,定價日金一百
　　　　念元,現吾國已有翻印,有兩種,一爲世界書局出版之皇
　　　　漢醫學叢書之一,總類第三四兩厚册,仿宋體排印,洋裝
　　　　報紙,一爲中西醫藥研究社出版,係影印本,將原書四頁
　　　　併爲一頁,定價八元

四庫全書提要醫家類　一册　中裝油光紙　六十七頁　中西
　　　　　醫學研究會刊印　上海文明書局發行
　　　　　宣統三年出版

醫學薪傳　凌曉五纂　一卷
　　　　此書曾批露於紹興醫藥學報,拜曾見與飼鶴亭良方
　　　　合刊單行本,因屬非賣品,故市上已少流傳,余藏有手

抄本,由沈仲圭先生處借抄.

醫官玄稿　日人望三英著　一册　坊間有木刻本

歷代醫學書目提要　丁福保編纂　一册　洋裝　六十四面
　　　　　　　　　上海文明書局發行　定價二角　宣統二
　　　　　　　　　年出版

中國醫學書目　日人黑田源次等編　一原册　精裝道林紙
　　　　　　一千餘面　滿州醫科大學出版　非賣品

國醫圖書專號　中國出版月刊　第二卷四五六期　一百〇二
　　　　　　面　杭州中國出版月刊社印行　定價六角

珍藏醫書類目　西湖清華僧編　二册　中裝毛邊紙　非賣品

醫藏目錄　殷仲春編　一卷